医学化学

MEDICAL CHEMISTRY

主　编　朱卫华

副主编　沈爱宝　王　静

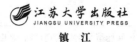

江苏大学出版社
JIANGSU UNIVERSITY PRESS

镇　江

图书在版编目(CIP)数据

医学化学 / 朱卫华主编. —镇江：江苏大学出版社,2014.8(2021.3 重印)

ISBN 978-7-81130-778-8

Ⅰ.①医… Ⅱ.①朱… Ⅲ.①医学化学—教材 Ⅳ.①R313

中国版本图书馆 CIP 数据核字(2014)第 187461 号

医学化学

Yixue Huaxue

主　　编/朱卫华

责任编辑/李菊萍　仲　蕙

出版发行/江苏大学出版社

地　　址/江苏省镇江市梦溪园巷 30 号(邮编：212003)

电　　话/0511-84446464(传真)

网　　址/http://press.ujs.edu.cn

印　　刷/广东虎彩云印刷有限公司

开　　本/787 mm×1 092 mm　1/16

印　　张/26.5

字　　数/672 千字

版　　次/2014 年 8 月第 1 版

印　　次/2021 年 3 月第 5 次印刷

书　　号/ISBN 978-7-81130-778-8

定　　价/62.00 元

如有印装质量问题请与本社营销部联系(电话：0511-84440882)

《医学化学》编委会

前　言

　　自从人类用火点燃了文明之光，化学就伴随着社会的发展与进步，成为人类生活不可或缺的重要组成。步入知识经济时代，化学与其他学科紧密的交叉融合成就了科学技术的日新月异，也更加突显了化学在国家建设与经济发展中的核心和战略地位。在人类未来发展的道路上，化学仍将是社会发展和科技进步的重要支撑。

　　化学是自然科学领域的一门中心学科，在医学的发展过程中发挥着无可替代的巨大作用。医学化学是医学及相关专业的一门基础课程，主要向学生介绍无机化学、有机化学、分析化学和物理化学的一些基础知识和基本原理。对于医学及相关专业的本科生而言，学好本门课程可以为后续课程的学习和深入开展医学相关研究奠定坚实的基础。

　　为适应新形势下人才培养的需要，充分体现教学改革与创新的成果，我们组织了具有多年丰富教学经验的教师编写了本教材。本着"重视基础、强调交叉、力求精炼"的原则，根据医学及相关专业的培养目标和要求，本教材在内容选择和编排上做了一些新的尝试，不仅涵盖了基础化学和有机化学的主要知识点，还兼顾了与后续相关课程的联系。在使用本教材时，各院校可根据授课专业和教学课时等具体情况，在保证基本要求的前提下自行安排教学内容。

　　全书共分 22 章，其中第 1 到 10 章为基础化学部分内容，第 11 到 22 章为有机化学部分内容。参加本书编写工作的有江苏大学朱卫华（第 1 章、第 2 章、第 5 章、第 6 章）、徐州医学院王静（第 3 章、第 4 章）、南通大学习霞（第 7 章、第 10 章）、江苏大学姜德立（第 8 章、第 9 章）、南通大学沈爱宝（第 11 章、第 12 章、第 13 章、第 14 章、第 22 章）、江苏大学李敏智（第 15 章、第 16 章、第 17 章、第 18 章）、徐州医学院朱晓彤（第 19 章、第 20 章、第 21 章），全书由朱卫华担任主编，沈爱宝和王静担任副主编。

　　由于编者水平和经验有限，书中难免有疏漏和不当之处，恳请各位读者和同仁予以批评指正。

编　者

2014 年 5 月

目录

第1章

绪 论

1.1 化学与生命

生命的出现和生物的进化是物质运动变化的结果,在这漫长的演变过程中,化学始终扮演着极为重要的角色。无论是从无机分子到有机分子,还是从低等生物到高等生物,每一步都可以解析为简单或复杂的化学过程。因此,可以说化学伴随着生命现象的诞生,也伴随着人类的出现和发展,离开化学就不可能有灿烂炫目的人类文明。

1.1.1 化学发展简史

随着人类文明前进的脚步,化学学科也得到了快速发展。从古人类学会使用火开始,化学便与人类结下了不解之缘。学会用火是人类最早和最伟大的化学实践,人类第一次通过开发除自身体力之外的自然能源获得改造自然的有力手段。陶器、青铜器、铁器等各种生活和生产工具的出现,极大地促进了社会生产力的发展,提高了人类的生存质量。时至今日,化学不仅是在原子、分子及以上层次研究物质及其变化过程的基础科学,也是一门理论与实验并重、富有创造性的中心学科,已成为现代社会发展和科学技术进步的重要支撑。以今天的眼光回顾化学的发展过程,可以大体上将其分为古代化学、近代化学和现代化学三个阶段。

在古代化学时期,社会生产力低下,人们对自然的认识处于原始和初级阶段,化学没有具体的研究对象,只是以知识的形态存在与积累,还没有成为科学。古代化学的特点是以实用为主,中国、埃及等国家的工艺水平最为突出,它们都是劳动群众智慧的结晶。人类创造了许多化学工艺,如中国人发明了陶瓷,埃及人发明了玻璃等。在长期的实践中,人们学会了金属冶炼、酿造、染色、造纸和造火药,积累了丰富的生产知识和经验,为以后中国炼丹术和阿拉伯、欧洲炼金术的产生提供了必要的基础。尽管炼丹术和炼金术十分荒诞,但炼丹家和炼金术士在实际操作过程中确实积累了一些化学知识和实验方法。因此,恩格斯称炼金术为化学的原始形式。在炼丹术和炼金术遭受挫败后,实用的冶金化学和医药化学逐渐兴起。这一时期的化学家都各自进行了许多化学研究,积累了很多的科学材料,获得的成果大大丰富了化学的内容,为化学的发展奠定了基础。

从17世纪中叶英国化学家波义耳(Boyle)将化学确立为科学开始,到19世纪90年代末微观领域三大发现前的200多年,为近代化学时期。在这一时期,化学从一般的知识积累阶段发展到系统整理阶段。法国化学家拉瓦锡(Lavoisier)在定量化学实验的基础上建立了关于燃烧现象的氧化学说,开创了定量化学时期。然后,质量守恒定律、定组成定律、倍比定律等化学的一些基本定律被发现,英国科学家道尔顿(Dalton)提出了原子论,意大利科学家阿伏伽德罗(Avogadro)提出了分子论。原子-分子学说的确立为化学的发展开拓了广阔道路。19 世纪,化学工业在欧洲逐渐繁荣起来,进一步促进了化学领域的一系列发现和发明。德国化学家维勒(Wöhler)首次用无机物人工合成了尿素,打破了"生命力论",突破了有机化合物和无机化合物的绝对界限,这也标志着有机化学的诞生。俄国化学家门捷列夫(Mendelegv)在总结前人理论的基础上发现了元素周期律。19 世纪后期,物理化学开始发展起来并显现出它的理论价值,进而渗透到无机化学、分析化学和有机化学等方面,也初步显示出化学与物理学间密切的内在联系。近代化学时期可以说是化学全面发展的时期,基本建立了化学这一大厦,形成了无机化学、分析化学、有机化学和物理化学四大分支,为现代化学的发展奠定了坚实的基础。

　　19 世纪末,物理学界三大发现——X 射线、放射性和电子,向人们展示了从未觉察的微观世界,由此带来的物理学革命产生了如量子论、相对论等一系列辉煌成果,化学科学也借助物理学新理论进入新的发展时期——现代化学时期。20 世纪初,现代原子结构的量子力学模型的建立、现代化学键价键理论和分子轨道理论的提出、配位化合物的晶体场-配位场理论的形成,解决了化学上许多悬而未决的问题,为现代化学的高速发展奠定了坚实的理论基础。20 世纪后期,化学进入了一个崭新的发展阶段,化学与人类社会的关系也日益密切。化学为人类的衣食住行提供了无以计数的物质保证,为提高人类的物质文明做出了重要贡献。化学家们开始运用化学的观点来观察和思考社会问题,用化学的知识来分析和解决诸如能源危机、粮食短缺、环境污染等社会问题。同时,化学与其他学科相互交叉与渗透,产生了很多边缘学科和应用学科,如生物化学、材料化学、环境化学、地球化学、宇宙化学、食品化学、药物化学、农业化学、海洋化学、大气化学等,使相关领域的科学技术得到迅猛发展。

1.1.2　人体内的化学反应

　　人体是由化学物质构成的复杂体系,人的生命活动其实就是许多化学反应的综合结果。人体结构是由各种形态的细胞所组成的,细胞质、活性物质以及体内其他液体均为胶体溶液,体内的化学反应都在这些胶体溶液中进行。除了血液中含有少量的游离氮和氧外,构成人体的化学物质都是由各种元素所组成的化合物,其中碳、氢、氧三元素占 90%以上。

　　人体内的化学反应很多,其共同特点是反应速度快且完全,具有特殊的反应机理。有些反应若是在体外几乎不可能发生,如糖代谢成二氧化碳的反应在体温 37 ℃左右的条件下可以进行得非常完全,而该反应在体外相同温度下则不会发生,需要高温燃烧才能完成。其原因在于人体内的特殊物质——酶,它是一种特殊的高效专一催化剂,能促使特定反应快速进行,比一般催化剂的效率高 $10^6 \sim 10^{13}$ 倍。一种酶只能作用于某一种反应,如蛋白酶只能加速蛋白质的水解,对糖和脂肪的转化毫无作用,而蔗糖的水解只能依赖蔗糖酶。这样就保证了人体内需要的反应可以适时发生,而又不干扰其他部分。体内大多数酶必须在

37 ℃和中性溶液中才能发挥作用,条件稍有改变,反应就会受影响。因此,体内的生理环境必须恒定,才能保证相应化学反应的完成并维持正常的生命活动。

由于人体内化学变化的种类繁多,而且相互之间有影响,因而必须有序协调这些反应才能维持正常的生命活动。协调作用需要依赖于神经系统,尤其是大脑皮质的管制。大脑皮质通过神经和激素来影响各种器官的活动,而器官的活动基础则是物质和能量的改变,也就是化学反应过程。因此大脑皮质调节器官的活动,实际上就是调节其化学变化。此外,大脑还通过控制激素分泌来调节酶的作用。

1.1.3 化学与医药学

医学的主要任务是研究人体中的生理、心理和病理现象的规律,从而寻求预防、诊断和治疗疾病的有效方法,以保障人类健康。化学是医学的基础,两者有着密切的关系。从古至今,无论是中医还是西医,其发展都离不开化学。

中医是我国的传统医学,已有几千年的历史。中药的成分就是各种天然化学药物,其制备和分析手段都是化学方法。中医中的针灸通过作用于人体穴位来治疗疾病,其本质是刺激神经系统,通过人体自身产生相应的化学变化达到治病的目的。古希腊人在公元前就学会使用柳树皮提取物缓解疼痛和退热。19 世纪初,英国化学家戴维(Davy)发现 N_2O 的麻醉作用后,促进了西医外科手术中麻醉剂的应用和发展。20 世纪 30 年代,德国科学家多马克(Domagk)用一种偶氮磺胺染料成功治愈败血症患者,促进了许多新型磺胺药物的合成与应用,开创了抗生素领域。

现代医学与化学的关系更加密切。在生物学和化学基础上发展起来的分子生物学,使人们对生命的了解深入到分子水平,对医学产生了重大的影响。化学家证明了作为生物遗传因子的基因就是脱氧核糖核酸分子(DNA)。科学家用新的化学方法来测定基因的分子结构,通过改变这些结构制造不同的基因,对人类遗传疾病可以做出分子水平的解释。化学合成的农药、杀虫剂和杀菌剂大量消灭了各种害虫和有害细菌,阻断了许多传染病的传播途径,使得霍乱、天花、鼠疫、疟疾等原来全世界流行的瘟疫近乎绝迹。同时,随着化学的发展,一批批化学合成的新药不断进入临床应用,使得许多原来被视为绝症的疾病得以治愈。

1.1.4 医学化学的内容与学习方法

由于医学和化学的关系密切,全球各国都将化学列为医学和相关专业的重要基础课程。医学化学的任务是使学生获得学习医学和从事生物医学研究所必需的化学基本理论、基础知识和基本技能,为学习后续课程打下基础,同时培养学生分析和解决实际问题的能力,并使学生逐步树立辩证唯物主义观点、形成科学的思维方法。医学化学包括基础化学和有机化学两部分。基础化学主要介绍大学化学的基本概念和基本原理,包括溶液与胶体的基本知识、稀溶液的通性、水溶液中的离子平衡、化学反应的热力学和动力学以及物质结构等内容。有机化学主要介绍各类有机化合物(烃类、醇、酚、醚、醛、酮、醌、羧酸及其衍生物、含氮化合物和杂环化合物等)的命名、结构、性质,有机化学反应的基本理论,与生命科学关系密切的糖类、脂类、生物碱、氨基酸、蛋白质和核酸的结构和性质等。

大学课程的特点是课堂教学容量大、进度快,学生容易处于被动接受的状态。因此,大家应转变学习方法和习惯,主动适应大学课程的学习,紧紧抓住课前预习、课堂听讲、课后复习、完成作业和课外阅读、答疑等关键环节,探索合适的高效学习方法,形成良好的学习习惯。通过自身努力,不断提高发现问题、分析问题和解决问题的能力,提升自学能力。课前的预习非常必要,应事先了解老师将要讲授的内容,标记出存疑点。听课时要集中注意力,紧随老师的节奏,特别留心预习时未理解的部分。认真做好课堂笔记,重点记下经典例题、重要结论和补充资料,便于课后复习。同时将听课中产生的疑问标出,课后及时与老师或同学讨论,不让这些疑问困扰后续的学习。课后复习时,也可按照笔记回顾老师的讲课内容,翻阅教材和参考书的同时重新整理笔记,独立完成课外作业。

　　化学是一门实验性学科,实验是化学课程的重要组成部分。通过实验,可以进一步理解和巩固所学的基础知识和基本理论,掌握基本的实验技能和科学的实验方法,强化动手能力和科学思维。实验前应充分预习,明确实验目的,理解实验原理,熟悉实验内容和实验步骤。实验过程中应仔细观察实验现象,正确记录实验结果。实验结束后应科学处理实验数据,认真分析实验现象和结果,给出合理解释和正确结论,完成实验报告。通过实验,养成严谨的科学态度和科学的思维方法,培养自己独立工作和科学研究的能力。

1.2　科学记数法和有效数字

　　自然科学领域中,测量值、运算过程、计算结果以及一些常数都使用到数字,正确记录数字和表示结果是极为重要的。

1.2.1　科学记数法

　　科学记数法(scientific notation)是将数字写成一个 1 到 10 之间的实数 a 与一个 10 的 n 次幂的积的记数方法,数字的表示形式为 $a \times 10^n$,其中 $1 \leqslant |a| < 10$,n 为整数。

　　一般的记数方法,需要将一个数的所有数位都写出,但在表示非常大或非常小的数时,将难以清楚知道它的大小,也会浪费很多空间。然而,使用科学记数法表示的数其数量级、精确度和数值都非常明确,如质子的质量为 0.00000000000000000000000001672621637 g,采用科学记数法只需记为 $1.672621637 \times 10^{-24}$ g,不用写那么多的零。此外,如果一个计算结果写成 4200 时,无法确定其精确度,而用科学记数法记为 4.20×10^3 就可以清楚表示。

1.2.2　有效数字

　　在报告实验结果时,所用的数据不仅要反映测量值的大小,还应正确表示测量的精确度。有效数字(significant figure)是指在实际工作中能测量到的具有实际意义的数字,包括测得的全部准确数字和一位可疑数字。它既能清晰地表达数值的大小,又能表明测量的精确度。

　　有效数字中只允许保留一位可疑数字,这个数字是根据测量仪器的最小刻度来估计的,可以反映所用仪器实际达到的精度。例如,用万分之一分析天平称得样品的质量为 5.2658 g,这个数有五位有效数字,前四位是准确的,最后一位是可疑的。它既表明了样品的质量,也反映了所用天平的精度为 ± 0.0001 g。在滴定分析时,如果滴定管的读数为 24.62 mL,其前三位是准确的,而末位的"2"是估计的,表明滴定管的精度为 ± 0.01 mL。同样,也应按照数字的精度要求选择合适的仪器。例如,当要求加入某溶液 25.00 mL 时,就必须选用移液管或滴定管,而要求加入某样品 25.0 mL 时,选用量筒即可。

在记录实验数据和表示计算结果时,保留数字的位数必须根据测定方法和所用仪器的精度来决定。常用滴定管的精度为 ±0.01 mL,若滴定管的读数为 24.60 mL 就不可记录为 24.6 mL。用千分之一天平称出某一试样的质量为 1.420 g,如将结果记成 1.42 g 或 1.4200 g 都是不正确的。

"1～9"的每位非零数字均是有效数字,如前文提到的 24.62 有四位有效数字,5.2658 有五位有效数字。数字"0"是否为有效数字则要根据它的位置确定,在第一个非零数字前面的"0"不是有效数字,在非零数字后面的"0"是有效数字。如 0.01020 有四位有效数字,在"1"前面的两个"0"只表示定位,不是有效数字,在"1"后面的两个"0"有实际意义,是有效数字,按科学记数法这个数字应该记为 1.020×10^{-2}。此外,还有一些数字中也有"0",但其有效数字位数模糊,应根据实际情况采用科学记数法加以明确表示。例如 4200,它可能是 4.2×10^{3}(两位有效数字)、4.20×10^{3}(三位有效数字)或 4.200×10^{3}(四位有效数字)三种情况之一。

需要说明的是,在学习化学时常见的 pH,pOH,pK,lg c 等对数值,其结果的有效数字位数仅取决于小数部分的位数,与整数部分无关。因为整数部分只表示真数中的 10 的方次,其作用相当于 0.0025 中"2"前面的"0"。例如 pH=2.60 只有两位有效数字,因为将其换算为 [H^+] 时,[H^+]=0.0025 mol·L^{-1}。

1.2.3 有效数字的修约与运算

1. 有效数字的修约

在数据处理过程中,各种测量数据的有效位数可能不同。为了正确表示结果的精确度,减少计算过程的麻烦,需要按一定规则舍去多余的数字,即为数字的修约。在国家标准《数值修约规则与极限数值的表示和判定》(GB/T8170-2008)中规定有效数字的修约采用"四舍六入五成双"的规则,即被修约的那个数字≤4 时,则将该数字舍去;被修约的那个数字大于 5 或等于 5 但其后有非 0 数字时,则进位;被修约的那个数字等于 5 且其后无数字或皆为 0 时,则根据 5 前面的数而定,若为偶数则舍去,若为奇数则进位。下面具体举几例加以说明(均修约为两位有效数字):

3.2400 → 3.2;3.2500 → 3.2;3.3499 → 3.3;3.3500 → 3.4;3.2501 → 3.3

在修约时还需遵循"一步到位"原则,避免由于多次修约产生的误差。如将 3.3499 修约为两位有效数字时,不能先修约为 3.350,再修约为 3.4,而只能一次修约为 3.3。

2. 有效数字的运算

在进行加减运算时,结果中有效数字的保留以原始数据中小数点后位数最少(即绝对误差最大)的数为标准。例如,将 14.1650,4.32,27.336 三个数相加,其中小数点后位数最少的数为 4.32,以它为标准分别将 14.1650 和 27.336 修约为 14.16 和 27.34,然后再将这三个数字相加,结果为 14.16+4.32+27.34=45.82。

在进行乘除运算时,结果中有效数字的保留以有效数字位数最少的那个数(即相对误差最大的那个数)为标准。例如 0.0121×25.64×1.0578 三个数相乘,以 0.0121 为准将其他数字修约为三位有效数字后再相乘,即 0.0121×25.64×1.0578=0.0121×25.6×1.06=0.328,最终结果仍需修约为三位有效数字。

在进行有效数字运算和表示结果时需注意以下几点:

(1) 在化学计量中,常遇到倍数或分数的换算,所乘系数是自然数,非测量所得,可视为无限多位有效数字。此外,一般计算时也不考虑相对原子质量等常数的有效数字位数。

(2) 在单位换算时,数值的有效数字不应改变,如 0.2658 g=265.8 mg,同样都是四位有效数字。在进行对数运算时,所取对数的小数位数应与真数的有效数字位数相同,如 $\lg(1.8\times10^{-5})=4.74$。

(3) 在运算过程中,若某一个数的首位是 8 或 9 时,其有效数字的位数可多算一位。如 8.88 有三位有效数字,但已接近 10.00,可视作四位有效数字。

(4) 使用计算器处理数据时,不必对每一步计算结果都进行修约,但应对最后的结果按有效数字位数的要求进行合理取舍。

(5) 在化学实验中,计算精度一般只要求达到±0.01%,因而计算结果只需保留至小数点后两位。例如,高含量(≥10%)测定时,以四位有效数字报告分析结果;含量在 1%~10%时,以三位有效数字报告结果;含量低于 1%时,以两位有效数字报告结果。

习　　题

1. 下列数值各有几位有效数字?
   (1) 3.14159　　　　　　　(2) 0.02086　　　　　　　(3) 0.009
   (4) 25.60　　　　　　　　(5) 48000　　　　　　　　(6) 1.0×10^{-3}
   (7) pH=11.02

2. 按有效数字运算规则,写出下列各式的计算结果。
   (1) 22.84+0.265-2.3　　　　　　(2) $8.6+11.48-7.986\times10^{-2}$
   (3) $(3.25\times26.21)\div(1.04\times10^2)$　　　(4) $2.62\times0.25\times6.714$
   (5) $3.42\times0.2515+5.2$　　　　　(6) $9.63\div1.6-2.8495$

3. 甲、乙两位同学在测定某样品时分别称取了 0.24 g 和 0.26 g 样品,实验结束后,甲报告样品中指定物质的含量(按质量分数计)为 0.32%,乙报告为 0.3189%。试讨论哪一位同学的报告更为合理。

第 2 章

溶液与胶体

在日常生活和工农业生产中经常会接触到溶液，它是一种或几种物质以分子、原子或离子状态分散在其他物质中所形成的均匀而稳定的分散体系。常见的溶液以水为溶剂，通常没有特别指明时溶剂都为水。溶液与医学有着密切联系，人体内的各种体液都是溶液，体内许多化学反应都是在溶液中进行的，食物的消化和吸收、营养物质的运输和转化、代谢废物的排泄等无不与溶液相关。胶体也是自然界中常见的分散体系，与人类活动息息相关。

2.1 分散体系概述

一种或几种物质分散在另一种物质中所形成的体系称为分散体系，简称分散系（dispersed system）。分散系中被分散的物质称为分散相（dispersed phase），容纳分散相的物质称为分散介质（dispersed medium）。自然界都是由各种分散体系组成的，如大气、海洋等都是分散系。按照分散介质的物态可将其划分为固态、液态和气态三类，液态分散系在化学反应中最为常见和重要。

按分散相粒子直径的大小，液态分散系可分为真溶液、胶体分散系和粗分散系三类（见表 2.1）。分散相粒子直径小于 1 nm 的分散系称为真溶液，如氯化钠溶液等。分散相粒子直径介于 1～100 nm 的分散系称为胶体分散系，包括溶胶和高分子溶液等。分散相粒子直径大于 100 nm 的分散系称为粗分散系，可进一步分为悬浮液（分散相为固体颗粒）和乳状液（分散相为液体颗粒）。

表 2.1　分散系的分类

分散相粒子直径/nm	分散系统类型	分散相粒子组成	一般性质	实例
<1	真溶液	低分子或离子	均相、稳定，分散相粒子扩散快，能透过滤纸和半透膜	氯化钠、硝酸钾、葡萄糖等水溶液
1～100（胶体分散系）	溶胶	胶粒（分子、离子、原子的聚集体）	非均相、不稳定，分散相粒子扩散慢，能透过滤纸但不能透过半透膜	氢氧化铁、硫化砷、碘化银等溶胶
	高分子溶液	高分子	均相、稳定，分散相粒子扩散慢，能透过滤纸但不能透过半透膜	蛋白质、核酸等水溶液
>100	粗分散系（乳状液、悬浮液）	粗粒子	非均相、不稳定，分散相粒子不能透过滤纸和半透膜	乳汁、泥浆水等

在体系中,物理状态、物理性质和化学性质完全相同的部分称为一个相。分散系还可分为均相和非均相两大类。真溶液与高分子溶液为均相分散系,只有一个相。溶胶与粗分散系为非均相分散系,其分散相和分散介质属于不同的相。

2.2　溶液的组成标度

溶液组成标度是一定量的溶液或溶剂中所含溶质的量,常用的表示方法有物质的量浓度、质量摩尔浓度、物质的量分数、质量分数和体积分数等。

2.2.1　物质的量浓度

物质的量浓度是指单位体积(V)溶液中所含溶质 B 的物质的量(n_B),用符号c_B表示,其数学表达式为

$$c_B = \frac{n_B}{V} \tag{2-1}$$

物质的量浓度的 SI 单位为 $mol \cdot m^{-3}$,医学上常用的单位为 $mol \cdot L^{-1}$,$mmol \cdot L^{-1}$,$\mu mol \cdot L^{-1}$等。

物质的量浓度通常简称为浓度,一般用c_B表示溶液中物质 B 的总浓度,以 [B] 表示溶液中物质 B 的平衡浓度。在使用物质的量浓度时,必须指明物质 B 的基本单元。基本单元可以是原子、分子、离子等粒子或它们的特定组合,可以是实际存在的,也可因需指定。例如:

$c(H_2SO_4) = 1\ mol \cdot L^{-1}$,表示每 1 L 溶液中含 1 mol H_2SO_4;

$c(\frac{1}{2}H_2SO_4) = 2\ mol \cdot L^{-1}$,表示每 1 L 溶液中含 2 mol$(\frac{1}{2}H_2SO_4)$;

$c(2HCl) = 0.5\ mol \cdot L^{-1}$,表示每 1 L 溶液中含 0.5 mol$(2HCl)$。

2.2.2　质量摩尔浓度与物质的量分数

质量摩尔浓度是指一定质量(m_A)溶剂中所含溶质 B 的物质的量(n_B),用符号b_B表示,其数学表达式为

$$b_B = \frac{n_B}{m_A} \tag{2-2}$$

质量摩尔浓度的 SI 单位为 $mol \cdot kg^{-1}$,使用时同样应注明物质 B 的基本单元。

物质的量分数是指溶质 B 的物质的量(n_B)占溶液中所有组分物质的量总和$(\sum_i n_i)$的比例,用符号x_B表示,其数学表达式为

$$x_B = n_B / \sum_i n_i \tag{2-3}$$

若溶液由溶质 B 和溶剂 A 组成,则溶质 B 和溶剂 A 的物质的量分数分别为

$$x_B = \frac{n_B}{n_A + n_B}$$

$$x_A = \frac{n_A}{n_A + n_B}$$

式中：n_B 为溶质 B 的物质的量；n_A 为溶剂 A 的物质的量。此时有 $x_A + x_B = 1$。

【例 2-1】 30 ℃下，将 10.5 g 结晶草酸（$H_2C_2O_4 \cdot 2H_2O$）溶于 89.5 g 水中，求草酸的质量摩尔浓度 $b(H_2C_2O_4)$ 和物质的量分数 $x(H_2C_2O_4)$。

解　$M(H_2C_2O_4 \cdot 2H_2O) = 126 \ g \cdot mol^{-1}$，$M(H_2C_2O_4) = 90.0 \ g \cdot mol^{-1}$

在 10.5 g $H_2C_2O_4 \cdot 2H_2O$ 中 $H_2C_2O_4$ 的质量为

$$m(H_2C_2O_4) = \frac{10.5 \times 90.0}{126} = 7.50 \ g$$

溶液中水的质量为

$$m(H_2O) = 89.5 + (10.5 - 7.50) = 92.5 \ g$$

草酸的质量摩尔浓度和物质的量分数分别为

$$b(H_2C_2O_4) = \frac{7.50/90.0}{92.5/1000} = 0.901 \ mol \cdot kg^{-1}$$

$$x(H_2C_2O_4) = \frac{7.50/90.0}{(7.50/90.0) + (92.5/18.0)} = 0.0160$$

2.2.3　质量分数、体积分数和质量浓度

质量分数是指溶质 B 的质量（m_B）占溶液总质量（$\sum_i m_i$）的比例，用符号 ω_B 表示，其数学表达式为

$$\omega_B = m_B / \sum_i m_i \tag{2-4}$$

体积分数是指溶质 B 的体积（V_B）占溶液总体积（$\sum_i V_i$）的比例，用符号 φ_B 表示，其数学表达式为

$$\varphi_B = V_B / \sum_i V_i \tag{2-5}$$

质量浓度是指一定体积（V）的溶液中所含溶质 B 的质量（m_B），用符号 ρ_B 表示，其数学表达式为

$$\rho_B = \frac{m_B}{V} \tag{2-6}$$

质量浓度的 SI 单位为 $kg \cdot m^{-3}$，医学上常用的单位为 $g \cdot L^{-1}$，$mg \cdot L^{-1}$，$\mu g \cdot L^{-1}$。

世界卫生组织提议，凡是摩尔质量已知的物质，在人体内的含量统一用物质的量浓度表示。例如人体血液中葡萄糖含量的正常值，按照法定计量单位应表示为 $c(C_6H_{12}O_6) = (3.8 \sim 6.1) \ mmol \cdot L^{-1}$。对于摩尔质量未知的物质，在人体内的含量仍可用质量浓度表示。

2.3　稀溶液的依数性

溶液是由溶质和溶剂组成的混合物，其性质既不同于纯溶剂，也不同于纯溶质。溶液

的性质分为两类:一类是与溶质本性或溶质和溶剂的相互作用有关,如溶液的颜色、体积、密度、粘度、导电性和表面张力等;另一类只决定于溶液中所含溶质的微粒数,而与溶质的本性无关,如蒸气压下降、沸点升高、凝固点降低和溶液的渗透压力等性质。由于这类性质只与溶质微粒数目有关,且其变化规律只适用于稀溶液,因而称为稀溶液的依数性,也称稀溶液通性。本节主要介绍难挥发非电解质稀溶液的依数性。

2.3.1　溶液的蒸气压下降

在一定温度下,将纯溶剂(如水)置于真空的密闭容器中,部分动能较高的溶剂分子克服分子间的引力自溶剂表面逸出,成为气体分子,这一过程称为蒸发(evaporation)。同时,逸出的溶剂分子也会相互碰撞重新回到液态,这一过程称为凝结(condensation)。在初始阶段,蒸发过程占优,但随着溶剂蒸气密度的增大,凝结的速率也随之增大,当蒸发与凝结的速率相等时,气液两相处于动态平衡。此时,液面上方蒸气所具有的压力称为该温度下的饱和蒸气压,简称蒸气压(vapor pressure),用符号 p 表示,单位是帕(Pa)或千帕(kPa)。

液体的蒸气压与其本性有关,且随温度的升高而增大。固体升华时也有一定的蒸气压,但一般很小,它也随温度的升高而增大。表 2.2 列出了不同温度下冰和水的蒸气压。

表 2.2　不同温度下冰和水的蒸气压

温度(T/K)	蒸气压(p/kPa)		温度(T/K)	蒸气压(p/kPa)
	冰	水		水
263	0.26	0.29	283	1.23
268	0.40	0.42	293	2.34
269	0.44	0.45	298	3.17
270	0.48	0.49	303	4.24
271	0.52	0.53	323	12.33
272	0.56	0.57	353	47.34
273	0.61	0.61	373	101.32

在一定温度下,水的蒸气压(p^*)为一定值。当溶质溶入水后,溶液的表面被部分溶质分子占据,从而使在单位时间内逸出液面的溶剂分子数比纯溶剂少。当在一定温度下达到气液平衡时,溶液的蒸气压(p)必然低于纯溶剂的蒸气压(p^*),即溶液的蒸气压下降。

1887 年,法国科学家拉乌尔(Raoult)在总结大量实验结果的基础上,提出了拉乌尔定律:一定温度下,难挥发非电解质稀溶液的蒸气压下降与溶液的质量摩尔浓度成正比。拉乌尔定律表明稀溶液的蒸气压下降只与溶液中溶质的微粒数有关,而与溶质的本性无关。拉乌尔定律可表达为

$$\Delta p = p^* - p = Kb_B \tag{2-7}$$

式中:Δp 为难挥发非电解质稀溶液的蒸气压下降值;b_B 为溶液的质量摩尔浓度;K 为比例常数。

拉乌尔定律适用于难挥发非电解质稀溶液,强电解质稀溶液也具有依数性。强电解质

在溶液中解离为离子,计算其蒸气压下降时,式(2-7)需改成 $\Delta p = iKb_B$,i 表示一"分子"强电解质解离时产生的离子个数,如 NaCl 的 $i=2$,$CaCl_2$ 的 $i=3$。同理,在后面所述稀溶液的依数性中,涉及强电解质时均应考虑其 i 值。如果溶液中存在多种溶质微粒时,式(2-7)中的 b_B 应为溶液中各种溶质微粒的总质量摩尔浓度。

需要说明两点:① 当溶液浓度较大,溶质对溶剂分子间的作用力有明显影响时,拉乌尔定律不适用;② 由于离子间的相互作用,强电解质溶液依数性的计算结果与实验测定值相差较大。因此,强电解质溶液的依数性一般只作近似处理,不考虑其离子间的相互作用。

2.3.2 溶液的沸点升高与凝固点降低

1. 溶液的沸点升高

当液体的蒸气压与外界大气压相等时,液体开始沸腾,对应的温度称为沸点(boiling point)。当蒸气压恰为标准大气压即 101.3 kPa 时,所对应的温度称为该液体的正常沸点。水的正常沸点为 373 K。通常情况下,没有注明压力条件的沸点即指正常沸点。

实验证明,溶液的沸点高于纯溶剂的沸点,这一现象称为溶液的沸点升高(boiling point elevation)。溶液沸点升高的原因是溶液的蒸气压低于纯溶剂的蒸气压。稀溶液的沸点升高和凝固点下降示意图如图 2.1 所示,其中,AA' 表示水的蒸气压曲线,BB' 表示稀溶液的蒸气压曲线。在纯水的沸点 373 K(T_b^0)处,溶液的蒸气压小于外界的大气压,当温度升高至 T_b 时(点 B'),溶液的蒸气压与外界大气压相等时溶液才会沸腾,溶液的沸点上升

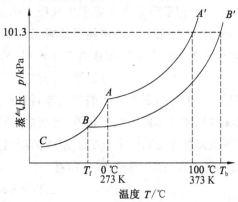

图 2.1 水、冰和溶液的蒸气压与温度的关系

了 $\Delta T_b = T_b - T_b^0$。溶液浓度越大,其蒸气压下降越多,沸点升高越多。

根据拉乌尔定律,稀溶液的沸点升高与蒸气压下降成正比,即 $\Delta T_b = K'\Delta p$。根据式(2-7)有

$$\Delta T_b = KK'b_B = K_b b_B \qquad (2-8)$$

式中:K_b 为溶剂的质量摩尔沸点升高常数。

从式(2-8)可以看出,在一定条件下,难挥发非电解质稀溶液的沸点升高只与溶液的质量摩尔浓度成正比,而与溶质的本性无关。表 2.3 列出了常见溶剂的沸点及 K_b 值。

表 2.3　常见溶剂的沸点(T_b^0)及质量摩尔沸点升高常数(K_b)

溶剂	T_b^0/K	K_b/(K·kg·mol^{-1})
萘	491	5.80
乙酸	391	2.93
水	373	0.512
苯	353	2.53
乙醇	351.4	1.22
四氯化碳	349.7	5.03
氯仿	334.2	3.63
乙醚	307.7	2.02

2. 溶液的凝固点降低

在一定外压下(通常是标准大气压 101.3 kPa),物质的液相与固相具有相同蒸气压可以平衡共存时的温度称为该物质的凝固点(freezing point)。图 2.1 中 AC 为冰的蒸气压曲线,在压力为 101.3 kPa、温度为 273 K 时,冰和水的蒸气压均为 0.61 kPa(AA' 和 AC 曲线相交于点 A),此时冰和水可以平衡共存,故水的凝固点为 273 K(T_f^0)。此时,由于难挥发非电解质溶液的蒸气压小于冰的蒸气压,溶液不会凝固。只有当温度降低至 T_f(点 B)时,溶液的蒸气压才与冰的蒸气压相等,溶液才会凝固。图 2.1 中 T_f 即为该溶液的凝固点,溶液的凝固点降低了 $\Delta T_f = T_f^0 - T_f$。溶液的凝固点降低值 ΔT_f 与溶液的蒸气压下降值 Δp 成正比,即 $\Delta T_f = K''\Delta p$。根据式(2-7)有

$$\Delta T_f = KK''b_B = K_f b_B \tag{2-9}$$

式中:K_f 为溶剂的质量摩尔凝固点降低常数。表 2.4 列出了一些溶剂的凝固点及 K_f 值。

表 2.4　常见溶剂的凝固点(T_f^0)及质量摩尔凝固点降低常数(K_f)

溶剂	T_f^0/K	K_f/(K·kg·mol^{-1})
萘	353	6.94
乙酸	290	3.90
苯	278.5	5.12
水	273	1.86
四氯化碳	250.1	32.0
乙醚	156.8	1.80

从式(2-9)同样可以看出,难挥发非电解质稀溶液的凝固点降低与溶液的质量摩尔浓度成正比,而与溶质的本性无关。

通过测定溶液的沸点升高和凝固点降低都可以推算溶质的摩尔质量(或相对分子质量)。大多数溶剂的 K_f 值大于 K_b 值,同一溶液的凝固点降低值比沸点升高值大,凝固点降

低法测定结果的相对误差小,因而在实际工作中多采用凝固点降低法。此外,溶液的凝固点测定是在低温下进行的,不会导致生物样品的变性或破坏,溶液浓度也不会变化,故凝固点降低法在医学和生物学实验中的应用更为广泛。

根据式(2-9),通过实验测定溶液的凝固点降低值 ΔT_f,即可计算溶质的摩尔质量。因为 $b_B = \dfrac{m_B/M_B}{m_A}$,代入式(2-9)转换后即有

$$M_B = K_f \frac{m_B}{\Delta T_f \cdot m_A} \tag{2-10}$$

式中: m_B 为溶质的质量,g; m_A 为溶剂的质量,kg; M_B 为溶质的摩尔质量,g·mol^{-1}。

【例 2-2】 取谷氨酸 0.745 g 溶于 50.0 g 水中,测得凝固点为 -0.188 ℃,试求谷氨酸的摩尔质量。

解
$$\Delta T_f = K_f b_B = K_f \frac{m_B/M_B}{m_A}$$

$$M_B = K_f \frac{m_B}{m_A \Delta T_f} = 1.86 \times \frac{0.745}{50.0 \times 10^{-3} \times 0.188} = 147 \text{ g·mol}^{-1}$$

按谷氨酸的化学式 $C_5H_9NO_4$ 计算,其摩尔质量为 147 g·mol^{-1}。

【例 2-3】 实验测得 4.94 g $K_3Fe(CN)_6$ 溶解在 100 g 水中所得溶液的凝固点为 -1.11 ℃, $M[K_3Fe(CN)_6] = 329$ g·mol^{-1},写出 $K_3Fe(CN)_6$ 在水中的解离方程式。

解
$$b[K_3Fe(CN)_6] = \frac{4.94/329}{0.100} = 0.150 \text{ mol·kg}^{-1}$$

由凝固点降低测得溶液中各种溶质(包括分子和离子)的总质量摩尔浓度为

$$b_总 = \frac{\Delta T_f}{K_f} = \frac{1.11}{1.86} = 0.597 \text{ mol·kg}^{-1}$$

$b[K_3Fe(CN)_6]$ 不等于 $b_总$ 的原因是 $K_3Fe(CN)_6$ 在水中解离成了离子。设 1 个 $K_3Fe(CN)_6$ 解离成 x 个离子,则

$$b_总 = xb[K_3Fe(CN)_6]$$

$$x = \frac{b_总}{b[K_3Fe(CN)_6]} = \frac{0.591}{0.150} \approx 4$$

由此可知, $K_3Fe(CN)_6$ 在水中解离按下式进行:

$$K_3Fe(CN)_6 \longrightarrow 3K^+ + [Fe(CN)_6]^{3-}$$

利用凝固点降低原理,还可制作防冻剂和冷冻剂。在严寒的冬天,为防止汽车水箱冻裂,常在水箱中加入甘油或乙二醇以降低水的凝固点,防止水因结冰体积膨大而引起水箱胀裂。在实验室中,常用食盐和冰的混合物作致冷剂,可使温度降至 251 K(-22 ℃),用氯化钙和冰混合,可使温度降至 218 K(-55 ℃)。

2.3.3　溶液的渗透压力

1. 渗透现象与渗透压力

在浓蔗糖溶液液面上轻轻地加少量纯水,在避免任何机械振动的情况下静置一段时间后,溶液的浓度最终变得均匀一致。这种物质分子从高浓度区域自动向低浓度区域迁移直到均匀分布的过程称为扩散(diffusion)。然而,若将蔗糖溶液和纯水用一种只允许溶剂(如水)分子透过而溶质分子不能透过的半透膜(semi-permeable membrane)隔开,使膜两侧液面相平(如图 2.2a 所示),不久便可见因纯水通过半透膜进入溶液而使溶液的液面上升(如图 2.2b 所示),这种现象称为渗透(osmosis)。驱使溶剂分子通过半透膜自动迁移进入溶液的作用力即为溶液的渗透压力,用符号 Π 表示,单位为 Pa 或 kPa。动物的肠衣、动植物的细胞膜、毛细血管壁、人工制备的羊皮纸、火棉胶等都具有半透膜的性质。

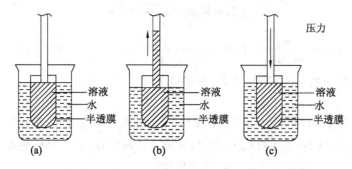

图 2.2　渗透现象与渗透压力

产生渗透的原因是由于膜两侧单位体积内溶剂分子数不相等。当纯水和蔗糖溶液被半透膜隔开时,由于半透膜只允许水分子自由透过,而单位体积内纯水比蔗糖溶液中的水分子数目多,因此单位时间内由纯溶剂进入溶液中的溶剂分子数要比由溶液进入纯溶剂的溶剂分子数多,其结果是溶液一侧的液面升高,溶液液面升高后,静水压增大,驱使溶液中的溶剂分子加速通过半透膜,当静水压增大至一定值后,单位时间内从膜两侧透过的溶剂分子数相等,渗透作用达到平衡,称为渗透平衡。由此可见,产生渗透现象必须具备两个条件:一是要有半透膜存在;二是膜两侧存在浓度差。因此,渗透现象不仅在溶液和纯溶剂之间可以发生,在浓度不同的两种溶液之间也可以发生。溶剂分子总是从纯溶剂向溶液或从稀溶液向浓溶液进行渗透。

如图 2.2c 所示,为了维持溶液的液面高度不变,必须在溶液液面上施加一定的压力,此压力的数值与溶液所具有的渗透压力大小相等。如在溶液液面上施加的外压大于渗透压力时,溶液中通过半透膜进入纯溶剂一侧的溶剂分子数将多于由纯溶剂进入溶液一侧的溶剂分子数,这种由外压驱使渗透作用逆向进行的过程称为反向渗透,简称反渗透。利用反渗透技术,可以进行海水淡化、工业废水处理和溶液浓缩等。

2. 渗透压力与浓度、温度的关系

1886 年,荷兰物理学家范特霍夫(van't Hoff)根据实验结果提出:难挥发非电解质稀溶液的渗透压力可用与理想气体状态方程相似的方程表示。

$$\Pi = n_B RT/V = c_B RT \tag{2-11}$$

式中：Π 为溶液的渗透压力，kPa；n_B 为溶液中溶质的物质的量，mol；V 为溶液的体积，L；c_B 为溶液的物质的量浓度，mol·L^{-1}；T 为绝对温度，K；R 为摩尔气体常数 8.314 J·K^{-1}·mol^{-1}。

式(2-11)称为范特霍夫定律，它表明在一定温度下，稀溶液渗透压力仅取决于单位体积溶液中所含溶质的微粒数，而与溶质的本性无关。因此，渗透压力也是稀溶液的一种依数性。对于稀的水溶液，其物质的量浓度与质量摩尔浓度近似相等，即 $c_B \approx b_B$，因此可将式(2-11)改写为

$$\Pi \approx b_B RT \tag{2-12}$$

常用渗透压力法来测定高分子物质的摩尔质量。根据 $\Pi V = n_B RT = \dfrac{m_B}{M_B}RT$，即有

$$M_B = \frac{m_B}{\Pi V}RT \tag{2-13}$$

式中：m_B 为溶质的质量，g；M_B 为溶质的摩尔质量，g·mol^{-1}。

【例 2-4】　将 2.5 g 马血红素溶解于 0.50 L 水中，在 298 K 时测得该溶液渗透压力为 1.80×10^2 Pa，计算马血红素的摩尔质量。

　　解　　　　　　　　　　　$$\Pi V = nRT = \frac{m}{M}RT$$

$$M = \frac{mRT}{\Pi V} = \frac{2.5 \times 8.314 \times 298}{1.80 \times 10^2 \times 0.50 \times 10^{-3}} = 6.9 \times 10^4 \text{ g·mol}^{-1}$$

因此，马血红素的摩尔质量为 6.9×10^4 g·mol^{-1}。

利用凝固点降低法和测定溶液渗透压力法均可推算溶质的摩尔质量，但在实际工作中，由于溶液的渗透压力愈高，对半透膜的耐压要求就愈高，也就愈难直接测定。因此，确定低分子溶质的相对分子质量多用凝固点降低法。而在高分子稀溶液中溶质的质点数少，其凝固点降低值很小，用一般仪器无法测定，但其渗透压力足以达到可以进行观测的程度，故多用渗透压力法确定高分子溶质的摩尔质量。

2.3.4　渗透压力在医学上的意义

1. 渗透浓度

溶液中能产生渗透效应的溶质粒子(包括分子、离子等)统称为渗透活性物质。溶液中单位体积中所含渗透活性物质的总物质的量称为溶液的渗透浓度，用符号 c_{os} 表示，单位为 mol·L^{-1} 或 mmol·L^{-1}。一定温度下，稀溶液的渗透压力与溶液的渗透浓度成正比。在医学上，常用渗透浓度来表示溶液的渗透压力。

【例 2-5】　计算 50.0 g·L^{-1} 葡萄糖溶液和生理盐水(9.0 g·L^{-1} NaCl)的渗透浓度(以 mmol·L^{-1} 为单位)。

解 葡萄糖($C_6H_{12}O_6$)的摩尔质量为 180 g·mol^{-1},则 50.0 g·L^{-1} 葡萄糖溶液的渗透浓度为

$$c_{os} = \frac{50.0 \times 1000}{180} = 278 \text{ mmol·L}^{-1}$$

生理盐水为 9.0 g·L^{-1} 的 NaCl,NaCl 的摩尔质量为 58.5 g·mol^{-1},其渗透浓度为

$$c_{os} = 2 \times \frac{9.0 \times 1000}{58.5} = 308 \text{ mmol·L}^{-1}$$

2. 等渗、低渗和高渗溶液

在相同温度下,渗透压力相等的溶液称为等渗溶液。溶液渗透压力不相等时,渗透压力相对较高的溶液称为高渗溶液,渗透压力相对较低的溶液称为低渗溶液。

医学上的等渗、低渗和高渗溶液是以血浆的总渗透压力为标准来衡量的。正常人血浆的渗透浓度约为 $303.7 \text{ mmol·L}^{-1}$,医学上规定渗透浓度在 $280\sim320 \text{ mmol·L}^{-1}$ 范围内的溶液称为等渗溶液;渗透浓度小于 280 mmol·L^{-1} 的溶液称为低渗溶液;渗透浓度大于 320 mmol·L^{-1} 的溶液称为高渗溶液。

临床上为病人输液时,常用生理盐水和 50 g·L^{-1} 葡萄糖溶液等一些等渗溶液,避免由于渗透作用导致细胞变形或破坏,丧失正常生理功能。这可通过红细胞在不同质量浓度的 NaCl 溶液中的形态变化来加以说明。

将红细胞置于稀 NaCl 溶液(如 5.0 g·L^{-1})中,在显微镜下可以观察到红细胞逐渐膨胀,最终破裂并释放出胞内的血红蛋白,将溶液染成红色(如图 2.3a 所示),医学上称这种现象为溶血。这是由于红细胞内液的渗透压力高于稀 NaCl 溶液,水从细胞膜外向内渗透,致使细胞胀大甚至破裂。

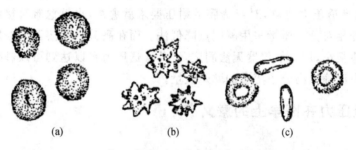

(a)   (b)   (c)

图 2.3 红细胞在渗透压力不同的 NaCl 溶液中的形态

将红细胞置于较浓的 NaCl 溶液(如 15 g·L^{-1})中,在显微镜下可以观察到红细胞逐渐皱缩(如图 2.3b 所示),这种现象称为胞浆分离。皱缩的红细胞互相聚集成团,易在血管中产生“栓塞”。这是由于红细胞内液的渗透压力低于浓 NaCl 溶液,胞内的水分子向浓 NaCl 溶液渗透,致使红细胞皱缩。

将红细胞置于生理盐水中,在显微镜下可以观察到红细胞的形态保持不变(如图 2.3c 所示),这是由于生理盐水和红细胞内液的渗透压力相等,细胞内、外液处于渗透平衡状态。

临床上给病人大量补液时,常用生理盐水和 50 g·L^{-1} 葡萄糖溶液等,但也常根据病情

用一些高渗溶液进行治疗,如给低血糖病人注射 $500\ g\cdot L^{-1}$ 葡萄糖溶液等。使用高渗溶液时,用量不能太多,推注速度不能过快。少量高渗溶液进入血液后,随着血液循环被稀释,并逐渐被组织细胞利用而使浓度降低,故不会出现胞浆分离的现象。

3. 晶体渗透压力和胶体渗透压力

血浆中既含有氯化钠、碳酸氢钠、葡萄糖、尿素等小分子物质,也有蛋白质、核酸等大分子物质。由小分子物质产生的渗透压力称为晶体渗透压力,由大分子物质产生的渗透压力称为胶体渗透压力。血浆中小分子物质的含量(约为 $7.5\ g\cdot L^{-1}$)虽低于胶体物质的含量(约为 $70\ g\cdot L^{-1}$),但由于小分子物质的摩尔质量小、电解质又以离子形式存在,它们在单位体积血浆中的质点数很多,因此产生的晶体渗透压就很高。人体血浆的总渗透压力约为 $7.7\times10^{2}\ kPa$,其中晶体渗透压力约占 99.5%,胶体渗透压力约占 0.5%。

人体内的各种半透膜的通透性不同,在维持体内水、盐平衡上,晶体渗透压力和胶体渗透压力有着不同的功能。

细胞膜隔开了细胞内、外液,是一种只让水分子自由通过的半透膜,而 K^+,Na^+ 等离子和大分子均不易通过。因而晶体渗透压力对维持细胞内、外的水盐平衡起着主要作用。当某种原因导致人体内缺水时,细胞外液中盐浓度相对升高,细胞内液的水分子透过细胞膜向胞外渗透,造成细胞内失水。此时,若大量饮水或输入过多葡萄糖溶液(葡萄糖在体内分解成二氧化碳和水),会造成细胞外液中盐的浓度快速降低,细胞外液中的水分子向胞内渗透,严重时可引起水中毒。例如,让高温作业者饮用盐汽水,就是为了维持细胞外液晶体渗透压力的恒定。

毛细血管壁不同于细胞膜,可以允许水分子和各种小离子自由透过,而不允许蛋白质等大分子物质透过。由此可知,虽然胶体渗透压力很小,却对维持毛细血管内外的水盐平衡起主要作用。当因某种疾病造成血浆蛋白质减少时,血浆的胶体渗透压力降低,血浆中的水和盐等小分子物质就会透过毛细血管壁进入组织间液,严重时会形成水肿。因此临床上对大面积烧伤或失血的病人,在补给电解质溶液的同时,还要输给血浆或右旋糖酐等血浆代用品,以恢复胶体渗透压力和增加血容量。

2.4　溶　胶

分散相粒子直径介于 $1\sim100\ nm$ 的分散体系称为胶体分散系,包括溶胶和高分子溶液。与人体相关的蛋白质、多糖、核酸的溶液均属于胶体,甚至整个人体也可以看作一个含水的胶体。因此,人体的许多生理、病理现象,如血液的凝固、血球的沉降、水肿的发生和结石的形成等,均与胶体的性质有关。

2.4.1　溶胶的性质

溶胶(sol)的胶粒由大量分子(或原子、离子)聚集而成,直径 $1\sim100\ nm$ 的胶粒分散在分散介质中形成多相系统,因而溶胶是热力学不稳定体系。多相性、高度分散性和聚结不稳定性是溶胶的基本特性,其光学性质、动力学性质和电学性质都是由这些基本特性引起的。

1. 溶胶的光学性质

用一束聚焦的白光透过置于暗处的溶胶,从与光束垂直的方向可以观察到一个圆锥形光柱(如图 2.4 所示),这种现象称为丁达尔(Tyndall)现象。

丁达尔现象的产生与分散相粒子的大小和入射光的波长有关。当分散相粒子的直径大于入射光的波长时,光发生反射;当分散相粒子的直径远远小于入射光的波长时,光发生透射;当分散相粒子的直径略小于入射光的波长时,光发生散射。例如可见光照射溶胶时,光的散射使胶粒本身像一个发光体。因此,在丁达尔现象中观察到的不是胶粒本身,而是被散射的光,也称乳光。

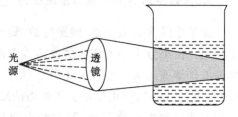

图 2.4　丁达尔现象

真溶液中分散相粒子的直径很小,对光的散射非常微弱,肉眼无法观察到乳光。粗分散系中的粒子直径大于光的波长,故只有反射光。高分子溶液属于均相体系,分散相与分散介质的折射率相差不大,所以散射光也很弱。

2. 溶胶的动力学性质

(1) 布朗(Brown)运动

1827 年,植物学家布朗在显微镜下观察到悬浮在水中的花粉微粒在不停地做无规则折线运动。最初人们认为这种无序运动是生命运动的象征,但不久发现所有足够小的粒子(如胶粒)都有这种运动。由于布朗最早发现了这种现象,故称之为布朗运动。它是由于胶粒受到处于热运动的分散介质分子撞击时,其瞬间合力不为零而引起的。实验证明:胶粒质量愈小、温度愈高、介质粘度愈小,布朗运动愈剧烈。

(2) 扩散

当溶胶存在浓度差时,胶粒自发地由浓度大的区域向浓度小的区域迁移,这种现象称为扩散。布朗运动是胶粒扩散的动力学因素。一般情况下,胶粒的扩散能力与温度、胶粒大小和分散介质的性质有关,温度越高、胶粒越小、分散介质粘度越小,胶粒的扩散能力就越强。在生物体内,扩散是物质输送或物质分子通过细胞膜的推动力之一。

(3) 沉降

沉降是指胶粒因重力作用而下沉的现象。胶粒的直径、密度越大,沉降速率越大;分散介质密度、粘度越大,沉降速率越小。由于沉降作用,势必造成容器底部胶粒浓度大于容器上部的浓度,即产生浓度差,因而使胶粒由下向上扩散。此时,沉降方向与扩散方向相反,当两种作用速率相等时就达到了沉降平衡。愈近容器的底部,单位体积溶胶中的胶粒数愈多,此时容器中胶粒的分布自上而下逐渐形成一定的浓度梯度。由于胶粒直径较小,所以在重力场作用下达到沉降平衡所需时间很长。胶粒难于沉降也是溶胶相对稳定的原因之一。

3. 溶胶的电学性质

(1) 电泳

在电场中,有些溶胶的胶粒向正极运动,而有些胶粒向负极运动,由此说明胶粒是带电的。在电场作用下,胶粒发生定向移动的现象称为电泳。胶粒带正电荷的溶胶称为正溶胶,胶粒带负电荷的溶胶称为负溶胶。此外,还有一些溶胶的胶粒在不同条件下带不同种类的电荷,如 AgI 溶胶。表 2.5 列出了一些溶胶胶粒的带电情况。

表 2.5　一些溶胶胶粒的带电情况

正溶胶	负溶胶
氢氧化铁溶胶	金、银、铂等金属溶胶
氢氧化铝溶胶	硫、硒、碳等非金属溶胶
氧化钍、氧化锆溶胶	氧化锡、氧化钒溶胶
氢氧化铬溶胶	硫化砷、硫化锑、硫化铜溶胶
次甲基蓝溶胶	刚果红等酸性染料溶胶

电泳在氨基酸、多肽、蛋白质和核酸等物质的分离和鉴定等方面有着非常重要的应用。

(2) 电渗

由于整个胶体系统呈电中性,若胶体粒子带某种电荷,则分散介质必定带相反电荷。在电场作用下,分散介质发生定向移动的现象称为电渗。电泳与电渗统称为电动现象。

(3) 胶粒带电的原因

溶胶的电动现象说明胶粒带电,其原因主要有胶核的选择性吸附和胶粒表面分子的解离。

胶核的选择性吸附是胶粒带电的主要原因。溶胶是高度分散的多相体系,分散相粒子必然会自发地吸附分散介质中的其他物质(如离子)以降低其表面能。胶粒中的胶核会优先选择性吸附电解质中与其组成相似的离子作为稳定剂,使胶粒带有相应电荷。例如用 $AgNO_3$ 和过量 KI 制备 AgI 溶胶时,AgI 胶核会吸附过量的 I^- 而带负电荷;而当 $AgNO_3$ 过量时,AgI 胶核则吸附过量的 Ag^+ 而带正电荷。

胶粒表面分子的解离是胶粒带电的另一原因。胶粒与分散介质接触时,表面分子发生解离,解离后的一种离子进入分散介质而使胶粒带电。例如,硅酸溶胶的胶粒是由若干 $xSiO_2 \cdot yH_2O$ 分子聚集而成的,表面上的 H_2SiO_3 分子在水分子作用下解离产生 H^+ 和 $HSiO_3^-$。H^+ 扩散至水中,而 $HSiO_3^-$ 留在胶粒表面,使胶粒带负电荷。

2.4.2　胶团的结构

胶团是由胶粒和扩散层构成的,其中胶粒又由胶核和吸附层组成。胶核是溶胶中分散相分子、原子或离子的聚结体,是胶粒或胶团的核心。胶核能选择性吸附介质中的某种离子或表面分子解离而形成带电离子(称为电势离子)。由于电势离子的静电引力作用又吸引了介质中部分与胶粒所带电性相反的离子(称为反离子)。电势离子与部分反离子紧密结合在一起构成了吸附层,另一部分反离子因扩散作用分布在吸附层外围,形成了与吸附层电性相反的扩散层,这种由吸附层和扩散层构成的电量相等、电性相反的两层结构称为扩散双电层。

扩散层以外的均匀溶液为胶团间液,它是电中性的。溶胶是指胶团与胶团间液组成的分散系。图 2.5 是制备 AgI 溶胶时,KI 过量所得的 AgI 负溶胶的胶团结构式和结构示意图,其中 $(AgI)_m$ 为胶核,I^- 为电势离子,K^+ 为反离子(其中一部分被电势离子牢固吸引,另一部分组成扩散层)。如果制备 AgI 溶胶时,$AgNO_3$ 过量,则生成 AgI 正溶胶。胶团的结构式则为 $[(AgI)_m \cdot nAg^+ \cdot (n-x)NO_3^-]^{x+} \cdot xNO_3^-$。

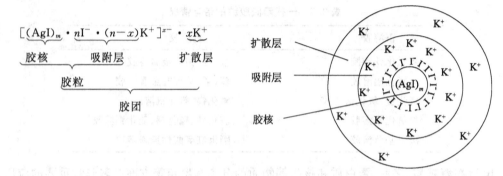

图 2.5 AgI 负溶胶胶团结构式和结构示意图

溶胶中胶核吸附的离子(电势离子和反离子)和扩散层中的反离子都是溶剂化的,因此扩散双电层也是溶剂化的。在电场作用下发生电动现象时,胶团就从吸附层与扩散层之间裂开,具有溶剂化吸附层的胶粒向与其电性相反的电极移动,而溶剂化的扩散层则向另一电极移动。

2.4.3 溶胶的稳定性与聚沉

1. 溶胶的稳定性

溶胶是热力学不稳定体系,胶粒具有自发聚结成大颗粒而聚沉的趋势。然而,经过纯化的溶胶往往相当稳定,可存在很长时间而不聚沉。其原因如下:

(1) 布朗运动 溶胶胶粒的直径很小,布朗运动剧烈,能克服重力作用引起的沉降作用。但剧烈的布朗运动又使胶粒的碰撞次数增加,从而使胶粒易于聚结。因此,一定有其他原因使溶胶能稳定存在。

(2) 胶粒带电 同种溶胶中的胶粒带有相同电荷,相互间的静电斥力使胶粒不易聚结成大颗粒,保持了溶胶的稳定,这是大多数溶胶稳定的主要原因。

(3) 胶粒表面水化层的保护作用 胶团的吸附层和扩散层中的离子都是水化的,在胶粒表面形成一层水化层,水化层的保护作用使得胶粒相互碰撞不致引起聚结。水化层的厚度主要决定于扩散层的厚度,扩散层越厚,溶胶越稳定;扩散层越薄,溶胶越不稳定。

2. 溶胶的聚沉

溶胶的稳定性是相对的,当其稳定因素受到破坏时,胶粒就会相互聚结而沉降,这种现象称为聚沉。引起溶胶聚沉的因素很多,如加入电解质、溶胶的相互作用、加热、改变溶胶的浓度等,其中最主要的因素是加入电解质所引起的聚沉。

(1) 电解质的聚沉作用

在溶胶中加入电解质可以引起聚沉。一般认为这是由于电解质的反离子与胶团扩散层中的反离子同性相斥,反离子被排斥而进入吸附层,使水化层变薄,因而聚结沉降。通常用聚沉值表示电解质对溶胶的聚沉能力。聚沉值是使一定量的溶胶在一定时间内开始聚沉所需要的电解质浓度,常用单位为 $mmol \cdot L^{-1}$。聚沉值越大,说明该电解质对这种溶胶聚沉能力越小。

电解质对溶胶的聚沉作用具有如下规律:

① 与胶粒带相反电荷的离子起主导作用,反离子所带电荷越多,其聚沉能力越大,聚沉值就越小。

② 同一价态离子的聚沉能力虽然相近,但也略有不同。例如:

+1 价阳离子的聚沉能力　$H^+ > Cs^+ > Rb^+ > NH_4^+ > K^+ > Na^+ > Li^+$

+2 价阳离子的聚沉能力　$Ba^{2+} > Sr^{2+} > Ca^{2+} > Mg^{2+}$

−1 价阴离子的聚沉能力　$F^- > IO_3^- > H_2PO_4^- > BrO_3^- > Cl^- > ClO_3^- > Br^- > I^- > CNS^-$

③ 某些有机离子和聚电解质离子也具有非常强的聚沉能力,如脂肪酸盐和聚酰胺类化合物。这可能与有机离子能被胶核强烈吸附有关。

(2) 加热聚沉

加热可增加胶粒之间的碰撞机会,同时削弱胶粒的溶剂化作用,从而使溶胶聚沉。

(3) 溶胶的相互聚沉

正、负溶胶有相互聚沉能力。当正、负溶胶按适当比例混合致使胶粒所带电荷恰被完全中和时,可使溶胶完全聚沉。若两者比例不适当,则聚沉不完全,甚至不发生聚沉。

2.5　高分子溶液

2.5.1　高分子化合物

高分子化合物是由众多原子组成的相对分子质量大于 10000 的一类化合物,分为天然高分子化合物(如淀粉、纤维素、蛋白质、多糖、核酸、天然橡胶等)和合成高分子化合物(如聚乙烯、聚氯乙烯、聚苯乙烯、酚醛树脂等),其中蛋白质、核酸等为电解质,多糖、聚乙烯等是非电解质。

大多数高分子化合物是由一种或几种小单位连接而成的,因此也被称为高聚物。例如,聚乙烯是由基本单位(—CH_2—)重复结合形成的长链,故聚乙烯的分子式可以写成 $\text{+}CH_2\text{+}_n$。每一个基本单位称为一个链节,链节的数目 n 称为聚合度。由于聚合度只是一个范围,所以高分子化合物没有确定的相对分子质量,一般用平均相对分子质量 $\overline{M_r}$ 表示。

2.5.2　高分子溶液的特性

高分子化合物遇到合适的溶剂时,吸收溶剂后本身体积胀大,最后完全溶解在溶剂中,形成均相的高分子化合物溶液,简称高分子溶液。高分子溶液中分散相粒子与溶胶的胶粒大小相似,某些性质也与溶胶类似,如扩散速率慢、不能透过半透膜等。然而,高分子溶液的本质是真溶液,是均相体系,因此它与溶胶的性质又有不同。高分子溶液也有电解质溶液和非电解质溶液之分,蛋白质、核酸的水溶液是电解质溶液,而多糖的水溶液是非电解质溶液。

1. 高分子溶液的稳定性

高分子溶液比溶胶更稳定,这是它的一个重要特征。在高分子电解质溶液中,高分子离子都带有相同的电荷,而且这些离子高度溶剂化后又形成溶剂膜,从而使溶液稳定存在。高分子非电解质溶液则主要是长链上的基团高度溶剂化形成溶剂膜,增强了稳定性。

2. 高分子溶液的盐析

高分子溶液虽然稳定性很高,但在其中加入甲醇、乙醇、丙酮等有机溶剂或 Na_2SO_4,$(NH_4)_2SO_4$ 等无机盐,仍能引起高分子溶液的沉淀。这些有机溶剂或无机盐类具有高度的亲水性,加入高分子溶液后能破坏高分子化合物的水化层,降低溶液的稳定性,从而产生沉淀。加入无机盐使高分子溶液沉淀的作用称为盐析。使高分子溶液产生盐析时所需无机盐的最低浓度称为盐析浓度,单位为 $mol \cdot L^{-1}$。

高分子溶液的盐析不同于溶胶的聚沉,有以下几点区别:

(1)高分子溶液盐析所需无机盐的用量比溶胶聚沉所需的量大得多;

(2)盐析作用与高分子溶液的 pH 及高分子化合物带电情况有关;

(3)盐析作用具有可逆性,如将盐析得到的蛋白质沉淀溶解于水后可重新形成溶液;

(4)在溶胶聚沉中反离子起主导作用,而在高分子溶液盐析中正、负离子都起作用,负离子作用更为突出;

(5)电解质对溶胶的聚沉能力与反离子的价态明显相关,而对高分子溶液的盐析能力虽与离子价态有关,但无明显的规律性。

3. 高分子溶液对溶胶的保护作用

在溶胶中加入少量可溶性高分子溶液,可以增强溶胶的稳定性,这种现象称为高分子溶液对溶胶的保护作用。产生保护作用的原因是高分子吸附在胶粒的表面上,包住胶粒后形成了一层稳定的保护膜,阻止了胶粒之间及胶粒与电解质离子间的直接接触,从而增强了稳定性。

高分子溶液的保护作用在人的生理过程中具有重要意义。例如,碳酸钙和磷酸钙等溶解度小的盐均以溶胶形式存在于血液中,由于血液中蛋白质对它们的保护作用,使其表观溶解度远高于它们在水中的溶解度,仍能稳定存在而不聚沉。当血液中蛋白质减少时,这些微溶性盐便沉淀出来,在肾脏、胆囊等器官中形成结石。

2.5.3 凝 胶

在适当条件下,高分子溶液(如明胶、琼脂)和某些溶胶(如 H_2SiO_3 溶胶、$Al(OH)_3$ 溶胶)会形成外观均匀并具有一定形状的弹性半固体,这种半固体称为凝胶(gel),形成凝胶的过程称为胶凝。日常生活中遇到的豆腐、粉皮、肉冻以及人体的肌肉、皮肤都是凝胶。血液与蛋清的凝固、豆浆形成豆腐的过程都是胶凝。凝胶形成的条件如下:① 有一定浓度;② 温度低到一定程度;③ 外加入少量电解质。

凝胶由分散相的立体网状结构和充斥其间的液体介质组成,是处于固体和液体之间的一种中间状态,兼有固体和液体的特点。凝胶的特殊结构决定了它在生命科学中具有重要意义。

1. 凝胶的稳定性

凝胶的稳定性取决于分散相粒子间的联结力。网状结构的形成是由于高分子化合物具有链状或分枝状结构。浓度较大的高分子溶液中链与链之间互相靠拢,温度较低时,由于热运动降低,链上的基团可以通过共价键、静电引力、范德华力互相作用而交联。其中,作用最强的是共价键交联(如图 2.6a 所示),如硅酸凝胶;其次是静电交联(如图 2.6b 所示),如蛋白质凝胶;最弱的是范德华力交联(如图 2.6c 所示),如纤维素凝胶。

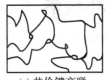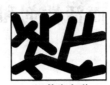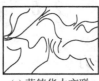

(a) 共价键交联   (b) 静电交联   (c) 范德华力交联

图 2.6 凝胶网状结构示意图

电解质对胶凝有影响,有的加速,有的减速,有的阻碍。电解质加速胶凝的本质是电解质的离子与高分子化合物"争夺"水分子,破坏水化层,所以胶凝是盐析的前奏,水化能力强的离子能加速胶凝。而水化能力弱的离子则有可能被高分子化合物或胶粒所吸附,反而增加高分子溶液或某些溶胶的稳定性,所以对胶凝起减速甚至阻碍作用。

2. 凝胶的类型

按分散相粒子的性质(柔性或脆性),凝胶可分为弹性凝胶与脆性凝胶两大类。弹性凝胶的粒子多为柔性高分子通过静电引力交联而成的,这类凝胶烘干后体积缩小很多,且仍富有弹性,如肌肉、脑髓、软骨等。脆性凝胶的粒子是刚性的、交联力强,凝胶的网状结构坚固,干燥后体积缩小有限而弹性消失、易破裂。脆性凝胶由共价键交联形成,富有刚性,不易收缩,故也称为刚性凝胶。多数无机凝胶(如 $Al(OH)_3$,H_2SiO_3 凝胶)属于脆性凝胶,由于它们具有多孔性且表面积很大,常用作吸附剂、干燥剂等。

3. 凝胶的性质

(1) 溶胀

溶胀是指凝胶在液体介质中吸收液体而膨胀的过程。溶胀是弹性凝胶的特性之一,而脆性凝胶不能溶胀。凝胶溶胀时对溶剂有选择性,例如明胶可在水中溶胀,但不能在苯中溶胀;而橡胶可在苯中溶胀,但不能在水中溶胀。若弹性凝胶溶胀至一定体积后不再增大,则称为有限溶胀。若凝胶能无限地吸收溶剂,最后形成高分子溶液,则称为无限溶胀。有限溶胀说明这类凝胶交联能力较强,无限溶胀说明这类凝胶交联能力较弱。

溶胀在生理过程中具有很重要的意义。人体衰老面部出现皱纹是溶胀能力降低所致,血管发生硬化也与构成血管壁的凝胶溶胀能力下降有关。

（2）离浆

新制备的凝胶在放置一段时间后,一部分液体可以自动地从凝胶中分离出来,使凝胶的体积变小,这种现象称为离浆。离浆的实质是因为新制备的凝胶网状结构尚未完全成熟,在放置过程中大分子间继续交联,使网状结构变得更牢,结果将液体从网状结构中挤出。如淀粉糊放置后分离出液体,新鲜血液放置后分离出血清,都属离浆现象。由于离浆析出的液体是溶液而不是溶剂,故离浆并不是溶胀的逆过程,而是凝胶成熟的表现。

凝胶制品在医学上有着广泛应用。中成药"阿胶"是凝胶制剂,干硅胶是实验室常用的干燥剂,人工半透膜、皮革等都是干凝胶。在生命科学实验中,凝胶用作电泳及色谱分离的支持介质。

2.6　表面活性剂和乳状液

2.6.1　表面张力

相与相之间的接触面称为相界面,分为液－气、固－气、液－液、固－液等类型,习惯上把固相或液相与气相接触的界面称为表面。由于两相界面上的分子与内部分子所处的状况不同,因而能量也不相同。现以液－气界面（表面）为例加以说明（如图 2.7 所示）。

液体表层分子的受力情况与液体内部分子的受力情况并不相同。液体内部每个分子受周围分子的吸引力相等,合力为零,分子在液体内部移动位置不需要供给能量。液体表层分子受液体内部分子吸引力较大,受液面上气体分子吸引力较小,因而液体表层分子存在一个指向液体内部的合力,使液体表面具有向内收缩的趋势。若要增加新的液面,必须将

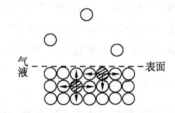

图 2.7　分子在表面和内部的受力情况

液体内部的分子向液面转移,这就需要克服向内的合力而对它做功,这种功转为表面分子比内部分子多余的能量而储存在表面,称为表面能。在等温等压下的表面能称为表面自由能（surface free energy）。

在等温等压下,形成的新表面面积愈大,转移到表面上的分子数愈多,表面自由能也愈大。单位表面上的表面自由能即增加单位表面所消耗的功,称为比表面自由能,简称比表面能,单位为 $N \cdot m^{-1}$ 即 $J \cdot m^{-2}$。表面张力是液体表层由于分子引力不均衡而产生的沿表面作用于任一界线上的力,具体可理解为作用于液体表面每单位长度上的力。表面张力在数值上等于比表面能,单位也为 $N \cdot m^{-1}$。液体收缩表面的倾向常以表面张力来量度。

根据热力学原理,表面能有自发降低的趋势。要降低表面能,可通过两种途径:一是缩小物体的表面积;二是降低表面张力。对于液体,通常减小其表面积以降低表面能,如水

滴、汞滴能自动呈球形存在,就是由于体积相同的物体以球形的表面积最小。而溶液在表面积不变的条件下,常吸引介质中的其他物质分子填入其表面层,以降低表面张力,这就是表面的吸附作用。实验表明,吸附不仅存在于液—气界面,而且在任何两相如液—液、固—液、固—气等相界面都存在吸附。例如活性炭固体,因其表面疏松多孔,有很大的表面积,因而具有较强的吸附作用,常温下 1 g 活性炭能吸附 90 mL CO_2。

2.6.2 表面活性剂

纯液体在一定温度下具有一定的表面张力,即具有一定的比表面能。盛于固定形状容器中的纯液体,其表面积和表面能都是固定的。如将纯水盛于固定形状的容器中,表面上的水分子受内部分子的吸引,其所受合力指向水内部。如果向水中加入表面张力比水小的丁酸,为使体系处于能量最低的最稳定状态,丁酸分子会部分地代替水分子聚集在溶液表面上,以降低体系的表面张力,导致表层丁酸的浓度大于溶液内部,这种现象称为正吸附。有机酸、酚、醛、酮、磺酸盐、季铵盐、肥皂等物质的表面张力比水小,都会产生正吸附。能产生正吸附的物质称为表面活性物质(surface active substance)或表面活性剂(surfactant)。如果向水中加入某些无机盐类(如 NaCl)、糖类(如淀粉)等表面张力比水大的物质,溶液表层排斥溶质分子(或离子),则这类物质在溶液表面层的浓度将会小于它们在溶液内部的浓度,这种现象称为负吸附。能产生负吸附的物质称为非表面活性物质。

表面活性剂分子的一端是具有亲水性的极性基团,如—OH,—COOH,—NH$_2$ 等,另一端是具有疏水性或亲脂性的非极性基团,如烃基等(如图 2.8 所示)。

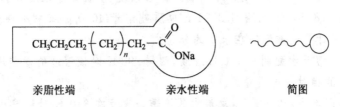

亲脂性端   亲水性端   简图

图 2.8 表面活性物质示意图

将少量表面活性剂加入水中,表面活性剂分子中亲水的羧基端进入水中,而亲脂的碳链端则会力图离开水相,从而在水的表面定向排列,以降低溶液的表面张力。

2.6.3 乳状液

乳状液(emulsion)是一种液体以液滴形式分散在另一种不相溶的液体中所形成的粗分散体系。由于分散相和分散介质不相溶而在它们之间形成相界面,乳状液的稳定性与相界面的性质有密切关系。

习惯上,将一切不溶或难溶于水的有机液体称为油。将水与油混合在一起,无论怎样用力振荡,静置后它们仍会自动分层,自发地以最小的界面接触,保证界面能最低。欲制得稳定的乳状液,必须在振荡的同时加入表面活性物质。表面活性物质分子在油与水两相界面上定向排列,形成一层保护分散相液滴的薄膜,防止了液滴合并变大而分层,使体系具有一定程度的稳定性。这种作用称为乳化作用,具有乳化作用的表面活性物质称为乳化剂。

乳状液中的水相用"水"或"W"表示,油相用"油"或"O"表示。由于不论是"油"还是

"水"均既可作为分散相,又可作为分散介质,因此乳状液可分为"水包油"(O/W)如牛奶、豆浆等和"油包水"(W/O)如原油、芝麻酱等类型(如图2.9所示)。脂肪在生物体内的运输、消化和吸收必须经过胆酸盐和胆甾醇的乳化。

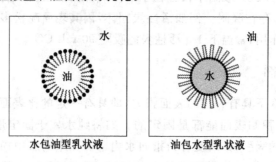

水包油型乳状液　　　　油包水型乳状液

图2.9　两种乳状液的示意图

习　　题

1. 什么是分散系?根据分散相粒子的大小,液态分散系可分为哪几种类型?

2. 在298 K时,质量分数为0.0947的稀硫酸溶液的密度为1.06 g·L^{-1},在该温度下纯水的密度为0.997 g·L^{-1}。计算H$_2$SO$_4$的物质的量浓度、质量摩尔浓度和物质的量分数。

3. 苯的凝固点为278.50 K,现测得3.24 g单质硫溶于40.0 g苯中所得溶液的凝固点为276.90 K,通过计算试推测硫在苯中的分子式。

4. 将5.0 g鸡蛋白溶于水配制成1.0 L溶液,测得298 K时该溶液的渗透压力为306 Pa,试计算该鸡蛋白的相对分子质量。

5. 测得泪水的凝固点为−0.52 ℃,求泪水的渗透浓度及在310 K时的渗透压力。

6. 排出下列稀溶液在310 K时渗透压力由大到小的顺序:
   (1) $c(C_6H_{12}O_6)=0.20$ mol·L^{-1}
   (2) $c(NaCl)=0.20$ mol·L^{-1}
   (3) $c(CaCl_2)=0.20$ mol·L^{-1}

7. 将50 mL 0.05 mol·L^{-1} KBr溶液与30 mL 0.01 mol·L^{-1} AgNO$_3$溶液混合制备AgBr溶胶,试写出此溶胶的胶团结构式,并比较AlCl$_3$,MgSO$_4$,K$_3$[Fe(CN)$_6$]电解质溶液对此溶胶的聚沉能力。

8. 溶胶具有稳定性的原因有哪些?用什么方法可破坏其稳定性?

9. 什么是凝胶?产生凝胶的条件有哪些?

10. 表面活性剂有什么结构特点?

11. 什么是乳状液?它有哪几种类型?

第3章

电解质溶液与离子平衡

电解质(electrolyte)是指溶于水或熔融状态下能导电的化合物,它们的水溶液称为电解质溶液。电解质可分为强电解质和弱电解质,强电解质在水中完全解离,弱电解质在水中部分解离。弱电解质溶液中始终存在着解离产生的正、负离子和未解离的分子之间的平衡。另外,在水溶液中还会有盐的水解平衡、难溶强电解质在水中解离的少量离子与固体之间存在的平衡等,这些统称为电解质溶液中的离子平衡(ion equilibrium)。

人体内血浆、胃液、泪液等体液含有许多电解质离子,如 Na^+,K^+,Ca^{2+},Mg^{2+},Cl^-,HCO_3^-,CO_3^{2-},HPO_4^{2-},$H_2PO_4^-$,SO_4^{2-} 等,参与体内的各种生理和生化过程。它们在体液中的状态及含量关系到体内的渗透平衡和体液的酸碱度。

3.1 强电解质溶液理论

强电解质为离子型化合物(如 $NaCl$,$CuSO_4$ 等)或强极性分子化合物(如 HCl 等),它们在水溶液中完全解离成离子,不存在解离平衡。例如:

$$NaCl(s) \longrightarrow Na^+(aq) + Cl^-(aq)$$

$$HCl(g) \longrightarrow H^+(aq) + Cl^-(aq)$$

弱电解质,如 HAc,NH_3 等,在水溶液中大部分是以分子的形式存在,只有部分解离成离子,解离生成的离子又可重新结合成分子,因此解离过程是可逆的,在溶液中存在动态的解离平衡。例如醋酸在水溶液中的解离:

$$HAc(aq) \Longleftrightarrow H^+(aq) + Ac^-(aq)$$

电解质的解离程度可定量地用解离度(degree of dissociation)α 来表示,它是指电解质达到解离平衡时,已解离的分子数和原有的分子总数之比。

$$\alpha = \frac{已解离的分子数}{原有分子总数} \tag{3-1}$$

解离度 α 习惯上用百分数来表示,其大小可通过测定电解质溶液的依数性(即 Δp,ΔT_f,ΔT_b 和 Π)或电导率等求得。

解离度与电解质的本性、浓度、溶剂性质及温度有关。通常按解离度的大小,把质量摩尔浓度为 $0.1\ mol \cdot kg^{-1}$ 的溶液中解离度小于 5% 的电解质称为弱电解质;解离度大于 30% 的电解质称为强电解质;解离度介于 5%～30% 之间的电解质称为中强电解质。

根据近代物质结构理论,强电解质在水溶液中完全解离,理论上它们的解离度应为

100％,但实验测得的解离度即表观解离度却小于100％,如何解释这种相互矛盾的现象就是强电解质溶液理论需要解决的问题。

3.1.1 离子相互作用理论

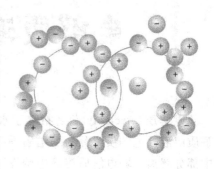

德拜(Debye)和休克尔(Hückel)提出的电解质离子相互作用理论(ion interaction theory)解释了表观解离度小于100％的原因:强电解质在水中是全部解离的,但由于离子间静电力的作用,每一个离子周围都被电荷相反的离子和较少的电荷相同的离子包围着,形成球形对称分布的离子氛(ion atmosphere)。而且,每一个离子氛的中心离子同时又是另外离子的离子氛成员,如图3.1所示。由于离子氛的存在,离子间相互牵制,强电解质溶液中的离子并不是独立的自由离子,不

图3.1 "离子氛"示意图

能完全自由运动。另外,由于静电力的存在,当正、负两种离子接近时,会形成离子对(ion pair),它们是独立的、电中性的单元。离子对存在的时间很短,会因热运动而被冲散。由于离子氛和离子对的存在,使强电解质离子不能百分之百地发挥出其应有的效能。因此,强电解质表观解离度的大小反映了溶液中离子间相互牵制作用的强弱。

3.1.2 离子活度和活度系数

由于强电解质溶液中离子之间的相互牵制作用,使得离子的有效浓度(表观浓度)比理论浓度(配制浓度)小。离子的有效浓度称为活度(activity),用 a 表示,活度等于活度系数乘以理论浓度,单位为1。

$$a = \gamma \cdot c \tag{3-2}$$

式中:c 为离子的理论浓度;γ 为活度系数(activity coefficient),反映了离子之间相互牵制作用的大小。离子浓度越大,电荷越高,离子之间相互牵制的作用越强,γ 越小($\gamma < 1$),活度与浓度之间差别越大。反之,当浓度极稀时,离子之间平均距离增大,相互牵制的作用极小,γ 趋近于1,活度接近浓度。在近似计算中,通常把中性分子、液态和固态纯物质、纯水以及弱电解质的活度系数视为1。

3.1.3 离子强度

离子的活度系数是溶液中离子间作用力的反映,与溶液所有离子的浓度和所带电荷有关。这种影响可用离子强度(ionic strength)的概念表达,其定义为

$$I = \frac{1}{2}(b_1 z_1^2 + b_2 z_2^2 + b_3 z_3^2 + \cdots + b_i z_i^2) = \frac{1}{2}\sum_i b_i z_i^2 \tag{3-3}$$

式中:b_i 和 z_i 分别为溶液中第 i 种离子的质量摩尔浓度和该离子的电荷数;I 的单位为 mol·kg^{-1}。对于稀溶液,可用 c_i 代替 b_i,此时 I 的单位为 mol·L^{-1}。

离子强度 I 值愈大,离子间的作用力愈大,活度系数就愈小;反之,I 值愈小,离子间的作用力愈小,活度系数就愈大。

生物的体液中含有一定量的多种电解质离子,离子强度相对恒定。例如,人的血液中离子强度约为 $0.16\ mol \cdot kg^{-1}$。离子强度对酶、激素和维生素的功能影响不能忽视。本书除特别注明外,对稀溶液一般不考虑活度系数的校正,直接用浓度代替活度。

3.2　酸碱质子理论

酸(acid)和碱(base)是两类重要的电解质。人们在对酸碱物质的认识和研究过程中先后提出了不同的酸碱理论,典型的有阿累尼乌斯(Arrhenius)的电离理论、布朗斯特(Brönsted)与劳瑞(Lowry)的质子理论和路易斯(Lewis)的电子理论等。中学介绍过的电离理论把酸碱定义为在水溶液中能解离出 H^+ 或 OH^- 的物质,把酸碱反应局限于水溶液中。这种局限性必然产生许多与化学事实相矛盾的现象,如 NH_4Cl 水溶液呈酸性,其本身并不含 H^+;$NH_3 \cdot H_2O$,Na_2CO_3 等物质的水溶液呈碱性,其本身并不含有 OH^-。这些问题可通过酸碱质子理论得到解释。

3.2.1　酸碱的定义

酸碱质子理论(proton theory of acid and base)认为:凡能给出质子(H^+)的物质都是酸,凡能接受质子的物质都是碱。酸是质子的给体,而碱是质子的受体。酸和碱相互依存,又可相互转化。酸给出质子后即成为碱,碱可以接受质子成为酸。仅相差一个质子的一对酸碱,称为共轭酸碱对(conjugated acid-base pair),它们之间的关系称为共轭关系。例如:

$$酸 \Longrightarrow 质子 + 碱$$
$$HAc \Longrightarrow H^+ + Ac^-$$
$$H_2CO_3 \Longrightarrow H^+ + HCO_3^-$$
$$HCO_3^- \Longrightarrow H^+ + CO_3^{2-}$$
$$NH_4^+ \Longrightarrow H^+ + NH_3$$
$$H_3O^+ \Longrightarrow H^+ + H_2O$$
$$H_2O \Longrightarrow H^+ + OH^-$$
$$[Al(H_2O)_6]^{3+} \Longrightarrow H^+ + [Al(H_2O)_5OH]^{2+}$$
$$HCl \longrightarrow H^+ + Cl^-（强电解质不存在平衡）$$

上述关系式称为酸碱半反应式,左边的物质都是酸,它可以是分子、阳离子或阴离子;右边的物质是碱和 H^+,碱也可以是分子、阳离子或阴离子。若酸给出质子的倾向愈强,则其共轭碱接受质子的倾向愈弱;若碱接受质子的倾向愈强,则其共轭酸给出质子的倾向愈弱。

有些物质,如 H_2O 和 HCO_3^- 等,在某个共轭酸碱对中是酸,但在另外的共轭酸碱对中却是碱,它们既能给出质子又能接受质子,这类物质称为两性物质(amphoteric substance)。

3.2.2　酸碱反应的实质

酸碱半反应式仅仅是酸碱共轭关系的表达形式,并不是一种实际反应式。质子(H^+)非常小,电荷密度非常大,在溶液中不能单独存在;在酸给出质子的瞬间,质子必然迅速与另一个质子受体(碱)结合。例如,在 HAc 水溶液中,HAc 把质子传递给了 H_2O;在 NaAc 水溶液中,H_2O 把质子传递给了 Ac^-;在 HCl 与 NH_3 的反应中,HCl 把质子传递给了 NH_3。

$$HAc + H_2O \rightleftharpoons H_3O^+ + Ac^-$$

$$Ac^- + H_2O \rightleftharpoons HAc + OH^-$$

$$\underset{酸_1}{HCl} + \underset{碱_2}{NH_3} \rightleftharpoons \underset{酸_2}{NH_4^+} + \underset{碱_1}{Cl^-}$$

由上述反应式可以看出,一种酸和一种碱(酸$_1$和碱$_2$)的反应,其产物必然是另一种酸和另一种碱(酸$_2$和碱$_1$),这表明酸碱反应的实质是两对共轭酸碱对之间的质子传递。酸碱反应既可在水溶液中发生,也可在非水溶剂或气相中进行。

3.2.3　酸碱的强度

质子理论认为,酸给出质子能力越强,其酸性越强;碱接受质子能力越强,其碱性越强。酸碱反应的自发方向是相对强的酸将质子传递给相对强的碱,生成相对弱的共轭碱和共轭酸,相互作用的酸和碱愈强,反应就进行的愈完全。

在共轭酸碱对中,酸的酸性越强,其对应的共轭碱的碱性就越弱;反之,酸的酸性越弱,其共轭碱的碱性则越强。例如,HCl 在水中是很强的酸,其共轭碱 Cl^- 是很弱的碱;HAc 在水中是较弱的酸,其共轭碱 Ac^- 就是较强的碱。即 HCl 的酸性强于 HAc,Cl^- 的碱性弱于 Ac^-。

酸碱性的强弱,不仅与物质的本性有关,还与溶剂的性质有关。通常说 HCl 是强酸、HAc 是弱酸,都是以水为溶剂而言的。但在不同的溶剂中,同一种物质会显示不同的酸碱性。例如,HAc 在水和液氨中的质子传递反应分别为

$$HAc + H_2O \rightleftharpoons H_3O^+ + Ac^-$$

$$HAc + NH_3 \longrightarrow NH_4^+ + Ac^-$$

由于 NH_3 接受质子能力强于 H_2O,HAc 在液氨中能给出所有的质子,而在水中只能给出部分质子,所以 HAc 在水中是弱酸,但在液氨溶剂中却是强酸。

又如 HNO_3 在水中是强酸,但在纯 H_2SO_4 溶剂中却表现为弱碱:

$$HNO_3 + H_2O \longrightarrow NO_3^- + H_3O^+$$

$$H_2SO_4 + HNO_3 \rightleftharpoons H_2NO_3^+ + HSO_4^-$$

HCl,HNO_3,H_2SO_4,$HClO_4$ 等酸在水溶液中都表现为强酸,它们的质子都全部和溶剂水结合成 H_3O^+,这里水将这些酸的强度都拉平到 H_3O^+ 的强度,这种作用称为水的拉平效

应(leveling effect)。但若将这些酸溶于冰醋酸中,酸的强度就会出现差异,其强度由强到弱的顺序是 $HClO_4 > HCl > H_2SO_4 > HNO_3$,冰醋酸能将上述这些酸的强弱区分开来的作用,称为区分效应(differentiating effect)。

3.3　水溶液中的质子传递平衡

3.3.1　水的解离和离子积常数

水是一种两性物质,它既可给出质子,又可接受质子。在水分子间也存在质子传递反应,称为水的质子自递反应(proton self-transfer reaction)。

$$\overset{\displaystyle H^+}{\overbrace{H_2O + H_2O}} \Longrightarrow OH^- + H_3O^+$$
$$\text{酸}_1 \quad \text{碱}_2 \qquad \text{碱}_1 \quad \text{酸}_2$$

平衡时

$$K = \frac{[H_3O^+][OH^-]}{[H_2O][H_2O]}$$

式中:$[H_2O]$ 可以看作常数。将它与 K 合并,得

$$K_w = [H_3O^+][OH^-] \tag{3-4}$$

为简便起见,常用 H^+ 代表水合质子 H_3O^+,则有

$$K_w = [H^+][OH^-] \tag{3-5}$$

K_w 称为水的质子自递平衡常数(proton self-transfer constant),又称为水的离子积(ion product of water)。K_w 与温度有关,0 ℃时为 1.15×10^{-15},25 ℃时为 1.00×10^{-14},故在 25 ℃的纯水中

$$[H_3O^+] = [OH^-] = \sqrt{K_w} = 1.00 \times 10^{-7}\ mol \cdot L^{-1}$$

水的离子积关系不仅适用于纯水,也适用于所有稀的水溶液。由于水溶液中的 H_3O^+ 浓度和 OH^- 浓度的乘积是一个常数,因此,已知溶液中的 H_3O^+ 浓度,就可以计算其中的 OH^- 浓度。

3.3.2　水溶液中的质子传递平衡

1. 一元弱酸、弱碱的质子传递平衡

在水溶液中,一元弱酸 HB 与水分子存在质子传递反应:

$$HB + H_2O \Longrightarrow B^- + H_3O^+$$

平衡时

$$K_a = \frac{[H_3O^+][B^-]}{[HB][H_2O]}$$

在稀溶液中，$[H_2O]$可看成是常数，上式可改写为

$$K_a = \frac{[H_3O^+][B^-]}{[HB]} \qquad (3\text{-}6)$$

K_a称为酸的质子传递平衡常数(proton transfer constant of acid)，相当于电离理论中酸的解离平衡常数，简称酸常数。在一定温度下，酸常数的值一定。

K_a是水溶液中酸强度的量度，它的大小表示酸在水中给出质子能力的大小。K_a愈大，酸性愈强；K_a愈小，酸性愈弱。例如 HAc，NH_4^+，HCN 的 K_a 分别为 1.76×10^{-5}，5.64×10^{-10}，4.93×10^{-10}，因此这三种酸的强弱顺序为 HAc>HCN>NH_4^+。一些弱酸的 K_a 值非常小，为方便也常使用 pK_a，即酸常数的负对数。

类似地，一元弱碱 B^- 在水溶液中存在下列质子传递平衡：

$$B^- + H_2O \Longrightarrow HB + OH^-$$

平衡时

$$K_b = \frac{[HB][OH^-]}{[B^-]} \qquad (3\text{-}7)$$

K_b 为碱的质子传递平衡常数(proton transfer constant of base)，简称碱常数。K_b 的大小表示该碱在水中接受质子能力的大小，K_b 愈大，碱性愈强。pK_b 是碱常数的负对数。

常见弱酸的 K_a 和弱碱的 K_b 参见附录。

2. 多元弱酸(碱)的质子传递平衡

多元弱酸(或多元弱碱)在水中的质子传递反应是分步进行的，即存在分级解离。例如 H_3PO_4，其质子传递分三步进行，每一步都有相应的质子传递平衡常数 K_a。

$$H_3PO_4 + H_2O \Longrightarrow H_2PO_4^- + H_3O^+$$

$$K_{a1} = \frac{[H_2PO_4^-][H_3O^+]}{[H_3PO_4]} = 7.52\times10^{-3}$$

$$H_2PO_4^- + H_2O \Longrightarrow HPO_4^{2-} + H_3O^+$$

$$K_{a2} = \frac{[HPO_4^{2-}][H_3O^+]}{[H_2PO_4^-]} = 6.23\times10^{-8}$$

$$HPO_4^{2-} + H_2O \Longrightarrow PO_4^{3-} + H_3O^+$$

$$K_{a3} = \frac{[PO_4^{3-}][H_3O^+]}{[HPO_4^{2-}]} = 2.2\times10^{-13}$$

H_3PO_4，$H_2PO_4^-$，HPO_4^{2-} 都为酸，它们的共轭碱分别为 $H_2PO_4^-$，HPO_4^{2-}，PO_4^{3-}，共轭碱的质子传递反应和平衡常数分别为

$$PO_4^{3-} + H_2O \Longrightarrow HPO_4^{2-} + OH^-, \quad K_{b1} = 4.54\times10^{-2}$$

$$HPO_4^{2-} + H_2O \Longrightarrow H_2PO_4^- + OH^-, \quad K_{b2} = 1.61\times10^{-7}$$

$$H_2PO_4^- + H_2O \Longrightarrow H_3PO_4 + OH^-, \quad K_{b3} = 1.33\times10^{-12}$$

多元弱酸(碱)的质子传递平衡常数逐级变小，即 $K_{a1}>K_{a2}>K_{a3}$，$K_{b1}>K_{b2}>K_{b3}$。因此，酸性由强到弱顺序为 $H_3PO_4>H_2PO_4^->HPO_4^{2-}$，而碱性由强到弱顺序为 $PO_4^{3-}>$

$HPO_4^{2-} > H_2PO_4^-$ 。

3. 共轭酸碱对 K_a 与 K_b 的关系

弱酸的质子传递平衡常数 K_a 与其共轭碱的质子传递平衡常数 K_b 之间有确定的对应关系。

弱酸 HB 的质子传递平衡为

$$HB + H_2O \rightleftharpoons B^- + H_3O^+$$

$$K_a = \frac{[H_3O^+][B^-]}{[HB]}$$

而其共轭碱 B^- 的质子传递平衡为

$$B^- + H_2O \rightleftharpoons HB + OH^-$$

$$K_b = \frac{[HB][OH^-]}{[B^-]}$$

把两个质子传递平衡常数表达式相乘，即有

$$K_a \cdot K_b = \frac{[H_3O^+][B^-]}{[HB]} \times \frac{[HB][OH^-]}{[B^-]} = [H^+][OH^-] = K_w$$

即

$$K_a \cdot K_b = K_w \tag{3-8}$$

上式表明，K_a 与 K_b 成反比，即酸愈强，其共轭碱愈弱；碱愈强，其共轭酸愈弱。若已知酸的酸常数 K_a，就可求出其共轭碱的碱常数 K_b，反之亦然。

【例 3-1】 已知 NH_3 的 K_b 为 1.77×10^{-5}，试求 NH_4^+ 的 K_a。

解 NH_4^+ 是 NH_3 的共轭酸，故

$$K_a = K_w / K_b = 1.00 \times 10^{-14} / (1.77 \times 10^{-5}) = 5.65 \times 10^{-10}$$

4. 质子传递平衡的移动

质子传递平衡是相对和有条件的平衡。若外界因素改变，质子传递平衡就会发生移动。

(1) 浓度对平衡移动的影响

以一元弱酸 HB 为例，设 HB 的浓度为 c，平衡时 HB 的解离度为 α，在水中存在下列平衡：

$$HB + H_2O \rightleftharpoons H_3O^+ + B^-$$

初始浓度　　　　　　c　　　　　　0　　　　0

平衡浓度　　　　$c - c\alpha$　　　　$c\alpha$　　　$c\alpha$

$$K_a = \frac{[H_3O^+][B^-]}{[HB]} = \frac{c\alpha \cdot c\alpha}{c - c\alpha} = \frac{c\alpha^2}{1 - \alpha}$$

一般弱电解质 $\alpha < 5\%$，则 $1 - \alpha \approx 1$，上式简化为

$$K_a = c\alpha^2$$

得
$$\alpha = \sqrt{\frac{K_a}{c}} \qquad (3\text{-}9)$$

由于酸常数 K_a 不随浓度而变化,因此当温度一定、浓度不是很稀时,解离度随弱电解质浓度减小而增大。

(2) 同离子效应

在 HAc 溶液中加入少量含有相同离子的 NaAc,由于 NaAc 是强电解质,在水溶液中全部解离为 Na^+ 和 Ac^-,使溶液中 Ac^- 的浓度增大,HAc 在水中的质子传递平衡向左移动,从而降低了 HAc 的解离度。即

$$HAc + H_2O \rightleftharpoons H_3O^+ + \boxed{Ac^-}$$
$$\xleftarrow{\text{平衡移动方向}}$$
$$\boxed{Ac^-} + Na^+ \longleftarrow NaAc$$

同理,在 $NH_3 \cdot H_2O$ 中若加入少量含有相同离子的强电解质 NH_4Cl(或 NaOH),则 $NH_3 \cdot H_2O$ 在水中的质子传递平衡将向着生成 $NH_3 \cdot H_2O$ 分子的方向移动,使 $NH_3 \cdot H_2O$ 的解离度降低。即

$$NH_3 + H_2O \rightleftharpoons OH^- + \boxed{NH_4^+}$$
$$\xleftarrow{\text{平衡移动方向}}$$
$$\boxed{NH_4^+} + Cl^- \longleftarrow NH_4Cl$$

这种在弱电解质水溶液中加入与弱电解质含有相同离子的易溶强电解质,使弱电解质的解离度明显降低的现象称为同离子效应(common-ion effect)。

【例 3-2】 ① 计算 0.10 mol·L^{-1} HAc 溶液的解离度 α 及 $[H_3O^+]$,HAc 的 $K_a = 1.76 \times 10^{-5}$;② 向该溶液中加入固体 NaAc,使其浓度为 0.10 mol·L^{-1}(忽略溶液体积变化),计算此时溶液的 $[H_3O^+]$ 和解离度 α。

解 ① HAc 在水溶液中的质子传递平衡反应式及浓度为

$$HAc + H_2O \rightleftharpoons H_3O^+ + Ac^-$$
平衡时 $\qquad\qquad\qquad c(1-\alpha) \qquad c\alpha \qquad c\alpha$
$$K_a = c\alpha \cdot c\alpha / c(1-\alpha)$$

由于 HAc 解离度很小,$c(1-\alpha) \approx c$,得

$$K_a = c\alpha \cdot c\alpha / c = c\alpha^2$$

$$\alpha = \sqrt{K_a/c} = \sqrt{1.76 \times 10^{-5}/0.10} = 1.33 \times 10^{-2} = 1.33\%$$

$$[H_3O^+] = c\alpha = (0.10 \times 1.33\%) = 1.33 \times 10^{-3} \text{ mol·L}^{-1}$$

② 向该溶液加入固体 NaAc 后,此时 HAc 的质子传递平衡及浓度为

$$HAc + H_2O \rightleftharpoons H_3O^+ + Ac^-$$
平衡时 $\quad 0.10 - [H_3O^+] \qquad\qquad [H_3O^+] \qquad 0.10 + [H_3O^+]$
$$\approx 0.10 \text{ mol·L}^{-1} \qquad\qquad\qquad\qquad \approx 0.10 \text{ mol·L}^{-1}$$

由 $K_a = [H_3O^+][Ac^-]/[HAc]$,得

$$[H_3O^+] = K_a \cdot [HAc]/[Ac^-] = (1.76 \times 10^{-5} \times 0.10/0.10)$$
$$= 1.76 \times 10^{-5} \text{ mol} \cdot L^{-1}$$
$$\alpha = [H_3O^+]/c(HAc) = 1.76 \times 10^{-5}/0.10$$
$$= 1.76 \times 10^{-4} = 0.0176\%$$

$0.10 \text{ mol} \cdot L^{-1}$ HAc 溶液的解离度为 1.33%，加入 NaAc 后由于产生同离子效应，HAc 的解离度降低到 0.0176%，只有原来的 $1/76$。因此，在科学研究和生产实践中，人们常利用同离子效应调控溶液中某离子的浓度和溶液的 pH。

（3）盐效应

若在弱电解质溶液中加入不含相同离子的强电解质，会使弱电解质的解离度略为增大，这种作用称为盐效应（salt effect）。例如，在 $0.10 \text{ mol} \cdot L^{-1}$ HAc 溶液中加入 NaCl 使其浓度为 $0.10 \text{ mol} \cdot L^{-1}$，HAc 的解离度由 1.33% 增大至 1.82%。

产生同离子效应时，必然也伴随有盐效应，但同离子效应的影响比盐效应要大得多，因而考虑同离子效应时一般忽略盐效应的影响。

3.3.3　酸碱溶液 pH 的计算

pH 的严格定义为水溶液中氢离子活度的负对数。对于稀溶液，由于 $a(H_3O^+) \approx [H_3O^+]$，所以可用浓度代替活度，即 $pH = -\lg[H_3O^+]$。同理，$pOH = -\lg[OH^-]$。

而 $[H_3O^+][OH^-] = K_w = 10^{-14}$（25 ℃），则有 $pH + pOH = 14$。

1. 一元弱酸（碱）溶液

一元弱酸 HA 在水溶液中，存在着两种质子传递平衡：

$$HA + H_2O \rightleftharpoons H_3O^+ + A^-$$
$$H_2O + H_2O \rightleftharpoons H_3O^+ + OH^-$$

溶液中的 H_3O^+ 来源于这两个质子传递平衡，要精确计算比较复杂。当 HA 的酸性不太弱（K_a 足够大）、浓度不太稀（c_a 足够大）时，即满足 $K_a c_a \geq 20 K_w$ 时，溶液中的 H_3O^+ 主要来自酸的质子转移平衡，此时可以忽略水的质子自递平衡。

以 HA 为例，设 HA 初始浓度为 c_a，溶液中有如下平衡：

	HA	+	H_2O	$\rightleftharpoons$	H_3O^+	+	A^-
平衡时	$c_a - [H_3O^+]$				$[H_3O^+]$		$[H_3O^+]$

则有

$$K_a = \frac{[H_3O^+][A^-]}{[HA]} = \frac{[H_3O^+]^2}{c_a - [H_3O^+]}$$

改写为

$$[H_3O^+]^2 + K_a[H_3O^+] - K_a c_a = 0$$

解此方程得

$$[H_3O^+] = \frac{-K_a + \sqrt{K_a^2 + 4K_a c_a}}{2} \tag{3-10}$$

当满足 $c_a/K_a \geq 400$ 时，溶液中 HA 的平衡浓度接近初始浓度，即

$$[HA] = c_a - [H_3O^+] \approx c_a$$

则
$$K_a = \frac{[H_3O^+]^2}{c_a - [H_3O^+]} \approx \frac{[H_3O^+]^2}{c_a}$$
$$[H_3O^+] = \sqrt{K_a c_a} \tag{3-11}$$

式(3-11)是计算一元弱酸水溶液中$[H_3O^+]$的简化公式。

以上简化处理时引入的条件是基于允许的一定误差。符合以上两个条件时,直接用简化式计算$[H_3O^+]$。

同理,对一元弱碱溶液,$K_b c_b \geqslant 20K_w$ 时,可以得到$[OH^-]$的近似计算式,即
$$[OH^-] = \frac{-K_b + \sqrt{K_b^2 + 4K_b c_b}}{2} \tag{3-12}$$

当 $K_b c_b \geqslant 20K_w$ 且 $c_b/K_b \geqslant 400$ 时,可以得到简化式
$$[OH^-] = \sqrt{K_b c_b} \tag{3-13}$$

【例 3-3】 计算 0.100 mol·L^{-1} HAc 溶液的$[H_3O^+]$和 pH。

解 已知 $K_a = 1.76 \times 10^{-5}$,$c_a = 0.100 \text{ mol·L}^{-1}$,则有
$$K_a c_a = 1.75 \times 10^{-5} \times 0.100 = 1.76 \times 10^{-6} > 20K_w$$
$$c_a/K_a = 0.100/(1.75 \times 10^{-5}) > 400$$

因此可用简化式进行计算:
$$[H_3O^+] = \sqrt{K_a c_a} = \sqrt{1.76 \times 10^{-5} \times 0.100} = 1.33 \times 10^{-3} \text{ mol·L}^{-1}$$
$$pH = -\lg[H_3O^+] = -\lg(1.33 \times 10^{-3}) = 2.88$$

一元弱酸溶液,只有符合 $K_a c_a \geqslant 20K_w$ 且 $c_a/K_a \geqslant 400$,才能用简化式计算$[H_3O^+]$。对于离子型弱酸(即强酸弱碱盐,如 NH_4Cl)和离子型弱碱(即强碱弱酸盐,如 NaAc)溶液的 pH 计算方法,与一元弱酸弱碱溶液相同。

【例 3-4】 计算 0.100 mol·L^{-1} NaAc 溶液的$[H_3O^+]$和 pH。

解 NaAc 是一元弱碱,可从其共轭酸 HAc 的 K_a 入手。HAc 的 $K_a = 1.76 \times 10^{-5}$,因此 Ac^- 的 K_b 为
$$K_b = K_w/K_a = 1.00 \times 10^{-14}/(1.76 \times 10^{-5}) = 5.68 \times 10^{-10}$$
$$K_b c_b = 5.68 \times 10^{-10} \times 0.100 = 5.68 \times 10^{-11} > 20K_w$$
$$c_b/K_b = 0.100/(5.68 \times 10^{-10}) = 1.75 \times 10^8 > 400$$

因此可用简化式计算:
$$[OH^-] = \sqrt{K_b c_b} = \sqrt{5.68 \times 10^{-10} \times 0.100} = 7.54 \times 10^{-6} \text{ mol·L}^{-1}$$
$$[H^+] = K_w/[OH^-] = [1.00 \times 10^{-14}/(7.54 \times 10^{-6})] = 1.33 \times 10^{-9} \text{ mol·L}^{-1}$$
$$pH = 8.88$$

2. 多元弱酸(弱碱)溶液

在上一节已经介绍过,多元弱酸在水中的质子传递反应是分步进行的。溶液中的

$[H_3O^+]$ 为各个质子传递平衡所提供的质子的总和,并且 $[H_3O^+]$ 同时影响各个质子传递平衡。

对于多元弱酸,若 $K_{a1}/K_{a2} \geqslant 10^2$,可忽略第二步及以后各步质子传递反应所产生的 H_3O^+,按一元弱酸处理,由此带来的误差 $\leqslant 1\%$。计算溶液中 $[H_3O^+]$ 的方法与一元弱酸相同。即 $K_{a1}c_a \geqslant 20K_w$ 时,可忽略水的质子自递平衡产生的 H_3O^+;当同时满足 $K_{a1}c_a \geqslant 20K_w$ 和 $c_a/K_{a1} \geqslant 400$ 时,可用简化式

$$[H_3O^+] = \sqrt{K_{a1}c_a} \tag{3-14}$$

由于无机多元弱酸相邻两级的 K_a 大多相差 $4\sim5$ 个数量级,所以计算其水溶液 $[H_3O^+]$ 时作一元弱酸处理。

【例 3-5】 计算 $0.100\ \text{mol·L}^{-1}\ H_2S$ 溶液的 $[H_3O^+]$,$[HS^-]$,$[S^{2-}]$。已知 $K_{a1}=9.1\times10^{-8}$,$K_{a2}=1.1\times10^{-12}$。

解 先检查是否符合简化处理条件:

$K_{a1}/K_{a2}=9.1\times10^{-8}/(1.1\times10^{-12})=8.27\times10^4 > 10^2$,可作一元弱酸处理;

$K_{a1}c_a=9.1\times10^{-8}\times0.10=9.1\times10^{-9} > 20K_w$,可忽略水产生的 H_3O^+;

$c_a/K_{a1}=0.100/(9.1\times10^{-8}) > 400$,可用简化式计算。

$$[H_3O^+] = \sqrt{K_{a1}c_a} = \sqrt{9.1\times10^{-8}\times0.100}\ \text{mol·L}^{-1} = 9.54\times10^{-5}\ \text{mol·L}^{-1}$$

由于第二步质子传递反应程度很小,所以 $[HS^-] \approx [H_3O^+] = 9.54\times10^{-5}\ \text{mol·L}^{-1}$。

S^{2-} 是第二步质子传递反应产生的,设平衡时 $[S^{2-}]=x\ \text{mol·L}^{-1}$

$$
\begin{array}{ccccccc}
HS^- & + & H_2O & \rightleftharpoons & H_3O^+ & + & S^{2-} \\
9.54\times10^{-5} & & & & 9.54\times10^{-5} & & x
\end{array}
$$

$$K_{a2} = \frac{[H_3O^+][S^{2-}]}{[HS^-]}$$

即

$$1.1\times10^{-12} = \frac{9.54\times10^{-5}\ x}{9.54\times10^{-5}}$$

解得

$$[S^{2-}] = x = 1.1\times10^{-12}\ \text{mol·L}^{-1}$$

由此可以得出结论,并推广到一般的多元弱酸溶液:

(1) 当无机多元弱酸满足 $K_{a1}/K_{a2} \geqslant 10^2$ 时,计算其水溶液 $[H_3O^+]$ 时,当作一元弱酸处理;

(2) 多元弱酸第二步质子传递平衡所得的共轭碱的浓度近似等于 K_{a2}。如 H_2S 水溶液中,$[S^{2-}]=K_{a2}$;同理,H_3PO_4 水溶液中,$[HPO_4^{2-}]=K_{a2}$。

多元弱碱在溶液中的分步质子传递平衡与多元弱酸相似,可按照一元弱碱计算其 $[OH^-]$。

3. 两性物质溶液

两性物质是指既能给出质子又能接受质子的物质。除水外,常见的两性物质有三种类型:① 两性阴离子(酸式盐),如 HCO_3^- 等;② 阳离子酸和阴离子碱组成的两性物质(弱酸弱

碱盐),如 NH_4Ac 等;③ 氨基酸类两性物质(含氨基和羧基),如 NH_3^+—CHR—COO^- 等。它们在溶液中的质子传递平衡比较复杂。

以 HCO_3^- 为例,HCO_3^- 作为酸,在水中的质子传递反应为

$$HCO_3^- + H_2O \rightleftharpoons H_3O^+ + CO_3^{2-}$$

该平衡由它作为酸给出质子的平衡常数 K_a 决定(HCO_3^- 的 K_a 即 H_2CO_3 的 K_{a2})。

HCO_3^- 作为碱,在水中的质子传递反应为

$$HCO_3^- + H_2O \rightleftharpoons OH^- + H_2CO_3$$

该平衡由它作为碱所对应的共轭酸给出质子的平衡常数 K_a' 决定(HCO_3^- 的共轭酸为 H_2CO_3,即 H_2CO_3 的 K_{a1})。

如果两性物质溶液的浓度不是很小,当 $cK_a > 20K_w$ 且 $c > 20K_a'$ 时,忽略水的质子传递反应,溶液中 $[H_3O^+]$ 的近似计算公式为

$$[H_3O^+] = \sqrt{K_a K_a'} \tag{3-15}$$

或

$$pH = \frac{1}{2}(pK_a + pK_a') \tag{3-16}$$

式中:K_a 是两性物质作为酸给出质子的平衡常数;K_a' 是两性物质作为碱所对应的共轭酸给出质子的平衡常数。例如,NaH_2PO_4 的 K_a 和 K_a' 分别为 H_3PO_4 的 K_{a2} 和 K_{a1};NH_4Ac 的 K_a 和 K_a' 分别为 NH_4^+ 的 $K_a(=K_w/K_b)$ 和 HAc 的 K_a。

从上述近似计算公式可以看到,两性物质溶液只要浓度不是很小,符合 $cK_a > 20K_w$ 和 $c > 20K_a'$ 时,其 pH 与浓度关系不大。

3.4 难溶强电解质的多相离子平衡

在强电解质中有一类物质,如 $AgCl,CaCO_3,PbS$ 等,在水中溶解度(solubility)很小,但在水中溶解的部分是全部解离的,这类电解质称为难溶强电解质。一般将 298 K 时在 100 g 水中溶解度小于 0.01 g 的强电解质称为难溶强电解质。在难溶强电解质的饱和溶液中,存在难溶电解质(固相)与其解离的离子(液相)之间的平衡,这种平衡称为多相离子平衡,又称为沉淀溶解平衡。

3.4.1 多相离子平衡与溶度积

一定温度下,把难溶强电解质 $BaSO_4$ 放入水中,一方面由于水分子的作用,固体表面层的 Ba^{2+} 离子和 SO_4^{2-} 离子脱离固体表面,成为水合离子进入溶液,这一过程称为溶解(dissolution);另一方面溶液中的水合离子在运动中碰到固体表面,又重新回到固体表面上,这个过程称为沉淀(precipitation)。当溶液达到饱和时,$BaSO_4$ 的沉淀与溶解速率相等,就建立了沉淀溶解平衡。$BaSO_4$ 沉淀与溶液中 Ba^{2+} 和 SO_4^{2-} 之间的平衡表示为

$$BaSO_4(s) \underset{沉淀}{\overset{溶解}{\rightleftharpoons}} Ba^{2+}(aq) + SO_4^{2-}(aq)$$

由于固体物质的浓度为一常数,无需在平衡常数表达式中出现。因此,平衡时有 $K_{sp} =$

$[Ba^{2+}][SO_4^{2-}]$。K_{sp} 称为溶度积常数(solubility product constant),简称溶度积。

对于 A_mB_n 型的难溶强电解质,其平衡关系为

$$A_mB_n(s) \rightleftharpoons mA^{n+}(aq) + nB^{m-}(aq)$$

$$K_{sp}(A_mB_n) = [A^{n+}]^m [B^{m-}]^n \tag{3-17}$$

上式表明:在一定温度下,难溶强电解质的饱和溶液中离子浓度幂之乘积为一常数。严格地说,溶度积应以离子活度幂之乘积来表示,但在稀溶液中离子强度很小,活度因子趋近于 1,故 $c \approx a$,通常用浓度代替活度。

K_{sp} 的大小反映了难溶强电解质溶解能力的大小,与其他平衡常数一样,K_{sp} 也随温度变化而改变,但变化不大,在实际工作中常采用室温 298 K 时的溶度积。K_{sp} 可由实验测得,也可通过热力学或电化学数据计算得到。一些难溶强电解质的 K_{sp} 值列于附录。

溶度积 K_{sp} 和溶解度 S 都可以表示难溶电解质在水中溶解能力的大小,在一定条件下可以进行换算,不同类型的难溶强电解质溶度积和溶解度之间换算关系不同。

对于 A_mB_n 型难溶强电解质,设溶解度为 S mol·L^{-1},每溶解 1 mol A_mB_n 就产生 mS mol 的 A^{n+} 和 nS mol 的 B^{m-},即

$$A_mB_n(s) \rightleftharpoons mA^{n+}(aq) + nB^{m-}(aq)$$

平衡时 　　　　　　　　　　　　 mS 　　　　 nS

$$K_{sp} = [A^{n+}]^m [B^{m-}]^n = (mS)^m \cdot (nS)^n$$

$$S = \sqrt[(m+n)]{\frac{K_{sp}}{m^m \cdot n^n}} \tag{3-18}$$

对于 AB 型的难溶强电解质,如 AgCl 和 $BaSO_4$,每溶解 1 mol AB,就产生 1 mol 的 A^+ 和 1 mol 的 B^-,K_{sp} 和 S 有如下关系:

$$AgCl(s) \rightleftharpoons Ag^+(aq) + Cl^-(aq)$$

溶解度平衡时 　　　　　　　　　　　 S 　　　　　　 S

$$K_{sp} = [Ag^+][Cl^-] = S \cdot S = S^2$$

对于 AB_2 型和 A_2B 型的难溶强电解质,如 $Mg(OH)_2$ 和 Ag_2CrO_4,K_{sp} 和 S 有如下关系:

$$Mg(OH)_2(s) \rightleftharpoons Mg^{2+}(aq) + 2OH^-(aq)$$

平衡时 　　　　　　　　　　　　　 S 　　　　　 $2S$

$$K_{sp} = [Mg^{2+}][OH^-]^2 = S \cdot (2S)^2 = 4S^3$$

【例 3-6】 已知 AgCl 在 298 K 时的溶解度为 1.91×10^{-3} g·L^{-1},求该温度下 AgCl 的溶度积 K_{sp}。

解　已知 AgCl 的摩尔质量 $M(AgCl) = 143.4$ g·mol^{-1},AgCl 的溶解度为

$$S = \frac{1.91 \times 10^{-3}}{143.4} = 1.33 \times 10^{-5} \text{ mol·}L^{-1}$$

AgCl 溶于水时,1 mol AgCl 溶解产生 1 mol Ag^+ 和 1 mol Cl^-,所以在 AgCl 的饱和溶液中,

$$[Ag^+] = [Cl^-] = S = 1.33 \times 10^{-5} \text{ mol·}L^{-1}$$

$$K_{sp}(AgCl) = [Ag^+][Cl^-] = S^2 = (1.33 \times 10^{-5})^2 = 1.77 \times 10^{-10}$$

【例 3-7】 已知 $Mg(OH)_2$ 在 298 K 时的溶解度为 1.12×10^{-4} mol·L^{-1}，求该温度下 $Mg(OH)_2$ 的 K_{sp}。

解
$$Mg(OH)_2(s) \rightleftharpoons Mg^{2+}(aq) + 2OH^-(aq)$$
$$K_{sp}[Mg(OH)_2] = [Mg^{2+}][OH^-]^2 = 4S^3 = 4 \times (1.12 \times 10^{-4})^3 = 5.62 \times 10^{-12}$$

【例 3-8】 已知 Ag_2CrO_4 在 298 K 时的溶度积为 1.12×10^{-12}，计算其溶解度。

解 在 Ag_2CrO_4 饱和溶液中，每生成 1 mol CrO_4^{2-} 同时生成 2 mol Ag^+，有
$$Ag_2CrO_4(s) \rightleftharpoons 2Ag^+(aq) + CrO_4^{2-}(aq)$$
$$K_{sp}(Ag_2CrO_4) = [Ag^+]^2[CrO_4^{2-}] = 4S^3$$
$$S = \sqrt[3]{1.12 \times 10^{-12}/4} = 6.54 \times 10^{-5} \text{ mol·L}^{-1}$$

$AgCl$，AgI，Ag_2CrO_4 的溶度积 K_{sp} 和溶解度 S 的关系见表 3.1。

表 3.1　$AgCl$，AgI 和 Ag_2CrO_4 的溶解度 S 与 K_{sp} 的比较

电解质类型	难溶强电解质	溶解度/(mol·L^{-1})	溶度积
AB	AgCl	1.33×10^{-5}	1.77×10^{-10}
AB	AgI	9.23×10^{-9}	8.52×10^{-17}
A_2B	Ag_2CrO_4	6.54×10^{-5}	1.12×10^{-12}

一般情况下，对于相同类型的难溶强电解质，可以直接用溶度积来比较它们溶解度的大小，其溶度积 K_{sp} 越大，溶解度 S 越大；K_{sp} 越小，溶解度 S 越小。例如 $K_{sp}(AgCl) > K_{sp}(AgI)$，则一定有 $S(AgCl) > S(AgI)$。但对于不同类型的难溶强电解质，不能直接用溶度积来比较它们溶解度的大小，而是要通过计算来比较。例如 AB 型的 $AgCl$ 的 K_{sp} 比 A_2B 型的 Ag_2CrO_4 大，但 $AgCl$ 的溶解度却比 Ag_2CrO_4 的小。

3.4.2　多相离子平衡的移动

与其他任何平衡一样，难溶强电解质在水溶液中的多相平衡也是相对的、有条件的。如果条件改变，平衡将发生移动。

1. 同离子效应

在难溶强电解质的饱和溶液中，加入含有与难溶强电解质相同组成离子的强电解质，其沉淀溶解平衡将发生移动，致使难溶强电解质的溶解度大大下降。这种因加入含有共同离子的其他强电解质而使难溶强电解质的溶解度降低的效应，称为沉淀溶解平衡中的同离子效应。

【例 3-9】 已知 $K_{sp}(BaSO_4) = 1.08 \times 10^{-10}$，分别计算：
① $BaSO_4$ 在纯水中的溶解度；
② $BaSO_4$ 在 0.10 mol·L^{-1} $BaCl_2$ 溶液中的溶解度；
③ $BaSO_4$ 在 0.10 mol·L^{-1} Na_2SO_4 溶液中的溶解度。

解　① 在纯水中 $K_{sp}(BaSO_4) = S_1^2$，则

$$S_1 = \sqrt{K_{sp}(BaSO_4)} = 1.04 \times 10^{-5} \text{ mol} \cdot L^{-1}$$

② 在有 Ba^{2+} 离子存在的溶液中，$BaSO_4$ 的溶解度为 S_2，则有

$$BaSO_4(s) \rightleftharpoons Ba^{2+}(aq) + SO_4^{2-}(aq)$$

平衡时 　　　　　　　　　　　$S_2 + 0.10 \approx 0.10$ 　　　　　S_2

$$S_2 = c(SO_4^{2-}) = K_{sp}(BaSO_4)/c(Ba^{2+}) = 1.08 \times 10^{-10}/0.10 = 1.08 \times 10^{-9} \text{ mol} \cdot L^{-1}$$

③ 在有 SO_4^{2-} 离子存在的溶液中，$BaSO_4$ 的溶解度为 S_3，则有

$$BaSO_4(s) \rightleftharpoons Ba^{2+}(aq) + SO_4^{2-}(aq)$$

平衡时 　　　　　　　　　　　S_3 　　　　　　$0.10 + S_3 \approx 0.10$

$$S_3 = K_{sp}(BaSO_4)/c(SO_4^{2-}) = 1.08 \times 10^{-10}/0.10 = 1.08 \times 10^{-9} \text{ mol} \cdot L^{-1}$$

注意：有同离子效应时，不可套用在纯水中 K_{sp} 和 S 的关系进行计算。

利用同离子效应，可使沉淀更加完全。但是，沉淀剂的用量不是愈多愈好，一般过量 $20\% \sim 50\%$ 为宜。因为加入过多，反而使溶解度增大。例如 $AgCl$ 沉淀可因与过量的 Cl^- 离子发生以下反应而溶解：

$$AgCl(s) + Cl^- \rightleftharpoons AgCl_2^- \text{（或 } AgCl_3^{2-}\text{）}$$

同时，过量沉淀剂还因增大溶液的离子强度而使沉淀的溶解度增大。

2. 盐效应

在难溶强电解质溶液中加入不含相同离子的易溶强电解质，使难溶电解质的溶解度略有增大，这一现象称为沉淀-溶解平衡的盐效应。例如在 $PbSO_4$ 中加入 KNO_3，将使 $PbSO_4$ 的溶解度略有增大。

在沉淀溶解平衡中，产生同离子效应的同时也产生盐效应。同离子效应与盐效应的效果相反，但前者的影响比后者大得多，一般可忽略盐效应。

3.4.3　溶度积规则及其应用

1. 溶度积规则

在任一条件下，难溶强电解质的溶液中溶解的各离子浓度幂的乘积称为离子积（ion product），用符号 Q 表示，它的表达式与 K_{sp} 相似，但二者的含义不同。K_{sp} 表示难溶强电解质达到沉淀溶解平衡时饱和溶液中离子浓度幂的乘积，在一定温度下，K_{sp} 为一常数。Q 则表示任何情况下离子浓度幂的乘积，温度一定时，Q 的数值也不定，随着溶液中离子浓度的改变而变化。K_{sp} 只是 Q 的一个特例。

对于某一给定的难溶强电解质溶液，Q 和 K_{sp} 之间可能有下列三种情况：

(1) $Q = K_{sp}$ 表示溶液饱和，这时溶液中的沉淀与溶解达到动态平衡，既无沉淀析出又无沉淀溶解；

(2) $Q < K_{sp}$ 表示溶液不饱和，溶液无沉淀析出，若加入难溶强电解质，则会继续溶解，直至溶液达到饱和；

（3）$Q > K_{sp}$ 表示溶液过饱和，会有沉淀析出，直至溶液饱和。

以上称为溶度积规则（rule of solubility product），它是判断沉淀生成和溶解的依据。

2. 沉淀的生成

根据溶度积规则，当溶液的离子积大于溶度积，即 $Q > K_{sp}$ 时，就会有沉淀生成。

【例 3-10】 判断下列条件下是否有 $CaCO_3$ 沉淀生成，已知 $K_{sp}(CaCO_3) = 2.8 \times 10^{-9}$。

① 将 $0.020\ mol \cdot L^{-1}\ CaCl_2$ 溶液 10 mL 与等体积同浓度的 Na_2CO_3 溶液相混合（忽略体积的变化）；

② 在 $1.0\ mol \cdot L^{-1}\ CaCl_2$ 溶液中通入 CO_2 气体至饱和（已知碳酸的 $K_{a2} = 5.61 \times 10^{-11}$）。

解 ① 溶液等体积混合后，$c(Ca^{2+}) = 0.010\ mol \cdot L^{-1}$，此时 $c(CO_3^{2-}) = 0.010\ mol \cdot L^{-1}$。

$$Q = c(Ca^{2+})c(CO_3^{2-}) = (1.0 \times 10^{-2})(1.0 \times 10^{-2}) = 1.0 \times 10^{-4} > K_{sp}(CaCO_3)$$

因此溶液中有 $CaCO_3$ 沉淀析出。

② 饱和 CO_2 水溶液中主要为 H_2CO_3，此时 $c(CO_3^{2-}) = K_{a2} = 5.61 \times 10^{-11}\ mol \cdot L^{-1}$。

$$Q = c(Ca^{2+})c(CO_3^{2-}) = 1.0 \times 5.61 \times 10^{-11} = 5.61 \times 10^{-11} < K_{sp}(CaCO_3)$$

故不会析出 $CaCO_3$ 沉淀。

【例 3-11】 已知 $K_{sp}[Fe(OH)_3] = 2.79 \times 10^{-39}$，计算欲使 $0.0100\ mol \cdot L^{-1}$ 的 Fe^{3+} 开始生成 $Fe(OH)_3$ 沉淀及沉淀完全（通常指 $[Fe^{3+}] \leqslant 1.00 \times 10^{-6}\ mol \cdot L^{-1}$）时溶液的 pH。

解
$$Fe(OH)_3(s) \rightleftharpoons Fe^{3+}(aq) + 3OH^-(aq)$$
$$K_{sp} = [Fe^{3+}][OH^-]^3$$
$$[OH^-] = \sqrt[3]{\frac{K_{sp}}{[Fe^{3+}]}}$$

① 开始沉淀所需 $[OH^-]$ 的最低浓度为

$$[OH^-] = \sqrt[3]{\frac{2.79 \times 10^{-39}}{0.0100}} = 6.53 \times 10^{-13}\ mol \cdot L^{-1}$$
$$pOH = 13 - \lg 6.53 = 12.19$$
$$pH = 14 - pOH = 1.81$$

② 沉淀完全时 $[Fe^{3+}] < 1.00 \times 10^{-6}\ mol \cdot L^{-1}$，有

$$[OH^-] = \sqrt[3]{\frac{2.79 \times 10^{-39}}{1.00 \times 10^{-6}}} = 1.41 \times 10^{-11}\ mol \cdot L^{-1}$$
$$pH = 14 - pOH = 14 - 10.85 = 3.15$$

即溶液 pH 值必须大于 3.15 才能沉淀完全。

3. 分步沉淀

如果在溶液中有两种或两种以上的离子可与同一试剂反应生成沉淀，首先析出的是离

子积最先达到溶度积的化合物。这种按先后顺序沉淀的现象,称为分步沉淀(fractional pre-cipitation)。利用分步沉淀,可通过控制沉淀剂的浓度使其中一种离子先生成沉淀,其余的离子不沉淀,达到把这种离子从溶液中分离出来的目的。

【例 3-12】 已知 $K_{sp}(\text{AgCl}) = 1.77 \times 10^{-10}$,$K_{sp}(\text{AgI}) = 8.52 \times 10^{-17}$,向含有 $0.0100 \text{ mol·L}^{-1} \text{I}^-$ 和 $0.0100 \text{ mol·L}^{-1} \text{Cl}^-$ 的溶液中,逐滴加入 AgNO_3 溶液时,哪种离子最先沉淀? 当第二种离子刚开始沉淀时,溶液中的第一种离子浓度为多少?(忽略溶液体积的变化)

解 $K_{sp}(\text{AgCl}) = 1.77 \times 10^{-10}$,AgCl 开始沉淀时所需的 Ag^+ 最低浓度为

$$[\text{Ag}^+]_{\text{AgCl}} = K_{sp}(\text{AgCl})/c(\text{Cl}^-) = 1.77 \times 10^{-10}/0.0100 = 1.77 \times 10^{-8} \text{ mol·L}^{-1}$$

$K_{sp}(\text{AgI}) = 8.52 \times 10^{-17}$,AgI 开始沉淀时所需的 Ag^+ 最低浓度为

$$[\text{Ag}^+]_{\text{AgI}} = K_{sp}(\text{AgI})/c(\text{I}^-) = 8.52 \times 10^{-17}/0.0100 = 8.52 \times 10^{-15} \text{ mol·L}^{-1}$$

计算表明,沉淀 I^- 所需的 Ag^+ 远比沉淀 Cl^- 所需的 Ag^+ 少,所以 AgI 的离子积 Q 最先达到溶度积而先生成淡黄色沉淀。当加入的 $[\text{Ag}^+] = 1.77 \times 10^{-8} \text{ mol·L}^{-1}$ 时,AgCl 开始沉淀,此时溶液中剩余的 I^- 浓度为

$$[\text{I}^-] = K_{sp}(\text{AgI})/[\text{Ag}^+] = 8.52 \times 10^{-17}/(1.77 \times 10^{-8}) = 4.81 \times 10^{-9} \text{ mol·L}^{-1}$$

上述结果说明,AgCl 开始沉淀时,I^- 离子浓度 $< 10^{-6} \text{ mol·L}^{-1}$,可认为沉淀完全。所以利用分步沉淀可进行离子间的相互分离。

4. 沉淀的溶解

根据溶度积规则,要使处于沉淀溶解平衡状态的难溶强电解质向着溶解的方向转化,就必须降低该难溶强电解质饱和溶液中某一离子的浓度,使 $Q < K_{sp}$。

(1)生成难解离的物质使沉淀溶解

若难溶强电解质的离子生成了难解离的水、弱酸、弱碱等弱电解质或配离子及其他难解离的分子,可使难溶强电解质沉淀溶解。

① 金属氢氧化物沉淀的溶解。例如,Mg(OH)_2 可溶于 HCl 及铵盐溶液,其沉淀溶解平衡移动过程为

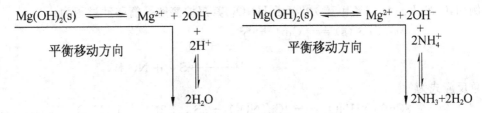

在 Mg(OH)_2 中加入 HCl(或铵盐)后,生成弱电解质的 H_2O(或 NH_3),使 $c(\text{OH}^-)$ 降低,则 $Q[\text{Mg(OH)}_2] < K_{sp}[\text{Mg(OH)}_2]$,沉淀溶解。

② 碳酸盐沉淀的溶解。例如,CaCO_3 可溶于 HCl,其沉淀溶解平衡移动过程为

$$CaCO_3(s) \rightleftharpoons Ca^{2+} + CO_3^{2-}$$

平衡移动方向

$$+$$
$$H^+$$

$$HCO_3^- \xrightarrow{H^+} CO_2 + H_2O$$

碳酸盐中的 CO_3^{2-} 与 HCl 中的 H^+ 生成难解离的 HCO_3^- 或 H_2CO_3（即 CO_2 气体和水），$c(CO_3^{2-})$ 降低，则 $Q(CaCO_3) < K_{sp}(CaCO_3)$，沉淀溶解。

③ 金属硫化物沉淀的溶解。例如，FeS 可溶于 HCl，其沉淀溶解平衡移动过程为

$$FeS(s) \rightleftharpoons Fe^{2+} + S^{2-}$$

平衡移动方向

$$+$$
$$2H^+$$

$$H_2S$$

在 FeS 沉淀中加入 HCl，由于 H^+ 与 S^{2-} 生成难解离的 HS^- 或再与 H^+ 结合生成 H_2S 气体，使 $c(S^{2-})$ 降低，则 $Q(FeS) < K_{sp}(FeS)$，沉淀溶解。

④ 生成难解离的配合物。例如，AgCl 沉淀能溶于氨水，其沉淀溶解平衡移动过程为

$$AgCl(s) \rightleftharpoons Ag^+ + Cl^-$$

平衡移动方向

$$+$$
$$2NH_3$$

$$[Ag(NH_3)_2]^+$$

AgCl 沉淀中加入氨水，Ag^+ 与 NH_3 结合成难解离的配离子 $[Ag(NH_3)_2]^+$，使 $c(Ag^+)$ 降低，则 $Q(AgCl) < K_{sp}(AgCl)$，沉淀溶解。

（2）利用氧化还原反应使沉淀溶解

金属硫化物的 K_{sp} 值相差很大，故其溶解情况大不相同。ZnS，PbS，FeS 等 K_{sp} 值较大的金属硫化物都能溶于盐酸；而 HgS，CuS 等 K_{sp} 值太小，加入盐酸并不能使 S^{2-} 的浓度降到使金属硫化物溶解的程度。在这种情况下，可通过加入氧化剂，使 S^{2-} 离子发生氧化还原反应的方法以达到溶解的目的。

例如，CuS（$K_{sp} = 6.3 \times 10^{-36}$）可溶于 HNO_3，其沉淀溶解平衡移动过程为

$$CuS(s) \rightleftharpoons Cu^{2+} + S^{2-}$$
$$+ HNO_3$$
$$S\downarrow + NO\uparrow$$

总反应式为

$$3CuS + 8HNO_3 \rightleftharpoons 3Cu(NO_3)_2 + 3S\downarrow + 2NO\uparrow + 4H_2O$$

5. 沉淀的转化

在实际工作中，常常需要将一种难溶电解质的沉淀转化为另一种难溶电解质的沉淀。

例如,锅炉中锅垢(主要为 $CaSO_4$)不易去除,可以用 Na_2CO_3 处理,使其转化为易溶于酸的沉淀,便于清除。

$$CaSO_4(s) + Na_2CO_3 =\!=\!= CaCO_3(s) + Na_2SO_4$$

这种把一种沉淀转化为另一种沉淀的方法,称为沉淀转化。

习 题

1. 判断题
    (1) 中和 10 mL 0.1 mol·L^{-1} HCl 和 10 mL 0.1 mol·L^{-1} HAc 所需 0.1 mol·L^{-1} NaOH 的体积相同。 (   )
    (2) 凡是多元弱酸溶液中,其酸根的浓度都等于其最后一级的酸常数。 (   )
    (3) 当 HAc 分别溶解在液氨、液态氟化氢、水中时,其在液氨中酸常数最大。 (   )
    (4) 一切酸溶液的浓度都可以简称为酸度。 (   )
    (5) H_3PO_4 溶液中加入 NaH_2PO_4 后产生同离子效应,向 Na_2HPO_4 溶液中加入 Na_3PO_4 也会产生同离子效应。 (   )
    (6) 在 HAc 溶液中,不论加入 NaAc 固体还是 HCl 溶液,HAc 的解离度均减小且溶液 pH 均增大。 (   )
    (7) 难溶强电解质的溶度积越大,其溶解度也越大。 (   )
    (8) 在 A_2B 难溶电解质的饱和溶液中,若 $[A]=x$,$[B]=y$,则 $K_{sp}=4x^2y$。 (   )
    (9) 在混合离子溶液中加入沉淀剂,K_{sp} 小的难溶电解质首先生成沉淀。 (   )
    (10) 一定温度下的 AgCl 水溶液,其 Ag^+ 与 Cl^- 离子浓度的乘积是一常数。 (   )

2. 简答题
    (1) H_3PO_4 溶液中存在着哪几种离子? 请按各种离子浓度的大小排列顺序。其中 H_3O^+ 浓度是否为 PO_4^{3-} 浓度的 3 倍?
    (2) 用 NaOH 中和相同体积、相同 pH 的 HCl 和 HAc 所需 NaOH 的量是否相同? 为什么?
    (3) 如何应用溶度积常数来比较难溶强电解质的溶解度?
    (4) 解释为什么 $BaSO_4$ 在生理盐水中的溶解度大于在纯水中的溶解度,而 AgCl 在生理盐水中的溶解度却小于在纯水中的溶解度。
    (5) 在含有固体 $BaCO_3$ 的饱和溶液中,分别加入 Na_2CO_3,$BaCl_2$,KNO_3,HCl,对 $BaCO_3$ 的溶解度有什么影响? 请解释。

3. 计算题
    (1) 计算下列溶液的 pH:
        ① 0.10 mol·L^{-1} HCl 溶液与 0.10 mol·L^{-1} $NH_3·H_2O$ 等体积混合;
        ② 0.10 mol·L^{-1} HCl 溶液与 0.10 mol·L^{-1} Na_2CO_3 溶液等体积混合;
        ③ 0.10 mol·L^{-1} NaOH 溶液与 0.10 mol·L^{-1} $NaHCO_3$ 溶液等体积混合。

(2) 将 50 mL 0.10 mol·L⁻¹ HB 溶液与 20 mL 0.10 mol·L⁻¹ KOH 相混合,并稀释至 100 mL,测得 pH 为 5.25,求此弱酸 HB 的解离常数。

(3) 18 ℃时,H_2S 溶液的 pH 为 4.14,试计算此 H_2S 溶液的浓度和溶液中的 S^{2-} 浓度。

(4) 在浓度均为 0.010 mol·L⁻¹ 的 KCl 和 K_2CrO_4 的混合溶液中,逐滴加入 $AgNO_3$ 溶液时,AgCl 和 Ag_2CrO_4 哪个先沉淀析出?

(5) 已知 $Mg(OH)_2$ 在 298 K 的溶解度为 6.53×10^{-3} g·L⁻¹,计算 298 K 时 $Mg(OH)_2$ 的 K_{sp}。如果在 50 mL 0.20 mol·L⁻¹ 的 $MgCl_2$ 溶液中加入等体积的 0.20 mol·L⁻¹ 的氨水,是否有 $Mg(OH)_2$ 沉淀生成?

第 4 章

缓冲溶液

许多溶液中进行的化学反应需要控制一定的酸度。人体血液的 pH 也需要维持在 7.35~7.45 之间,如果超出这个范围,机体就会发生酸碱平衡紊乱,导致疾病甚至死亡。另外,生物体内物质代谢的催化剂——酶,也需要在特定的 pH 值下才具有活性。细菌的培养、药物的配置和储存等均需要将溶液控制在一定的 pH。控制溶液的 pH,需要缓冲溶液。

4.1　缓冲溶液的基本概念

实验表明:向 1 L 纯水或 NaCl 溶液中加入少量的强酸或强碱时,它们的 pH 都会发生明显改变;同样物质的量的强酸或强碱加入到 1 L 的 HAc‐NaAc 溶液仅改变 0.09 个 pH 单位(见表 4.1)。

表 4.1　强酸强碱的加入对溶液 pH 值的影响

溶液	pH	加入 0.010 mol HCl		加入 0.010 mol NaOH	
		pH	ΔpH	pH	ΔpH
H_2O	7	2	5	12	5
$0.1 mol \cdot L^{-1}$ NaCl	7	2	5	12	5
$0.1 mol \cdot L^{-1}$ HAc‐NaAc	4.75	4.66	0.09	4.84	0.09

像 HAc‐NaAc 这类具有抵抗外加少量强酸、强碱或适当的稀释,而保持 pH 几乎不变的溶液称为缓冲溶液(buffer solution)。缓冲溶液对强酸、强碱的抵抗作用,称为缓冲作用(buffer action)。

4.1.1　缓冲溶液的组成

缓冲溶液的抗酸抗碱性质与其组成有关。缓冲溶液同时存在着抗酸组分和抗碱组分,两种组分合称为缓冲系(buffer system)或缓冲对(buffer pair)。按照酸碱质子理论,缓冲系为共轭酸碱对。常见的缓冲系见表 4.2。

表 4.2　常见缓冲系

缓冲系	弱酸	共轭碱	质子传递平衡式	pK_a(25 ℃)
$HAc - Ac^-$	HAc	Ac^-	$HAc + H_2O \rightleftharpoons Ac^- + H_3O^+$	4.75
$H_2CO_3 - HCO_3^-$	H_2CO_3	HCO_3^-	$H_2CO_3 + H_2O \rightleftharpoons HCO_3^- + H_3O^+$	6.37
$H_3PO_4 - H_2PO_4^-$	H_3PO_4	$H_2PO_4^-$	$H_3PO_4 + H_2O \rightleftharpoons H_2PO_4^- + H_3O^+$	2.12
$H_2C_8H_4O_4^{[1]} - HC_8H_4O_4^-$	$H_2C_8H_4O_4$	$HC_8H_4O_4^-$	$H_2C_8H_4O_4 + H_2O \rightleftharpoons HC_8H_4O_4^- + H_3O^+$	2.92
$Tris \cdot HCl - Tris^{[2]}$	$Tris \cdot H^+$	$Tris$	$Tris \cdot H^+ + H_2O \rightleftharpoons Tris + H_3O^+$	8.08
$NH_4^+ - NH_3$	NH_4^+	NH_3	$NH_4^+ + H_2O \rightleftharpoons NH_3 + H_3O^+$	9.25
$CH_3NH_3^+Cl^- - CH_3NH_2$	$CH_3NH_3^+$	CH_3NH_2	$CH_3NH_3^+ + H_2O \rightleftharpoons CH_3NH_2 + H_3O^+$	10.7
$NaH_2PO_4 - Na_2HPO_4$	$H_2PO_4^-$	HPO_4^{2-}	$H_2PO_4^- + H_2O \rightleftharpoons HPO_4^{2-} + H_3O^+$	7.21
$Na_2HPO_4 - Na_3PO_4$	HPO_4^{2-}	PO_4^{3-}	$HPO_4^{2-} + H_2O \rightleftharpoons PO_4^{3-} + H_3O^+$	12.67

注:[1] 邻苯二甲酸;[2] 三羟甲基氨基甲烷。

4.1.2　缓冲溶液的作用原理

缓冲溶液实质上是一个共轭酸碱体系,即由一种弱酸和对应的共轭碱所组成的混合物。例如 HAc - NaAc 缓冲溶液中,NaAc 是强电解质,在溶液中完全解离,而 HAc 是弱电解质,解离程度很小,Ac^- 离子的存在又进一步抑制了它的解离。在该体系中含有大量的 HAc 和 Ac^-,它们具有共轭酸碱关系,体系中存在着质子传递平衡:

$$HAc + H_2O \rightleftharpoons H_3O^+ + \boxed{Ac^-}$$
$$NaAc \longrightarrow Na^+ + \boxed{Ac^-}$$

当加入少量强酸时,溶液中 Ac^- 接受质子,平衡左移生成 HAc,达到新的平衡。同时,溶液中 HAc 浓度略有增加,Ac^- 浓度略有降低,溶液中 H^+ 浓度无明显增加,故溶液的 pH 基本不变。起抗酸作用的共轭碱(Ac^-)称为抗酸组分。

当加入少量强碱时,OH^- 与体系中的 H_3O^+ 结合生成 H_2O,平衡右移促使 HAc 解离。在新的平衡条件下,Ac^- 浓度略有增加,HAc 浓度略有降低,溶液中的 H^+ 浓度无明显降低,溶液的 pH 基本不变。起抗碱作用的弱酸(HAc)称为抗碱组分。

当加入少量水稀释时,共轭酸、碱的浓度同等稀释,二者浓度之比没有变化,所以缓冲溶液的 pH 也基本保持不变。

总之,由于缓冲溶液中含有大量的抗酸组分和抗碱组分,可以通过质子传递平衡移动消耗外来少量强酸或少量强碱,使溶液的 H^+ 浓度无明显变化。

4.2　缓冲溶液 pH 的计算

4.2.1　缓冲溶液 pH 的计算公式

在弱酸(HB)与其共轭碱 NaB 组成的缓冲溶液中,存在下列质子传递平衡:

$$HB + H_2O \rightleftharpoons H_3O^+ + B^-$$
$$NaB \longrightarrow Na^+ + B^-$$

从质子传递平衡可得

$$K_a = \frac{[H_3O^+][B^-]}{[HB]}$$

$$[H_3O^+] = K_a \times \frac{[HB]}{[B^-]}$$

等式两边同取负对数,得

$$-\lg[H_3O^+] = -\lg K_a + \lg \frac{[B^-]}{[HB]}$$

即

$$pH = pK_a + \lg \frac{[共轭碱]}{[弱酸]} \tag{4-1}$$

此式即亨德森-哈塞尔巴赫(Henderson-Hasselbalch)方程式。式中:pK_a 为缓冲对中弱酸的酸常数的负对数;$[HB]$ 和 $[B^-]$ 均为平衡浓度;$[B^-]$ 与 $[HB]$ 的比值称为缓冲比(buffer-component ration),$[B^-]$ 与 $[HB]$ 之和称为缓冲溶液的总浓度。

在上述缓冲溶液中,设 HB 的起始浓度为 $c(HB)$,B^- 的起始浓度为 $c(B^-)$,设 HB 已解离部分的浓度为 $c'(HB)$,则 HB 和 B^- 的平衡浓度分别为

$$[HB] = c(HB) - c'(HB)$$

$$[B^-] = c(B^-) + c'(HB)$$

由于 B^- 的同离子效应,使解离的 HB 很少,$c'(HB)$ 可以忽略,故 $[HB]$ 和 $[B^-]$ 分别用起始浓度 $c(HB)$ 和 $c(B^-)$ 来代替,式(4-1)可改写为

$$pH = pK_a + \lg \frac{[B^-]}{[HB]} = pK_a + \lg \frac{c(B^-)}{c(HB)} \tag{4-2}$$

因为

$$c(B^-) = \frac{n(B^-)}{V}, \quad c(HB) = \frac{n(HB)}{V}$$

$n(HB)$ 和 $n(B^-)$ 是在同一缓冲溶液中所含共轭酸、碱的物质的量,V 是同一体积即缓冲溶液体积,所以式(4-2)就可改写为

$$pH = pK_a + \lg \frac{n(B^-)/V}{n(HB)/V}$$

$$pH = pK_a + \lg \frac{n(B^-)}{n(HB)} \tag{4-3}$$

如使用不同浓度、不同体积的共轭酸、碱来配制缓冲溶液时,应用式(4-3)计算更方便快捷。如使用相同浓度的弱酸及其共轭碱溶液来配制缓冲溶液,即 $c(HB) = c(B^-)$,则式(4-3)可改写为

$$pH = pK_a + \lg \frac{c(B^-) \cdot V(B^-)}{c(HB) \cdot V(HB)}$$

$$pH = pK_a + \lg \frac{V(B^-)}{V(HB)} \tag{4-4}$$

式(4-4)中 $V(HB)$ 与 $V(B^-)$ 分别为混合前所需同浓度共轭酸、共轭碱溶液的体积。

由上面各式可知:

(1) 缓冲溶液的 pH 首先取决于缓冲系中弱酸的酸常数 K_a 值,而 K_a 值又与温度有关,所以温度对缓冲溶液 pH 也有影响,但本书对温度的影响不作深入讨论。

(2) 同一缓冲系的缓冲溶液,pK_a 一定,其 pH 随着缓冲比的改变而改变。当缓冲比等

于1时,缓冲溶液的 pH 等于 pK_a。

（3）缓冲溶液加适量水稀释时,$n(B^-)$ 与 $n(HB)$ 的比值不变,则由式(4-3)计算的 pH 也不变,所以缓冲溶液具有抗稀释的能力。但大量稀释会引起溶液离子强度的改变,使 HB 和 B^- 的活度系数受到不同程度的影响,缓冲溶液的 pH 将会随之有微小变化。

【例4-1】　由 0.20 mol·L^{-1} HAc 溶液和 0.20 mol·L^{-1} NaAc 溶液等体积混合成 1.0 L 缓冲溶液,计算:

① 该溶液的 pH;

② 在此溶液中加入 0.010 mol HCl 或 0.010 mol NaOH 后,溶液的 pH 如何改变?

③ 此混合溶液稀释一倍后的 pH。

解　① 两溶液等体积混合后,浓度减半,因此有 $c(HAc)=c(Ac^-)=0.20/2=0.10$ mol·L^{-1},代入式(4-2)得

$$pH=pK_a(HAc)+\lg\frac{c(Ac^-)}{c(HAc)}=4.75+\lg\frac{0.10}{0.10}=4.75$$

② 加入 HCl 后,外加 H^+ 与 Ac^- 结合生成 HAc,使 HAc 的物质的量增加,Ac^- 的物质的量减少,所以

$$n(HAc)=0.1\times1.0+0.01=0.11 \text{ mol}$$
$$n(Ac^-)=0.1\times1.0-0.01=0.090 \text{ mol}$$

代入式(4-3)得

$$pH=pK_a(HAc)+\lg\frac{n(Ac^-)}{n(HAc)}=4.75+\lg\frac{0.090}{0.11}=4.66$$

加 HCl 后溶液的 pH 由 4.75 降低至 4.66,仅下降了 0.09 个 pH 单位。

加入 NaOH 后,NaOH 与 HAc 反应生成 Ac^-,使 HAc 的物质的量减少,Ac^- 的物质的量增加,所以

$$n(Ac^-)=0.1\times1.0+0.01=0.11 \text{ mol}$$
$$n(HAc)=0.1\times1.0-0.01=0.090 \text{ mol}$$

代入式(4-3)得

$$pH=pK_a(HAc)+\lg\frac{n(Ac^-)}{n(HAc)}=4.75+\lg\frac{0.11}{0.090}=4.84$$

加 NaOH 后 pH 由 4.75 升高到 4.84,仅上升了 0.09 个 pH 单位。

③ 该混合溶液稀释一倍后,缓冲溶液中 HAc 和 NaAc 的浓度均为原浓度的 1/2,即
$$c(HAc)=c(Ac^-)=0.10/2=0.050 \text{ mol·}L^{-1}$$

代入式(4-2)得

$$pH=pK_a(HAc)+\lg\frac{c(Ac^-)}{c(HAc)}=4.75+\lg\frac{0.50}{0.50}=4.75$$

通过计算说明缓冲溶液具有缓冲作用。

【例4-2】　在 20 mL 0.20 mol·L^{-1} 氨水中,加入 20 mL 0.10 mol·L^{-1} HCl,求此混合溶液的 pH（氨的 pK_b=4.75）。

解 HCl 与 NH_3 反应生成 NH_4^+，NH_4^+ 和过量的 NH_3 组成缓冲溶液，质子传递平衡为

$$NH_3 + H_3O^+ \rightleftharpoons NH_4^+ + H_2O$$

加入 HCl 的物质的量等于生成 NH_4^+ 的物质的量，所以

$$n(NH_4^+) = 0.10 \times 20 = 2.0 \text{ mmol}$$

剩余 NH_3 的物质的量等于原来的物质的量减去 HCl 的物质的量，所以

$$n(NH_3) = 0.20 \times 20 - 0.10 \times 20 = 2.0 \text{ mmol}$$

$$pK_a = pK_w - pK_b = 14 - 4.75 = 9.25$$

代入式(4-3)得

$$pH = pK_a(NH_4^+) + \lg \frac{n(NH_3)}{n(NH_4^+)} = 9.25 + \lg \frac{2.0}{2.0} = 9.25$$

注意：利用亨德森-哈塞尔巴赫方程式计算缓冲溶液的 pH 时，K_a 是共轭酸碱对中共轭酸的酸常数。

4.2.2 缓冲溶液 pH 的校正

用亨德森-哈塞尔巴赫方程式计算所得缓冲溶液的 pH 只是近似值。若要精确计算缓冲溶液的 pH，必须考虑溶液中离子强度的影响，用共轭酸碱的活度来代替它们的平衡浓度，则式(4-1)可改写为

$$pH = pK_a + \lg \frac{a(B^-)}{a(HB)} = pK_a + \lg \frac{[B^-] \cdot \gamma(B^-)}{[HB] \cdot \gamma(HB)}$$

即

$$pH = pK_a + \lg \frac{[B^-]}{[HB]} + \lg \frac{\gamma(B^-)}{\gamma(HB)} \tag{4-5}$$

式中：$\gamma(HB)$ 和 $\gamma(B^-)$ 分别为溶液中 HB 和 B^- 的活度系数；$\lg \frac{\gamma(B^-)}{\gamma(HB)}$ 为校正因子。由于活度系数与弱酸的电荷数及溶液的离子强度有关，所以校正因子也与弱酸的电荷数和溶液的离子强度有关。离子强度可根据缓冲溶液中各离子的浓度进行计算。

实际工作中并不是应用式(4-5)计算溶液的 pH，而是使用酸度计测定所配制溶液的 pH 后，通过滴加少量强酸(或强碱)来调节该溶液的 pH，使其符合实际需要。

4.3 缓冲容量和缓冲范围

4.3.1 缓冲容量

任何缓冲溶液的缓冲能力都有一定限度，只对少量的外来强酸或强碱起缓冲作用，如果外加强酸或强碱的量过大，缓冲溶液就会失去缓冲能力。为了定量地表示缓冲溶液的缓冲能力大小，用缓冲容量(buffer capacity)β 来衡量缓冲能力。缓冲容量定义为使单位体积缓冲溶液的 pH 改变 1 个单位时，所需加入一元强酸或一元强碱的物质的量。

其微分定义式为

$$\beta = \frac{\mathrm{d}n}{V|\mathrm{dpH}|} \tag{4-6}$$

式中：$\mathrm{d}n$ 是加入的微小量的一元强酸或一元强碱的物质的量；$|\mathrm{dpH}|$ 是缓冲溶液 pH 改变量；V 是缓冲溶液的体积。由式(4-6)可知，β 为正值。很明显，β 愈大，缓冲溶液的缓冲能力愈强。

实际工作中，常在一定体积的缓冲溶液中加入一定量的一元强酸或一元强碱后，通过溶液的 pH 变化来计算溶液的缓冲容量，其单位为 $\mathrm{mol \cdot L^{-1} \cdot pH^{-1}}$。

$$\beta = \frac{\Delta n}{V|\Delta \mathrm{pH}|} \tag{4-7}$$

必须指出，缓冲溶液的缓冲容量是随着加入强酸或强碱量的改变而不断变化的。加入强酸或强碱的量愈少，pH 改变愈小，求得的缓冲容量愈精确。用式(4-7)计算的缓冲容量只是在这个 pH 变化范围内缓冲容量的平均值。

4.3.2 影响缓冲容量的因素

式(4-6)经数学推导得

$$\beta = 2.303 \times \frac{[\mathrm{HB}][\mathrm{B^-}]}{c_{总}} \tag{4-8}$$

等式右边分子、分母同乘 $c_{总} = [\mathrm{HB}] + [\mathrm{B^-}]$，得

$$\beta = 2.303 \times \frac{[\mathrm{HB}]}{([\mathrm{HB}] + [\mathrm{B^-}])} \times \frac{[\mathrm{B^-}]}{([\mathrm{HB}] + [\mathrm{B^-}])} \times ([\mathrm{HB}] + [\mathrm{B^-}])$$

即

$$\beta = 2.303 \times \frac{1}{1 + \dfrac{[\mathrm{B^-}]}{[\mathrm{HB}]}} \times \frac{\dfrac{[\mathrm{B^-}]}{[\mathrm{HB}]}}{1 + \dfrac{[\mathrm{B^-}]}{[\mathrm{HB}]}} \times c_{总} \tag{4-9}$$

式(4-9)表明，缓冲容量的大小取决于缓冲溶液的总浓度和缓冲比。

（1）总浓度

由式(4-9)可知，对于同一缓冲系，当缓冲比($[\mathrm{B^-}]/[\mathrm{HB}]$)一定时，总浓度愈大，抗酸抗碱成分愈多，缓冲容量也愈大；反之，总浓度愈小，缓冲容量也愈小。当缓冲溶液稀释时，总浓度降低，缓冲容量也降低。

（2）缓冲比

对于同一缓冲系，当缓冲溶液总浓度相同时，其缓冲比愈接近 1，缓冲容量愈大；缓冲比等于 1 时，缓冲容量最大；而缓冲比愈偏离 1，缓冲容量愈小。

当缓冲比 $[\mathrm{B^-}]/[\mathrm{HB}] = 1$ 时，$[\mathrm{HB}] = [\mathrm{B^-}] = \frac{1}{2}c_{总}$，代入式(4-8)得

$$\beta_{极大} = 2.303 \times \frac{[\mathrm{HB}][\mathrm{B^-}]}{c_{总}} = 2.303 \times \frac{1}{2}c_{总} \times \frac{1}{2}c_{总}/c_{总} = 0.576c_{总} \tag{4-10}$$

当缓冲比小于 1/10 或大于 10/1 时，pH 与 pK_a 之差超过 1 个 pH 单位，一般认为缓冲溶液已失去缓冲作用。因此，把 $\mathrm{pH} = pK_a \pm 1$ 作为缓冲作用的有效区间，称为缓冲范围(buffering range)。

根据实验数据,以缓冲溶液的 pH 为横坐标,缓冲容量 β 为纵坐标,可绘制 β-pH 曲线,如图 4.1 所示。

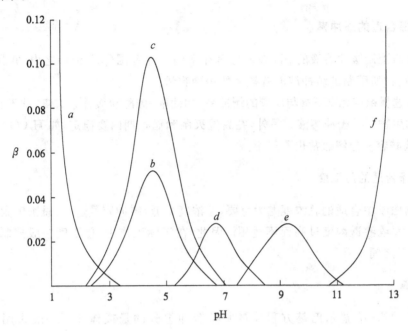

图 4.1 缓冲容量与 pH 值的关系

注:曲线 a 为 HCl;   曲线 b 为 0.1 mol·L⁻¹ HAc+NaOH;

  曲线 c 为 0.2 mol·L⁻¹ HAc+NaOH;   曲线 d 为 0.05 mol·L⁻¹ KH₂PO₄+NaOH;

  曲线 e 为 0.05 mol·L⁻¹ H₃BO₃+NaOH;   曲线 f 为 NaOH。

从图中可以看出:

(1)缓冲溶液总浓度相同时,不同缓冲体系 β-pH 曲线形状完全相同,$\beta_{极大}$ 相同,如曲线 d,e。只是由于 pK_a 不同,在 pH 坐标线上位置不同,pH 缓冲范围也不同。

(2)同一缓冲溶液总浓度不同、pH 相同时,总浓度愈大,缓冲容量愈大,如曲线 b,c。

(3)缓冲溶液总浓度一定,当缓冲比等于 1 时,pH=pK_a,曲线上有极大值,如曲线 b,c,d,e。

(4)强酸(HCl)和强碱(NaOH)溶液,如曲线 a 和 f,溶液中 H⁺ 或 OH⁻ 浓度很高,外加少量强酸、强碱后,pH 改变较小,具有缓冲能力。然而,此类溶液中不存在共轭酸碱对,其缓冲机制与本章所述缓冲溶液不同,严格地讲不属于缓冲溶液,更不适合生物医学使用。

4.4 缓冲溶液的配制

配制一定 pH 缓冲溶液时,为使配制的缓冲溶液具有较高的缓冲能力,应按一定的原则和步骤进行。

4.4.1 缓冲溶液的配制原则与方法

1. 选择合适的缓冲系

(1) 所需配制缓冲溶液的 pH 在所选缓冲系的缓冲范围($pK_a \pm 1$)之内,并尽量接近弱酸的 pK_a,这样所配制的缓冲溶液有较大的缓冲容量。

(2) 应选择稳定无毒不参与反应的缓冲系,如硼酸-硼酸盐缓冲系有毒,就不能用来作为细胞培养的生物医学缓冲溶液。另外,在高温灭菌和储存期内要稳定,如 H_2CO_3 - $NaHCO_3$ 缓冲系因碳酸容易分解通常也不采用。

2. 选择合适的总浓度

在生物医学中合适的总浓度尤为重要,总浓度太低,缓冲容量过小;总浓度太高,会导致离子强度太大或渗透浓度过高而不适用。因此,在实际工作中,总浓度一般控制在 $0.05 \sim 0.2\ \text{mol} \cdot \text{L}^{-1}$ 之间。

3. 计算

根据亨德森-哈塞尔巴赫方程计算所需缓冲组分的量或体积。一般采用 $c(\text{HB}) = c(\text{B}^-)$,若配制缓冲溶液的体积为 V,其中弱酸的体积为 $V(\text{HB})$、共轭碱的体积为 $V(\text{B}^-)$,即 $V = V(\text{HB}) + V(\text{B}^-)$,代入式(4-4)后即有

$$\text{pH} = pK_a + \lg \frac{V(\text{B}^-)}{V(\text{HB})} = pK_a + \lg \frac{V(\text{B}^-)}{V - V(\text{B}^-)} \tag{4-11}$$

从而可计算出所需共轭酸、碱的体积。

4. 配制

分别量取体积为 $V(\text{HB})$ 的 HB 溶液和体积为 $V(\text{B}^-)$ 的 B^- 溶液相混合,即得所需 pH 近似值的缓冲溶液。

5. 校正

在 pH 酸度计监控下向所配缓冲溶液滴加稀 HCl 或稀 NaOH,对溶液 pH 加以校正。

【例 4-3】 如何配制 1000 mL pH = 5.00,总浓度为 $0.20\ \text{mol} \cdot \text{L}^{-1}$ 的缓冲溶液?

解 由表 4.2 可知,应选用 HAc - Ac^- 缓冲系,其 $pK_a = 4.75$,接近所配制的 pH。如选用浓度相同的 HAc 和 NaAc 溶液配制,即 $c(\text{HAc}) = c(\text{Ac}^-) = 0.20\ \text{mol} \cdot \text{L}^{-1}$。

设取 NaAc 溶液体积为 $V(\text{Ac}^-)\text{mL}$,则 HAc 溶液体积为 $1000 - V(\text{Ac}^-)\text{mL}$,代入式(4-11)后有

$$5.00 = 4.75 + \lg \frac{V(Ac^-)}{1000 - V(Ac^-)}$$

$$0.25 = \lg \frac{V(Ac^-)}{1000 - V(Ac^-)}$$

$$1.78 = \frac{V(Ac^-)}{1000 - V(Ac^-)}$$

$$V(Ac^-) = 640 \ mL$$

$$V(HAc) = 1000 - 640 = 360 \ mL$$

应取 $0.20 \ mol \cdot L^{-1} HAc$ 溶液 360 mL 与 $0.20 \ mol \cdot L^{-1} NaAc$ 溶液 640 mL 混合均匀，然后用酸度计校正所配缓冲溶液的 pH。

4.4.2　常用缓冲溶液

1. 标准缓冲溶液

用酸度计测量溶液 pH 时,必须用标准缓冲溶液校正仪器。表 4.3 列出了 1970 年国际纯粹与应用化学联合会(IUPAC)确定的 5 种标准缓冲溶液。

表 4.3　标准缓冲溶液的 pH(298 K)

标准缓冲溶液	标准 pH
$0.034 \ mol \cdot L^{-1}$ 饱和酒石酸氢钾	3.557
$0.05 \ mol \cdot L^{-1}$ 邻苯二甲酸氢钾	4.008
$0.025 \ mol \cdot L^{-1} KH_2PO_4 - 0.025 \ mol \cdot L^{-1} Na_2HPO_4$	6.865
$0.00869 \ mol \cdot L^{-1} KH_2PO_4 - 0.03043 \ mol \cdot L^{-1} Na_2HPO_4$	7.413
$0.01 \ mol \cdot L^{-1}$ 硼砂	9.180

表 4.3 中,酒石酸氢钾、邻苯二甲酸氢钾、硼砂都是由一种化合物配制而成的。这些化合物具有缓冲作用的原因各不相同。

例如,酒石酸氢钾溶于水后,解离成 $HC_4H_4O_6^-$ 与 K^+,而 $HC_4H_4O_6^-$ 是两性离子,在水溶液中形成 $H_2C_4H_4O_6 - HC_4H_4O_6^-$ 和 $HC_4H_4O_6^- - C_4H_4O_6^{2-}$ 两个缓冲系。由于 $H_2C_4H_4O_6$ 和 $HC_4H_4O_6^-$ 的 pK_a 分别为 2.98 与 4.30,比较接近,缓冲范围叠加,缓冲能力增强,其抗酸和抗碱组分有足够的浓度,因此用一种酒石酸氢钾就可以配成满意的标准缓冲溶液。而硼砂溶液具有良好的缓冲作用,,则是由于 1 mol 硼砂在水中相当于 2 mol 偏硼酸(HBO_2)和 2 mol 偏硼酸钠($NaBO_2$)组成一对缓冲对,因此仅用硼砂也可以配成满意的标准缓冲溶液。

标准缓冲溶液的具体配制方法可查阅有关化学手册。

2. 实用缓冲溶液

为了准确、方便地配制缓冲溶液,对一般常用缓冲系无须计算,可查阅化学手册及生物化学手册,依照现成的配方进行配制。生物培养液中所需缓冲溶液及临床上测定血液 pH 常用的标准缓冲溶液是 KH_2PO_4 - Na_2HPO_4 缓冲系和 Tris 缓冲系,见表 4.4 和表 4.5。

表 4.4　$H_2PO_4^-$ - HPO_4^{2-} 缓冲溶液(298 K)

50 mL 0.1 mol·L^{-1} KH_2PO_4 + x mL 0.1 mol·L^{-1} NaOH 稀释至 100 mL

pH	x	pH	x
5.80	3.6	7.00	29.1
5.90	4.6	7.10	32.1
6.00	5.6	7.20	34.7
6.10	6.8	7.30	37.0
6.20	8.1	7.40	39.1
6.30	9.7	7.50	41.1
6.40	11.6	7.60	42.8
6.50	13.9	7.70	44.2
6.60	16.4	7.80	45.3
6.70	19.3	7.90	46.1
6.80	22.4	8.00	46.7
6.90	25.9		

表 4.5　Tris 和 Tris·HCl 组成的缓冲溶液

组成			pH	
b(Tris)/(mol·kg^{-1})	b(Tris·HCl)/(mol·kg^{-1})	b(NaCl)/(mol·kg^{-1})	298 K	310 K
0.0200	0.0200	0.140	8.220	7.904
0.0500	0.0500	0.110	8.225	7.908
0.0067	0.0200	0.140	7.745	7.428
0.0167	0.0500	0.110	7.743	7.427

表 4.5 中,Tris 和 Tris·HCl 分别为三羟甲基氨基甲烷及其盐酸盐的符号。在 Tris 缓冲系中,常加入 NaCl 调节溶液离子强度为 0.16。这种缓冲系符合生理和生物化学的要求,常用于生物体系 pH 的测定和一定酸度的控制,在医学上被广泛使用。

4.5　缓冲溶液在医学上的意义

缓冲溶液的应用极为广泛。在药剂生产上,根据人的生理状况及药物稳定性和溶解度等情况,选择适当的缓冲溶液来稳定溶液的 pH,才能达到预期效果。另外,在微生物培养、组织切片与染色、血液的冷藏保存、酶的催化研究以及临床检验时都需要一定 pH 的缓冲溶液。

生物体内的许多化学反应受各种酶的控制,而每一种酶只有在一定的 pH 下才具有活性。例如,胃蛋白酶在 pH＝1.5～2.0 范围内具有活性,pH＞4.0 时失去活性。因此,生物化学研究同样离不开缓冲溶液。

缓冲作用在人体内也很重要。正常人体血液的 pH 保持在 7.35～7.45 的狭小范围内。虽然在食物消化、吸收或组织新陈代谢时会产生大量的酸性物质和碱性物质,但人体血液的 pH 仍然保持恒定,这归因于血液中存在多种缓冲对,如 H_2CO_3 - $NaHCO_3$、H -蛋白质-Na -蛋白质、H_3PO_4 - Na_2HPO_4 等。

H_2CO_3 - $NaHCO_3$ 缓冲对在血液中浓度最高,缓冲能力最强,对维持血液恒定的 pH 起着重要作用。在血液或细胞中 H_2CO_3 主要以溶解的 CO_2 形式存在,并与 HCO_3^- 存在以下平衡:

$$CO_{2溶解} + H_2O \Longrightarrow HCO_3^- + H^+$$

$$pH = pK_a(校) + lg \frac{[HCO_3^-]}{[CO_2]_{溶解}}$$

25 ℃水溶液中,该缓冲对的 pK_a 为 6.35。37 ℃血浆中的离子强度为 0.16,经校正后 pK_a(校)为 6.10。血浆中 $[CO_2]_{溶解}$ 为 0.0012 $mol·L^{-1}$,$[HCO_3^-]$ 为 0.024 $mol·L^{-1}$,代入上式后有

$$pH = 6.10 + lg \frac{0.024}{0.0012} = 7.40$$

人体血液中 H_2CO_3 - $NaHCO_3$ 缓冲对的缓冲比虽然超过 1/10～10/1 的缓冲范围,但是仍然能很好地维持血液的 pH 值(7.35～7.45)基本不变。其原因是血液为敞开体系,抗酸、抗碱组分的消耗与补充可由肺、肾的生理功能得到及时的调节,其关系式表示为

$$H_2CO_3 \underset{+H^+}{\overset{+OH^-}{\Longleftrightarrow}} HCO_3^-$$

$$肺 \Longleftrightarrow CO_2 + H_2O \qquad 肾$$

当代谢产生非挥发性的酸如乳酸、磷酸进入血浆时,平衡左移,HCO_3^- 起抗酸作用,生成 CO_2＋H_2O,增加的 CO_2 经肺部呼吸排出;而消耗的 HCO_3^- 则由肾脏调节得到补充。当代谢产生碱或食物摄取碱进入血浆时,平衡右移,H_2CO_3 起抗碱作用,生成过量的 HCO_3^-,通过肾脏经尿液排出;消耗的 H_2CO_3 则由肺通过控制 CO_2 排出量得到补充。以上作用使 $[HCO_3^-]/[CO_2]$ 缓冲比维持在 20/1 的水平,从而使血液的 pH 保持基本恒定。正常人体血液中 $[HCO_3^-]/[CO_2]$ 缓冲比在 18/1～22/1 的范围,pH 保持在 7.35～7.45。血液的 pH 低于 7.35 就会出现酸中毒,高于 7.45 就会出现碱中毒。

临床上酸中毒分为代谢性酸中毒和呼吸性酸中毒。代谢性酸中毒主要由于未控制糖尿病、肾功能不全、严重腹泻导致大量 HCO_3^- 丢失,使 $[HCO_3^-]/[CO_2]$＜18/1,血液 pH＜7.35。呼吸性酸中毒是由于呼吸损伤的疾病,如肺炎、肺气肿、呼吸中枢受抑制(吗啡中毒)等引起 CO_2 相对增多,使 $[HCO_3^-]/[CO_2]$＜18/1,血液 pH＜7.35。

碱中毒分为代谢性碱中毒和呼吸性碱中毒。代谢性碱中毒主要由于胃液大量丢失,如

呕吐、洗胃、大剂量服用碱性药物而引起 HCO_3^- 增加,使 $[HCO_3^-]/[CO_2]>22/1$,血液 $pH>7.45$。呼吸性碱中毒主要由于过度换气,如脑炎、高烧、肝昏迷病人呼出过多 CO_2,使 $[HCO_3^-]/[CO_2]>22/1$,血液 $pH>7.45$。

习　题

1. 判断题
   (1) 由于在 HAc 溶液中存在 HAc 与 Ac^- 的质子转移平衡,所以 HAc 溶液是缓冲溶液。（　　）
   (2) 将酸性缓冲溶液 HAc－NaAc 稀释一倍,溶液中的 H^+ 浓度就降低到原来的 1/2。（　　）
   (3) 缓冲溶液用水适当稀释时,虽然溶液的体积改变,但是共轭酸浓度与共轭碱浓度的比值不变,所以其 pH 基本不变。（　　）
   (4) $0.1\ mol \cdot L^{-1} NaH_2PO_4$ 溶液和 $0.05\ mol \cdot L^{-1} NaOH$ 溶液等体积混合,可以配成缓冲溶液。（　　）
   (5) 同一缓冲系的缓冲溶液总浓度相同时,$pH=pK_a$ 的溶液缓冲容量最大。（　　）
   (6) 缓冲溶液就是能抵抗外来酸碱影响、保持 pH 绝对不变的溶液。（　　）
   (7) 正常人血液的 pH 维持在 7.35～7.45 之间,主要靠血液中缓冲系的缓冲作用和肺、肾脏的生理调节。（　　）
   (8) 总浓度一定时,缓冲溶液的缓冲比愈小,其缓冲容量就愈小。（　　）
2. 简答题
   (1) 什么是缓冲溶液? 决定缓冲溶液 pH 的主要因素有哪些?
   (2) 试以 KH_2PO_4－Na_2HPO_4 缓冲溶液为例,说明为何加少量的强酸或强碱时其溶液的 pH 基本保持不变。
   (3) 什么是缓冲容量? 影响缓冲容量的因素是什么?
   (4) 如何配制缓冲溶液?
3. 计算题
   (1) 求下列各缓冲溶液的 pH:
   ① 50 mL $0.20\ mol \cdot L^{-1}$ HAc 和 100 mL $0.10\ mol \cdot L^{-1}$ NaAc 的混合溶液;
   ② 100 mL $0.50\ mol \cdot L^{-1}$ $NH_3 \cdot H_2O$ 和 200 mL $0.10\ mol \cdot L^{-1}$ HCl 的混合溶液;
   ③ $0.10\ mol \cdot L^{-1}$ $NaHCO_3$ 和 $0.010\ mol \cdot L^{-1}$ Na_2CO_3 各 50 mL 的混合溶液;
   ④ 50 mL $0.10\ mol \cdot L^{-1}$ HAc 和 25 mL $0.10\ mol \cdot L^{-1}$ NaOH 的混合溶液。
   (2) 用 $0.10\ mol \cdot L^{-1}$ HAc 溶液和 $0.20\ mol \cdot L^{-1}$ NaAc 溶液等体积混合,配成 0.50 L 缓冲溶液。当加入 0.005 mol NaOH 后,此缓冲溶液 pH 如何变化? 缓冲容量为多少?
   (3) 现用 $0.067\ mol \cdot L^{-1}$ Na_2HPO_4 溶液和同浓度的 KH_2PO_4 溶液配制 pH 近似值为 6.80 的缓冲溶液 100 mL,问应取上述溶液各多少毫升?

(4) 欲配制 pH＝5.00 的缓冲溶液 500 mL,现有 34.0 mL 6 mol·L^{-1} 的 HAc,问需加入 NaAc·3H$_2$O(M＝136.1 g·mol^{-1})多少克? 如何配制?

(5) 单纯性酸碱失衡主要靠血气分析诊断,根据 pH 的变化可判断是酸中毒还是碱中毒。临床检验测得三人血浆中 HCO$_3^-$ 和溶解的 CO$_2$ 的浓度如下:

　①［HCO$_3^-$］＝24.0 mmol·L^{-1},［CO$_2$(aq)］＝1.20 mmol·L^{-1};

　②［HCO$_3^-$］＝21.6 mmol·L^{-1},［CO$_2$(aq)］＝1.35 mmol·L^{-1};

　③［HCO$_3^-$］＝56.0 mmol·L^{-1},［CO$_2$(aq)］＝1.40 mmol·L^{-1}。

　37 ℃时的 pK_a 为 6.10,求血浆中 pH 各为多少? 请判断谁为酸中毒,谁为碱中毒。

(6) 已知 Tris·HCl 在 37 ℃时的 pK_a＝7.85,欲配制 pH＝7.40 的缓冲溶液,各取 100 mL 浓度均为 0.050 mol·L^{-1} 的 Tris 和 Tris·HCl 溶液进行混合,问需向混合溶液中加入多少毫升 0.050 mol·L^{-1} HCl 溶液? 还需加入多少克固体 NaCl 才能使缓冲溶液的渗透浓度为 300 mmol·L^{-1}?(忽略离子强度的影响)

第 5 章

化学热力学基础

热力学是研究能量转化规律的一门科学。热力学的基础是热力学第一定律和热力学第二定律,这两个定律是人类长期实践经验的总结,有着广泛而牢固的实验基础。应用热力学基本原理研究化学反应以及伴随化学反应的物理变化过程的学科,称为化学热力学(chemical thermodynamics)。

化学热力学主要研究和解决的问题有:① 化学反应及与化学反应密切相关的物理过程中的能量变化;② 判断化学反应进行的方向;③ 判断化学反应进行的限度。化学热力学在研究化学反应时,只研究宏观性质变化,不研究微观粒子的行为。化学热力学通过了解物质在反应的起始状态和最终状态,预测反应的可能性、方向性、限度及能量变化。然而,由于不涉及物质的微观结构和反应时间,无法借助化学热力学预测反应的速率等。

生命过程是自然界无数物理过程和化学过程长期演变进化的结果,机体中物质的变化和能量的代谢也必然遵循热力学的基本规律。如衡量葡萄糖对机体的营养价值时,通常将它的热量作为衡量标准之一。由于葡萄糖在机体内的氧化过程与机体外的燃烧过程在本质上完全相同,因此葡萄糖的热量以它在机体外完全燃烧后所放出的热量为依据。葡萄糖在机体内的氧化可以精确地分阶段进行,氧化过程释放的能量可以积蓄起来,为生物合成、主动运输和肌肉收缩等提供所需的能量。

5.1 热力学的基本概念

5.1.1 体系与环境

在使用观察、实验等方法进行研究时,可将一部分物质划分出来作为研究对象,称之为体系(system)或系统。体系以外与体系密切相关的部分称为环境(surroundings)。

体系与环境之间的联系包括两者之间的物质交换和能量交换。根据两者之间联系情况的不同,可将体系分为三类:

(1) 敞开体系(opened system),也称为开放体系,是指与环境之间既有物质交换又有能量交换的体系;

(2) 封闭体系(closed system),是指与环境之间只有能量交换而无物质交换的体系;

(3) 隔离体系(isolated system),也称为孤立体系,是指与环境之间既无物质交换又无能量交换的体系。隔离体系是一个理想模型,自然界并不存在真正的隔离体系。

例如,以室温下一定体积的热水为研究对象。当盛有热水的容器没有加盖时,这是敞开体系,因为此时体系与环境之间既有物质交换(水的蒸发),又有能量交换(传热)。当盛有热水的容器加上盖时则为封闭体系,因为此时体系与环境之间只有能量交换(传热)却没有物质交换。当盛有热水的容器是一个加上隔热盖的保温瓶时,则可近似为隔离体系,因为此时体系与环境之间既无物质交换又无能量交换。封闭体系是研究中最常用的体系,未特别说明的体系一般均指封闭体系。

5.1.2　状态与状态函数

体系的状态(state)是指体系物理性质的总和。任何体系在一定条件下,都有一定的状态。体系的状态可由体积 V、温度 T、压力 p、质量 m、物质的量 n 等宏观物理量加以描述和规定,体系的状态就是这些性质的综合表现。用于描述和规定体系状态的宏观物理量称为体系的状态函数(state function)。当体系的各种状态函数均有确定值时,体系就处于一个确定的状态。当体系的状态发生变化时,则体系中至少有一个状态函数的值发生了改变。同样,若体系有一个状态函数的值发生了改变,则体系的状态也必然改变。由此可知,状态函数具有一些共同的特征:

① 体系的状态一定,描述体系状态的每一个状态函数也一定;

② 状态函数的变化量只与体系的始态和终态有关,而与从始态到终态的完成途径无关;

③ 体系经过循环过程后,各状态函数的变化量为零。

体系的状态函数可分为广度性质和强度性质两大类。广度性质的数值与体系中物质的数量成正比,具有加和性,如质量、体积等。强度性质的数值与体系中物质的数量不具有加和性,如温度、压力、密度等。

体系的各种状态函数之间是相互联系的,存在一定的函数关系。例如,理想气体的 p,V,n,T 等几个函数之间就存在关系式:$pV=nRT$。因此在描述和规定体系的状态时,只需要列出某几个状态函数的值即可,其他状态函数的值可由相应的函数关系确定。若要描述理想气体的状态,只需列出 p,V,n,T 这四个状态函数中任意三个的值即可。

体系从一种状态变化到另一种状态的经历称为过程(process),包括物理变化过程和化学反应过程。变化前的状态称为始态(initial state),变化后的状态称为终态(final process)。通常将完成某一过程的具体方式称为途径。根据进行的条件可将过程进行分类,常见的过程有:① 等温过程,指体系的始、终态温度相等并等于环境温度的过程;② 等压过程,指体系的始、终态压力相等并等于环境压力的过程;③ 等容过程,指体系的容积即体积恒定不变的过程;④ 循环过程,指在经历一系列变化后体系的始、终态一致的过程。

5.1.3　热与功

体系和环境之间能量交换的形式分为热和功。体系和环境之间因温差而传递的能量称为热(heat),用符号 Q 表示,单位为 J。根据规定,体系吸热 Q 为正值,体系放热 Q 为负值,由此可依据 Q 值的正负来确定热的传递方向。体系和环境之间传递的除热以外的其他各种能量都统称为功(work),用符号 W 表示,单位为 J。根据规定,环境对体系做功时 W

为正值,体系对环境做功时 W 为负值,同样可依据 W 值的正负来确定功的传递方向。

热和功是体系变化过程中传递的能量,不是体系贮存的能量,因此热和功都不是状态函数。热和功都是与过程相联系的物理量,没有过程就没有热和功。体系从始态到终态的途径不同,就会有不同的热和功,即热和功是途径函数。因而不可用热和功来描述体系的状态,描述体系含有多少热或多少功是毫无意义的。

功分为体积功和非体积功两类。体积功是指由于体系体积变化而与环境交换的功,以 W 表示。除体积功之外的其他形式的功都属于非体积功,电功、机械功、表面功等都是常见的非体积功,非体积功用 W' 表示。

对于环境压力为定值的过程,体积功的计算公式为

$$W=-p_{sur}(V_2-V_1)=-p_{sur}\Delta V \tag{5-1}$$

式中:p_{sur} 为环境压力即外压;ΔV 是体系的体积变化。当体系被压缩时,$\Delta V<0$,$W>0$,环境对体系做体积功;当体系膨胀时,$\Delta V>0$,$W<0$,体系对环境做体积功。在等压过程中,由于体系的始、终态压力与环境的压力相等(即 $p=p_{sur}$),因而等压过程体积功的计算公式可转化为

$$W=-p\Delta V \tag{5-2}$$

5.1.4 化学反应进度

对于任一化学反应 $d\mathrm{D}+e\mathrm{E}=g\mathrm{G}+h\mathrm{H}$,移项后表示为

$$0=-d\mathrm{D}-e\mathrm{E}+g\mathrm{G}+h\mathrm{H}$$

随着反应的不断进行,反应物 D,E 的量持续减少,生成物 G,H 的量持续增加。若令

$$-d=\nu_\mathrm{D},-e=\nu_\mathrm{E},g=\nu_\mathrm{G},h=\nu_\mathrm{H}$$

代入上式后则有

$$0=\nu_\mathrm{D}\mathrm{D}+\nu_\mathrm{E}\mathrm{E}+\nu_\mathrm{G}\mathrm{G}+\nu_\mathrm{H}\mathrm{H}$$

此式为该化学反应化学计量式的通式,可简写为

$$0=\sum_\mathrm{B}\nu_\mathrm{B}\mathrm{B}$$

式中:B 表示参加反应的所有物质(分子、原子、离子);ν_B 为物质 B 的化学计量数,具体为数字或简分数,量纲为 1。化学计量数表示物质在反应中变化的量。$\nu_\mathrm{D},\nu_\mathrm{E},\nu_\mathrm{G},\nu_\mathrm{H}$ 分别为物质 D,E,G,H 的化学计量数。同时规定,反应物的 ν_B 是负值,产物的 ν_B 是正值。在同一化学反应中,化学计量数随化学反应方程式书写方法的不同而不同。例如合成氨反应 $3\mathrm{H}_2+\mathrm{N}_2=2\mathrm{NH}_3$,移项后为 $0=-3\mathrm{H}_2-\mathrm{N}_2+2\mathrm{NH}_3=\nu(\mathrm{H}_2)\mathrm{H}_2+\nu(\mathrm{N}_2)\mathrm{N}_2+\nu(\mathrm{NH}_3)\mathrm{NH}_3$,即有 $\nu(\mathrm{H}_2)=-3$,$\nu(\mathrm{N}_2)=-1$,$\nu(\mathrm{NH}_3)=2$,表示在该反应中每消耗 3 mol H_2,1 mol N_2 必生成 2 mol NH_3。若该反应的方程式写为 $6\mathrm{H}_2+2\mathrm{N}_2=4\mathrm{NH}_3$,则参与该反应各物质的化学计量数分别为

$$\nu(\mathrm{H}_2)=-6,\quad \nu(\mathrm{N}_2)=-2,\quad \nu(\mathrm{NH}_3)=4$$

假设反应进行一段时间后,各物质的变化量为 Δn_B,则有

$$\frac{\Delta n_\mathrm{D}}{\nu_\mathrm{D}}=\frac{\Delta n_\mathrm{E}}{\nu_\mathrm{E}}=\frac{\Delta n_\mathrm{G}}{\nu_\mathrm{G}}=\frac{\Delta n_\mathrm{H}}{\nu_\mathrm{H}}=\frac{\Delta n_\mathrm{B}}{\nu_\mathrm{B}}$$

令
$$\xi=\frac{\Delta n_B}{\nu_B} \tag{5-3}$$

式中：ξ 称为化学反应进度，简称反应进度（extent of reaction），单位为 mol。

【例 5-1】 将一定量 H_2 和 N_2 放入反应器中进行合成 NH_3 的反应，一定时间后有 2 mol NH_3 生成，同时相应减少了 3 mol H_2 和 1 mol N_2。

① 设合成氨反应式为 $3H_2+N_2=2NH_3$，试分别计算 NH_3，H_2，N_2 的反应进度 ξ；

② 若将合成氨反应写为 $6H_2+2N_2=4NH_3$，试计算反应进度 ξ。

解 ① $\xi=\dfrac{\Delta n(H_2)}{\nu(H_2)}=\dfrac{-3}{-3}=1$ mol

$\xi=\dfrac{\Delta n(N_2)}{\nu(N_2)}=\dfrac{-1}{-1}=1$ mol

$\xi=\dfrac{\Delta n(NH_3)}{\nu(NH_3)}=\dfrac{2}{2}=1$ mol

② $\xi=\dfrac{\Delta n(NH_3)}{\nu(NH_3)}=\dfrac{2}{4}=0.5$ mol

由例 5-1 可知，对于同一化学反应方程式，无论选择哪一种物质来求算 ξ，所得的值是相同的。然而，当化学反应方程式的写法不同时，所得的 ξ 值不同，可见 ξ 的值与反应方程式的写法有关。因此，在讨论反应进度时，必须同时给出具体的化学反应方程式。

5.2 化学反应热

5.2.1 热力学能与焓

体系内部所含各种形式能量的总和称为体系的热力学能（thermodynamic energy），也称为内能，用符号 U 表示，单位为 $kJ \cdot mol^{-1}$。热力学能包括体系内部分子运动的动能、分子之间相互作用的势能、分子内各种粒子（原子、原子核、电子等）运动的能量及粒子间相互作用的能量。热力学能是描述体系状态的一个宏观物理量，因而是体系的一个状态函数。

在一定状态下，体系的热力学能具有确定值。由于体系内部粒子的运动方式及其相互作用极为复杂，目前尚无法求得体系在某状态下的绝对值。然而，热力学能是状态函数，它的改变量（ΔU）由体系的始态和终态决定，即 $\Delta U=U_2-U_1$，与变化所经历的途径无关。

在热力学中，定义了一个由 U,p,V 组合的新函数，称为焓（enthalpy），用符号 H 表示，单位为 $kJ \cdot mol^{-1}$。焓 H 的定义式为

$$H=U+pV \tag{5-4}$$

U,p,V 都是状态函数，因此由它们组合而成的 H 也是一个状态函数。由于热力学能 U 的绝对值无法求得，故焓 H 的绝对值也无法确定。但当体系状态改变时，同样可测定有实际意义的焓的变化值 ΔH（称为焓变）。

根据定义，焓变 $\Delta H=\Delta(U+pV)=\Delta U+\Delta(pV)$。由于在等压过程中体系的始、终态压

力 p 相等,故对等压过程有

$$\Delta H = \Delta U + p\Delta V \qquad (5\text{-}5)$$

5.2.2 热力学第一定律

热力学第一定律也称能量守恒定律,是人类长期实践经验的总结,已为大量的实验所证实。热力学第一定律可表述为:"自然界的一切物质都具有能量,能量有各种不同的形式,可以从一种形式转化为另一种形式,从一个物体传递给另一个物体,而在转化和传递过程中能量的总值是恒定不变的。"

体系在任何过程中,其热力学能变化值 ΔU 等于体系从环境吸收的热 Q 与环境对体系所做的功 W 之和,即

$$\Delta U = Q + W \qquad (5\text{-}6)$$

式(5-6)就是热力学第一定律的数学表达式。

在无非体积功的等容过程中,体系与环境之间交换的功为零,即 $W = 0$。此过程的热称为等容热,用 Q_V 表示。根据热力学第一定律,对于此过程有

$$\Delta U = Q_V \qquad (5\text{-}7)$$

由式(5-7)可知,在体系的始、终态确定后,等容热 Q_V 是定值,与途径无关。

在无非体积功的等压过程中,体系与环境之间交换的功为 $W = -p\Delta V$。此过程的热称为等压热,用 Q_p 表示。根据热力学第一定律,对于此过程有

$$\Delta U = Q_p - p\Delta V \quad \text{或} \quad \Delta U + p\Delta V = Q_p$$

将式(5-5)代入上式,即有

$$\Delta H = Q_p \qquad (5\text{-}8)$$

由式(5-8)可知,在体系的始、终态确定后,等压热 Q_p 也是定值,与途径无关。

5.2.3 化学反应热

在无非体积功的等温等容或等温等压反应过程中,体系与环境交换的热称为化学反应热,简称反应热(heat of reaction)。其中在等容条件下的反应热称为等容反应热,在等压条件下的反应热称为等压反应热。

由反应热的定义可知,等容反应热属于等容热 Q_V 范畴,其数值等于反应体系的热力学能变 $\Delta_r U$,即

$$\Delta_r U = Q_V \qquad (5\text{-}9)$$

符号中的下标"r"表示化学反应(reaction)。等压反应热属于等压热 Q_p 范畴,其数值等于反应体系的焓变 $\Delta_r H$,即

$$\Delta_r H = Q_p \qquad (5\text{-}10)$$

$\Delta_r H$ 也称为反应焓。由于反应一般都是在等温等压条件下进行,等压反应热更为常用,故通常直接将等压反应热称为反应热,习惯上也将反应焓 $\Delta_r H$ 称为反应热。因此如未特别说明,反应热均指等压反应热。

5.2.4 标准状态

由于无法确定热力学能 U 与焓 H 等状态函数的绝对值,为了便于在不同状态时比较

它们的相对值,需要规定一个参照的标准状态(standard state)。标准状态是指在指定温度 T 和标准压力 $p^{\ominus}$(100 kPa)下该物质的状态,简称标准态。气体的标准态是指在指定温度 T 和标准压力下的纯气体,或是混合气体中分压力为标准压力的某气体且气体均具有理想气体的性质。纯液体或纯固体物质的标准状态是指在指定温度 T 和标准压力下的纯液体或纯固体。溶液中溶质的标准态是指在标准压力下,质量摩尔浓度为 1 mol·kg^{-1}(或浓度为 1 mol·L^{-1}),且符合理想稀溶液性质的溶质。

由于标准态只规定了压力为 $p^{\ominus}$,并没有指定温度,因而与温度有关的状态函数的标准状态应注明温度。为了便于比较,国际纯粹和应用化学联合会(IUPAC)推荐选择 273.15 K(0 ℃)作为参考温度。在 1982 年前,IUPAC 也曾将 101.325 kPa 作为标准状态的压力。在查阅和使用热力学数据时,需要特别注意,以免造成错误。

5.2.5　热化学方程式

表示化学反应与反应热关系的方程式称为热化学方程式。例如:

$$H_2(g) + I_2(g) = 2HI(g) \qquad \Delta_r H_{m,298.15}^{\ominus} = -51.8 \text{ kJ·mol}^{-1}$$

该式表明:在无非体积功、温度为 298.15 K、压力为 100 kPa 的等温等压条件下,当反应进度 ξ 为 1 mol 时体系向环境放热 51.8 kJ。式中:$\Delta_r H_m^{\ominus}$ 称为标准摩尔反应焓(或标准摩尔反应热),其含义为在指定温度和标准态下、反应进度为 1mol 时体系的焓变,单位为 kJ·mol^{-1}。下标"m"表示反应进度为 1 mol,上标"$\ominus$"表示标准态。

反应热与物态、温度、压力等都有关,因而书写热化学方程式时需注意以下几点:

(1)需注明反应的温度和压力。若反应在 298.15 K 及标准状态下进行,可不注明。

(2)反应热与物质聚集状态有关,因此需注明反应物和产物的聚集状态。一般用"g"代表气体,"l"代表液体,"s"代表固体,"aq"代表水溶液。如果固体有不同的晶型,还需注明其结晶形态。当在某温度和压力下只有一种聚集状态时,也可不注明。

(3)由于反应进度与反应式的书写方式有关,故反应热也与反应式的写法有关。同一化学反应的化学计量数不同时,反应热的数值也不同。因此,在涉及反应热时,应明确其对应的反应式。

(4)在相同温度和压力下,正逆反应的反应热绝对值相等,符号相反。

5.2.6　盖斯定律

1840 年,盖斯(Hess)根据大量实验事实总结出一条规律,即盖斯定律:化学反应热只取决于体系的始、终态,与反应过程是一步完成还是分几步完成无关。

反应热等于体系的焓变 $\Delta_r H$,该值只决定于体系的始态和终态,与反应的途径无关。因此,当体系的始态和终态确定后,不管反应是一步完成还是分几步完成,其反应热 $\Delta_r H$ 就是定值。盖斯定律的重要意义在于能使热化学方程式像普通代数方程式一样进行运算,可以根据一些已知的反应热来计算出另一些未知的反应热。尤其是难以通过实验直接测定的反应热,只有应用盖斯定律才可计算得到。

例如,C 与 O_2 化合生成 CO 的 $\Delta_r H_m^{\ominus}$ 无法通过实验测定,因为 C 与 O_2 不可避免地会生成 CO_2,但以下两个热化学方程式是已知的:

$$C(gra) + O_2(g) \Longrightarrow CO_2(g) \qquad \Delta_r H_m^{\ominus}(1) = -393.5 \ kJ \cdot mol^{-1}$$

$$CO(g) + \frac{1}{2}O_2(g) \Longrightarrow CO_2(g) \qquad \Delta_r H_m^{\ominus}(2) = -283.0 \ kJ \cdot mol^{-1}$$

利用它们即可间接计算出 C 与 O_2 化合生成 CO 的 $\Delta_r H_m^{\ominus}$。这三个反应间的关系可表示为

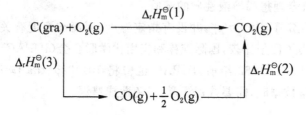

根据盖斯定律,有 $\Delta_r H_m^{\ominus}(1) = \Delta_r H_m^{\ominus}(2) + \Delta_r H_m^{\ominus}(3)$,从而有

$$\Delta_r H_m^{\ominus}(3) = \Delta_r H_m^{\ominus}(1) - \Delta_r H_m^{\ominus}(2) = (-393.5) - (-283.0) = -110.5 \ kJ \cdot mol^{-1}$$

5.2.7 标准摩尔生成焓

在指定温度下,由最稳定的单质生成 1mol 某物质时的标准反应焓称为该物质的标准摩尔生成焓(或标准摩尔生成热),以 $\Delta_f H_m^{\ominus}$ 表示,单位为 $kJ \cdot mol^{-1}$,下标"f"表示"生成(formation)"。最稳定的单质是指在指定温度和标准压力下单质的最稳定形态。例如,碳的最稳定单质是石墨而不是金刚石。根据标准生成焓的定义,最稳定单质的标准生成焓都为零(部分物质在 298.15 K 时的 $\Delta_f H_m^{\ominus}$ 见附录。

对于在指定温度和标准态下的任意化学反应,只要已知各物质在此温度下的 $\Delta_f H_m^{\ominus}$ 值,就可以根据 $\Delta_f H_m^{\ominus}$ 数据计算出该反应的 $\Delta_r H_m^{\ominus}$ 值。对任一化学反应

$$dD + eE = gG + hH$$

则有 $\qquad \Delta_r H_m^{\ominus} = \nu_G \Delta_f H_m^{\ominus}(G) + \nu_H \Delta_f H_m^{\ominus}(H) + \nu_D \Delta_f H_m^{\ominus}(D) + \nu_E \Delta_f H_m^{\ominus}(E)$

也可简写为 $\qquad\qquad \Delta_r H_m^{\ominus} = \sum_B \nu_B \Delta_f H_m^{\ominus}(B) \qquad\qquad\qquad (5-11)$

式(5-11)即为由标准摩尔生成焓计算反应焓的公式。

【例 5-2】 查表计算下面反应在 298.15 K,100 kPa 下进行时的反应热。

$$Fe_2O_3(s) + 3CO(g) \Longrightarrow 2Fe(s) + 3CO_2(g)$$

解 查表可知各物质的标准生成焓为

$$Fe_2O_3(s) + 3CO(g) \Longrightarrow 2Fe(s) + 3CO_2(g)$$

$\Delta_f H_m^{\ominus}/(kJ \cdot mol^{-1}) \quad -824.2 \quad -110.5 \qquad 0 \qquad -393.5$

$$\Delta_r H_m^{\ominus} = \sum_B \nu_B \Delta_f H_m^{\ominus}(B)$$

$$= (-1) \times (-824.21) + (-3) \times (-110.5) + 2 \times 0 + 3 \times (-393.5)$$

$$= -24.8 \ kJ \cdot mol^{-1}$$

5.2.8 标准摩尔燃烧焓

由于很多有机化合物不能由单质直接合成,因而其生成焓无法或不易直接测定。但大多数有机化合物均可燃烧,其燃烧热容易测得,可以利用燃烧热来计算反应热。在指定温度下,1 mol 某物质完全燃烧时的标准反应热称为该物质的标准摩尔燃烧焓(或标准摩尔燃烧热),以 $\Delta_c H_m^\ominus$ 表示,单位为 $kJ \cdot mol^{-1}$,下标"c"表示"燃烧(combustion)"。所谓完全燃烧,是指被燃烧物质中 C,S,P,H,N 的最终产物分别为 $CO_2(g)$,$SO_2(g)$,$P_2O_5(s)$,$H_2O(l)$,$N_2(g)$ 等。

对于在指定温度和标准态下的任意化学反应,只要已知各物质在此温度下的 $\Delta_c H_m^\ominus$ 值,就可以根据 $\Delta_c H_m^\ominus$ 数据计算出该反应的 $\Delta_r H_m^\ominus$ 值。对于反应

$$dD + eE = gG + hH$$

则有

$$\Delta_r H_m^\ominus = -[\nu_D \Delta_c H_m^\ominus(D) + \nu_E \Delta_c H_m^\ominus(E) + \nu_G \Delta_c H_m^\ominus(G) + \nu_H \Delta_c H_m^\ominus(H)]$$

也可简写为

$$\Delta_r H_m^\ominus = -\sum_B \nu_B \Delta_c H_m^\ominus(B) \tag{5-12}$$

式(5-12)即为由标准摩尔燃烧焓计算反应焓的公式。注意,式(5-12)与式(5-11)相比多一个负号。部分有机化合物在 298.15 K 时的标准摩尔燃烧焓见附录。

【例 5-3】 利用标准摩尔燃烧焓数据求乙醇与乙酸发生酯化反应时的标准摩尔反应热。

解 查表可知各物质的标准摩尔燃烧焓为

$$CH_3COOH(l) + CH_3CH_2OH(l) = CH_3COOCH_2CH_3(l) + H_2O(l)$$

$\Delta_c H_m^\ominus/(kJ \cdot mol^{-1})$ -874.2 -1366.8 -2238.1 0

$$\Delta_r H_m^\ominus = -[-1 \times (-874.2) - 1 \times (-1366.8) + 1 \times (-2238.1) + 0]$$
$$= -2.9 \ kJ \cdot mol^{-1}$$

在生物体系中,燃烧焓的应用较广泛。通常所指碳水化合物、脂肪、蛋白质的热量,实际上是它们在 298.15 K 时的燃烧焓,这些数值科学地表明了食物能给人体提供多少能量。各种食物的热量是营养学计算合理食谱的重要依据。

食物的热量常用热值表示,食物的热值是指 1 g 食物完全氧化时的反应热。在生物体内,食物需经过许多步复杂的反应过程才能最终完全氧化。根据盖斯定律,食物在生物体内的总反应热与其在体外完全氧化的燃烧热是相等的,因此可用食物的燃烧热计算其热值。

【例 5-4】 葡萄糖在体内氧化释放能量的反应是食物供能的重要反应之一,其完全氧化的总反应为:$C_6H_{12}O_6(s) + 6O_2(g) = 6CO_2(g) + 6H_2O(l)$。试利用 298.15 K 时各物质的 $\Delta_f H_m^\ominus$ 计算葡萄糖在 298.15 K 下的标准摩尔燃烧焓及其热值。

解 葡萄糖的标准摩尔燃烧焓即为上述反应的标准摩尔反应焓。查表得到所需数据如下

$$C_6H_{12}O_6(s)+6O_2(g)=\!\!=\!\!=6CO_2(g)+6H_2O(1)$$

$\Delta_f H_m^\ominus/(kJ\cdot mol^{-1})$　　-1273.3　　　0　　　　-393.5　　-285.8

$$\Delta_c H_m^\ominus=\Delta_r H_m^\ominus=\sum_B \nu_B \Delta_f H_m^\ominus(B)$$
$$=[6\times(-393.5)+6\times(-285.8)]-[1\times(-1273.3)+6\times0]$$
$$=-2802.5\ kJ\cdot mol^{-1}$$

葡萄糖的热值$=-2802.5/180=-15.6\ kJ\cdot g^{-1}$

5.3　化学反应的方向

热力学第一定律定量地说明了化学反应过程中的能量转换,但它却不能判断一个化学反应进行的方向和限度。例如,已知葡萄糖可氧化生成水和二氧化碳并放出热量,那么如果在一密闭容器中加入水和二氧化碳并提供足够的热,能否合成葡萄糖呢?热力学第一定律无法给出答案,需要应用热力学第二定律来解决这类问题。

5.3.1　自发过程

不需要环境向体系做非体积功就能发生的过程称为自发过程(spontaneous process)。如果一个过程必须要靠环境对体系做非体积功才能进行,则此过程称为非自发过程。环境不对体系做非体积功,非自发过程则不可能进行。自然界中的自发过程随处可见,如水从高处向低处流、热从高温物体向低温物体传递、气体从高压处向低压处流动等过程。自发过程均具有以下共同基本特征:

(1) 自发过程具有单向性。即自发过程的逆过程不会自发进行。例如,气体向真空膨胀是自发过程,而它的逆过程即气体的压缩过程则不可能自发进行。

(2) 自发过程具有做功的能力。例如,可利用热从高温物体传向低温物体的过程推动热机做功。

(3) 自发过程有一定限度。自发过程不会无休止地进行下去,当进行到一定程度时就会停止,即有一定限度。例如热从高温物体传向低温物体的过程,随着过程的进行,两物体的温差越来越小,当两物体温度相等即达到热平衡时,传热过程就会停止。

综上所述可以看出,自发过程总是单向地进行,并具有做功的能力,平衡状态是该条件下自发过程的限度,这就是热力学第二定律。自发过程的单向进行,通常都与体系内部存在某种性质的差异(如温度差 ΔT、压力差 Δp 等)有关,过程总是向消除这些差异的方向进行。这些差异是推动过程自发进行的原因和动力。对于化学反应而言,其自发进行的原因和动力究竟是什么?大量的事实表明,化学反应进行的方向与体系的热和混乱度有关。为了定量地用热和混乱度的变化来判断反应方向,需要引入熵和吉布斯(Gibbs)自由能的概念。

5.3.2　熵与热力学第三定律

在热力学中,熵(entropy)是描述体系混乱度的物理量,用符号 S 表示,单位为 $J\cdot K^{-1}$。

体系混乱度越大则熵值越高,反之亦然。体系的混乱度是体系所处状态的特征之一,因此熵是一个状态函数。体系的状态一定,混乱度也就确定了,从而熵就有了确定的值。而体系的混乱度改变,体系的状态也随之改变。

在热力学温度 0 K 时,任何纯物质的完整晶体的熵值都等于零,这就是热力学第三定律。按此规定,可以通过实验确定在其他状态时物质的熵值,所得的熵值称为规定熵。把物质在标准状态的规定熵称为标准熵,记作 S。1 mol 物质的标准熵称为标准摩尔熵,记作 $S_m^{\ominus}$,单位为 J·K^{-1}·mol^{-1}。

熵值的大小与物质内部结构直接相关,通过对某些物质的标准摩尔熵的分析,可以看出以下几点规律:

(1) 同一物质的不同聚集态中,气态熵值最大,液态次之,固态熵值最小。

(2) 对于同一物质的同一聚集态,温度越高,熵值越大。对于气态物质,压力降低,体积增大,粒子在更大的空间里运动,熵值更大。

(3) 对不同物质,熵值与物质的组成和结构有关。一般粒子越大、结构越复杂,其运动情况也越复杂,熵值越大。

由于熵是状态函数,当体系的始、终态确定后,熵的改变量即熵变 ΔS 是定值,与途径无关。化学反应的熵变与焓变的计算原则一样,因此可用标准摩尔熵 $S_m^{\ominus}$ 的数值计算化学反应的标准摩尔反应熵变 $\Delta_r S_m^{\ominus}$,即

$$\Delta_r S_m^{\ominus} = \sum_B \nu_B S_m^{\ominus}(B) \tag{5-13}$$

【例 5-5】　计算反应 $2SO_2(g) + O_2(g) = 2SO_3(g)$ 在 298.15 K 时的 $\Delta_r S_m^{\ominus}$。

解　查表得到所需数据如下

$$2SO_2(g) + O_2(g) = 2SO_3(g)$$

$S_m^{\ominus}/(J·K^{-1}·mol^{-1})$　　248.2　　205.2　　256.8

$$\Delta_r S_m^{\ominus} = \sum_B \nu_B S_m^{\ominus}(B)$$
$$= (-2) \times 248.2 + (-1) \times 205.2 + 2 \times 256.8$$
$$= -188.3 \text{ J·K}^{-1}·\text{mol}^{-1}$$

5.3.3　吉布斯自由能与反应方向

在热力学中,为了应用方便,定义了一个由 H, S, T 组合的新函数,称为吉布斯自由能(Gibbs free energy),用符号 G 表示,单位为 J。其定义式为

$$G = H - TS \tag{5-14}$$

H, S, T 都是状态函数,因此由它们组合而成的 G 也是一个状态函数。由于焓 H 的绝对值无法求得,故吉布斯自由能 G 的绝对值也无法确定。但当体系状态改变时,同样可测定有实际意义的吉布斯自由能的变化值 ΔG(称为吉布斯自由能变)。当体系的始、终态确定后,ΔG 就是定值,与途径无关。

根据定义,经历等温过程的体系的始、终态温度 T 相等,因此有

$$\Delta G = \Delta H - T \Delta S \tag{5-15}$$

式(5-15)称为吉布斯等温方程,是化学热力学中一个极为有用的公式。

等温等压下的化学反应,当反应进度为 1 mol 时,相应的吉布斯自由能变 $\Delta_r G_m$ 称为化学反应的吉布斯自由能变,单位为 $kJ \cdot mol^{-1}$。对于在标准态下进度为 1 mol 的化学反应,相应的吉布斯自由能变化 $\Delta_r G_m^{\ominus}$ 称为化学反应的标准摩尔吉布斯自由能变。将吉布斯等温方程应用于标准态下的化学反应,即有

$$\Delta_r G_m^{\ominus} = \Delta_r H_m^{\ominus} - T \Delta_r S_m^{\ominus} \tag{5-16}$$

$\Delta_r G_m^{\ominus}$ 也可由标准摩尔生成吉布斯自由能计算得到。在标准状态下,由最稳定的纯单质生成单位物质的量的某物质时,其吉布斯自由能变称为该物质的标准摩尔生成吉布斯自由能,符号为 $\Delta_f G_m^{\ominus}$,单位为 $kJ \cdot mol^{-1}$。在任何温度下,最稳定的纯单质的标准摩尔生成吉布斯自由能均为零。

$\Delta_r G_m^{\ominus}$ 与 $\Delta_r H_m^{\ominus}$,$\Delta_r S_m^{\ominus}$ 的计算原则一样,有

$$\Delta_r G_m^{\ominus} = \sum_B \nu_B \Delta_f G_m^{\ominus}(B) \tag{5-17}$$

【例 5-6】　计算在 298.15 K、标准状态下,反应 $CaCO_3(s) = CaO(s) + CO_2(g)$ 的 $\Delta_r G_m^{\ominus}$。

解　查表得到所需数据如下

	$CaCO_3(s)$ =	$CaO(s)$ +	$CO_2(g)$
$\Delta_f G_m^{\ominus}/(kJ \cdot mol^{-1})$	−1129.1	−603.3	−394.4
$\Delta_f H_m^{\ominus}/(kJ \cdot mol^{-1})$	−1207.6	−634.9	−393.5
$S_m^{\ominus}/(J \cdot K^{-1} \cdot mol^{-1})$	91.7	38.1	213.8

解法一:

$$\begin{aligned}
\Delta_r G_m^{\ominus} &= \sum_B \nu_B \Delta_f G_m^{\ominus}(B) \\
&= 1 \times (-603.3) + 1 \times (-394.4) - 1 \times (-1129.1) \\
&= 131.4 \ kJ \cdot mol^{-1}
\end{aligned}$$

解法二:

$$\begin{aligned}
\Delta_r H_m^{\ominus} &= \sum_B \nu_B \Delta_f H_m^{\ominus}(B) \\
&= 1 \times (-634.9) + 1 \times (-393.5) - 1 \times (-1207.6) \\
&= 179.2 \ kJ \cdot mol^{-1}
\end{aligned}$$

$$\begin{aligned}
\Delta_r S_m^{\ominus} &= \sum_B \nu_B S_m^{\ominus}(B) \\
&= 1 \times 213.8 + 1 \times 38.1 - 1 \times 91.7 \\
&= 160.2 \ J \cdot K^{-1} \cdot mol^{-1}
\end{aligned}$$

$$\begin{aligned}
\Delta_r G_m^{\ominus} &= \Delta_r H_m^{\ominus} - T \Delta_r S_m^{\ominus} \\
&= 179.2 - 298.15 \times 160.2 \times 10^{-3} \\
&= 131.4 \ kJ \cdot mol^{-1}
\end{aligned}$$

5.3.4　自发过程的吉布斯自由能判据

在等温等压的封闭体系中,在不做非体积功的前提下,可以用 $\Delta_r G_m$ 作为化学反应自发过程的判据,即

$\Delta_r G_m < 0$,自发过程,化学反应可正向进行;

$\Delta_r G_m > 0$,非自发过程,化学反应可逆向进行;

$\Delta_r G_m = 0$,体系处于平衡状态。

根据吉布斯自由能判据可以看出,在等温等压和不做非体积功的条件下,体系可以自发地向吉布斯自由能减小的方向进行,直至达到 $\Delta_r G_m = 0$ 的平衡状态。

由式(5-15)可知,推动化学反应自发进行的因素有两个,一是熵增加($\Delta_r S_m > 0$),另一是焓减少($\Delta_r H_m < 0$),温度对化学反应的 $\Delta_r G_m$ 有明显影响。具体情况如下:

(1) 当 $\Delta_r H_m < 0$,$\Delta_r S_m > 0$ 时,必然有 $\Delta_r G_m < 0$,任何温度下化学反应都自发进行。

(2) 当 $\Delta_r H_m > 0$,$\Delta_r S_m < 0$ 时,必然有 $\Delta_r G_m > 0$,任何温度下化学反应都不能自发进行。

(3) 当 $\Delta_r H_m > 0$,$\Delta_r S_m > 0$ 时,化学反应能否自发进行取决于 ΔH 和 $T \Delta S$ 的相对大小,此时温度是决定过程方向的一个重要因素。通常 ΔH 随温度变化不大,而 $T \Delta S$ 则随温度显著变化。因此当温度高于某一值时,必有 $\Delta_r G_m < 0$,此时化学反应能自发进行;当温度低于此值时则 $\Delta_r G_m > 0$,即化学反应不能自发进行。该温度称为转化温度或平衡温度,用 T_{eq} 表示。当体系温度等于 T_{eq} 时,处于平衡态,即 $\Delta_r G_m = 0$,则有

$$T_{eq} = \Delta_r H_m / \Delta_r S_m \qquad (5-18)$$

因此,当 $\Delta_r H_m > 0$,$\Delta_r S_m > 0$ 时,化学反应在高温下自发进行,低温下不能自发进行。

式(5-18)在应用中,由于在 T_{eq} 温度时的 $\Delta_r H_m$ 和 $\Delta_r S_m$ 的数据不易获得,一般可用 298.15 K 时的 $\Delta_r H_m$ 和 $\Delta_r S_m$ 的数据进行近似估算。

(4) 当 $\Delta_r H_m < 0$,$\Delta_r S_m < 0$ 时,化学反应在低温下自发进行,高温下不能自发进行。反应的转化温度 T_{eq} 也按式(5-18)计算。

根据吉布斯自由能判据,例 5-6 中反应 $CaCO_3(s) \Longrightarrow CaO(s) + CO_2(g)$ 在 298.15 K 和标准状态下不能自发进行,但提高反应温度可使该反应自发进行。然而,大多数化学反应并不是在标准状态下进行的。反应进行时,气态物质的分压和溶液中各种溶质的浓度均在不断变化之中,直到达到平衡时 $\Delta_r G_m = 0$。$\Delta_r G_m$ 不仅与温度有关,也与体系的组成有关。因此,从热力学数据表中直接查出或计算得到 298.15 K 和标准状态下的 $\Delta_r G_m^{\ominus}$ 数据,不能用于其他温度和压力下,需要进行修正。

用热力学理论可以推导出,在等温等压和非标准状态下,对任一反应

$$d D + e E \Longrightarrow g G + h H$$

$$\Delta_r G_m = \Delta_r G_m^{\ominus} + RT \ln J \qquad (5-19)$$

式(5-19)称为化学反应的等温方程式。式中:$\Delta_r G_m$ 是在温度 T 时的非标准态下反应的吉布斯自由能变;$\Delta_r G_m^{\ominus}$ 是在温度 T 时的标准状态下反应的吉布斯自由能变;J 称为反应商。对于气体反应,各气体物质的分压分别为 p_D,p_E,p_G,p_H。J 的定义如下:

$$J = \frac{(p_G/p^{\ominus})^g (p_H/p^{\ominus})^h}{(p_D/p^{\ominus})^d (p_E/p^{\ominus})^e} \qquad (5-20)$$

式(5-20)中,标准状态压力 $p^\ominus=100\ kPa$。

若为溶液中的反应,溶液中各物质的浓度分别为 c_D,c_E,c_G,c_H,则有

$$J=\frac{(c_G/c^\ominus)^g(c_H/c^\ominus)^h}{(c_D/c^\ominus)^d(c_E/c^\ominus)^e}\qquad(5\text{-}21)$$

式(5-21)中,$c^\ominus$ 是标准浓度,$c^\ominus=1\ mol\cdot L^{-1}$。

如果反应式中的物质既有溶液中的溶质,又有气体物质,则在写反应商 J 的表达式时,溶质 B 用 $(c_B/c^\ominus)^{\nu_B}$,气体 B 用 $(p_B/p^\ominus)^{\nu_B}$。

书写反应商 J 的表达式时还要注意:① 纯固体、纯液体和稀溶液的溶剂不写入表达式中;② J 的表达式及其值与反应式的写法有关。因此书写 J 的表达式时必须指明反应式。从反应商 J 的表达式可知,当各物质均处于标准态时 $J=1$。

【例 5-7】 在 723 K、非标准状态下,计算如下反应的 $\Delta_r G_m$,并判断反应自发进行的方向。

$$2SO_2(g)\quad+\quad O_2(g)\ \Longrightarrow\ 2SO_3(g)$$

分压/Pa　　　　　1.0×10^4　　1.0×10^4　　1.0×10^8

解 查表得到所需数据如下

	$2SO_2(g)$	$+$	$O_2(g)$	$\Longrightarrow$	$2SO_3(g)$
$\Delta_f H_m^\ominus/(kJ\cdot mol^{-1})$	-296.8		0		-395.7
$S_m^\ominus/(J\cdot K^{-1}\cdot mol^{-1})$	248.2		205.2		256.8

$$\begin{aligned}
\Delta_r H_m^\ominus &= \sum_B \nu_B \Delta_f H_m^\ominus(B)\\
&=2\times(-395.7)-2\times(-296.8)-0\\
&=-197.8\ kJ\cdot mol^{-1}
\end{aligned}$$

$$\begin{aligned}
\Delta_r S_m^\ominus &= \sum_B \nu_B S_m^\ominus(B)\\
&=2\times256.8-2\times248.2-1\times205.2\\
&=-188.0\ J\cdot K^{-1}\cdot mol^{-1}
\end{aligned}$$

$$\begin{aligned}
\Delta_r G_m^\ominus(723\ K) &=\Delta_r H_m^\ominus-T\Delta_r S_m^\ominus\\
&=-197.8-723\times(-188.0\times10^{-3})\\
&=-61.9\ kJ\cdot mol^{-1}
\end{aligned}$$

$$\begin{aligned}
RT\ln J &=8.314\times723\times\ln\frac{[p(SO_3)/p^\ominus]^2}{[p(SO_2)/p^\ominus]^2[p(O_2)/p^\ominus]}\\
&=8.314\times723\times\ln\frac{(1.0\times10^8/1.0\times10^5)^2}{(1.0\times10^4/1.0\times10^5)^2(1.0\times10^4/1.0\times10^5)}\\
&=124.6\ kJ\cdot mol^{-1}
\end{aligned}$$

$$\begin{aligned}
\Delta_r G_m &=\Delta_r G_m^\ominus+RT\ln J\\
&=-61.9+124.6=62.7\ kJ\cdot mol^{-1}>0
\end{aligned}$$

故反应自发向左进行。

5.4　化学反应的限度与化学平衡

在一定条件下,任何化学反应都存在一个不可超越的最大限度,即到达化学平衡。按这一规律可计算出不同反应条件下的理论产率,以判断生产的实际效率。若实际产率与理论值已十分接近,即使产率很低,也无须再进行毫无价值的实验。

5.4.1　化学平衡与标准平衡常数

在等温等压下,当正向反应自发进行时,$\Delta_r G_m < 0$。随着反应的进行,反应物的浓度或分压不断降低,产物浓度或分压不断升高,由反应商 J 的表达式可知,随反应的进行 J 不断增大。$\Delta_r G_m$ 则随着 J 的增大而逐渐趋向于零。当最终 $\Delta_r G_m = 0$ 时,反应就达到平衡。根据式(5-19),此时应有

$$\Delta_r G_m = \Delta_r G_m^{\ominus} + RT \ln J_{eq} = 0$$

其中,J_{eq} 表示反应达到平衡时的反应商。令 $K^{\ominus} = J_{eq}$,$K^{\ominus}$ 称为标准平衡常数。于是有

$$\Delta_r G_m^{\ominus} = -RT \ln K^{\ominus} \tag{5-22}$$

对于指定的反应,$\Delta_r G_m^{\ominus}$ 在一定温度下是定值,由式(5-22)可知 $K^{\ominus}$ 在一定温度下是一定值,与反应起始时各物质的浓度无关。$K^{\ominus}$ 的表达形式与 J 是一样的,但表达式中各气体的分压或物质的浓度都是平衡状态的分压或浓度:

$$K^{\ominus} = \frac{(p_G/p^{\ominus})^g (p_H/p^{\ominus})^h}{(p_D/p^{\ominus})^d (p_E/p^{\ominus})^e} \quad \text{或} \quad K^{\ominus} = \frac{(c_G/c^{\ominus})^g (c_H/c^{\ominus})^h}{(c_D/c^{\ominus})^d (c_E/c^{\ominus})^e} \tag{5-23}$$

式(5-23)称为标准平衡常数表达式,$K^{\ominus}$ 的量纲为 1。同一类型的反应,在给定条件下,$K^{\ominus}$ 越大,表示反应进行得越完全。平衡常数是衡量一定温度下化学反应所能达到的限度的特征常数。关于标准平衡常数 $K^{\ominus}$,需要注意以下几点:

(1) $K^{\ominus}$ 是温度的函数,温度不变,$K^{\ominus}$ 不变。

(2) 在一定温度下,对一个特定的反应体系而言,无论化学平衡是如何达成的,平衡时每一物质的浓度或分压可能大小不同,但各物质的浓度或分压之间的关系必然受 $K^{\ominus}$ 的制约。

(3) 在同一温度下,$K^{\ominus}$ 的数值与反应方程式的写法有关,写法不同则表达式中的指数不同,$K^{\ominus}$ 的数值也不同。

(4) 固体、纯液体和稀溶液的溶剂等浓度不发生明显变化的物质,不列入 $K^{\ominus}$ 的表达式中。

5.4.2　标准平衡常数的计算

对于指定的化学反应,标准平衡常数的值可通过多种方式求得。

1. 由 $\Delta_r G_m^{\ominus}$ 计算求得 $K^{\ominus}$

【例 5-8】　计算下面反应在 298.15 K 的标准平衡常数 $K^{\ominus}$。

$$MnO_2(s)+4H^+(aq)+2Cl^-(aq)=\!=\!=Mn^{2+}(aq)+Cl_2(g)+2H_2O(l)$$

解　查表得到所需数据如下：

$$MnO_2(s)+4H^+(aq)+2Cl^-(aq)=\!=\!=Mn^{2+}(aq)+Cl_2(g)+2H_2O(l)$$

$\Delta_f G_m^\ominus/(kJ \cdot mol^{-1})$　　-465.1　　0　　-131.2　　-228.1　　0　　-237.1

$\Delta_r G_m^\ominus = \sum\limits_B \nu_B \Delta_f G_m^\ominus(B)$

$\quad = (-1)\times(-465.1)+(-4)\times0+(-2)\times(-131.2)+1\times(-228.1)+2\times(-237.1)$

$\quad = 25.2 \ kJ \cdot mol^{-1}$

根据 $\Delta_r G_m^\ominus = -RT\ln K^\ominus$

$K^\ominus = \exp(-\Delta_r G_m^\ominus/RT) = \exp[(-25.2\times10^3)/(8.314\times298.15)] = 3.85\times10^{-5}$

2. 利用已知反应的 $K^\ominus$ 计算

根据盖斯定律，如果几个反应式(1)、(2)和(3)之间存在代数关系为 $a(1)+b(2)=c(3)$，则各反应式的标准摩尔自由能变也存在相应的代数关系，即

$$a\Delta_r G_{m,1}^\ominus + b\Delta_r G_{m,2}^\ominus = c\Delta_r G_{m,3}^\ominus$$

将式(5-22)代入后，即有各反应式标准平衡常数的关系为：$(K_1^\ominus)^a(K_2^\ominus)^b = (K_3^\ominus)^c$。利用此关系式可由已知的 $K^\ominus$ 求得未知的 $K^\ominus$ 值。

【例 5-9】 已知下列反应在 1123 K 的标准平衡常数：

(1) $C(gra)+CO_2(g)=\!=\!=2CO(g)$　　　　$K_1^\ominus = 1.3\times10^{14}$

(2) $CO(g)+Cl_2(g)=\!=\!=COCl_2(g)$　　　　$K_2^\ominus = 6.0\times10^{-3}$

试计算反应

(3) $2COCl_2(g)=\!=\!=C(gra)+CO_2(g)+2Cl_2(g)$ 在 1123 K 时的 $K_3^\ominus$。

解　分析上列反应式，可以得出它们的关系为 $(3) = -(1) - 2\times(2)$，故有

$$K_3^\ominus = (K_1^\ominus)^{-1}(K_2^\ominus)^{-2} = (1.3\times10^{14})^{-1}\times(6.0\times10^{-3})^{-2} = 2.1\times10^{-10}$$

3. 根据表达式求得 $K^\ominus$ 值

【例 5-10】 将 NH_4HS 固体放入一真空密闭容器中，在某温度下按下式进行分解反应：

$$NH_4HS(s)=\!=\!=NH_3(g)+H_2S(g)$$

平衡时测得容器内的总压力为 80 kPa。计算反应在该温度下的平衡常数。

解　由反应式可知，容器产物 $NH_3(g)$ 的分压与 $H_2S(g)$ 的分压相等，且容器内的总压力等于各组分的分压之和，因而在平衡时有

$$p(NH_3) = p(H_2S) = p(总)/2 = 40 \ kPa$$

$$K^\ominus = [p(NH_3)/p^\ominus][p(H_2S)/p^\ominus] = (40/100)\times(40/100)$$

$$= 0.16$$

5.4.3　化学平衡的移动

将式(5-22)代入式(5-19)，可得

$$\Delta_r G_m = -RT\ln K^\ominus + RT\ln J = RT\ln(J/K^\ominus) \tag{5-24}$$

由式(5-24)可知,可以根据 J 和 $K^\ominus$ 的相对大小来判断反应方向和限度,即

$J < K^\ominus$, $\Delta_r G_m < 0$,正向反应自发进行,即平衡向生成产物的方向移动;

$J > K^\ominus$, $\Delta_r G_m > 0$,逆向反应自发进行,即平衡向生成反应物的方向移动;

$J = K^\ominus$, $\Delta_r G_m = 0$,反应达到平衡。

化学平衡是动态平衡,如果改变反应条件使得平衡被破坏($J \ne K^\ominus$),反应将继续进行,直至在新的条件下重新达到新的平衡为止,此过程称为化学平衡的移动。浓度、压力和温度对化学平衡都有影响,下面分别进行讨论。

1. 浓度对化学平衡的影响

在化学反应达到平衡时,$J = K^\ominus$。根据反应商 J 的表达式可知,此时若增大反应物浓度或降低产物浓度,将使 $J < K^\ominus$,从而使反应正向自发进行以增大 J 值,直至 J 增大到与 $K^\ominus$ 相等,反应体系重新达到平衡。这一过程表明增大反应物浓度或降低产物浓度将使平衡向正反应方向移动。反之,降低反应物浓度或增大产物浓度将使平衡向逆反应方向移动。

2. 压力对化学平衡的影响

如果反应体系中不存在气体物质时,压力对反应商 J 的值基本没有影响,即压力对无气体参与的反应的平衡基本没有影响。

从式(5-20)可知,对于气体反应而言,气体反应物的分压越大、气体产物的分压越小,则 J 值越小;反之,气体反应物的分压越小、气体产物的分压越大,则 J 值越大。当反应达到平衡后,增大气体反应物的分压或减小气体产物的分压将使平衡向正反应方向移动,减小气体反应物的分压或增大气体产物的分压将使平衡向逆反应方向移动。

当通过减小体系的体积来增大体系的总压力时,则气体反应物和产物的分压都要增大;而减小体系的总压力时,则气体反应物和产物的分压都要减小。此时,总压力对平衡的影响与反应前后气体分子数的变化有关。增大总压力将使平衡向气体分子数减少的反应方向移动,减小总压力将使平衡向气体分子数增加的反应方向移动。如反应前后气体分子数不变,则改变总压力对平衡无影响。

3. 温度对化学平衡的影响

平衡常数是温度的函数,温度对化学平衡的影响主要是改变平衡常数。由式(5-16)和式(5-22)可知

$$-RT\ln K^\ominus = \Delta_r G_m^\ominus = \Delta_r H_m^\ominus - T\Delta_r S_m^\ominus$$

整理可得

$$\ln K^\ominus = \frac{\Delta_r S_m^\ominus}{R} - \frac{\Delta_r H_m^\ominus}{RT} \tag{5-25}$$

若体系温度变化不大时,可忽略温度对 $\Delta_r S_m^\ominus$ 与 $\Delta_r H_m^\ominus$ 的影响,即可认为 $\Delta_r S_m^\ominus(T) \approx \Delta_r S_m^\ominus(298.15\ K)$,$\Delta_r H_m^\ominus(T) \approx \Delta_r H_m^\ominus(298.15\ K)$。由式(5-25)可知,$\ln K^\ominus$ 与 $1/T$ 呈线性关系。设在温度为 T_1 和 T_2 时反应的标准平衡常数分别为 $K_1^\ominus$ 和 $K_2^\ominus$,且 $T_2 > T_1$,则有

$$\ln K_1^\ominus = -\frac{\Delta_r H_m^\ominus - T_1\Delta_r S_m^\ominus}{RT_1} = \frac{\Delta_r S_m^\ominus}{R} - \frac{\Delta_r H_m^\ominus}{RT_1}$$

$$\ln K_2^{\ominus} = -\frac{\Delta_r H_m^{\ominus} - T_2 \Delta_r S_m^{\ominus}}{RT_2} = \frac{\Delta_r S_m^{\ominus}}{R} - \frac{\Delta_r H_m^{\ominus}}{RT_2}$$

将上述两式相减,整理后可得

$$\ln \frac{K_2^{\ominus}}{K_1^{\ominus}} = \frac{\Delta_r H_m^{\ominus}}{R}\left(\frac{1}{T_1} - \frac{1}{T_2}\right) \tag{5-26}$$

可利用式(5-26)计算不同温度下的标准平衡常数。由式(5-26)可知,温度对平衡常数的影响与 $\Delta_r H_m^{\ominus}$ 的正负有关。若 $\Delta_r H_m^{\ominus} > 0$,即正向反应是吸热反应,升高温度使平衡常数增大,降低温度使平衡常数减小。假设在温度 T_1 时反应已达平衡,即有 $J = K_1^{\ominus} < K_2^{\ominus}$,因而在升高温度至 T_2 时,反应继续正向自发进行,反应商 J 不断增大直至 $J = K_2^{\ominus}$,达到新的平衡。由此可见,提高反应温度将使平衡向吸热反应方向移动。同理,降低反应温度将使平衡向放热反应方向移动。

习　题

1. 体系由状态 A 变化到状态 B,经途径 I 时放热 90 J,环境对体系做功 40 J。试计算:
   (1) 体系由状态 A 经途径 II 变化到状态 B,体系对环境做功 60 J,Q 为多少?
   (2) 体系经途径 III 从状态 B 变化到状态 A 时,体系吸热 50 J,W 为多少?

2. 有 2.00 mol 理想气体在 375 K 和 150 kPa 条件下,经一等压过程冷却至体积为 35.8 L,此过程放热 1500 J,试计算:(1) 起始体积;(2) 终态温度;(3) 体积功;(4) 热力学能变化;(5) 焓变。

3. 已知在 298.15 K 时,有下列反应:
   (1) $H_2(g) + \frac{1}{2}O_2(g) = H_2O(l)$ $\qquad\qquad$ $\Delta_r H_m^{\ominus} = -285.8$ kJ·mol⁻¹
   (2) $C(gra) + O_2(g) = CO_2(g)$ $\qquad\qquad$ $\Delta_r H_m^{\ominus} = -393.5$ kJ·mol⁻¹
   (3) $C_6H_{12}O_6(s) + 6O_2(g) = 6CO_2(g) + 6H_2O(l)$ $\quad$ $\Delta_r H_m^{\ominus} = -2802.5$ kJ·mol⁻¹
   利用盖斯定律,计算反应 $6C(gra) + 6 H_2(g) + 3O_2(g) = C_6H_{12}O_6(s)$ 在 298.15 K 时的 $\Delta_r H_m^{\ominus}$。

4. 利用 298.15 K 下有关物质的标准摩尔生成焓,计算下列反应在 298.15 K 时的 $\Delta_r H_m^{\ominus}$。
   (1) $Fe_3O_4(s) + CO(g) = 3FeO(s) + CO_2(g)$
   (2) $4NH_3(g) + 5O_2(g) = 4NO(g) + 6H_2O(l)$

5. 利用 298.15 K 下有关物质的标准摩尔燃烧焓,计算下列反应在 298.15 K 时的 $\Delta_r H_m^{\ominus}$。
   (1) $2C_2H_2(g) + 5O_2(g) = 4CO_2(g) + 2H_2O(l)$
   (2) $CH_3COOH(l) + C_2H_5OH(l) = CH_3COOCH_2CH_3(l) + H_2O(l)$

6. 已知在 298.15 K 及标准态时,下面反应的有关数据如下:

	$4CuO(s)$	$= 2Cu_2O(s)$	$+ O_2(g)$
$S_m^{\ominus}/(J\cdot K^{-1}\cdot mol^{-1})$	42.6	93.1	205.2
$\Delta_f H_m^{\ominus}/(kJ\cdot mol^{-1})$	−157.3	−168.6	0

(1) 判断该反应在 298.15 K 及标准态下能否自发进行。

(2) 估算在标准态下该反应自发进行的最低温度。

7. 利用 298.15 K 下有关物质的标准摩尔生成吉布斯自由能，计算下列反应的 $\Delta_r G_m^\ominus$，并判断反应在 298.15 K 及标准态下能否自发向右进行。

(1) $2SO_2(g) + O_2(g) == 2SO_3(g)$

(2) $Fe_2O_3(s) + 3CO(g) == 2Fe(s) + 3CO_2(g)$

8. 甲醇的分解反应为

$$CH_3OH(l) == CH_4(g) + \frac{1}{2}O_2(g)$$

(1) 计算该反应在 298.15 K 时的标准摩尔反应熵和标准摩尔反应焓；

(2) 计算该反应在 298.15 K 时标准摩尔反应吉布斯自由能变，判断该反应在 298.15 K 和标准态下能否自发进行；

(3) 要使该反应在标准态下正向自发进行，估算需控制的最低反应温度。

9. 欲用 MnO_2 和 HCl 反应制备 Cl_2，已知该反应的方程式为

$$MnO_2(s) + 4H^+(aq) + 2Cl^-(aq) == Mn^{2+}(aq) + Cl_2(g) + 2H_2O(l)$$

(1) 判断在 298.15 K 标准态时，反应能否自发进行；

(2) 若使 HCl 的浓度为 $12.0\ mol \cdot L^{-1}$，其他物质仍为标准态，在 298.15 K 时该反应能否自发进行？

10. 计算在 298.15 K 时下面反应的 $\Delta_r G_m$，并判断反应自发进行的方向。

$$2BiO^+(0.1\ mol \cdot L^{-1}) + 3Cu(s) + 4H^+(2.0\ mol \cdot L^{-1}) == 2Bi(s) +$$
$$3Cu^{2+}(0.01\ mol \cdot L^{-1}) + 2H_2O(l)$$

已知 298.15 K 时该反应的 $\Delta_r G_m^\ominus = 11.5\ kJ \cdot mol^{-1}$。

11. 在 298.15 K 和标准状态下，将 NO_2 和 N_2O_4 两种气体装入一注射器中，计算：

(1) 达到平衡时两种气体的分压；

(2) 在标准状态下，温度升高 10 K 后，达到平衡时两种气体的分压。

12. 在 1273 K 时，反应 $FeO(s) + CO(g) == Fe(s) + CO_2(g)$ 的标准平衡常数 $K^\ominus = 0.5$，如果在 CO 的压力为 6000 kPa 的密闭容器中加入足量的 FeO，计算反应达到平衡时 CO 和 CO_2 的分压。

第6章

化学动力学基础

不同的化学反应,有的进行得很快,如爆炸反应、强酸强碱的中和反应等,几乎在瞬间就能完成;有的反应则进行得很慢,如岩石的风化、镭的衰变等,历经千万年才能观察到显著的变化。

化学热力学通过研究化学反应中的能量变化,可以判断反应进行的方向和限度,却不能提供任何关于反应速率的信息。根据化学热力学判断,有的化学反应是可以发生的,但因其反应速率太慢,所以事实上并未发生。例如,氢和氧的混合气体可在室温下长久共存,却观察不到有水生成。

化学动力学(chemical kinetics)是研究化学反应速率和反应机理的一门学科,无论在理论还是实践上,都具有十分重要的意义。例如,在生产过程中常希望缩短某些反应的时间以达到增产增效,而对于钢铁生锈、塑料老化、食物腐败和机体衰老等过程则希望其速率越慢越好。人们希望通过研究有效控制反应的速率,满足人类生活的需要。

6.1 化学反应速率

6.1.1 平均速率和瞬时速率

化学反应速率(rate of chemical reaction)是指在一定条件下单位时间内某化学反应的反应物转变为生成物的速率。对于在恒容条件下的均相反应,通常用单位时间内反应物浓度的降低或生成物浓度的增加来表示,符号为 v。浓度单位常以 $mol \cdot L^{-1}$ 表示,时间单位则根据反应的快慢分别用秒(s)、分(min)、小时(h)等表示,故化学反应速率以 $mol \cdot L^{-1} \cdot (时间)^{-1}$ 表示。

例如 MnO_2 催化 H_2O_2 的分解反应,其反应式为 $2H_2O_2 \xrightarrow{MnO_2} 2H_2O + O_2$,$H_2O_2$ 的起始浓度为 $0.10\ mol \cdot L^{-1}$,30 min 后 H_2O_2 的浓度降为 $0.04\ mol \cdot L^{-1}$,同时放出 O_2 的浓度为 $0.03\ mol \cdot L^{-1}$,若以每分钟反应物浓度的减少表示反应速率,则此反应的平均速率(average rate)为

$$\bar{v}(H_2O_2) = -\frac{\Delta c(H_2O_2)}{\Delta t} = -\frac{c_2(H_2O_2) - c_1(H_2O_2)}{t_2 - t_1}$$

$$= -\frac{0.04 - 0.10}{30} = 0.002\ mol \cdot L^{-1} \cdot min^{-1}$$

因为反应物浓度随反应时间的进行而降低,为使反应速率为正值,故在式前加一负号。若以生成物浓度的增加表示反应速率,则

$$\bar{v}(O_2) = \frac{\Delta c(O_2)}{\Delta t} = \frac{0.03-0}{30} = 0.001 \text{ mol·L}^{-1}\text{·min}^{-1}$$

显然,在这一反应中用 H_2O_2 浓度变化与用 O_2 浓度变化表示的平均速率数值不同。它们之间的关系为 $\frac{1}{2}\bar{v}(H_2O_2) = \bar{v}(O_2)$,它们之间的比值为反应方程式中相应物质的系数比。

反应速率可选反应体系中任何一种物质浓度的变化量来表示。对一般反应

$$d\text{D} + e\text{E} = g\text{G} + h\text{H}$$

用不同物质的浓度变化量表示反应速率,它们之间的关系为

$$-\frac{1}{d}\cdot\frac{\Delta c(\text{D})}{\Delta t} = -\frac{1}{e}\cdot\frac{\Delta c(\text{E})}{\Delta t} = \frac{1}{g}\cdot\frac{\Delta c(\text{G})}{\Delta t} = \frac{1}{h}\cdot\frac{\Delta c(\text{H})}{\Delta t} \tag{6-1}$$

由于反应速率随着时间的变化而变化,所以要确切地表示化学反应在某一瞬间(即 $\Delta t \to 0$)的真实速率应采取瞬时速率(instantaneous rate),即

$$v = \lim_{\Delta t \to 0}\frac{\Delta c}{\Delta t} = \frac{\mathrm{d}c}{\mathrm{d}t}$$

通常所说的反应速率,一般是指瞬时速率。

化学反应速率可通过实验测定。用化学分析法或物理分析法监测反应物或产物的浓度随时间的变化数据,以浓度 c 为纵坐标、时间 t 为横坐标,绘制浓度随时间的变化曲线,由任一时刻 t 处曲线的切线斜率,即可得到 t 时刻的瞬时速率。例如,在选定的实验条件下,测得 H_2O_2 分解反应经历不同时间后的剩余浓度见表 6.1。

表 6.1　经历不同时间后 H_2O_2 的剩余浓度

t/min	0	20	40	60	80
c/(mol·L^{-1})	0.80	0.40	0.20	0.10	0.050

以 H_2O_2 的浓度为纵坐标,时间为横坐标,绘制浓度随时间的变化曲线,如图 6.1 所示。在曲线上任意一点作切线,其斜率为

$$斜率 = \frac{\mathrm{d}c(H_2O_2)}{\mathrm{d}t}$$

曲线上任意一点的斜率的负值即等于该点所对应时间的反应速率。例如,图 6.1 中点 a 的瞬时速率为

$$v(H_2O_2) = -\frac{bd}{dc}$$

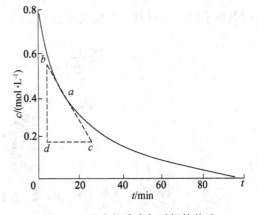

图 6.1　反应物浓度与时间的关系

6.1.2　转化速率

由于化学计量数不同,用不同物质的浓度变化表示同一化学反应速率时,其数值不一定相同。为了统一起见,反应速率也可用反应

进度的概念来表示,其定义为单位体积内反应进度随时间的变化率。即

$$v = \frac{1}{V} \frac{d\xi}{dt}$$

式中:V 为体系的体积。对任何一个化学反应计量方程式,因为 $d\xi = \dfrac{dn_B}{\nu_B}$,故可将上式改写为

$$v = \frac{1}{V} \frac{dn_B}{\nu_B dt} \tag{6-2}$$

式(6-2)与式(6-1)是一致的。用反应进度定义的反应速率,也称为转化速率(conversion rate)。

6.2　化学反应速率理论简介

不同的化学反应速率各不相同,这是由反应物分子的内部结构所决定的。为了探讨反应速率的内在规律,逐渐形成了两种主要的反应速率理论——碰撞理论与过渡状态理论。

6.2.1　碰撞理论

1918 年,美国化学家路易斯(Lewis)在阿累尼乌斯(Arrhenius)研究的基础上,利用气体分子运动理论的研究成果,提出了反应速率的碰撞理论。该理论认为:化学反应的实质是原子的重新组合,这一过程涉及反应物分子中的化学键断裂和产物分子化学键的形成。旧键的断裂和新键的形成是通过分子间的相互碰撞来实现的,如果反应物分子相互没有接触,化学反应不可能发生。反应物分子碰撞的频率越高,反应速率越快。但并不是每次碰撞都能发生反应,只有极少数碰撞能发生反应。能发生化学反应的分子间碰撞称为有效碰撞(effective collision),不能发生反应的碰撞则称为弹性碰撞(elastic collision)。发生有效碰撞的条件如下:

(1) 相互碰撞的反应物分子或离子间应有合适的取向。取向不合适,反应不能发生。如图 6.2 所示,反应 $NO_2 + CO \rightleftharpoons NO + CO_2$ 中,只有 CO 分子中的碳原子与 NO_2 分子中的氧原子迎头相碰时才可能发生反应。

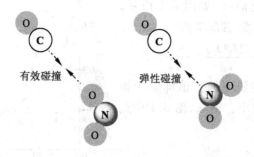

有效碰撞　　　　弹性碰撞

图 6.2　分子碰撞的不同取向

(2) 相互碰撞的反应物分子或离子必须具有足够的能量。在合适的取向下,只有具有较高能量的分子才能克服外层电子之间的斥力而充分接近并发生反应。

能发生有效碰撞的分子称为活化分子。活化分子只是反应物分子总数中的一小部分,它们比普通分子具有更高的能量。活化分子具有的平均能量与反应物分子的平均能量之

差,称为活化能(activation energy),以符号 E_a 表示,单位为 $kJ \cdot mol^{-1}$。

化学反应速率与反应的活化能密切相关。在一定温度下,反应的活化能愈低,其活化分子比例愈大;相反,反应的活化能愈高,则活化分子比例愈小。在其他条件相同时,活化能愈低反应速率愈快,活化能愈高反应速率愈慢。不同的化学反应具有不同的活化能,因而活化分子分数也不相同,这就是化学反应有快有慢的根本原因。一般化学反应的活化能为 $50 \sim 250$ $kJ \cdot mol^{-1}$。活化能小于 40 $kJ \cdot mol^{-1}$ 的化学反应,其反应速率极快,难以用一般方法测定;而活化能大于 400 $kJ \cdot mol^{-1}$ 的化学反应,其反应速率极慢,通常条件下难以察觉到反应变化。

6.2.2 过渡状态理论

碰撞理论建立在经典力学的基础上,可以比较直观地描述外部运动的模型,但忽略了分子的内部结构和内部运动。碰撞理论对简单双分子反应的解释比较成功,却无法解释结构较复杂的分子间的反应。

1935 年,埃林(Eyring)和波兰尼(Polanyi)等人在统计力学和量子力学的基础上,提出了过渡状态理论(transition state theory)。该理论认为,化学反应不只是通过反应物分子间简单的碰撞就可以完成的,而是在从反应物到生成物的过程中,要经过一个高能量的中间过渡态。处于过渡态的分子称为活化配合物,它是不稳定的反应物原子的组合体,可能分解为生成物分子,也可能重新分解为反应物分子。

例如,对于上述 NO_2 与 CO 的反应,当具有较高能量的 NO_2 和 CO 分子在以适当的取向相互靠近时,分子的价电子云可互相穿透,形成活化配合物。此时体系的能量最大,活化配合物中原有的 N—O 键部分破裂,新的 C—O 部分形成。若反应完成,旧键断裂、新键形成,转变为生成物分子,如图 6.3 所示。

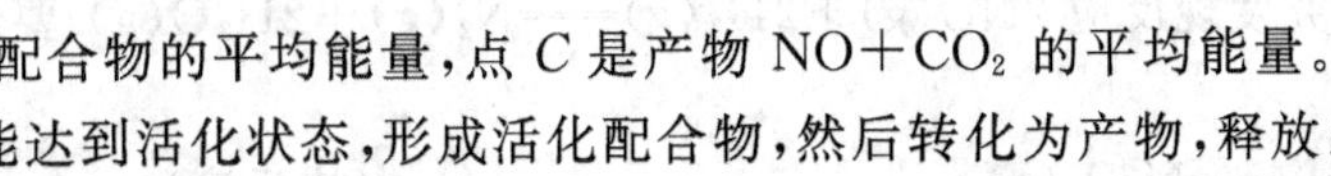

$$\text{N—O} + \text{C—O} \rightleftharpoons \text{N}\cdots\text{O}\cdots\text{C}\cdots\text{O} \rightleftharpoons \text{N—O} + \text{O—C—O}$$

图 6.3　NO_2 与 CO 的反应过程

过渡状态理论认为,活化能是反应物分子的平均能量与处在活化配合物分子的平均能量之差。因此,不管反应是放热还是吸热,都必须越过一个高能量的过渡态。图 6.4 表示了 NO_2 与 CO 的反应过程中的能量变化。点 A 表示反应物 $NO_2 + CO$ 处于基态时的平均能量,点 B 表示活化配合物的平均能量,点 C 是产物 $NO + CO_2$ 的平均能量。反应物首先获得 ΔE_1 的能量才能达到活化状态,形成活化配合物,然后转化为产物,释放出 ΔE_2 的能量。可以看出,ΔE_1 是正反应的活化能(E_a),ΔE_2 是逆反应的活化能(E_a'),ΔE_1 与 ΔE_2 之差即为该反应的热效应,即 $\Delta_r H_m = \Delta E_1 - \Delta E_2 = E_a - E_a'$。当正反应活化能小于逆反应活化能,即 $E_a < E_a'$,正反应为放热反应,$\Delta_r H_m < 0$;当正反应活化能大于逆反应活化能,即 $E_a > E_a'$,正反应为吸热反应,$\Delta_r H_m > 0$。

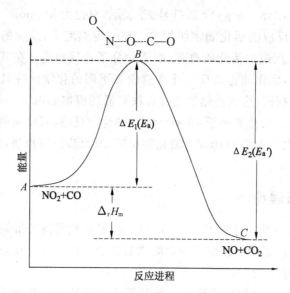

图 6.4　反应过程中的势能图

6.3　浓度对化学反应速率的影响

反应物本身的结构是决定反应速率的主要因素,但反应速率也与反应物浓度、反应时的温度和催化剂等外部因素有关。本节讨论反应物浓度对反应速率的影响。

6.3.1　基元反应与非基元反应

化学反应方程式只是描述了反应物和产物之间的计量关系,并不能说明化学反应的具体途径。实际上反应的过程很复杂,许多反应要经过多步才能完成。化学反应进行时所经历的具体途径称为反应机理(reaction mechanism)。根据反应机理的不同,可将化学反应分为基元反应与非基元反应两大类。反应物分子经过有效碰撞而一步转化为产物的反应称为基元反应(elementary reaction)或元反应,也称为简单反应。需要经过多步基元反应才能完成的反应称为非基元反应或复合反应(complex reaction)。

例如,经研究发现反应 $2NO(g)+2H_2(g)\Longrightarrow N_2(g)+2H_2O(g)$ 要经历以下三步才能完成:

（1）$2NO(g)\Longrightarrow N_2O_2(g)$　　　　　　　　　　　　（快反应）

（2）$N_2O_2(g)+H_2(g)\Longrightarrow N_2O(g)+2H_2O(g)$　　　（慢反应）

（3）$N_2O(g)+H_2(g)\Longrightarrow N_2(g)+H_2O(g)$　　　　　（快反应）

这表明 $2NO(g)+2H_2(g)\Longrightarrow N_2(g)+2H_2O(g)$ 是一个由三个基元反应构成的非基元反应。其中,第一步速率快,第二步速率慢,第三步速率快。复合反应的速率取决于组成该反应的多个反应中速率最慢的一步。上述第二步反应是慢反应,它决定了整个复合反应的速率,称为速率控制步骤。

6.3.2　质量作用定律

大量实验证明,在一定温度下增加反应物的浓度,可使单位体积内活化分子数增加,从而增加单位时间内的有效碰撞次数,加快反应速率。1864 年,挪威化学家古德贝格(Guld-berg)和瓦格(Waage)总结出反应物浓度与反应速率间的定量关系,即在一定温度下,基元反应的反应速率与反应物浓度以其化学计量数的绝对值为幂指数的乘积成正比。这一关系称为质量作用定律(law of mass action),其表达式也称为反应速率方程。

对于基元反应

$$dD + eE \Longrightarrow gG + hH$$

其速率方程为

$$v = k \cdot c^d(D) \cdot c^e(E) \tag{6-3}$$

式中:k 称为速率常数,k 值与反应物本性、温度和催化剂等因素有关,它在数值上等于反应物浓度均为 $1 \ mol \cdot L^{-1}$ 时的反应速率。在其他条件相同时,k 值越大,反应速率越快。

复合反应的速率方程,虽然不能根据反应方程式直接写出,但可根据组成复合反应的基元反应的速率方程导出。

例如,N_2O_5 的分解反应 $2N_2O_5 \Longrightarrow 4NO_2 + O_2$ 应分成如下三步进行:

(1) $N_2O_5 \Longrightarrow N_2O_3 + O_2$ 　　　　(慢反应)

(2) $N_2O_3 \Longrightarrow NO_2 + NO$ 　　　　(快反应)

(3) $2NO + O_2 \Longrightarrow 2NO_2$ 　　　　(快反应)

第一步反应是慢反应,是整个复合反应的速率控制步骤。第一步反应的速率方程即为总反应的速率方程式。因此,该复合反应的速率方程为

$$v = k \cdot c(N_2O_5)$$

在书写反应速率方程式时,应注意以下几个问题:

(1) 如果反应物是气体,可用浓度或气体分压表示反应速率方程。

例如,NO_2 的分解反应 $2NO_2(g) \Longrightarrow 2NO(g) + O_2(g)$ 为基元反应,用浓度表示反应速率为

$$v = -\frac{dc(NO_2)}{dt} = k_c \cdot c^2(NO_2)$$

用分压表示反应速率为

$$v = -\frac{dp(NO_2)}{dt} = k_p \cdot p^2(NO_2)$$

(2) 如果反应物中有固体、纯液体稀溶液的溶剂参加,它们的浓度几乎不变,可视为常数,不出现在反应速率方程中。

例如,对于基元反应 $C(s) + O_2(g) \Longrightarrow CO_2(g)$,其速率方程为

$$v = k \cdot c(O_2)$$

6.3.3　反应级数

反应速率方程中各反应物浓度的幂指数之和称为反应级数(reaction order),它可以是

零、整数或分数。若某反应速率方程为 $v=k \cdot c^{\alpha}(A) \cdot c^{\beta}(B)$，则该反应的反应级数为 $(\alpha+\beta)$，对物质 A 来说是 α 级，对物质 B 来说是 β 级。基元反应的反应级数等于反应式中各物质系数之和，与实际参加反应的分子数相同。

反应分子数是指基元反应中参加反应的微粒（原子、分子、离子或自由基）的数目，是一个微观的概念。只有明确了反应机理后才能确定反应分子数，且反应分子数只能是正整数，一般有单分子反应、双分子反应和三分子反应。反应级数与反应分子数是两个不同的概念。反应级数可通过实验测定，是一个宏观概念，体现了反应物浓度对反应速率的影响。在此简要介绍三种简单级数反应，即一级反应、二级反应和零级反应。

1. 一级反应

反应速率与反应物浓度的一次方成正比的反应称为一级反应。若以 c_0 表示 $t=0$ 时反应物的起始浓度，以 c 表示反应物在反应进行到 t 时刻的浓度，则其速率方程式可表示为

$$v=-\frac{\mathrm{d}c}{\mathrm{d}t}=kc \tag{6-4}$$

将上式定积分后可得

$$\ln \frac{c_0}{c}=k \cdot t \tag{6-5}$$

即

$$\ln c=-kt+\ln c_0 \text{ 或 } \lg c=-\frac{k}{2.303}t+\lg c_0 \tag{6-6}$$

也可表示为

$$c=c_0 \cdot e^{-kt} \tag{6-7}$$

反应物浓度降至初始浓度的一半所需要的时间称为半衰期，以 $t_{1/2}$ 表示。由式（6-5）可推导出一级反应的半衰期为

$$t_{1/2}=\frac{1}{k}\ln \frac{c_0}{c}=\frac{1}{k}\ln 2=\frac{0.693}{k} \tag{6-8}$$

一级反应具有如下特征：

（1）反应速率常数的单位是（时间）$^{-1}$，表明其数值与浓度的单位无关；

（2）由式（6-6）可知，以 $\lg c$ 对 t 作图，可得一条直线，如图 6.5 所示，直线的斜率为 $-\frac{k}{2.303}$；

（3）在一定温度下，一级反应的半衰期是一个常数，与反应物的起始浓度无关。

放射性元素的衰变、多数的热分解反应、许

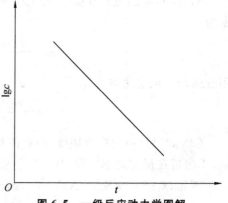

图 6.5　一级反应动力学图解

多药物的水解反应、酶的催化反应及药物在体内的代谢等反应都属于一级反应。

【例 6-1】　设某药物的初始含量为 $5.0 \mathrm{~g} \cdot \mathrm{L}^{-1}$，在室温下放置 10 个月后含量降为

$4.5\ g \cdot L^{-1}$，若此药物分解为一级反应，药物分解30%即为失效。问：① 该药物的储藏有效期为几个月？ ② 该药物的半衰期是多少？

解　① 因药物分解为一级反应，故

$$k = \frac{2.303}{t}\lg\frac{c_0}{c} = \frac{2.303}{10}\lg\frac{5.0}{4.5} = 1.1 \times 10^{-2}\ 月^{-1}$$

分解30%时药物含量为 $c = c_0(1-30\%)$，故有效期应为

$$t = \frac{2.303}{k}\lg\frac{c_0}{c} = \frac{2.303}{1.1 \times 10^{-2}}\lg\frac{5.0}{5.0(1-30\%)} = 32.5\ 月$$

② 半衰期

$$t_{1/2} = \frac{0.693}{k} = \frac{0.693}{1.1 \times 10^{-2}} = 63\ 月$$

2. 二级反应

反应速率与反应物浓度的二次方成正比的反应均称为二级反应。其反应速率方程为

$$v = -\frac{dc}{dt} = kc^2$$

定积分可得

$$\frac{1}{c} = kt + \frac{1}{c_0} \tag{6-9}$$

半衰期为

$$t_{1/2} = \frac{1}{k}\left(\frac{1}{c} - \frac{1}{c_0}\right) = \frac{1}{kc_0} \tag{6-10}$$

二级反应具有如下特征：

(1) 速率常数 k 的单位是(浓度)$^{-1}$·(时间)$^{-1}$，表明其数值与浓度的单位有关。

(2) 由式(6-9)可知，以 $\frac{1}{c}$ 对 t 作图，可得一直线，如图 6.6 所示，直线的斜率等于反应速率常数 k。

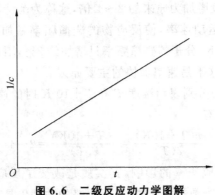

图 6.6　二级反应动力学图解

(3) 二级反应的半衰期与反应物的起始浓度 c_0 成反比。

二级反应是最常见的一种化学反应，在溶液中进行的许多有机化学反应都属于二级反应。

3. 零级反应

反应速率与反应物浓度无关的反应称为零级反应。其速率方程式为

$$v = -\frac{dc}{dt} = k$$

积分后为

$$c_0 - c = kt \text{ 或 } c = -kt + c_0 \tag{6-11}$$

半衰期为

$$t_{1/2} = \frac{c_0}{2k} \tag{6-12}$$

零级反应的特征如下:

(1) 速率常数 k 的单位是(浓度)·(时间)$^{-1}$,与反应速率的单位相同;

(2) 由式(6-11)可知,以浓度 c 对 t 作图为一直线,如图 6.7 所示,直线的斜率为 $-k$;

(3) 半衰期与反应物起始浓度成正比,与速率常数成反比。

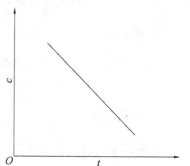

图 6.7　零级反应动力学图解

6.4　温度对化学反应速率的影响

温度是影响化学反应速率的重要因素之一。大量实验事实表明,升高反应温度会使大多数反应的速率加快。有些反应在常温下短时间内并不能观察到明显变化,而当温度升高到一定程度后,反应速率就会大大加快。

6.4.1　范特霍夫近似规则

1884 年,范特霍夫根据实验结果归纳出一条近似规则:当反应物浓度不变时,温度每升高 10 K,化学反应速率一般增加为原来的 2~4 倍,这称为范特霍夫近似规则。

温度升高可提高分子运动速率,使反应物的碰撞频率增加,从而使反应速率加快。但计算结果表明温度升高 10 K,分子的碰撞频率只增加约 2%,不足以导致反应速率提高为原来的 2~4 倍。由此可见,这不是速率加快的主要原因。

若以 $k(T)$ 和 $k(T+10)$ 分别表示温度 T 和 $T+10$ K 时的速率常数,依据范特霍夫近似规则,在反应物浓度不变时有

$$\frac{v(T+10K)}{v(T)} = \frac{k(T+10K)}{k(T)} = 2 \sim 4 \tag{6-13}$$

由式(6-13)可知,温度对反应速率的影响,其实质是改变了反应的速率常数。范特霍夫近似规则虽然不是很精确,但当数据缺乏时,进行粗略的估算仍是有用的。

6.4.2　阿累尼乌斯方程

1889 年,瑞典化学家阿累尼乌斯依据大量实验数据,总结出反应速率常数与温度之间

存在的定量关系：

$$k = A e^{-\frac{E_a}{RT}} \tag{6-14}$$

将上式以对数形式表示，则为

$$\ln k = -\frac{E_a}{R} \cdot \frac{1}{T} + \ln A \tag{6-15}$$

或

$$\lg k = -\frac{E_a}{2.303R} \cdot \frac{1}{T} + \lg A \tag{6-16}$$

式中：k 为速率常数；E_a 为反应的活化能；R 为摩尔气体常数；T 为热力学温度；A 称为频率因子或指前因子，是与反应有关的特性常数，其单位与速率常数一致。对于给定的反应，在温度变化不大的范围内，可以认为 E_a 与 A 都不随温度的变化而变化。

式(6-14)、式(6-15)与式(6-16)都称为阿累尼乌斯方程。

分析阿累尼乌斯方程，可以得出以下推论：

(1) 对于给定的反应，E_a 和 A 可视为常数，温度升高时 $e^{-\frac{E_a}{RT}}$ 随之增大，表明温度升高时 k 值增大，反应速率加快。

(2) 当温度一定时，若几个反应 A 值相近，E_a 越大则 k 越小，反应进行得越慢；反之，E_a 越小 k 就越大，反应进行得越快。

(3) 活化能 E_a 不同的反应，温度变化对反应速率的影响程度不同。活化能 E_a 越大的反应，受温度变化的影响也越大。

若某反应在 T_1 时速率常数为 k_1，在温度 T_2 时速率常数为 k_2，则据阿累尼乌斯方程有

$$\ln k_1 = -\frac{E_a}{R} \cdot \frac{1}{T_1} + \ln A$$

和

$$\ln k_2 = -\frac{E_a}{R} \cdot \frac{1}{T_2} + \ln A$$

两式相减后可得

$$\ln \frac{k_2}{k_1} = \frac{E_a}{R}\left(\frac{1}{T_1} - \frac{1}{T_2}\right) = \frac{E_a}{R}\left(\frac{T_2 - T_1}{T_1 T_2}\right) \tag{6-17}$$

式(6-17)是阿累尼乌斯方程的另一种形式。利用式(6-17)可以计算反应的活化能 E_a 或速率常数 k，应用时需注意 E_a 与 R 的单位的统一。

【例 6-2】　某化合物在水溶液中分解反应的速率常数在 273 K 和 303 K 时分别为 2.46×10^{-5} s^{-1} 和 1.63×10^{-3} s^{-1}，计算该反应的活化能和在 298 K 时的速率常数。

解　由式(6-17)得

$$E_a = R\left(\frac{T_1 T_2}{T_2 - T_1}\right)\ln \frac{k_2}{k_1}$$

$$= 8.314 \times \left(\frac{273 \times 303}{303 - 273}\right) \times \ln \frac{1.63 \times 10^{-3}}{2.46 \times 10^{-5}}$$

$$= 9.61 \times 10^4 \text{ J·mol}^{-1} = 96.1 \text{ kJ·mol}^{-1}$$

在 298 K 时的速率常数 k 可按下式计算：

$$\ln k_2 = \frac{E_a}{R}\left(\frac{T_2 - T_1}{T_1 T_2}\right) + \ln k_1$$

将求得的 E_a 值和 273 K 时的 k_1 值代入上式，得

$$\ln k = \frac{9.61 \times 10^4}{8.314} \times \left(\frac{298 - 273}{273 \times 298}\right) + \ln(2.46 \times 10^{-5}) = -7.061$$

$$k = 8.58 \times 10^{-4}\ \mathrm{s}^{-1}$$

6.5 催化剂对化学反应速率的影响

提高温度可以加快化学反应速率，但同时会导致实际生产中较多的能源消耗，对设备的耐高温性能也会有特殊要求。然而，应用催化剂可在较为温和的条件下显著提高反应速率，具有无可限量的应用价值。

6.5.1 催化剂和催化作用

催化剂(catalyst)是一种能够改变化学反应速率而其本身在反应前后的组成、数量和化学性质保持不变的物质。催化剂改变化学反应速率的作用称为催化作用(catalysis)。通常将能加快化学反应速率的催化剂称为正催化剂，将能减缓化学反应速率的催化剂称为负催化剂。一般情况下，如果没有加以说明，都是指正催化剂。

催化剂能加快化学反应速率的原因是改变了反应途径，从而降低了反应活化能。如图6.8所示，对于反应 A+B→AB，原来是经途径Ⅰ完成的，正反应的活化能为 E_a。加入催化剂 K 后，反应物 A 与 K 结合后再与 B 结合生成 AB，所经历的途径Ⅱ，其活化能 E_1 和 E_2 均低于途径Ⅰ的活化能 E_a。由于反应活化能降低，活化分子比例相应提高，使反应速率加快。由图6.8还可看出，反应途径的改变同时也降低了逆反应的活化能，逆反应的反应速率也会加快。

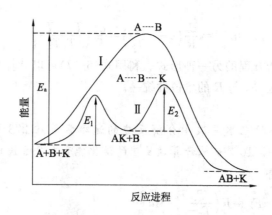

图 6.8 催化作用降低反应活化能示意图

综上所述，可知催化剂具有以下基本特点：

(1) 催化剂改变了反应历程，从而影响了反应速率。催化剂参与了化学反应过程，生成

了中间产物,但在生成产物的反应中再生。因而在反应前后,催化剂的数量和化学组成虽不变,其物理性质常发生变化,如外观改变、晶型消失等。

(2)催化剂只能改变化学反应的速率,不能改变体系的始态和终态以及反应的 $\Delta_r G_m$。因此,催化剂不能改变自发反应的方向,即不能使非自发反应在催化作用下变成自发反应。

(3)催化剂能同等程度地改变可逆反应的正、逆反应速率,缩短体系到达平衡的时间。但催化剂不会引起化学平衡常数的变化,不会使平衡移动。

(4)催化剂具有选择性。一种催化剂在一定条件下通常只对某一反应或某一类反应起催化作用。使用不同的催化剂,由同样的反应物可得到不同的产物。例如乙醇脱氢反应,采用不同的催化剂可得到不同的产物,见表 6.2。

表 6.2　乙醇脱氢反应产物与催化剂的关系

反应物	生成物	催化剂(反应温度)
C_2H_5OH	CH_3CHO+H_2	$Cu(473\sim523\ K)$
C_2H_5OH	$C_2H_4+H_2O$	$Al_2O_3(623\sim633\ K)$
C_2H_5OH	$(C_2H_5)_2O+H_2O$	浓 $H_2SO_4(413\ K)$

6.5.2　生物催化剂——酶

酶(enzyme)是一种特殊的生物催化剂,是具有催化作用的蛋白质,存在于动物、植物和微生物中。一切与生命现象关系密切的反应几乎都是在酶的催化下进行的。例如,人类将植物或其他动物体中的物质,经过体内错综复杂的化学反应,转化为自身的一部分,使人类得以生存、活动、生长和繁衍等。在这过程中的化学反应都离不开酶的催化作用,可以说没有酶的催化作用就不可能有生命现象。

酶是氨基酸按一定顺序聚合起来的蛋白质大分子,其化学本质是蛋白质和复合蛋白质(蛋白质＋辅因子)在生物体内起催化剂作用,这种作用称为酶催化(enzyme catalysis)。

酶与一般的非生物催化剂相比,具有以下主要特点:

(1)高催化活性

酶具有巨大的催化能力,其催化效率比一般非酶催化剂高 $10^6\sim10^{13}$ 倍。例如,食物中蛋白质的水解(即消化),在体外需在浓的强酸(或强碱)条件下煮沸相当长的时间才能完成,而在人体内正常体温 37 ℃时,这一过程在胃蛋白酶的作用下短时间内即可完成。又如人体血液中的碳酸酐酶能催化 H_2CO_3 分解为 CO_2 和 H_2O,1 个碳酸酐酶分子可在 1 min 内催化 1.9×10^7 个 H_2CO_3 分子分解。

(2)高选择性(专一性)

一种酶只能催化一种或一类底物发生反应。例如,尿素酶只能催化尿素的水解反应,而对尿素取代物的水解反应则无催化作用。

(3)催化条件温和

酶在常温常压下即可发挥催化作用,催化条件一般都比较温和。酶对温度非常敏感,温度过高会引起酶蛋白变性,使酶失去催化活性。人体各种酶的最适宜温度是 37 ℃左右。

(4) 特殊的 pH

反应体系的 pH 会影响酶蛋白的电荷状态及酶分子的立体结构,因而酶只能在一定的 pH 范围内发挥催化作用。如果 pH 偏离这个范围,酶的活性就会降低,甚至完全丧失。

酶分布在人体的各种器官和体液中。从化学反应的角度看,人体是一个极其复杂而又十分奥妙的酶催化系统。人体内的酶有近千种,60% 以上的含有微量元素铜、锌、锰、钼等,这些微量元素参与了各种酶的组成与激活,能使体内的各种反应顺利进行。

习　题

1. 区别下列基本概念。
   (1) 基元反应与复合反应　　　　(2) 反应分子数与反应级数
   (3) 活化分子与活化配合物　　　(4) 化学反应速率与速率常数

2. 简要回答下列问题。
   (1) 为什么反应速率通常会随时间的增加而变慢?
   (2) 反应物分子发生有效碰撞的条件是什么?
   (3) 气态反应物的分压如何影响反应速率?
   (4) 影响反应速率的因素有哪些?
   (5) 什么是质量作用定律? 应用时有什么限制?
   (6) 碰撞理论与过渡状态理论有哪些异同点?

3. 判断下列说法是否正确。
   (1) 复合反应是由多个基元反应组成的。　　　　　　　　　　　　　　(　　)
   (2) 某反应的速率方程中,若反应物浓度的方次与反应方程式中的计量系数相等,则反应一定是基元反应。　　　　　　　　　　　　　　　　　　　　　　(　　)
   (3) 复合反应中,反应速率由最慢的反应步骤控制。　　　　　　　　(　　)
   (4) 提高反应温度,反应速率一定增大。　　　　　　　　　　　　　(　　)
   (5) 催化剂一定会缩短反应时间,使反应尽快达到平衡。　　　　　　(　　)
   (6) 酶是一种高效、专一的催化剂,在任何条件下都能发挥催化作用。(　　)

4. 在 298 K 时,研究某反应 $a\mathrm{A}(aq)+b\mathrm{B}(aq)=\!=\!=\mathrm{Z}(aq)$,将 A,B 两溶液按不同浓度混合,得到实验数据如下:

编号	$c_A/(\mathrm{mol \cdot L^{-1}})$	$c_B/(\mathrm{mol \cdot L^{-1}})$	反应速率 $v/(\mathrm{L \cdot mol^{-1} \cdot s^{-1}})$
1	1.0	1.0	1.2×10^{-2}
2	2.0	1.0	2.4×10^{-2}
3	4.0	1.0	4.8×10^{-2}
4	1.0	2.0	4.8×10^{-2}
5	1.0	4.0	1.9×10^{-1}

(1) 计算该反应的级数;(2) 写出该反应的速率方程;(3) 求出该反应的速率常数。

5. 某放射性同位素进行 β 放射,14 天后同位素的活性降低 6.85%。(1) 试计算此同位素蜕变的速率常数和半衰期;(2) 此放射性同位素蜕变 90% 需多长时间?（同位素蜕变是一级反应）

6. 反应 $HI(g)+CH_3I(g)\!=\!\!=\!CH_4(g)+I_2(g)$ 在 650 K 时速率常数是 2.0×10^{-5} L·mol^{-1}·s^{-1},在 670 K 时速率常数是 7.0×10^{-5} L·mol^{-1}·s^{-1},求该反应的活化能。

7. 某药物在水溶液中发生分解,在 323 K 和 343 K 时测得该分解反应的速率常数分别为 7.08×10^{-4} h^{-1} 和 3.55×10^{-3} h^{-1},求该反应活化能和在 298 K 时的速率常数。

8. 300 K 时,反应 $H_2O_2(aq)\!=\!\!=\!H_2O(l)+1/2O_2(g)$ 的活化能为 75.3 kJ·mol^{-1};若用 I$^-$ 催化,活化能降为 56.5 kJ·mol^{-1}。若用酶催化,活化能降为 25.1 kJ·mol^{-1}。试计算在相同温度下,该反应用 I$^-$ 催化及酶催化时,其反应速率分别是无催化时的多少倍?

第7章

氧化还原反应与电极电势

氧化还原反应(oxidation-reduction reaction)广泛存在于自然界中,与地球上生命体的产生、进化以及繁衍生息密切相关。在机体内,它可与其他类型的生化反应协同作用,构成诸如新陈代谢、运动收缩、神经传导与生物合成等各种生命现象的物质基础。例如,葡萄糖在体内的代谢反应为

$$C_6H_{12}O_6 + 6O_2 \Longrightarrow 6CO_2 + 6H_2O$$

这一反应即为典型的氧化还原反应,其产生的能量维持了生命机体的正常生理活动。

7.1 氧化还原的基本概念

7.1.1 氧化数

化学反应通常涉及原子的价电子层。依据反应前后是否有电子转移或偏移,可将化学反应分成氧化还原反应和非氧化还原反应。在氧化还原反应中,电子的转移或偏移使物质中某些原子的价层电子组态发生变化,从而改变了这些原子的带电状态。为了描述原子中电子得失或偏移的程度,人们提出了氧化数(oxidation number)的概念。

1970年,IUPAC将氧化数定义为"元素的氧化数是该元素一个原子的荷电数,这种荷电数是将成键电子指定给电负性较大的元素而求得的(元素的电负性是原子在分子中吸引成键电子能力的量度)。"

按照上述定义确定元素的氧化数,人们常常运用如下经验规则:

① 单质分子中元素的氧化数为零。

② 电中性化合物分子中,所有元素的氧化数的代数和为零。

③ 单原子离子中,元素的氧化数等于离子的电荷数;多原子离子中,所有元素的氧化数的代数和等于离子的电荷数。

④ 氢在化合物中的氧化数一般为+1,但在金属氢化物(如 NaH,CaH$_2$)中氧化数为-1。氧在化合物中的氧化数一般为-2,但在过氧化物(如 H$_2$O$_2$,Na$_2$O$_2$)中的氧化数为-1,在超氧化物(如 KO$_2$)中的氧化数为-$\frac{1}{2}$,在氟化物(如 O$_2$F$_2$,OF$_2$)中的氧化数分别为+1,+2。

根据以上规则,就可以计算出化合物中各元素的氧化数。例如:

$K_2Cr_2O_7$ 中 Cr 的氧化数为 $+6$；　　　$KMnO_4$ 中 Mn 的氧化数为 $+7$

$Na_2S_4O_6$ 中 S 的氧化数为 $+\dfrac{5}{2}$；　　　Fe_3O_4 中 Fe 的氧化数为 $+\dfrac{8}{3}$

氧化数与中学化学介绍的化合价有点相似,但在概念及取值上存在差异。氧化数是在化合价基础上发展起来的概念,它不考虑分子的结构,是为了说明元素在化合物中表观的、平均的荷电状态而人为引入的。其数值有正负之分,可以是整数,也可以是分数。化合价是指相结合的原子之间的个数比,反映分子中原子间相互结合的能力,与分子结构有关系。化合价只能是整数,不可能是分数。

7.1.2 氧化还原反应与电对

1. 氧化与还原

在化学反应中,物质失去电子,某元素的氧化数升高,该物质是还原剂(reductant),此过程称为氧化(oxidation);物质得到电子,某元素的氧化数降低,该物质是氧化剂(oxidant),此过程称为还原(reduction)。例如:

氧化过程　　　$2I^- \longrightarrow I_2 + 2e^-$

还原过程　　　$Cl_2 + 2e^- \longrightarrow 2Cl^-$

以上两式所表示的皆称为氧化还原反应的半反应(half-reaction),其中失去电子的半反应称为氧化半反应,得到电子的半反应称为还原半反应。因为有获得电子者就必然有失去电子者,故氧化半反应和还原半反应必须联系在一起才能进行。将上例中的两个得失电子数相等的半反应合并起来,就成为一个完整的总反应式:

$$Cl_2 + 2I^- \Longrightarrow 2Cl^- + I_2$$

这个总反应即称为氧化还原反应。

在上例中,氧化剂得电子和还原剂失电子都很明显,而有些反应中却没有明显的电子得失。例如:

$$H_2(g) + F_2(g) \Longrightarrow 2HF(g)$$

在形成共价化合物氟化氢分子的反应中,氢并未完全失去电子,氟也未完全得到电子,只是因为氟元素电负性大于氢元素,HF(g)分子中一对成键的共用电子偏向氟原子一方,导致氢元素的氧化数升高,氟元素的氧化数降低。类似这种不存在电子的完全得失,只存在电子偏移(部分得失)的反应,同样具有氧化数发生改变的特征,也属于氧化还原反应。由此可见,氧化还原反应的本质在于电子的得失或偏移。

2. 氧化还原电对

在还原半反应中,氧化剂及其还原产物是同种元素具有不同氧化数的两种物质形式;而在氧化半反应中,还原剂及其氧化产物两者的关系同样如此。在同种元素具有不同氧化数的两种物质形式中,氧化数较高的物质为氧化型(oxidation form),氧化数较低的物质为还原型(reduction form),两者共同组成一个氧化还原电对(redox couple),简称电对,符号记作:氧化型/还原型。

仍以反应 $Cl_2 + 2I^- \Longleftrightarrow 2Cl^- + I_2$ 为例，氧化剂 Cl_2 及其还原产物 Cl^- 是氯元素氧化数分别为 0 与 -1 的两种物质形式，Cl_2 是氧化型，Cl^- 是还原型，组成电对 Cl_2/Cl^-；还原剂 I^- 及其氧化产物 I_2 是碘元素氧化数分别为 -1 与 0 的两种物质形式，I^- 是还原型，I_2 是氧化型，组成电对 I_2/I^-。

电对中氧化型和还原型两者相互依存，并且通过电子的得失相互转化：

$$a \text{ 氧化型} + ne^- \Longleftrightarrow g \text{ 还原型}$$

式中：a,g 是反应系数；n 是得失电子数。氧化型和还原型之间的转化，在实际反应中按其进行的方向，构成了氧化半反应或还原半反应。

氧化型与还原型之间的关系与共轭酸碱对之间的共轭关系十分相似，区别在于电对中是电子的得失，而共轭酸碱对之间是质子的传递。因而也有类似的结论，即同一电对中氧化型的氧化能力越强（越易结合电子），其还原型的还原能力就越弱（越不易失去电子），反之亦然。

一种物质在电对中充当氧化型或还原型并不是绝对的，需根据与其组成电对的另一种物质来判断。例如，H_2O_2 中氧元素的氧化数为 -1，在 O_2/H_2O_2 电对中 H_2O_2 为还原型，而在 H_2O_2/H_2O 电对中 H_2O_2 则为氧化型。

3. 氧化还原反应的实质

任何一个氧化还原反应都可视为两个电对间的电子转移（传递）过程，反应可写成如下通式：

$$a \text{ 氧化型}_1 + b \text{ 还原型}_2 \xrightarrow{\quad ne^- \quad} g \text{ 还原型}_1 + h \text{ 氧化型}_2$$

式中：a,b,g,h 为参与反应的各物质的反应系数；下标 $1,2$ 分别代表两个不同的电对。两个电对中组成物质得失电子的能力决定了氧化还原反应自发进行的方向。如果氧化型$_1$ 的得电子能力＞氧化型$_2$、还原型$_2$ 的失电子能力＞还原型$_1$，反应正向自发进行；反之，反应则逆向自发进行。

7.2　原电池与电极电势

7.2.1　原电池的组成与表示

1. 原电池的组成

如图 7.1 所示的装置中，锌片和铜片分别插在 $ZnSO_4$ 溶液和 $CuSO_4$ 溶液中，用装满饱和 KCl 溶液与琼脂做成的凝胶 U 形管将两溶液联系起来，这个 U 形管称为盐桥（salt bridge）。可以观察到串接在锌片和铜片之间的电表指针发生偏转，提示连接锌片和铜片的导线中有电流从铜片流向锌片（与电子流动方向相反）。该装置是如何通过化学反应产生电流的呢？

锌片上 Zn 失去电子，发生氧化反应，形成 Zn^{2+} 进入溶液：

$$Zn \longrightarrow Zn^{2+} + 2e^-$$

锌片上多余的电子由连接锌片和铜片的导线转移到铜片,溶液中 Cu^{2+} 从铜片上得到电子,发生还原反应,变成金属 Cu 在铜片上析出:

$$Cu^{2+} + 2e^- \longrightarrow Cu$$

与此同时,盐桥的饱和 KCl 溶液中 Cl^- 和 K^+ 分别迁移到 $ZnSO_4$ 溶液和 $CuSO_4$ 溶液中,以平衡两溶液中过剩的离子电荷,维持两溶液的电中性,从而使反应可以继续进行,电流得以不断地产生。

该装置中发生的总的化学反应为

$$Zn + Cu^{2+} =\!=\!= Zn^{2+} + Cu$$

如果把锌片直接插入硫酸铜溶液中,也会发生相同的氧化还原反应,但由于还原剂 Zn 与氧化剂 Cu^{2+} 直接接触,电子在两者之间进行无序转移,不能形成电荷的定向移动——电流,化学能转变为热能释出。在图 7.1 所示的装置中,由于 Zn 发生的氧化反应和 Cu^{2+} 发生的还原反应被分隔在两处进行,同时又通过导线、盐桥保持着联系。因此,电子经导线连成的外电路、离子经溶液构成的内电路有序地、持续地发生定向转移,形成稳恒电流。这种利用氧化还原反应产生电流、使化学能转变为电能的装置称为原电池(primary cell),简称电池。图 7.1 所示是铜锌原电池(或称为 Daniell 电池)的示意图。理论上,自发进行的氧化还原反应都可以组成原电池。

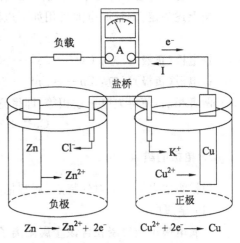

图 7.1 铜锌原电池示意图

原电池中,电子流出的电极称为负极(cathode),负极上发生氧化半反应;电子流入的电极称为正极(anode),正极上发生还原半反应。通常将电极上发生的氧化半反应或还原半反应,称为电极反应(electrode reaction)或半电池反应(half-cell reaction)。将在正、负极分别发生的两个电极反应综合起来,即为电池中发生的完整氧化还原反应,称为电池反应(cell reaction)。

从化学组成看,任一电极都对应着一个特定的氧化还原电对,或者说不同的电对组成不同的电极。例如,Zn^{2+}/Zn 电对和 Cu^{2+}/Cu 电对,分别组成上述 $Cu-Zn$ 原电池中的锌电极和铜电极。电极反应实际上就是同一电对中氧化型和还原型之间相互转化的过程。一个电对若组成正极,便发生从氧化型转化为还原型的还原半反应;一个电对若组成负极,便发生从还原型转化成氧化型的氧化半反应。电池反应是发生在两个电对之间的电子转移(传递)过程。

2. 原电池的表示方法

用图表示原电池的组成比较麻烦,因而电化学中常用特定的方式来表示原电池,称为电池组成式或电池符号。具体规定如下:

（1）用（－）表示电池的负极，用（＋）表示电池的正极，通常负极写在左边，正极写在右边。

（2）在原电池组成式中，一般需要注明各物质的浓度、分压或物态，未加注明的视为处于其标准状态。

（3）用单竖线"|"表示相界面，用双竖线"‖"表示盐桥，同一可混溶的液相中的不同物质之间用"，"隔开。

（4）电对中不含可作电极导体的固体导电物质时，需外加惰性物质（铂或石墨等）做电极导体。惰性电极导体不参与电极反应，只起传递电子的作用。

（5）电极反应中的固体、纯液体和气体应与电极写在一起，并以"，"隔开。

按上述规定，铜锌原电池可用如下电池符号表示：

$$（-）\ Zn\,|\,Zn^{2+}(c_2)\ \|\ Cu^{2+}(c_1)\,|\,Cu\ （+）$$

铜电极（正极）反应：$Cu^{2+}+2e^- \longrightarrow Cu$（还原半反应）

锌电极（负极）反应：$Zn \longrightarrow Zn^{2+}+2e^-$（氧化半反应）

两者相加，使得失电子数相等，即得到电池反应：

$$Cu^{2+}+Zn \Longrightarrow Zn^{2+}+Cu$$

3. 电极的类型

根据组成电极的电对的特点，通常把电极分成四类。

（1）金属电极

金属电极由金属浸在含该金属阳离子的电解质溶液中构成。例如铜电极：

电对　　　　　　　Cu^{2+}/Cu

电极组成式　　　　$Cu\,|\,Cu^{2+}(c)$

电极反应　　　　　$Cu^{2+}+2e^- \Longrightarrow Cu$

组成金属电极的电对中，还原型的金属本身兼作电极导体。

在上面书写的电极反应式中，用了表示可逆意义的双向箭头"$\Longrightarrow$"，并按正向还原的方式书写。如果已知电极在电池中实际作正极或负极，则按实际反应的方向用单向箭头"$\longrightarrow$"来书写。

（2）气体电极

气体电极由气体单质及其相应的离子组成，例如氢电极、氧电极、氯电极等，它们相应的电对分别为 H^+/H_2、O_2/OH^-、Cl_2/Cl^- 等。由于组成该类电极的电对中不含可作电极导体的固体物质，需借助惰性电子导体（铂或石墨等）参与组成电极。

以上三个气体电极的组成式及相应的电极反应分别表示如下：

$Pt,H_2(p)\,|\,H^+(c)$　　　　　$2H^++2e^- \Longrightarrow H_2(g)$

$Pt,O_2(p)\,|\,OH^-(c)$　　　　$O_2(g)+2H_2O+4e^- \Longrightarrow 4OH^-$

$Pt,Cl_2(p)\,|\,Cl^-(c)$　　　　$Cl_2(g)+2e^- \Longrightarrow 2Cl^-$

（3）金属-金属难溶盐电极

金属-金属难溶盐电极由某些金属在其表面涂覆该金属难溶盐（或难溶的氧化物、氢氧化物），并浸在与难溶盐（或难溶的氧化物、氢氧化物）具有相同的阴离子的电解质溶液中组成。

例如,银-氯化银电极由金属银、氯化银及 KCl 溶液所组成。

电对　　　　　　　　AgCl/Ag

电极组成式　　　　　Ag,AgCl|Cl$^-$(c)

电极反应　　　　　　AgCl (s)+e$^-$ ⟶ Ag(s)+Cl$^-$

又如,甘汞电极由金属汞、甘汞(Hg$_2$Cl$_2$)及 KCl 溶液所组成。

电对　　　　　　　　Hg$_2$Cl$_2$/Hg

电极组成式　　　　　Hg,Hg$_2$Cl$_2$|Cl$^-$(c)

电极反应　　　　　　Hg$_2$Cl$_2$(s)+2e$^-$ ⟶ 2Hg(l)+2Cl$^-$

(4) 氧化还原电极

氧化还原电极由惰性电极导体浸在含有同种元素两种不同氧化数的离子溶液中组成。

例如,将铂插在含有 Fe^{3+},Fe^{2+} 两种离子的溶液中组成电极。

电对　　　　　　　　Fe^{3+}/Fe^{2+}

电极组成式　　　　　Pt|Fe^{3+}(c_1),Fe^{2+}(c_2)

电极反应　　　　　　Fe^{3+}+e$^-$ ⟶ Fe^{2+}

电极中 Fe^{3+},Fe^{2+} 离子虽然处于同一溶液相中,但书写时需用逗号","隔开。在四类电极上发生的都是氧化还原反应,唯独将这类电极称为氧化还原电极,是一种历史习惯。

【例 7-1】　已知原电池组成式为(－) Pt|Sn^{2+}, Sn^{4+} ‖ Fe^{3+}, Fe^{2+}|Pt (＋),试写出其电池反应方程式。

解　正极发生还原反应,电极反应式为 2Fe^{3+}+2e$^-$ ⟶ 2Fe^{2+};

负极发生氧化反应,电极反应式为 Sn^{2+} ⟶ Sn^{4+}+2e$^-$。

将两个电极反应式相加即得电池反应式为

$$2Fe^{3+}+Sn^{2+} \rightleftharpoons 2Fe^{2+}+Sn^{4+}$$

【例 7-2】　已知一自发进行的氧化还原反应为

$$MnO_4^-+5Fe^{2+}+8H^+ \rightleftharpoons Mn^{2+}+5Fe^{3+}+4H_2O$$

试将该反应组成原电池,写出其电池组成式。

解　将已知的总反应拆成氧化半反应与还原半反应两部分:

还原剂的氧化半反应为 5Fe^{2+} ⟶ 5Fe^{3+}+5e$^-$,对应电对为 Fe^{3+}/Fe^{2+};氧化剂的还原半反应为 MnO$_4^-$+8H$^+$+5e$^-$ ⟶ Mn^{2+}+4 H$_2$O,对应电对为 MnO$_4^-$/Mn^{2+}。

因氧化半反应在负极发生,还原半反应在正极发生,故电对 Fe^{3+}/Fe^{2+} 组成负极,电对 MnO$_4^-$/Mn^{2+} 组成正极,将已知反应组成原电池,其电池组成式为

(－) Pt|Fe^{3+},Fe^{2+} ‖ MnO$_4^-$,Mn^{2+},H$^+$|Pt (＋)

需要指出,不仅氧化还原反应,即使元素的氧化数在反应前后无改变的酸碱反应、沉淀反应以及后面要学习的配位化学反应,也可以设法组成原电池,请看下例。

【例 7-3】　试用沉淀反应 $Ag^+ + Cl^- \Longrightarrow AgCl(s)$ 组成原电池,写出其电池组成式。

解　产物中的 $AgCl(s)$ 及反应物中的 Cl^- 联系着一个金属-金属难溶盐电极,电极组成式为 $Ag, AgCl | Cl^-$,相应的电对为 $AgCl/Ag$。

电极反应　$Ag(s) + Cl^- \longrightarrow AgCl(s) + e^-$

由于 $AgCl(s)$ 是产物,根据电极反应式可知,该电极上发生的是氧化半反应,即电极应为负极。由已知的沉淀反应总方程式减去负极的反应式:

$$Ag^+ + Cl^- \Longrightarrow AgCl(s)$$
$$Ag(s) + Cl^- \longrightarrow AgCl(s) + e^-$$

$$\overline{}$$

得到正极的反应式为　　　$Ag^+ + e^- \longrightarrow Ag(s)$

此电极相应的电对为 Ag^+/Ag,电极组成式为 $Ag | Ag^+$。

由两个电极组成电池,其电池组成式为

$$(-) \ Ag, AgCl(s) | Cl^- \ \| \ Ag^+ | Ag \ (+)$$

7.2.2　电极电势

在 $Cu-Zn$ 原电池中有电流产生,电子不断由负极流向正极,说明正极的电势比负极高。1889 年,德国化学家能斯特(Nernst)提出了双电层理论(electric double layer theory),阐述了电极电势(electrode potential)产生的机理。

双电层理论认为,由于金属晶体是由金属原子、金属离子和自由电子所构成的,因此若把金属置于其盐溶液中,在金属与其盐溶液的接触界面上就会发生两种不同的过程:一种是金属表面的金属阳离子受极性水分子的吸引而溶解进入溶液的过程;另一种是溶液中的水合金属离子由于碰到金属表面,受到自由电子的吸引而沉积到金属表面的过程。这是一个可逆过程,当方向相反的过程进行的速率相等时,即达到动态平衡:

$$M \underset{沉积}{\overset{溶解}{\rightleftharpoons}} M^{n+}(aq) + ne^-$$

在给定浓度的溶液中,金属越活泼或溶液中金属离子的浓度越小,金属溶解的趋势就越大于溶液中金属离子沉积到金属表面的趋势,达到平衡时金属表面就因聚集了金属溶解时留下的自由电子而带负电荷,溶液则因金属离子进入溶液而带正电荷,在金属与其盐溶液的接触界面就形成了电子和金属离子所构成的双电层(如图 7.2a 所示)。相反,金属越不活泼或溶液中金属离子的浓度越大,金属离子沉积的趋势就越大于金属溶解的趋势,达到平衡时金属表面因聚集了金属离子而带正电荷,溶液则由于金属离子减少而带负电

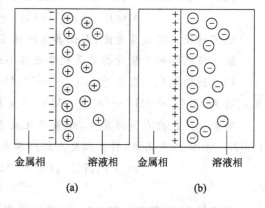

图 7.2　金属电极的电极电势

层(如图 7.2b 所示)。在双电层之间存在一定的电势差,这个电势差即为由金属与金属离子组成的电对的平衡电势,即电极电势,以 φ 表示。金属电极的电极电势的值,主要取决于金属的种类(即金属电极的本性),也与溶液中该金属离子的浓度以及温度等外部因素有关。

若用两种不同的电对设计构成原电池,则在两电极之间就会有电势差,从而产生电流。用对消法使流过电池的电流趋于零时,两电极间的电势差达到极大值,该值即为电池的电动势 E(electromotive force)。按照规定,原电池的电动势(E)等于正极电极电势(φ_+)减去负极电极电势(φ_-),即

$$E = \varphi_+ - \varphi_- \tag{7-1}$$

电池电动势的测量结果应为正值,表示电池可以自发产生电流。若出现负值,表明原先认定的正极和负极反了,需要对调过来。

7.2.3　标准电极电势

1. 标准氢电极

迄今为止,尚无法测量电极电势的绝对值,但可以选取某种电极作为参照标准,将其他电极与之比较,求得电极电势的相对值。通常选择标准氢电极(standard hydrogen electrode,缩写成 SHE) 作为基准电极。

将镀有一层海绵状铂黑的铂片,浸在含有 H^+ 的溶液中,并通入氢气使铂黑吸附氢气至饱和,即构成了氢电极。若 H_2 的分压为 100 kPa,溶液中 H^+ 离子浓度为 1 mol·L^{-1}(严格地说,H^+ 离子的活度 a 为 1 mol·L^{-1}),氢电极即处于标准状态。图 7.3 所示为标准氢电极的示意图。

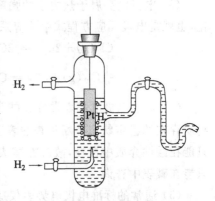

图 7.3　标准氢电极

标准氢电极的组成式为 Pt, H_2($p = 100$ kPa) | H^+(1 mol·L^{-1}),电极反应为

$$2H^+(aq) + 2e^- \Longleftrightarrow H_2(g)$$

按照规定,在任意温度下标准氢电极的电极电势都为零,即

$$\varphi^{\ominus}(SHE) = 0 \text{ V} \text{ 或 } \varphi^{\ominus}(H^+/H_2) = 0 \text{ V}$$

只要将待测电极与标准氢电极组成原电池,测出该电池的电动势,即可通过式(7-1)计算得到待测电极的电极电势。

2. 标准电极电势

由于不同状态下电极具有不同的电极电势,为了便于比较,通常使它们处于标准状态。热力学规定,凡是组成电极的各物质处于溶液中其浓度为 1 mol·L^{-1}(严格地说,活度 a 为 1 mol·L^{-1}),气体分压为 100 kPa,液体或固体为纯净状态,电极就处于标准状态。标准状态下的电极电势称为标准电极电势,以 $\varphi^{\ominus}$ 表示。

将不同电对的标准电极电势值及相应的电极反应式按一定顺序排列,便形成标准电极电势表(参见附录)。电极电势是表示电对中氧化型及还原型物质得失电子能力(即氧化还

原能力)相对大小的物理量。因此,根据标准电极电势表,可以初步判断物质的氧化还原能力。某电对的电极电势代数值越小,则该电对中还原型物质的还原能力越强,氧化型物质的氧化能力越弱;反之,电极电势代数值越大,电对中还原型物质的还原能力越弱,氧化型物质的氧化能力越强。

标准电极电势是电化学中重要的数据。在使用标准电极电势表时,需注意以下几点:

(1) 标准电极电势表中的电极反应均以还原反应的形式表示:

$$a \text{ 氧化型} + ne^- \Longrightarrow g \text{ 还原型}$$

$\varphi^{\ominus}_{\mathrm{Ox/Red}}$ 为标准还原电极电势。书写时,下标中氧化型和还原型的前后位置不能写反。

(2) 任何状态下,电极电势表示的都是电极在特定状态下的平衡电学性质,其代数值不随电极反应实际进行的方向而变化。例如:

$$\mathrm{Zn^{2+} + 2e^- \longrightarrow Zn} \qquad \varphi^{\ominus}(\mathrm{Zn^{2+}/Zn}) = -0.7618 \text{ V}$$
$$\mathrm{Zn - 2e^- \longrightarrow Zn^{2+}} \qquad \varphi^{\ominus}(\mathrm{Zn^{2+}/Zn}) = -0.7618 \text{ V}$$

(3) 电极电势属于热力学的强度性质,电极电势值不随参加电极反应的物质的量而变化,也就是电极反应方程式中反应系数的改变,对电极电势值不会产生影响。例如:

$$\mathrm{Cl_2(g) + 2e^- \Longrightarrow 2Cl^-} \qquad \varphi^{\ominus}(\mathrm{Cl_2/Cl^-}) = 1.3583 \text{ V}$$
$$\frac{1}{2}\mathrm{Cl_2(g) + e^- \Longrightarrow Cl^-} \qquad \varphi^{\ominus}(\mathrm{Cl_2/Cl^-}) = 1.3583 \text{ V}$$

(4) 标准电极电势表常分为酸表(用 $\varphi^{\ominus}_{\mathrm{A}}$ 表示)和碱表(用 $\varphi^{\ominus}_{\mathrm{B}}$ 表示),应根据电极反应中物质存在的稳定状态推断是查酸表还是碱表。例如:$\mathrm{Fe^{3+} + e^- \longrightarrow Fe^{2+}}$,由于 $\mathrm{Fe^{3+}}$ 和 $\mathrm{Fe^{2+}}$ 只能在酸性介质中存在,故应在酸表中查 $\varphi^{\ominus}(\mathrm{Fe^{3+}/Fe^{2+}})$ 值,而 $\varphi^{\ominus}[(\mathrm{Fe(OH)_3/Fe(OH)_2}]$ 只能在碱表中查询。

(5) 通常的标准电极电势表仅适用于标准态时的水溶液,对于非水溶液、高温、固相反应等则不能使用。

生物体系中,由于 $\mathrm{H^+}$ 浓度等于 1 mol·L⁻¹ 亦即 pH = 0 时,会引起生物大分子变性,故生物化学标准状态规定为 pH = 7.0(接近生理 pH),其他各物质仍取正常规定的浓度(或气体物质的分压)状态。医学上对于机体内的氧化还原反应,需要应用生物化学标准状态下的电极电势($\varphi^{\ominus'}$)加以讨论,有关数据可以查找相关手册。

7.3　影响电极电势的因素

在标准状态及温度为 298.15 K 时,可以测得电对的标准电极电势。然而,大多数化学反应是在非标准状态下进行,当浓度与温度改变时,电极电势也会随之变化。因而在研究氧化还原反应时,必须要考虑各种因素对电极电势的影响。这些因素主要有电对的本性、氧化型和还原型的浓度(或分压)以及反应温度等。

7.3.1　能斯特方程式

对于任一电极反应:

$$a \text{ 氧化型} + ne^- \Longrightarrow g \text{ 还原型}$$

可以由热力学推导得出非标准状态下的电极电势 φ：

$$\varphi = \varphi^{\ominus} + \frac{2.303RT}{nF} \lg \frac{c^a(氧化型)}{c^g(还原型)} \tag{7-2}$$

式(7-2)由德国科学家能斯特提出，故也称为能斯特方程。式中：$\varphi^{\ominus}$ 为标准电极电势；R 为摩尔气体常数；F 为法拉第常数，表示 1 mol 电子所带的电荷量，其值为 96485 C·mol^{-1}；T 为热力学温度；n 为电极反应中电子转移数；c(氧化型)、c(还原型) 分别表示电对中氧化型和还原型物质的浓度；a，g 分别表示电极反应式中氧化型和还原型物质的反应系数。

由能斯特方程可以看出，随着电对中氧化型物质浓度的增大(或还原型物质浓度的减小)，电极电势代数值增大；反之，随着电对中氧化型物质浓度的减小(或还原型物质浓度的增大)，电极电势代数值减小。

当温度为 298.15 K 时，将各常数值代入式(7-2)，可得到在 298.15 K 下适用的能斯特方程：

$$\varphi = \varphi^{\ominus} + \frac{0.0592}{n} \lg \frac{c^a(氧化型)}{c^g(还原型)} \tag{7-3}$$

应用能斯特方程时，必须注意以下几点：

(1) 组成电极的物质中若有纯固体或纯液体，可以认为其浓度(确切地说是活度)为常数，用数值 1 代入方程中有关的项；若有气体物质，可在方程中代入其分压，但该分压的数值须以 100 kPa 的倍数表示，即用 $p/p^{\ominus}$ 表示($p^{\ominus}=100$ kPa)。

(2) 在稀溶液中，H_2O 的浓度(确切地说是活度)也视为常数，用数值 1 代入方程中。

(3) 在应用能斯特方程时，应先写出电极的反应式，以明确电子得失数 n 以及氧化型和还原型各自的反应系数等值。

(4) 尽管 H^+，OH^- 等物质不是电对中氧化型或还原型物质，但如果它们参与了电极反应，其浓度也必须以各自反应系数为指数的乘幂代入能斯特方程。若它们在电极反应式中与氧化型物质位于同一侧，则代入式(7-2)或式(7-3)中对数项的分子部分，若与还原型物质在同一侧，则代入分母部分。

【例 7-4】 将锌片分别浸入含有 0.0100 mol·L^{-1} 和 4.00 mol·L^{-1} Zn^{2+} 的溶液中组成锌电极，计算 25 ℃时它们的电极电势。

解　电极反应式为

$$Zn^{2+} + 2e^- \longrightarrow Zn$$

从附录查表得　$\varphi^{\ominus} = -0.7618$ V。

当 $c(Zn^{2+}) = 0.0100$ mol·L^{-1}，应用能斯特方程式(7-3)得

$$\varphi = \varphi^{\ominus} + \frac{0.0592}{2} \lg c(Zn^{2+})$$

$$= -0.7618 + \frac{0.0592}{2} \lg(0.0100)$$

$$= -0.821 \text{ V}$$

当 $c(Zn^{2+}) = 4.00$ mol·L^{-1}，应用能斯特方程式(7-3) 得

$$\varphi = \varphi^{\ominus} + \frac{0.0592}{2} \lg c(Zn^{2+})$$

$$= -0.7618 + \frac{0.0592}{2}\lg(4.00)$$

$$= -0.744 \text{ V}$$

7.3.2 溶液酸度对电极电势的影响

H^+ 或 OH^- 参与了一些电对的电极反应,虽然氢和氧的氧化数在反应前后没有发生变化,但按照能斯特方程,它们浓度的变化也会影响电极电势。由于 H^+ 或 OH^- 的浓度与溶液的酸度相对应,通常将溶液酸度作为电极电势的影响因素。

【例 7-5】 已知电极反应 $MnO_4^- + 8H^+ + 5e^- \Longrightarrow Mn^{2+} + 4H_2O$,$\varphi^\ominus = +1.507 \text{ V}$。若 Mn^{2+} 和 MnO_4^- 均处于标准态(即它们的浓度均为 $1.0 \text{ mol} \cdot L^{-1}$)。计算 298.15 K,pH = 6.00 时该电极的电极电势。

解 按能斯特方程式(7-3),有

$$\varphi = \varphi^\ominus + \frac{0.0592}{5}\lg \frac{c(MnO_4^-) \cdot c^8(H^+)}{c(Mn^{2+}) \cdot 1}$$

代入 $c(MnO_4^-) = c(Mn^{2+}) = 1.0 \text{ mol} \cdot L^{-1}$,即有

$$\varphi = \varphi^\ominus + \frac{0.0592}{5}\lg c^8(H^+) = \varphi^\ominus + \frac{0.0592 \times 8}{5}\lg c(H^+) = \varphi^\ominus - \frac{0.0592 \times 8}{5}\text{pH}$$

以 $\varphi^\ominus = 1.507 \text{ V}$,pH = 6.00 代入,则有

$$\varphi = \varphi^\ominus - \frac{0.0592 \times 8}{5}\text{pH} = 1.507 - \frac{0.0592 \times 8}{5} \times 6 = +0.939 \text{ V}$$

可知在 298.15 K,pH = 6.00 时,电极的电极电势 $\varphi = +0.939 \text{ V}$,与标准电极电势 $\varphi^\ominus = +1.507 \text{ V}$ 相差近 600 mV。

由本例可见,电对 MnO_4^-/Mn^{2+} 的电极电势随 H^+ 浓度减小而显著减小,随 H^+ 浓度增大而显著增大。此外,MnO_4^- 的还原产物还因介质酸度的不同而改变,它在强酸性、中性或碱性溶液中可分别被还原为 Mn^{2+},MnO_2,MnO_4^{2-}。

7.3.3 生成难解离物质对电极电势的影响

组成电对物质的浓度发生改变时,电对的电极电势会相应发生变化。除直接变化物质的浓度外,使组成电对的物质形成难解离物质、难溶沉淀物或配位化合物等,也会改变物质的浓度,从而改变电对的电极电势。

【例 7-6】 298.15 K 下,在标准氢电极溶液中加入 NaAc,达到平衡后 HAc 和 Ac^- 的浓度均为 $1.00 \text{ mol} \cdot L^{-1}$,若维持 H_2 的分压不变(100 kPa),计算此时氢电极的电极电势。

解 氢电极的电极反应:

$$2H^+(aq) + 2e^- \Longrightarrow H_2(g) \qquad \varphi^\ominus = 0 \text{ V}$$

在含有 H^+ 离子的溶液中加入 NaAc,Ac^- 与 H^+ 生成难解离的弱酸 HAc。

由于平衡时，$c(HAc)=c(Ac^-)=1.00\ mol\cdot L^{-1}$，含有 H^+ 的溶液是缓冲溶液，利用亨德森-哈塞尔巴赫方程可计算出

$$pH=pK_a+lg\frac{c(Ac^-)}{c(HAc)}=pK_a+lg\frac{1.00}{1.00}=pK_a=4.75$$

可见 H^+（氧化型）浓度大为减小，代入能斯特方程式(7-3)有

$$\varphi=\varphi^\ominus+\frac{0.0592}{2}lg\frac{c^2(H^+)}{1.00}$$

$$=\varphi^\ominus-0.0592pH$$

$$=0-0.0592\times4.75=-0.281\ V$$

加入 Ac^- 生成难解离的弱酸 HAc 使得标准氢电极处于非标准状态，但此时转化成另一个标准状态下的电极：

电对　　　　　　　HAc/H_2

电极组成式　　　　$Pt,H_2\mid HAc,Ac^-$

电极反应　　　　　$2HAc+2e^-\rightleftharpoons H_2+2Ac^-$

标准电极电势　　　$\varphi^\ominus=-0.281\ V$

在例 7-6 中，由于弱电解质 HAc 的生成，H^+ 平衡浓度较小，H^+/H_2 电对的电极电势下降了 0.281 V，使 H^+ 的氧化能力降低。由此可见，如果使氧化型或还原型物质转化成难解离的物质，会导致电对的电极电势明显改变。

7.4　电极电势与电池电动势的应用

7.4.1　比较氧化剂和还原剂的相对强弱

电极电势的大小反映了电对中氧化型物质和还原型物质氧化还原能力的强弱。标准态时，$\varphi^\ominus$ 的代数值越小，该电对的还原型物质越易失去电子（与氢比较），是较强的还原剂，其对应的氧化型物质越难得到电子，是较弱的氧化剂。$\varphi^\ominus$ 的代数值越大，则该电对的氧化型物质是较强的氧化剂，其对应的还原型物质是较弱的还原剂。例如：

$$I_2+2e^-\rightleftharpoons2I^-\qquad\varphi^\ominus=+0.5355\ V$$

$$Cl_2+2e^-\rightleftharpoons2Cl^-\qquad\varphi^\ominus=+1.3583\ V$$

因为 $\varphi^\ominus(Cl_2/Cl^-)>\varphi^\ominus(I_2/I^-)$，所以氧化能力 $Cl_2>I_2$，还原能力 $I^->Cl^-$。

在非标准态下，比较氧化剂和还原剂的相对强弱时，必须利用能斯特方程进行计算，求出在相应条件下的 φ 值，然后再进行比较。

【例 7-7】　根据标准电极电势值 $\varphi^\ominus$。

① 按照氧化能力由弱到强的顺序排列以下氧化剂：Fe^{3+}，I_2，Sn^{4+}，Ce^{4+}；

② 按照还原能力由弱到强的顺序排列以下还原剂：Cu，Fe^{2+}，Br^-，Hg。

解　① 由附录查得

Fe^{3+}/Fe^{2+}	$Fe^{3+}+e^- \rightleftharpoons Fe^{2+}$	$\varphi^\ominus = +0.771\ V$
I_2/I^-	$I_2+2e^- \rightleftharpoons 2I^-$	$\varphi^\ominus = +0.5355\ V$
Sn^{4+}/Sn^{2+}	$Sn^{4+}+2e^- \rightleftharpoons Sn^{2+}$	$\varphi^\ominus = +0.151\ V$
Ce^{4+}/Ce^{3+}	$Ce^{4+}+e^- \rightleftharpoons Ce^{3+}$	$\varphi^\ominus = +1.72\ V$

按照 $\varphi^\ominus$ 代数值递增的顺序排列,得到氧化剂由弱到强的顺序为

$$Sn^{4+} < I_2 < Fe^{3+} < Ce^{4+}$$

② 由附录查得

Cu^{2+}/Cu	$Cu^{2+}+2e^- \rightleftharpoons Cu$	$\varphi^\ominus = +0.3419\ V$
Fe^{3+}/Fe^{2+}	$Fe^{3+}+e^- \rightleftharpoons Fe^{2+}$	$\varphi^\ominus = +0.771\ V$
Br_2/Br^-	$Br_2(l)+2e^- \rightleftharpoons 2Br^-$	$\varphi^\ominus = +1.066\ V$
Hg_2^{2+}/Hg	$Hg_2^{2+}+2e^- \rightleftharpoons 2Hg$	$\varphi^\ominus = +0.7973\ V$

按照 $\varphi^\ominus$ 代数值递减的顺序排列,得到还原剂由弱到强的顺序为

$$Br^- < Hg < Fe^{2+} < Cu$$

需要注意的是,有些涉及元素中间氧化数的物质如 Fe^{2+},在它作氧化剂时必须用电对 Fe^{2+}/Fe 的 $\varphi^\ominus$ 值($-0.447\ V$),作还原剂时必须用电对 Fe^{3+}/Fe^{2+} 的 $\varphi^\ominus$ 值($+0.771\ V$)。此外,判断氧化剂或还原剂的强弱,有时还需根据给定的还原产物或氧化产物来选择合适的电对。

7.4.2　判断氧化还原反应进行的方向

化学热力学指出,反应的吉布斯自由能变 $\Delta_r G_m$,可以作为等温等压下化学反应能否自发进行的普适性判据。即 $\Delta_r G_m < 0$,化学反应正向自发;$\Delta_r G_m > 0$,化学反应正向非自发或逆向自发。氧化还原反应可被设计组装成原电池,那么原电池的电动势或电极电势与相应氧化还原反应的自发进行有何关系呢?

热力学研究表明,等温等压下化学反应吉布斯自由能的降低等于体系对环境所做的最大有用功(非体积功),即

$$-\Delta_r G_m = W'_{max}$$

若一原电池的电动势为 E,在等温等压条件下,一定量的电子由原电池的负极移到正极时,原电池所做的最大有用功即为电功 $W'_{max}=W_{电}$,该电功就等于电池电动势和所通过的电量(Q)的乘积,即

$$W'_{max} = W_{电} = Q \cdot E$$

根据法拉第定律,$Q=nF$,n 为转移电子数,F 为法拉第常数,代入上式后即得

$$W'_{max} = nFE$$

而 $-\Delta_r G_m = W'_{max}$,即有

$$-\Delta_r G_m = nFE \tag{7-4}$$

式(7-4)适用任意状态下的电池反应。在标准状态下,原电池的电动势为标准电池电动势 $E^\ominus$,电池反应的吉布斯自由能变为 $-\Delta_r G_m^\ominus$,则有

$$-\Delta_r G_m^{\ominus} = nFE^{\ominus} \tag{7-5}$$

式(7-4)将电池反应的吉布斯自由能变化 $\Delta_r G_m$ 与电池电动势 E 联系起来。因此,对于电池反应的自发方向,可以采用电池电动势判据,即

当 $E > 0$,亦即 $\Delta_r G_m < 0$,反应正向自发进行;

当 $E < 0$,亦即 $\Delta_r G_m > 0$,反应逆向自发进行;

当 $E = 0$,亦即 $\Delta_r G_m = 0$,反应处于平衡状态。

以电池电动势作判据的方法符合人们的常识。先将自发方向有待判断的氧化还原反应设计成原电池,再分别求算电池正极和负极的电极电势,并根据公式 $E = \varphi_+ - \varphi_-$,计算电池电动势 E,按照 E 值的正负就可以判断该反应的自发方向。如果计算出的 E 为负值,表明待判断的反应逆向可以自发进行。

【例 7-8】　298.15 K 下,有反应 $Fe + 2Ag^+ \rightleftharpoons 2Ag + Fe^{2+}$,试分别判断:① 在标准状态下,该反应可否自发进行;② 当 $c(Ag^+) = 1.0 \times 10^{-3}$ mol·L^{-1},$c(Fe^{2+}) = 1.0$ mol·L^{-1} 时,该反应可否自发进行。

解　① 查标准电极电势表可知

氧化剂 Ag^+ 相应电对 Ag^+/Ag 作正极,$\varphi_+^{\ominus} = \varphi^{\ominus}(Ag^+/Ag) = +0.7996$ V

还原剂 Fe 相应电对 Fe^{2+}/Fe 作负极,$\varphi_-^{\ominus} = \varphi^{\ominus}(Fe^{2+}/Fe) = -0.447$ V

在标准状态下,$E^{\ominus} = \varphi_+^{\ominus} - \varphi_-^{\ominus} = 0.7996 - (-0.447) = +1.247$ V > 0

表明在标准状态下该反应可以自发进行。

② 正极电对 Ag^+/Ag,电极反应为 $Ag^+ + e^- \rightleftharpoons Ag$

当 $c(Ag^+) = 1.0 \times 10^{-3}$ mol·L^{-1},正极处于非标准状态,按能斯特方程式(7-3)得

$$\varphi_+ = \varphi^{\ominus}(Ag^+/Ag) + \frac{0.0592}{1}\lg c(Ag^+)$$
$$= 0.7996 + 0.0592\lg(1.0 \times 10^{-3})$$
$$= 0.622 \text{ V}$$

负极仍处于标准状态,

$$\varphi_- = \varphi^{\ominus}(Fe^{2+}/Fe) = -0.447 \text{ V}$$
$$E = \varphi_+ - \varphi_- = 0.622 - (-0.447) = +1.069 \text{ V} > 0$$

表明在给定的非标准状态下该反应仍然可以自发进行。

【例 7-9】　298.15 K 时,有氧化还原反应 $Hg^{2+} + 2Ag \rightleftharpoons Hg + 2Ag^+$,试判断在下列情况下反应自发进行的方向与标准状态下有无变化:

① $c(Hg^{2+}) = 0.10$ mol·L^{-1},$c(Ag^+) = 1.0$ mol·L^{-1};

② $c(Hg^{2+}) = 0.0010$ mol·L^{-1},$c(Ag^+) = 1.0$ mol·L^{-1}。

解　根据题中给出的反应式可知:

正极半反应　$Hg^{2+} + 2e^- \longrightarrow Hg$,查表得 $\varphi^{\ominus}(Hg^{2+}/Hg) = +0.851$ V;

负极半反应　$Ag \longrightarrow Ag^+ + e^-$,查表得 $\varphi^{\ominus}(Ag^+/Ag) = +0.7996$ V。

标准状态下 $E^{\ominus} = \varphi_+^{\ominus} - \varphi_-^{\ominus} = \varphi^{\ominus}(Hg^{2+}/Hg) - \varphi^{\ominus}(Ag^+/Ag)$

$$=0.851-0.7996=+0.0514 \text{ V}>0$$

反应正向自发进行。

① 在 $c(Hg^{2+})=0.10 \text{ mol·L}^{-1}$，$c(Ag^+)=1.0 \text{ mol·L}^{-1}$ 的条件下，正极处于非标准状态，按能斯特方程式(7-3)有

$$\varphi_+ = \varphi^{\ominus}(Hg^{2+}/Hg) + \frac{0.0592}{2}\lg c(Hg^{2+})$$

$$=0.851 + \frac{0.0592}{2}\lg(0.10) = +0.821 \text{ V}$$

负极处于标准状态，$\varphi_- = \varphi^{\ominus}(Ag^+/Ag) = +0.7996 \text{ V}$，有

$$E = \varphi_+ - \varphi_- = 0.821 - 0.7996 = +0.0214 \text{ V}>0$$

故在此条件下，该反应仍正向自发进行。

② 在 $c(Hg^{2+})=0.0010 \text{ mol·L}^{-1}$，$c(Ag^+)=1.0 \text{ mol·L}^{-1}$ 的条件下，正极处于非标准状态，按能斯特方程式(7-3)有

$$\varphi_+ = \varphi^{\ominus}(Hg^{2+}/Hg) + \frac{0.0592}{2}\lg c(Hg^{2+})$$

$$=0.851 + \frac{0.0592}{2}\lg(0.0010) = +0.7622 \text{ V}$$

负极仍处于标准状态，$\varphi_- = \varphi^{\ominus}(Ag^+/Ag) = +0.7996 \text{ V}$，有

$$E = \varphi_+ - \varphi_- = 0.7622 - 0.7996 = -0.0374 \text{ V}<0$$

故在此条件下，该反应正向非自发进行，即反应逆向自发进行。

对于一个氧化还原反应，在没有特别指明时都认为它是在标准状态下进行的，即可通过计算其 $E^{\ominus}$ 值进而判断反应的自发方向。若已知该反应在非标准状态下进行，则需要应用能斯特方程计算其 E 值并判断反应的自发方向。

7.4.3　判断氧化还原反应进行的限度

氧化还原反应进行的限度可以由其标准平衡常数 $K^{\ominus}$ 值的大小来衡量。根据热力学知识，反应的标准吉布斯自由能变与标准平衡常数的关系为

$$\Delta_r G_m^{\ominus} = -RT\ln K^{\ominus}$$

将其代入式(7-5)后有 $RT\ln K^{\ominus} = nFE^{\ominus}$，改写后为

$$\ln K^{\ominus} = \frac{nFE^{\ominus}}{RT} = \frac{nF(\varphi_+^{\ominus} - \varphi_-^{\ominus})}{RT} \tag{7-6}$$

在 298.15 K 时，代入各常数值，并将自然对数化成常用对数，式(7-6)可变为

$$\lg K^{\ominus} = \frac{nE^{\ominus}}{0.0592} = \frac{n(\varphi_+^{\ominus} - \varphi_-^{\ominus})}{0.0592} \tag{7-7}$$

由式(7-6)和(7-7)可见，氧化还原反应的标准平衡常数 $K^{\ominus}$ 值决定于该反应对应原电池的标准电动势 $E^{\ominus}$ 值。$E^{\ominus}$ 值越大，$K^{\ominus}$ 值越大，反应也就进行得越完全，反之亦然。

【例 7-10】　试比较下列反应进行的完全程度：

$$① \quad Cu^{2+}+Zn \Longrightarrow Cu+Zn^{2+}$$

$$② \quad Sn+Pb^{2+} \Longrightarrow Sn^{2+}+Pb$$

解　① 根据题中给出的反应式可知，

正极　$Cu^{2+}+2e^- \Longrightarrow Cu$，查表得 $\varphi^{\ominus}(Cu^{2+}/Cu)=+0.3419\ V$

负极　$Zn-2e^- \Longrightarrow Zn^{2+}$，查表得 $\varphi^{\ominus}(Zn^{2+}/Zn)=-0.7618\ V$

$$E^{\ominus}=\varphi^{\ominus}_{+}-\varphi^{\ominus}_{-}=\varphi^{\ominus}(Cu^{2+}/Cu)-\varphi^{\ominus}(Zn^{2+}/Zn)$$
$$=0.3419-(-0.7618)=+1.1037\ V$$

在 298.15 K 下，根据式(7-7)有

$$\lg K^{\ominus}=\frac{nE^{\ominus}}{0.0592}=\frac{n(\varphi^{\ominus}_{+}-\varphi^{\ominus}_{-})}{0.0592}=\frac{2\times1.1037}{0.0592}=37.3$$

故该反应的 $K^{\ominus}=2.00\times10^{37}$。

② 根据题中给出的反应式可知，

正极　$Pb^{2+}+2e^- \Longrightarrow Pb$，查表得 $\varphi^{\ominus}(Pb^{2+}/Pb)=-0.1262\ V$

负极　$Sn-2e^- \Longrightarrow Sn^{2+}$，查表得 $\varphi^{\ominus}(Sn^{2+}/Sn)=-0.1375\ V$

$$E^{\ominus}=\varphi^{\ominus}_{+}-\varphi^{\ominus}_{-}=\varphi^{\ominus}(Pb^{2+}/Pb)-\varphi^{\ominus}(Sn^{2+}/Sn)$$
$$=(-0.1262)-(-0.1375)=+0.0113\ V$$

在 298.15 K 下，根据式(7-7)有

$$\lg K^{\ominus}=\frac{nE^{\ominus}}{0.0592}=\frac{n(\varphi^{\ominus}_{+}-\varphi^{\ominus}_{-})}{0.0592}=\frac{2\times0.0113}{0.0592}=0.382$$

故该反应的 $K^{\ominus}=2.41$。

由以上结果可见，在①中，由于 $E^{\ominus}$ 值较大，因此反应的平衡常数很大，反应完全程度很高；而在②中，$E^{\ominus}$ 值很小，反应虽正向自发，但反应进行的完全程度较低。

需要注意一点，上述讨论电极电势或电池电动势在判断氧化还原反应进行的方向和限度上的应用，仅是从热力学角度分析了其可能性，并未从动力学角度考虑其实际进行的快慢。相对于酸碱反应和沉淀反应，氧化还原反应进行的速率一般较慢。因此，在判断氧化还原反应的方向和限度时，还需考虑反应速率的因素，才能得出完全合乎事实的结论。

习　题

1. 指出下列各物质中划线元素的氧化数。

$Na\underline{H}$；　$\underline{N}H_3$；　$Ba\underline{O}_2$；　$K\underline{O}_2$；　$\underline{O}F_2$；　$\underline{I}_2O_5$；　$K_2\underline{Pt}Cl_6$；　$\underline{Cr}O_4^{2-}$；　$\underline{Mn}_2O_7$

2. 写出下列电池中电极反应和电池反应。

(1) $(-)Zn|Zn^{2+} \parallel Br^- |Br_2(l),Pt(+)$

(2) $(-)Cu,Cu(OH)_2(s)|OH^- \parallel Cu^{2+}|Cu(+)$

3. 配平下列各反应方程式，并将它们设计组成原电池，写出电池组成式。

    (1) $MnO_4^- + Cl^- + H^+ \longrightarrow Mn^{2+} + Cl_2 + H_2O$

    (2) $Ag^+ + I^- \longrightarrow AgI(s)$

4. 根据标准电极电势：

    (1) 按由强到弱顺序排列下列氧化剂：

        $KMnO_4, CuCl_2, FeCl_3, K_2Cr_2O_7, Br_2, I_2, F_2$

    (2) 按由强到弱顺序排列下列还原剂：

        $FeCl_2, SnCl_2, H_2, KI, Li, Mg, Al$

5. 计算下列电极反应在 25 ℃时的电极电势值。

    (1) $Fe^{3+}(0.100 \text{ mol·L}^{-1}) + e^- \rightleftharpoons Fe^{2+}(0.010 \text{ mol·L}^{-1})$

    (2) $Hg_2Cl_2(s) + 2e^- \rightleftharpoons 2Hg(l) + 2Cl^-(0.010 \text{ mol·L}^{-1})$

    (3) $Cr_2O_7^{2-}(0.100 \text{ mol·L}^{-1}) + 14H^+(0.010 \text{ mol·L}^{-1}) + 6e^- \rightleftharpoons$

        $2Cr^{3+}(0.010 \text{ mol·L}^{-1}) + 7H_2O$

6. 判断下列反应在标准状态下进行的方向。

    (1) $2Cr^{3+} + 2Br^- \rightleftharpoons 2Cr^{2+} + Br_2(l)$

    (2) $2Cr^{3+} + Sn^{2+} \rightleftharpoons 2Cr^{2+} + Sn^{4+}$

    (3) $4Fe^{2+} + 4H^+ + O_2 \rightleftharpoons 4Fe^{3+} + 2H_2O$

7. 已知下列电池 $(-)Cu|Cu^{2+}(0.010 \text{ mol·L}^{-1}) \parallel Ag^+(x \text{ mol·L}^{-1})|Ag(+)$ 的电动势为 0.436 V，试求 Ag^+ 的离子浓度。

8. 如果电池 $(-)A|A^{2+} \parallel B^{2+}|B(+)$，当 $c(A^{2+}) = c(B^{2+})$ 时测得其电动势为 0.360 V，若 $c(A^{2+}) = 1.0 \times 10^{-4} \text{ mol·L}^{-1}$，$c(B^{2+}) = 1.0 \text{ mol·L}^{-1}$，求此时电池的电动势。

9. 根据下列反应组成电池，写出电池组成式，并在 298.15 K 时判断反应自发进行的方向：

    (1) $2Cr^{3+}(1.00 \text{ mol·L}^{-1}) + 2Br^-(1.00 \text{ mol·L}^{-1}) \rightleftharpoons 2Cr^{2+}(0.010 \text{ mol·L}^{-1}) +$

        $Br_2(0.001 \text{ mol·L}^{-1})$（已知 $Br_2(aq) + 2e^- \rightleftharpoons 2Br^-$，$\varphi^{\ominus} = +1.083 \text{ V}$）

    (2) $Pb + Sn^{2+}(1.00 \text{ mol·L}^{-1}) \rightleftharpoons Pb^{2+}(0.10 \text{ mol·L}^{-1}) + Sn$

10. 计算 298.15 K 下氧化还原反应 $2Fe^{3+} + 2I^- \rightleftharpoons 2Fe^{2+} + I_2$ 的标准化学平衡常数 $K^{\ominus}$ 及标准吉布斯自由能变 $\Delta_r G_m^{\ominus}$。

11. 已知下列电极反应：

    $H_3AsO_4 + 2H^+ + 2e^- \rightleftharpoons H_3AsO_3 + H_2O \qquad \varphi^{\ominus} = +0.559 \text{ V}$

    $I_3^- + 2e^- \rightleftharpoons 3I^- \qquad\qquad\qquad\qquad\quad \varphi^{\ominus} = +0.535 \text{ V}$

    ① 试计算反应 $H_3AsO_4 + 3I^- + 2H^+ \rightleftharpoons H_3AsO_3 + I_3^- + H_2O$，在 25 ℃时的平衡常数。

    ② 上述反应若在 pH=7.0 的溶液中进行，自发的方向如何？若溶液中 $c(H^+) = 6.0 \text{ mol·L}^{-1}$，反应进行的自发方向又如何？

12. 25 ℃时，以 $Pt|H_2(p=100 \text{ kPa})|H^+(x \text{ mol·L}^{-1})$ 为负极，和另一正极组成原电池，负极溶液是由某弱酸 $HA(0.150 \text{ mol·L}^{-1})$ 及其共轭碱 $A^-(0.250 \text{ mol·L}^{-1})$ 组成的缓冲溶液。若测得负极的电极电势等于 -0.3100 V，试求出该缓冲溶液的 pH，并计算弱酸 HA 的离解常数 K_a。

第 8 章

原子结构和元素周期表

物质的性质由组成物质的元素的原子结构所决定,因此原子结构知识是深入了解物质内部结构和性质的基础。几千年来,人类对微观世界的探索从未停止,直到 20 世纪 30 年代,借助量子力学的现代概念才揭示了微观粒子运动的规律,形成了现代原子结构的基本理论。原子由原子核和核外电子组成,这是物质发生化学反应的基本微粒,在一般化学反应中,原子核不发生变化,只是外层电子发生得失或偏移。因而研究原子结构,主要是考察核外电子的运动状态。

元素周期律是化学中最重要的规律之一,它将已经发现的 100 多种元素有机地联系在一起。本章重点用量子力学说明核外电子的运动状态及其特征,研究核外电子的排布规律,揭示元素性质发生周期性变化与核外电子排布的内在联系。

8.1　核外电子运动状态及特征

8.1.1　氢原子光谱与玻尔理论

原子光谱(atomic spectrum)是原子在激发状态下辐射能量的一种表现。在对含有低压氢气的放电管施加高电压后可使氢原子受激发光,将此光通过狭缝、再经棱镜分光后即可得到氢原子光谱,如图 8.1 所示。在氢原子光谱的可见光区有五条波长分别为 656.3, 486.1,434.1,410.2,397.0 nm 的谱线,这一系列谱线称为巴尔麦(Balmer)系谱线。随后,在紫外区发现了赖曼(Lyman)系谱线,在近红外区发现了帕邢(Paschen)系谱线,在远红外区发现了布喇克(Brackett)系谱线和蒲芬德(Pfund)系谱线等。

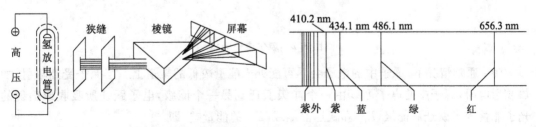

图 8.1　氢原子光谱实验装置及部分谱图

氢原子光谱是线状光谱这一实验事实留给科学家们很多疑问。1900 年,普朗克(Planck)根据黑体辐射时能量密度按频率分布的实验事实,提出了表达能量(E)与频率(ν)

关系的方程,即普朗克方程:

$$E=h\nu \tag{8-1}$$

式中:h 为普朗克常数(Plank constant),其值等于 6.626×10^{-34} J·s。普朗克认为能量像物质微粒一样是不连续的,它具有微小的分立能量单位——量子(quantum),物体吸收或发射的能量总是量子能量的整数倍,这种情况称为能量的量子化(quantization)。1905 年,爱因斯坦(Einstein)受普朗克的启发提出了光子学说,成功解释了光电效应(photoelectric effect)。光子学说认为光的能量也是量子化的,其最小单位称为光量子,简称光子,光子的能量(E)与光的频率(ν)的关系也符合普朗克方程。爱因斯坦还根据相对论给出的光动量和能量的关系,即 $p=E/c$,提出了光动量(p)与辐射波长 λ($\lambda=c/\nu$)的关系:

$$p=h/\lambda \tag{8-2}$$

1913 年,玻尔在牛顿力学、卢瑟福原子结构模型、普朗克量子论和爱因斯坦光子学说的基础上,提出了新的原子结构模型,即"定态原子模型":

(1) 核外电子只能在某些符合一定量子化条件的轨道上运动,这些轨道有确定的半径和能量。电子在这些轨道上运动时,既不吸收能量也不辐射能量,即电子处于某种"定态"(stationary state)。

(2) 处于定态的电子有特定的能量值,称为能级(energy level)。根据量子化条件,可以推导出氢原子核外电子的能量公式为

$$E=-\frac{Z^2}{n^2}\times2.18\times10^{-18}\ \text{J} \quad (n=1,2,3,4,\cdots) \tag{8-3}$$

式中:Z 为核电荷数;n 为量子数。当 $n=1$ 时,电子在离核最近的轨道上运动,能量最低($E_1=-2.18\times10^{-18}$ J),这种状态称为氢原子的基态(ground state),其他能量较高的状态(电子跃迁到离核较远的 $n\geq2$ 的轨道上)称为氢原子的激发态(excited state)。图 8.2 给出了玻尔氢原子轨道模型的部分能级。

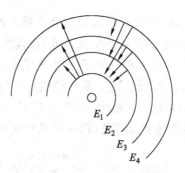

E_1
E_2
E_3
E_4

图 8.2 玻尔原子模型

(3) 通常情况下,原子中的电子会尽可能处于能量较低的轨道上。当原子受到辐射、加热或通电时,原子中的电子可以由一个能级跃迁到另一个能级,电子跃迁所吸收或辐射的光子能量等于跃迁后能级(E_2)和跃迁前能级(E_1)的能量差,即

$$\Delta E=E_2-E_1=h\nu \tag{8-4}$$

玻尔创造性地将量子概念引入原子结构,根据理论计算出的波长和实验值基本一致,成功地解释了氢原子和类氢离子(He^+,Li^{2+} 等单电子离子)的光谱。然而,玻尔未能摆脱经

典力学的束缚,无法解释多电子原子的光谱,也不能说明氢原子光谱的精细结构,更不能解释原子形成分子的化学键本质。

8.1.2　电子的波粒二象性

20 世纪初,科学家通过大量实验证实光有既有波动性又有粒子性,即光具有波粒二象性(wave-particle dualism)。法国物理学家德布罗意(De Broglie)在光的波粒二象性的启发下,提出了所有微观粒子如电子、原子等也具有波粒二象性的假设。他类比光的波粒二象性的关系式,提出了微观粒子具有波动性的德布罗意关系式:

$$\lambda=\frac{h}{p}=\frac{h}{mv} \tag{8-5}$$

式中:λ 代表微粒波的波长;p 代表微粒的动量;m 代表微粒的质量;v 代表微粒的运动速度;h 为普朗克常数。德布罗意关系式把微观粒子的波动性和粒子性通过普朗克常数统一了起来。

德布罗意关系式的正确性随后不久就被科学实验所证实。1927 年,美国物理学家戴维逊(Davisson)和革末(Germer)用电子束代替 X 射线,以镍的薄层晶体作为光栅进行衍射实验,得到了与 X 射线衍射类似的衍射图像,如图 8.3 所示。同年英国汤姆逊(Thomson)将电子束通过金箔时也得到类似的电子衍射图。此后的实验进一步证明,不仅电子,其他微观粒子(质子、中子、原子等)在运动时都具有波动性。

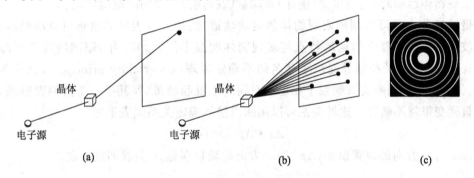

图 8.3　电子束通过镍箔所得衍射图

【例 8-1】　① 电子在 1 V 电压下运动的速度为 5.9×10^5 m·s^{-1},电子质量 $m=9.1\times10^{-31}$ kg,h 为 6.626×10^{-34} J·s,电子波的波长是多少?② 质量为 1.0×10^{-8} kg 的沙粒以 1.0×10^{-2} m·s^{-1} 的速度运动,其波长是多少?

解　① 因为 1 J = 1 kg·m^2·s^{-2},所以 $h=6.626\times10^{-34}$ kg·m^2·s^{-1}。

根据德布罗意关系式 $\lambda=\dfrac{h}{mv}$ 可得

$$\lambda=\frac{6.626\times10^{-34}\ \mathrm{kg\cdot m^2\cdot s^{-1}}}{9.1\times10^{-31}\ \mathrm{kg}\times5.9\times10^5\ \mathrm{m\cdot s^{-1}}}=1.2\times10^{-9}\ \mathrm{m}=1200\ \mathrm{pm}$$

$$②\ \lambda=\frac{6.626\times10^{-34}\ \mathrm{kg\cdot m^2\cdot s^{-1}}}{1.0\times10^{-8}\ \mathrm{kg}\times1.0\times10^{-2}\ \mathrm{m\cdot s^{-1}}}=6.6\times10^{-24}\ \mathrm{m}$$

从这个例子可以看出,物体的质量愈大,其德布罗意波长愈小。宏观物体的德布罗意波长小到难以测量,以致其波动性难以察觉,仅表现出粒子性。而微观世界粒子质量小,其德布罗意波长不可忽略。

电子能发生衍射现象,说明电子运动与光相似,具有波动性。然而,对电子的波动性需要从统计学角度来加以理解。从衍射实验的结果看,用较强的电子流可在短时间内获得电子衍射图,而用很弱的电子流(控制电子逐个先后射出),在时间足够长的情况下也同样可得到电子的衍射图。一个电子随机到达底版上只能形成一个点,电子到达底版时的位置也无法预测,而电子落在底版上的点不是都重合在一起的,这样经过足够长的时间,通过了大量的电子后可得到衍射图,显示出电子的波动性。因此,从衍射图上还可看出电子出现的规律,亮的环纹表明是衍射强度大的地方,也是电子出现次数多的地方;而暗的环纹则表明衍射强度小,也是电子出现次数少的地方。电子衍射实验说明电子的波动性是和电子运动的统计性规律联系在一起的。虽然无法确定单个电子的运动轨道,但它在空间任一位置衍射波的强度与其出现的概率密度成正比,因此可以说电子波是概率波(probability wave)。机械波是介质质点的振动在空间的传播,电磁波是电磁场振动在空间的传播。与它们不同的是,电子波并无实际物理意义,只反映电子在某一特定空间出现的概率大小。

8.1.3 测不准原理

宏观物体运动时,它的位置(坐标)和动量(或速度)可以同时准确测定。

借助经典力学可以预测宏观物体的运动轨道,例如人造卫星的轨道可以准确测定,而具有波动性的微观粒子的运动特点与宏观物体明显不同。1927 年,德国物理学家海森堡(Heisenberg)经过严格推导提出了著名的不确定原理(uncertainty principle),也称测不准原理:无法同时准确测定微观粒子在运动空间的位置和动量,即其中一个量测得越准,则其共轭量就变得越不确定。这种关系可以用海森堡不确定关系式表示为

$$\Delta x \cdot \Delta p_x \geq h/4\pi \tag{8-6}$$

式中:Δx 为 x 方向的位置误差;Δp_x 为 x 方向的动量误差;h 为普朗克常数。

【例 8-2】 电子质量 $m = 9.1 \times 10^{-31}$ kg,电子在原子中运动的速度 v 约为 10^6 m·s^{-1},原子半径 $10^{-10} \sim 10^{-11}$ m,故电子坐标测定的误差 Δx 至少要小于 10^{-11} m 才有意义,试计算 Δv 的大小。

解 根据海森堡关系式有

$$\Delta v \geq \frac{h/4\pi}{m \cdot \Delta x} = \frac{6.626 \times 10^{-34} \ \text{kg} \cdot \text{m}^2 \cdot \text{s}^{-1}}{9.1 \times 10^{-31} \ \text{kg} \times 10^{-11} \ \text{m} \times 4\pi} = 5.8 \times 10^6 \ \text{m} \cdot \text{s}^{-1}$$

即速度的测不准量肯定不小于 5.8×10^6 m·s^{-1}。Δv 与 v 的数量级十分接近,表明 v 的测定极不准确。

测不准原理表明,微观粒子的运动状态不同于宏观物体,因此不能用经典力学去研究微观粒子的运动状态。由于不能同时准确测定电子在运动空间的位置和动量,即电子并无确定的运动轨道,因此玻尔假设的电子轨道是不存在的。但必须指出,测不准原理并不意

味微观粒子的运动无规律可循,只是它不符合经典力学规律,必须采用新的方法去描述微观粒子的运动。

8.1.4　薛定谔方程

1926 年,奥地利科学家薛定谔(Schrödinger)提出了描述核外电子运动状态的薛定谔波动方程(Schrödinger's equation),即

$$\frac{\partial^2\psi}{\partial x^2}+\frac{\partial^2\psi}{\partial y^2}+\frac{\partial^2\psi}{\partial z^2}+\frac{8\pi^2 m}{h^2}(E-V)\psi=0 \tag{8-7}$$

式中:m 是电子的质量;x,y,z 是电子在空间的坐标;E 是电子的总能量;V 是电子的势能;$E-V$ 是电子的动能;h 为普朗克常数;ψ 为波函数(wave function),是方程的解,它是一个空间直角坐标(x,y,z)的函数。

量子力学用波函数 $\psi(x,y,z)$ 和其相应的能量来描述核外电子的运动状态。波函数本身的物理意义不明确,但其绝对值的平方($|\psi|^2$)却有明确的物理意义,表示电子在空间某处 (x,y,z) 出现的概率密度(probability density),即在该点周围微小单位体积内电子出现的概率。

8.2　核外电子运动状态的描述

8.2.1　波函数和原子轨道

氢原子核外仅有一个电子,其势能只取决于核对它的吸引,利用薛定谔方程可以精确解得波函数。能够精确求解波函数的还有其他类氢离子,如 He^+,Li^{2+} 等。在求解薛定谔方程时,为了数学处理方便,需将直角坐标表示的 $\psi(x,y,z)$ 改换成球极坐标表示的 $\psi(r,\theta,\varphi)$,二者的关系如图 8.4 所示。

r 为点 P 与原点的距离,θ,φ 分别为方位角。

$x=r\sin\theta\cos\varphi$
$y=r\sin\theta\sin\varphi$
$z=r\cos\theta$
$r=\sqrt{x^2+y^2+z^2}$

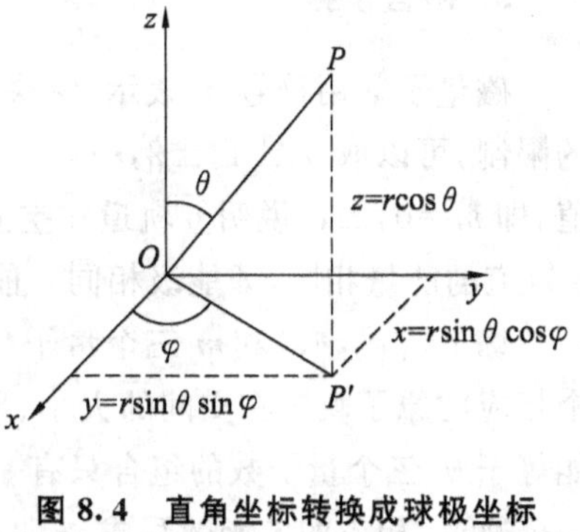

图 8.4　直角坐标转换成球极坐标

为了方便起见,通常将波函数 $\psi(r,\theta,\varphi)$ 描述的一种电子运动状态称为一个原子轨道(atomic orbital),即波函数 $\psi(r,\theta,\varphi)$ 就是原子轨道。但需注意的是,这里所述的原子轨道只是波函数的代名词,有时也称为原子轨函,绝无经典力学中轨道的含义,也与玻尔假设中的"原子轨道(atomic orbit)"的意义截然不同。将 $\psi(r,\theta,\varphi)$ 在球极坐标中作图,可以得到原子轨道的图形表示。

8.2.2　量子数及其物理意义

为了取得薛定谔方程的合理解,在求解过程中必须引入三个量子数,分别用 n,l 和 m

三个符号表示,依次称为主量子数、角量子数和磁量子数。当三个量子数的组合方式一定时,波函数的形式也就一定,表示核外电子的一种运动状态。此外,还有一个量子数称为自旋量子数,用 m_s 表示,它来自光谱实验。现将上述四个量子数的物理意义及它们的取值介绍如下。

1. 主量子数

主量子数用符号 n 表示,它可以取非零的任意正整数,即 $1,2,3,\cdots,n$。n 是决定电子能量高低的主要因素,表示电子在核外空间出现概率最大区域离核的远近。$n=1$ 时,电子离核的平均距离最近,能量最低。n 愈大,电子离核的平均距离愈远,能量愈高,所以 n 也称为电子层数。当 $n=1,2,3,4,5,6,7$ 时,分别称为第一、第二、…、第七电子层,相应地用符号 K,L,M,N,O,P,Q 表示。

2. 角量子数

轨道角动量量子数简称角量子数,用符号 l 表示,它决定原子轨道的形状。它的取值受主量子数的限制,只能取小于 n 的正整数和零,即 l 可以取 $0,1,2,3,\cdots,(n-1)$,共可取 n 个值,对应 n 种不同形状的原子轨道。

在多电子原子中,角量子数还决定电子能量的高低。当 n 一定时,即在同一电子层中,l 越大,轨道能量越高,故 l 又称为电子亚层。但需注意的是,氢原子和类氢离子的核外只有一个电子,它们核外轨道的能量只与主量子数 n 有关。按光谱学习惯,当 $l=0$ 时,用符号 s 表示;$l=1$ 时,用符号 p 表示;$l=2$ 时,用符号 d 表示;$l=3$ 时,用符号 f 表示。因此,对于多电子原子,$E_{ns}<E_{np}<E_{nd}<E_{nf}$;而对于氢原子,$E_{ns}=E_{np}=E_{nd}=E_{nf}$。

3. 磁量子数

磁量子数用符号 m 表示,它决定原子轨道在空间的伸展方向。它的取值受到角量子数的限制,可以取 $0,\pm1,\pm2,\cdots,\pm l$ 共 $(2l+1)$ 个值。例如 $l=1$ 时,磁量子数可以有三个取值,即 $m=0,\pm1$,说明 p 轨道在空间有三种不同的伸展方向,即共有 3 个 p 轨道。但这 3 个 p 轨道的能量相同,即能级相同。能量相同的轨道称为简并轨道(等价轨道)。

综上所述,n,l 和 m 三个量子数的组合有一定的规律:一组确定的 n,l 和 m 可以决定一个相应的原子轨道在空间的大小、形状和伸展方向。例如,$n=1$ 时,l 只能等于 0,且 m 也只能等于 0,三个量子数的组合只有一种,即 1,0,0,这说明第一电子层只有一个能级,也只有一个轨道,相应的波函数写成 ψ_{1s}。$n=2$ 时,l 可以等于 0 和 1,所以第二电子层共有两个能级。当 $n=2,l=0$ 时,m 只能等于 0;而当 $n=2,l=1$ 时,m 可以等于 $0,\pm1$。它们的量子数组合共有四种,即 $2,0,0;2,1,0;2,1,+1$ 和 $2,1,-1$。这也说明第二电子层共有 4 个轨道,其中 2,0,0 的组合是一个能级,其余三种组合属第二个能量较高的能级。依此类推,每个电子层的轨道总数应为 n^2,见表 8.1。

表 8.1　量子数组合和轨道数

主量子数 n	角量子数 l	磁量子数 m	波函数 ψ	同一电子层的轨道数 (n^2)
1	0	0	ψ_{1s}	1
2	0	0	ψ_{2s}	4
	1	0	ψ_{2p_z}	
		± 1	ψ_{2p_x}, ψ_{2p_y}	
3	0	0	ψ_{3s}	9
	1	0	ψ_{3p_z}	
		± 1	ψ_{3p_x}, ψ_{3p_y}	
	2	0	$\psi_{3d_{z^2}}$	
		± 1	$\psi_{3d_{xz}}, \psi_{3d_{yz}}$	
		± 2	$\psi_{3d_{xy}}, \psi_{3d_{x^2-y^2}}$	

4. 自旋量子数

自旋量子数用符号 m_s 表示。n, l, m 三个量子数的合理组合决定了一个原子轨道,但要描述电子的运动状态还需要有第四个量子数——自旋量子数,它不是通过解薛定谔方程得来的,所以与 n, l, m 无关。在量子力学建立之前,为了解释氢原子光谱的精细结构,提出了电子本身有自旋运动。自旋运动有两种相反的方向,分别用自旋量子数 $+1/2$ 和 $-1/2$ 两个数值表示,也可用正(↑)、反(↓)两个箭头符号表示。两个电子的自旋方向相同时称为平行自旋,反之称为反平行自旋。量子力学建立之后也肯定了上述观点。所以一共要有四个量子数,即 n, l, m, m_s,才能表示一个电子的运动状态。多电子原子中的每个电子都有区别于其他电子的一套量子数。

【例 8-3】　已知基态 Na 原子的价电子处于最外层 3s 亚层,试用 n, l, m, m_s 量子数来描述它的运动状态。

解　最外层 3s 亚层的 $n=3, l=0, m=0$,所以它的运动状态可表示为 3,0,0,$+1/2$(或 $-1/2$)。

8.2.3　概率密度和电子云

氢原子核外只有一个电子,电子的准确位置虽然无法确定,但这个电子在氢原子核外的运动具有统计性。前已述及,$|\psi|^2$ 表示电子在核外空间某处微小单位体积内出现的概率,即概率密度。若用小黑点的疏密程度来表示空间各处概率密度的大小,则 $|\psi|^2$ 大的地方,小黑点较密;$|\psi|^2$ 小的地方,小黑点较疏。以这种方法来描述电子在核外出现的概率密度分布所得的空间图像称为电子云(electron cloud)。可见,电子云是对电子在核外空间出现概率密度大小的形象化描述。有两点必须注意:第一,电子云中的小黑点不代表电子;第

二,概率密度和概率是两个不同的概念,概率密度和该空间区域的体积的乘积才是电子在此区域中出现的概率,电子云是概率密度$|\psi|^2$的图像。

图 8.5a 表示氢原子的 1s 电子云图像。从图中可以看出,离核越远,电子出现的概率密度越小,同时它在核外空间半径相同的各个方向上出现的概率相同,所以氢原子的 1s 电子云呈球形。如果把概率密度相等的各点连接起来,作为电子云的界面,使界面内的电子出现的概率密度很大(例如 90% 以上),使界面外概率密度很小(例如 10% 以下),这种图形称为电子云的界面图。如图 8.5b 所示的氢原子 1s 电子云的界面图是一个球面。

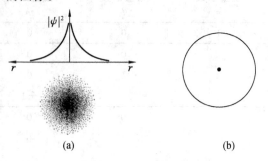

图 8.5　氢原子 1s 的概率密度分布示意图

8.2.4　波函数的图形

为了加深对原子轨道意义的理解,就要研究波函数的图形。为了便于问题的处理,将波函数作如下转换

$$\psi_{n,l,m}(r,\theta,\varphi)=R_{n,l}(r)\cdot Y_{l,m}(\theta,\varphi) \tag{8-8}$$

式(8-8)表示波函数可以写成两个函数即 $R_{n,l}(r)$ 函数和 $Y_{l,m}(\theta,\varphi)$ 函数的乘积。$R_{n,l}(r)$ 函数称为径向波函数(radial wave function)或波函数的径向部分,它是离核距离 r 的函数,只与 n 和 l 两个量子数有关。$Y_{l,m}(\theta,\varphi)$ 函数称为角度波函数(angular wave function)或波函数的角度部分,它是方位角 θ 和 φ 的函数,只与 l 和 m 两个量子数有关。表 8.2 列出了解薛定谔方程获得的氢原子的基态和一部分激发态的波函数及其相应的 $R_{n,l}(r)$ 函数和 $Y_{l,m}(\theta,\varphi)$ 函数。这两个函数分别含有一个或两个自变量,为解析式的建立和作图带来方便。

表 8.2　氢原子的一些波函数及其能量

轨道	$\psi_{n,l,m}(r,\theta,\varphi)$	$R_{n,l}(r)$	$Y_{l,m}(\theta,\varphi)$	能量/J
1s	$A_1 e^{-Br}\sqrt{\dfrac{1}{4\pi}}$	$A_1 e^{-Br}$	$\sqrt{\dfrac{1}{4\pi}}$	-2.18×10^{-18}
2s	$A_2 re^{-Br/2}\sqrt{\dfrac{1}{4\pi}}$	$A_2 re^{-Br/2}$	$\sqrt{\dfrac{1}{4\pi}}$	$-2.18\times10^{-18}/2^2$
2p$_z$	$A_3 re^{-Br/2}\sqrt{\dfrac{3}{4\pi}}\cos\theta$	$A_3 re^{-Br/2}$	$\sqrt{\dfrac{3}{4\pi}}\cos\theta$	$-2.18\times10^{-18}/2^2$
2p$_x$	$A_3 re^{-Br/2}\sqrt{\dfrac{3}{4\pi}}\sin\theta\cos\varphi$	$A_3 re^{-Br/2}$	$\sqrt{\dfrac{3}{4\pi}}\sin\theta\cos\varphi$	$-2.18\times10^{-18}/2^2$
2p$_y$	$A_3 re^{-Br/2}\sqrt{\dfrac{3}{4\pi}}\sin\theta\sin\varphi$	$A_3 re^{-Br/2}$	$\sqrt{\dfrac{3}{4\pi}}\sin\theta\sin\varphi$	$-2.18\times10^{-18}/2^2$

注:A_1,A_2,A_3,B 均为常数。

1. 氢原子轨道的角度分布图

原子轨道角度分布图是它们的角度波函数通过计算求值作图得到的。例如 s 轨道的 Y_s 函数有 $Y_s = \sqrt{1/4\pi} = 0.282$，说明在任何方位角其值均为相同的常数，所以 s 轨道的角度分布图为一球面。又如 p_z 轨道的 Y_{p_z} 函数等于 $\sqrt{3/4\pi}\cos\theta$，将各种不同的 θ 角代入这个函数，可得如表 8.3 所示结果。

表 8.3 θ 取不同值时的 Y_{p_z} 函数

$\theta/(°)$	0	30	60	90	120	150	180
$\cos\theta$	1	0.866	0.5	0	-0.5	-0.866	-1
Y_{p_z}	0.489	0.423	0.244	0	-0.244	-0.423	-0.489

从原点出发，引出不同 θ 值时的射线，在射线上截取长度为对应的 Y_{p_z} 值的点，连接这些射线上的点，并将所得图形绕 z 轴旋转 $360°$，便得到双球面图形，如图 8.6 所示。

氢原子轨道的角度分布图又称为 Y 函数图。图中各点代表了 $Y_{l,m}(\theta,\varphi)$ 值随方位角改变而变化的情况，如图 8.7 所示。

由于角度波函数只与角量子数和磁量子数有关，而与主量子数无关，只要 l,m 相同，即使 n 不同，它们的形状也都是一样的。

图 8.7 中，符号为 Y_s 的轨道角度分布图，表示 Y 值在任意方位角为常数，因而形成一个球面；符号 Y_{p_x} 的轨道角度分

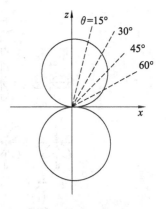

图 8.6 p_z 原子轨道角度分布

布图，表示 Y 值形成的两个波瓣是沿 x 轴的方向伸展的，而在 yz 平面上的 Y 值为零，这个平面称为节面(nodal plane)，即函数值为零的平面。据此，可以类推符号为 Y_{p_y}，Y_{p_z} 的轨道角度分布图的含义。符号 $Y_{d_{xy}}$ 的轨道角度分布图，表示 Y 的波瓣沿 xy 轴夹角的方向伸展，而在 yz 平面和 xz 平面上的 Y 值为零，所以共有两个节面。据此可以类推 $Y_{d_{yz}}$ 和 $Y_{d_{xz}}$ 的轨道角度分布图的含义。至于符号 $Y_{d_{z^2}}$ 的轨道角度分布图，则表示 Y 沿 z 轴伸展，在 xy 平面上还有一个较小环形分布。符号 $Y_{d_{x^2-y^2}}$ 的轨道角度分布图表示 Y 沿 x 轴和 y 轴伸展，也有两个节面。

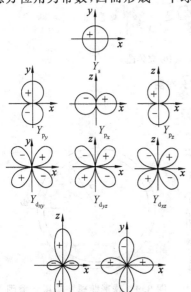

图 8.7 氢原子的 s,p,d 原子轨道角度分布剖面图

原子轨道角度分布图中的正负号除了反映 Y 函数值的正负外，也反映电子的波动性。它类似经典波中的波峰与波谷，当两个波相遇产生干涉时，同号则相互加强，异号则相互减弱或抵消，这在讨论化学键的形成时有重要意义。最后应该指出，Y 值的大小(如 $Y_s = 0.282$)并不是表示电子离核远近的数值，即 Y 值与 r 的

变化无关。只有 $R_{n,l}(r)$ 函数才与电子离核远近(r)有关。

2. 氢原子电子云的角度分布图

与波函数一样,概率密度也可以分解为两个函数的乘积,即

$$\psi_{n,l,m}^2(r,\theta,\varphi)=R_{n,l}^2(r)\cdot Y_{l,m}^2(\theta,\varphi) \tag{8-9}$$

式中:$R_{n,l}^2(r)$ 为概率密度的径向部分;$Y_{l,m}^2(\theta,\varphi)$ 为概率密度的角度部分。图 8.8a 是 s,p,d 轨道电子云的角度分布剖面图,图 8.8b 是其立体图,且皆是 Y^2 图,是 $Y_{l,m}^2(\theta,\varphi)$ 对 θ,φ 作的图。此图与原子轨道角度分布图相似,但有两点区别:一是 Y^2 图"瘦"些,因为$|Y|<1$,平方后就更小;二是 Y^2 图均是正值,无正负号之分。Y^2 图只表示在空间不同方位角电子出现概率密度的变化情况,并不表示电子出现概率密度与距离的关系。

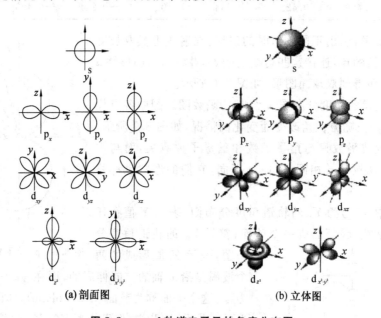

(a) 剖面图　　　　　　　　　　(b) 立体图

图 8.8　s,p,d 轨道电子云的角度分布图

3. 氢原子轨道径向分布图

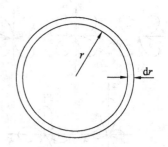

用 $D(r)$ 表示径向分布函数,$D(r)=R_{n,l}^2(r)\,4\pi r^2$,它表示电子在一个以原子核为中心、半径为 r、微单位厚度为 dr 的薄层球壳夹层内出现的概率,即反映了氢原子核外电子出现的概率与距离 r 的关系(如图 8.9 所示)。注意这里讲的是概率而不是概率密度。概率=概率密度×体积,薄球壳夹层的表面积为 $4\pi r^2$,薄球壳夹层的体积为 $dV=4\pi r^2\,dr$,所以

图 8.9　球形薄球壳夹层示意图

$$概率=|\psi|^2\,4\pi r^2\,dr=R_{n,l}^2(r)4\pi r^2\,dr=D(r)\,dr$$

以 $D(r)$ 为纵坐标,r 为横坐标,则得到径向分布图,如图 8.10 所示。

从径向分布图可以看出:

（1）在基态氢原子中,电子出现概率的极大值在 $r=52.9$ pm 的球面上,这和玻尔半径 $a_0=52.9$ pm 不谋而合。它与概率密度极大值处(原子核附近)不一致,核附近概率密度虽然很大,但在此处薄球壳的体积几乎小得等于零,随着 r 的增大,薄球壳的体积越来越大,但概率密度却越来越小,这两个因素共同决定 1s 径向分布函数图在 a_0 处出现一个峰,从量子力学的观点来理解,玻尔半径就是电子出现概率最大的球壳离核的距离。

（2）径向分布函数图中的峰数有 $(n-l)$ 个,例如,1s 有 1 个峰,4s 有 4 个峰,2p 有 1 个峰,3p 有 2 个峰……若有多个峰,则峰离原子核由小到大排列,最大的峰在最外面,为主峰。

（3）角量子数 l 相同、主量子数 n 不同时,主峰距核位置不同,n 越小,距核越近,n 越大,距核越远,即电子处于不同的电子层。

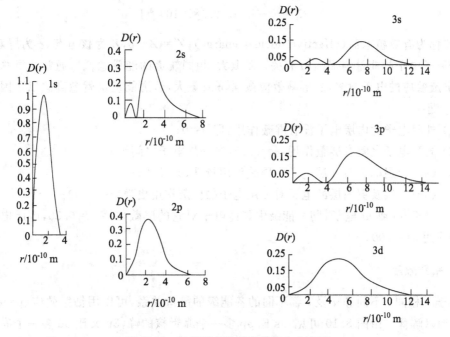

图 8.10　氢原子各种状态的径向分布图

总之,将波函数的径向分布与角度分布结合起来去理解原子轨道的图像,可大致了解电子的运动状态。

8.3　多电子原子的核外电子排布

氢原子和类氢离子的核外只有一个电子,该电子仅受到核的吸引作用,故可以对波函数进行精确求解。多电子原子核外有 2 个或更多的电子,电子除受核的吸引作用外,还受到其他电子对它的排斥作用,情况要复杂得多,对波函数只能作近似处理。但上述氢原子结构的某些结论可用到多电子原子结构中。

在多电子原子中,每个电子都有波函数 ψ_i,其具体形式也取决一组量子数 n,l,m。多电子原子轨道名称与氢原子轨道名称相同,数目相等。

多电子原子中每个电子的波函数的角度部分和氢原子轨道角度部分相似,所以多电子原子的原子轨道形状与氢原子的原子轨道的形状相似。

8.3.1　多电子原子的能级

1. 屏蔽效应

处理多电子原子问题时,认为其他电子对某个电子 i 的排斥,相当于其他电子屏蔽了原子核,抵消了一部分核电荷对电子 i 的吸引力,称为其他电子对电子 i 的屏蔽效应(screening effect)。引入屏蔽常数 σ(screening constant)表示其他电子所抵消掉的核电荷。这样多电子原子中电子 i 的能量公式为

$$E_i = -\frac{(Z')^2}{n^2} \times 2.18 \times 10^{-18} \text{ J} \tag{8-10}$$

式中:Z' 称为有效核电荷(effective nuclear charge);$Z' = Z - \sigma$,Z 为核电荷,σ 为屏蔽常数。多电子原子电子的能量与 Z, n, σ 有关。Z 愈大,相同轨道的能量愈低。通常 σ 指总屏蔽常数,起屏蔽效应的电子愈多,总屏蔽效应愈强,σ 就愈大,轨道能量也就愈高。以下因素将影响 σ 的大小:

(1) 外层电子对内层电子没有屏蔽作用,即 $\sigma = 0$;

(2) 同层电子之间有屏蔽作用,$\sigma = 0.35$(第一层电子之间为 0.30);

(3) $(n-1)$ 层电子对 n 层电子的屏蔽作用较强,$\sigma = 0.85$;

(4) $(n-2)$ 层及更内层的电子对 n 层电子的屏蔽作用更强,$\sigma = 1.00$;

(5) 对于 nd 或 nf 电子,同一能级中其他电子对它的屏蔽作用 $\sigma = 0.35$,内层电子对它的屏蔽作用 $\sigma = 1.00$。

2. 钻穿效应

对于 n 相同 l 不同和 n 及 l 都不同的各能级的能量关系,可以用钻穿效应(penetrating effect)加以解释。由图 8.10 可见,3s 比 3p 多一个靠近核的峰,3p 又比 3d 多一个靠近核的峰。峰离核越近,说明电子钻得越深,在核附近出现的概率较大,从而较多的避免了其他电子对它的屏蔽作用,受到较大的有效核电荷的吸引,能量较低,例如 3s 电子;3p 电子在核附近出现的概率较小,被屏蔽得较多,能量较高;同理 3d 电子能量更高。这种由于 n 相同,l 不同,概率的径向分布不同,电子钻到核附近的概率也不同而导致能量不同的现象,称为电子的钻穿效应。钻穿效应的结果使得 $E_{3s} < E_{3p} < E_{3d}$ 或者 $E_{ns} < E_{np} < E_{nd}$。

当 n, l 都不同时,如 $E_{4s} < E_{3d}$,即能级交错现象,也可用钻穿效应来解释。从 3d 和 4s 的径向分布函数图(如图 8.11 所示)可以看出,虽然 4s 的最大峰比 3d 离核远得多,但由于 4s 电子的钻穿效应远远大于 3d 电子,平均受到核的引力比 3d 电子大,使得 4s 电子的能量反而比 3d 低。换句话说,钻穿效应使轨道能量降低的作用超过了主量子数增大使轨道能量增高的作用,导致 4s 轨道的能量低于 3d。

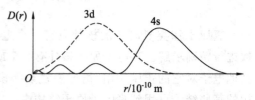

图 8.11　3d 和 4s 的径向分布函数图

n 相同, l 不同时, ns 比 np 多一个离核较近的峰, np 又比 nd 多一个离核较近的峰……第一个峰离核的距离是 $ns<np<nd<nf$, 说明不同 l "钻穿"到核附近的能力不同。钻穿能力的顺序是 $ns>np>nd>nf$。即当 n 值相同时, l 值越小, 峰数越多, 电子在近核区出现的概率越大。例如 $4s$ 的第一个峰竟钻到 $3d$ 的主峰之内, 外层电子也可以在内层出现, 这正反映了电子的波动性。

屏蔽效应和钻穿效应是影响轨道能级的重要因素, 两者是互相联系的。屏蔽效应使核对电子的有效吸引减弱, 轨道能量升高; 钻穿效应使核对电子的有效吸引加强, 轨道能量降低。两者的此消彼长决定了原子轨道的实际能级, 有时可产生能级交错。

3. 原子轨道近似能级图

美国科学家鲍林(Pauling)根据大量的光谱数据计算出多电子原子的原子轨道近似能级顺序, 称为原子轨道近似能级图, 如图 8.12 所示。

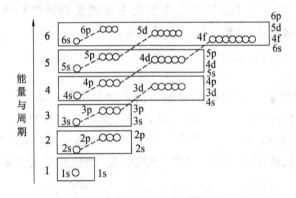

图 8.12　原子轨道近似能级图

原子轨道近似能级图按原子轨道能量高低的顺序排列, 排在图下方的轨道能量低, 排在图上方的轨道能量高; 一个方框表示一个能级组, 不同能级组之间能量差别大, 同一能级组内各能级之间能量差别小, 每个小圆圈表示一个原子轨道。np 能级有三个轨道, 能量相同, 称为三重简并轨道。同样, nd 能级的五个轨道是五重简并轨道。同一电子层的轨道用虚线连接。这里要指出的是, 这个能级顺序是基态原子电子在核外排布时的填充顺序。

我国著名化学家徐光宪根据光谱实验数据, 对基态多电子原子轨道的能级高低提出一种定量的依据, 即 $n+0.7l$ 的值愈大, 轨道能级愈高, 并把 $n+0.7l$ 的值的整数部分相同的各能级归为一个能级组, 见表 8.4。

表 8.4　多电子原子能级组

能级	1s	2s	2p	3s	3p	4s	3d	4p	5s	4d	5p	6s	4f	5d	6p
$n+0.7l$	1.0	2.0	2.7	3.0	3.7	4.0	4.4	4.7	5.0	5.4	5.7	6.0	6.1	6.4	6.7
能级组	I	II		III		IV			V			VI			
组内电子数	2	8		8		18			18			32			

根据徐光宪公式计算可以确定原子轨道能级组由低到高次序为(1s), (2s, 2p),

$(3s,3p),(4s,3d,4p),(5s,4d,5p),(6s,4f,5d,6p),\cdots$。括号内的能级处于同一能级组,此顺序与鲍林近似能级顺序吻合。

8.3.2 核外电子的排布规律

根据光谱实验数据,得到多电子原子核外电子的排布三原理。

1. 泡利不相容原理

1925 年,奥地利物理学家泡利(Pauli)提出,在同一原子中不可能有四个量子数完全相同的 2 个电子同时存在,这就是泡利不相容原理。换言之,在一个原子中不容许有两个电子处于完全相同的运动状态,在一个原子轨道上最多只能容纳两个自旋方向相反的电子。

2. 能量最低原理

基态多电子原子核外电子排布时总是优先占据能量最低的轨道,当低能量轨道占满后,才排入高能量的轨道,以使整个原子能量最低。

3. 洪特规则

1925 年,德国科学家洪特(Hund)根据光谱实验总结了一条规律,称为洪特规则:电子在能量相同的轨道(简并轨道)上排布时,总是尽可能以自旋相同的方向分占不同的轨道,从而使原子的总能量最低。而若使两个电子在一个轨道上成对,就要克服它们之间的斥力,即要吸收额外的能量,这个能量称为电子成对能,致使原子的总能量升高,违反能量最低原理。

例如,基态碳原子的电子排布为 $1s^2 2s^2 2p^2$,若以方框表示一个原子轨道,则碳原子的核外电子排布的轨道式应表示为

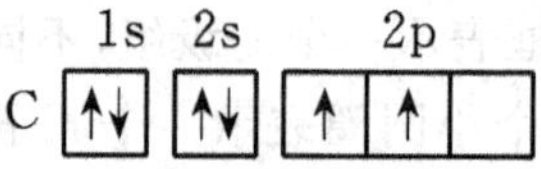

而不能表示为

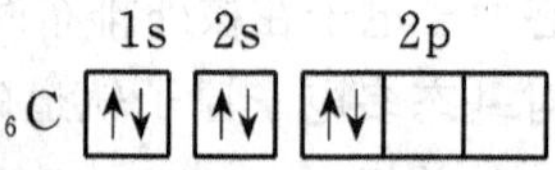

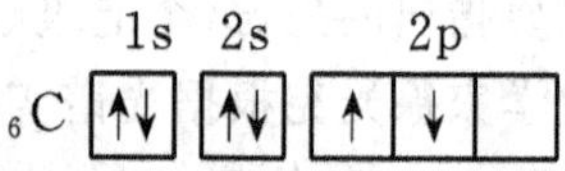

再如,写出基态 23 号元素 V 的电子排布式。根据能量最低原理,我们将 23 个电子从能量最低的 1s 轨道上排起,每个轨道只能排 2 个电子,第 3,4 个电子填入 2s 轨道,2p 能级有三个轨道,可以填 6 个电子,再以后填入 3s,3p,以上轨道填满后是 18 个电子。因为 4s 能量比 3d 低,所以第 19,20 个电子应先填入 4s 轨道。此时已填入 20 个电子,剩下的 3 个电子填入 3d 轨道。但轨道填入电子后,4s 能量高于 3d,所以 23 号元素 V 的基态原子电子排布式为 $1s^2 2s^2 2p^6 3s^2 3p^6 3d^3 4s^2$。

洪特还指出,简并轨道全充满(如 p^6,d^{10},f^{14})、半充满(如 p^3,d^5,f^7)或全空(如 p^0,d^0,f^0)的这些状态都是能量较低的稳定状态。如基态 24 号元素 Cr 的电子排布式为 $1s^2 2s^2 2p^6 3s^2 3p^6 3d^5 4s^1$(半充满)而不是 $1s^2 2s^2 2p^6 3s^2 3p^6 3d^4 4s^2$;基态 29 号元素 Cu 的价层电

子排布为 $3d^{10}4s^1$(全充满)而不是 $3d^9 4s^2$。

在书写电子排布式时,为简便通常把内层已达到稀有气体电子层结构的部分用稀有气体的元素符号加方括号表示,称为原子实。例如 26 号元素 Fe 的基态原子电子排布可以写成 $[Ar]3d^6 4s^2$,又如 47 号 Ag 的基态原子电子排布式可以写成 $[Kr]4d^{10}5s^1$。这种写法的另一优点是突出了价层电子构型,如铁原子的价层电子构型是 $3d^6 4s^2$,银原子的价层电子构型是 $4d^{10}5s^1$。

书写离子的电子排布式是在基态原子的电子排布式基础上加上或失去电子。例如,$Br^-[Ar]4s^2 4p^6$ 或 $Ni^{2+}[Ar]3d^8 4s^0$。

8.4 元素周期表和元素周期律

元素的性质随着原子序数的递增而呈周期性变化的规律称为元素周期律。元素周期律的基础是原子核外电子排布(价层电子构型)的周期性变化,元素周期律的直观表现形式是元素周期表。

8.4.1 核外电子排布与元素周期表

1. 周期与能级组

元素周期表有 7 行,即 7 个周期。从各元素原子的电子层结构可知,当主量子数 n 依次增大时,n 每增加 1 个数值就增加一个新的电子层,周期表上就增加一个周期。因此,元素在周期表中所处的周期数(用阿拉伯数字表示)就等于它的最外电子层数 n(Pd 除外)。每一个周期所含元素数目与对应能级组最多能容纳的电子数目一致。能级组和周期的对应关系可参见表 8.5。

表 8.5 能级组与周期的关系

周期数和周期名称	能级组	起止元素	元素数目	能级组内各亚层电子填充次序(反映核外电子构型的变化)
1. 特短周期	Ⅰ	$_1$H→$_2$He	2	$1s^{1\sim2}$
2. 短周期	Ⅱ	$_3$Li→$_{10}$Ne	8	$2s^{1\sim2}$→$2p^{1\sim6}$
3. 短周期	Ⅲ	$_{11}$Na→$_{18}$Ar	8	$3s^{1\sim2}$→$3p^{1\sim6}$
4. 长周期	Ⅳ	$_{19}$K→$_{36}$Kr	18	$4s^{1\sim2}$→$3d^{1\sim10}$→$4p^{1\sim6}$
5. 长周期	Ⅴ	$_{37}$Rb→$_{54}$Xe	18	$5s^{1\sim2}$→$4d^{1\sim10}$→$5p^{1\sim6}$
6. 特长周期	Ⅵ	$_{55}$Cs→$_{86}$Rn	32	$6s^{1\sim2}$→$4f^{1\sim14}$→$5d^{1\sim10}$→$6p^{1\sim6}$
7. 不完全周期	Ⅶ	$_{87}$Fr→118Uuo		$7s^{1\sim2}$→$5f^{1\sim14}$→$6d^{1\sim10}$

在第 4 周期中,从 21 号钪(Sc)到 30 号锌(Zn),它们新增的电子都是填充到 3d 轨道上,这 10 种元素称为第 4 周期过渡元素。从 39 号元素钇(Y)到 48 号元素镉(Cd),新增的电子都是填充到 4d 轨道上,这 10 种元素称为第 5 周期过渡元素。在第 6 周期中,从 58 号元素

铈(Ce)到 71 号元素镥(Lu),新增的电子都是依次填充在 4f 轨道上,这 14 种元素因与镧(La)处于一格,习惯上称为镧系元素。从 72 号元素铪(Hf)到 80 号元素汞(Hg),新增加的电子则依次填充到 5d 轨道上,也是过渡元素。第 7 周期中,从 87 号元素钫(Fr)到 118 号元素(未有中文名)Uuo,是不完全周期,其中从 89 号元素锕(Ac)到 103 号元素铹(Lr),称为锕系元素。

2. 族与原子的电子组态

性质相似的元素归为一族。族对应于原子的价电子构型。周期表中有主族(A 族)、副族(B 族)、零族和Ⅷ族之分。

主族:在族号罗马数字后加"A"表示主族,共有 ⅠA～ⅦA 7 个主族。凡内层轨道全充满,最后 1 个电子填入 ns 或 np 亚层上的,都是主族元素。价层电子的总数等于族数,即等于 ns,np 两个亚层上电子数目的总和。

零族元素(也称ⅧA 族):稀有气体,其最外层也已填满,呈稳定结构。

副族元素:在族号罗马数字后加"B"表示副族,共有ⅠB～ⅦB 7 个副族,副族全是金属元素。凡最后一个电子填入 $(n-1)$d 或 $(n-2)$f 亚层上的都属于副族,也称过渡元素,其中镧系和锕系称为内过渡元素。ⅢB～ⅦB 族元素,价电子总数等于 $(n-1)$d 和 ns 两个亚层电子数目的总和,也等于其族数。 ⅠB,ⅡB 族由于其 $(n-1)$d 亚层已经填满,所以最外层 ns 亚层上电子数等于其族数。

Ⅷ族(也称ⅧB 族):处在周期表的中间,共有三个纵列。最后 1 个电子填在 $(n-1)$d 亚层上,也属于过渡元素,它们外层电子的构型是 $(n-1)d^{6\sim10}ns^{0\sim2}$,电子总数在 8～10 之间。

3. 元素在周期表中的分区

根据价层电子构型,可将周期表中的元素分为 5 个区:s 区、p 区、d 区、ds 区和 f 区,如图 8.13 所示。

s 区元素:最后 1 个电子填充在 ns 轨道上,价层电子构型是 ns^1 或 ns^2,位于周期表的左侧,包括 ⅠA 和 ⅡA 族,它们都是活泼金属,容易失去电子形成 +1 或 +2 价离子。

p 区元素:最后 1 个电子填充在 np 轨道上,价层电子构型是 $ns^2np^{1\sim6}$,位于周期表右侧,包括ⅢA～ⅦA 族元素。大部分为非金属。零族稀有气体也属于 p 区。

s 区和 p 区的共同特点是最后 1 个电子都排布在最外层,最外层电子的总数等于该元素的族数。s 区和 p 区就是按族划分的周期表中的主族。

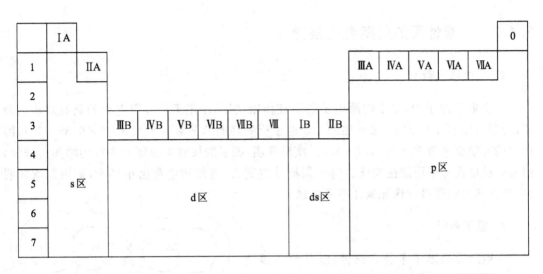

图 8.13　周期表中元素的分区

d 区元素:它们的价层电子构型通常是$(n-1)d^{1\sim9}ns^{1\sim2}$,最后 1 个电子基本都是填充在次外层$(n-1)$d 轨道上的元素,位于长周期的中部。这些元素都是金属,常有可变化的氧化值,称为过渡元素,包括ⅢB~Ⅷ族元素。

ds 区元素:价层电子构型通常是$(n-1)d^{10}ns^{1\sim2}$,即次外层 d 轨道是充满的,最外层轨道上有 1~2 个电子。它们既不同于 s 区,也不同于 d 区,故称为 ds 区,它包括ⅠB 和ⅡB 族,处于周期表 d 区和 p 区之间。它们都是金属,也属过渡元素。

f 区元素:最后 1 个电子填充在 f 轨道上,价层电子构型是$(n-2)f^{0\sim14}ns^2$ 或$(n-2)f^{0\sim14}(n-1)d^{0\sim2}ns^2$,包括镧系和锕系元素(各有 15 种元素)。由于本区包括的元素较多,故常将其列于周期表之下。它们的最外层电子数目相同,次外层电子数目也大部分相同,只有外数第三层的电子数目不同,所以每个系内各元素的化学性质极为相似,且都为金属,将它们称为内过渡元素。

【例 8-4】　已知某元素的原子序数为 26,试写出该元素原子的电子排布式,并指出该元素在周期表中所属周期、族和区。

解　该元素的原子应有 26 个电子。根据电子填充顺序,它的电子排布式应为$1s^2 2s^2 2p^6 3s^2 3p^6 3d^6 4s^2$ 或写成$[Ar]3d^6 4s^2$。其中最外层电子的主量子数 $n=4$,所以它属于第 4 周期的元素。最外层电子和次外层 d 电子总数为 8,所以它位于Ⅷ族。3d 电子未充满,应属于 d 区元素。

8.4.2　元素性质的周期变化规律

1. 有效核电荷

在多电子原子中,由于内层电子的屏蔽作用,实际作用于最外层电子的是有效核电荷 Z'。例如,Li 原子($1s^2 2s^1$)最外层的 1 个电子所受到的总屏蔽常数为 $\sigma = 2 \times 0.85 = 1.7$,因而它的有效核电荷 $Z' = 3 - 1.7 = 1.3$。实验证明,原子的核电荷随原子序数的增加而增加,但有效核电荷却呈周期性变化。每个周期从左到右,有效核电荷由小到大,短周期增加明显,长周期增加较慢,f 区元素几乎不增加。

2. 原子半径

一般所说的原子半径有三种:以共价单键结合的两个相同原子核间距离的一半称为共价半径;单质分子晶体中相邻分子间两个非键合原子核间距离的一半称为范德华半径;金属单质的晶体中相邻两个原子核间距离的一半称为金属半径,如图 8.14 所示。表 8.6 列出了各种原子的原子半径,表中除稀有气体为范德华半径外,其余均为共价半径。

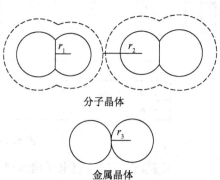

图 8.14　三种原子半径示意图

表 8.6　周期表中各元素的原子半径(r/pm)

H 37																	He 122
Li 123	Be 89											B 88	C 77	N 70	O 66	F 64	Ne 160
Na 157	Mg 136											Al 125	Si 117	P 110	S 104	Cl 99	Ar 191
K 202	Ca 174	Sc 144	Ti 132	V 122	Cr 117	Mn 117	Fe 116	Co 116	Ni 115	Cu 117	Zn 125	Ga 126	Ge 122	As 121	Se 117	Br 114	Kr 198
Rb 216	Sr 192	Y 162	Zr 145	Nb 134	Mo 129	Tc 127	Ru 125	Rh 125	Pd 128	Ag 134	Cd 148	In 144	Sn 140	Sb 141	Te 137	I 133	Xe 217
Cs 225	Ba 198		Hf 144	Ta 134	W 130	Re 128	Os 126	Ir 126	Pt 129	Au 134	Hg 144	Tl 148	Pb 147	Bi 146	Po 146	At 145	Rn

镧系元素

La 169	Ce 165	Pr 165	Nd 164	Pm 163	Sm 162	Eu 185	Gd 162	Tb 161	Dy 160	Ho 158	Er 156	Tm 156	Yb 169	Lu 156

可以看出,各元素原子半径随原子序数的增加呈现周期性变化。这与原子有效核电荷的周期性变化相关。因为原子的有效核电荷愈大,对外层电子的吸引力愈大,原子半径就愈小。各周期的主族元素从左到右,电子层数不变,有效核电荷明显增加,原子半径的减小也就比较明显。长周期中的过渡元素原子半径先是缓慢缩小然后略有增大。内过渡元素,有效核

电荷变化不大,原子半径几乎不变。表中稀有气体原子半径突然增大,因为它是范德华半径。

同一主族从上到下,由于电子层数增加,使屏蔽效应明显增强,所以原子半径逐渐增大。

3. 元素电负性

1932 年鲍林提出了电负性(electronegativity)的概念。电负性是指元素的原子在分子中吸引成键电子的能力的相对大小。电负性大,原子在分子中吸引电子的能力强;反之就弱。鲍林根据热化学数据和分子的键能计算出各元素的电负性数值,见表 8.7。

表 8.7　鲍林的元素电负性数值表

H 2.18																
Li 0.98	Be 1.57											B 2.04	C 2.55	N 3.04	O 3.44	F 3.98
Na 0.93	Mg 1.31											Al 1.61	Si 1.90	P 2.19	S 2.58	Cl 3.16
K 0.82	Ca 1.00	Sc 1.36	Ti 1.54	V 1.63	Cr 1.66	Mn 1.55	Fe 1.80	Co 1.88	Ni 1.91	Cu 1.90	Zn 1.65	Ga 1.81	Ge 2.01	As 2.18	Se 2.55	Br 2.96
Rb 0.82	Sr 0.95	Y 1.22	Zr 1.33	Nb 1.60	Mo 2.16	Tc 1.90	Ru 2.28	Ru 2.20	Pd 2.20	Ag 1.93	Cd 1.69	In 1.73	Sn 1.96	Sb 2.05	Te 2.10	I 2.66
Cs 0.79	Ba 0.89	La 1.10	Hf 1.30	Ta 1.50	W 2.36	Re 1.90	Os 2.20	Ir 2.20	Pt 2.28	Au 2.54	Hg 2.00	Tl 2.04	Pb 2.33	Bi 2.02	Po 2.00	At 2.20

习　题

1. 电子波与电磁波有什么不同?如何理解微观粒子的波动性?

2. 设子弹质量为 10 g,速度为 1000 $m \cdot s^{-1}$,试根据德布罗意公式和测不准关系式,通过计算说明宏观物体主要表现为粒子性,它们的运动服从经典力学规律(设子弹速度的不确定量为 $\Delta v_x = 10^{-3}$ $m \cdot s^{-1}$)。

3. 写出下列各能级或轨道的名称:
   (1) $n=2, l=1$　　(2) $n=3, l=2$　　(3) $n=4, l=2$
   (4) $n=3, l=1$　　(5) $n=4, l=0$　　(6) $n=5, l=3$

4. 氧的价层电子排布是 $2s^2 2p^4$,试用 4 个量子数分别表明每个电子的运动状态。

5. 以下各"亚层"哪些可能存在?包含多少轨道?
   (1) 1s;　(2) 2d;　(3) 4f;　(4) 5p

6. 按所示格式填写下表：

原子序数	电子排布式	价层电子排布	周期	族
39				
	$1s^2 2s^2 2p^5$			
		$3d^{10} 4s^1$		
			五	ⅡB

7. 不查周期表，试给出下列原子的电子排布式和未成对电子数：

(1) 第四周期第 6 个元素；

(2) 第四周期的卤族元素；

(3) 原子序数为 37 的元素的最稳定离子；

(4) 3p 轨道半充满的主族元素。

8. 写出下列离子的电子排布式：Ag^+，Zn^{2+}，Fe^{2+}，Cu^{2+}，Mn^{2+}。

9. 将下列原子按电负性降低的次序排列，并解释理由：

　　H，As，F，S，Ca，Zn，N

10. 基态原子价层电子排布满足下列条件之一的是哪一类或哪一种元素？

(1) 具有 2 个 p 电子；

(2) 有 2 个量子数为 $n=4$ 和 $l=0$ 的电子，有 6 个量子数为 $n=3$ 和 $l=2$ 的电子；

(3) 3d 为全充满，4s 只有一个电子的元素。

第9章

分子结构

分子是物质能够独立存在并保持其化学性质的最小微粒,由原子通过一定的作用力、以一定的次序和排列方式结合而成。原子在空间的排布方式称为分子结构,物质的性质主要由分子结构决定。因而讨论分子结构,对探索物质的性质、结构、功能以及化学反应的规律都十分必要。

原子间强烈的相互作用力称为化学键,化学键分为离子键、共价键和金属键三种类型。在分子间还存在着各种较弱的作用力,包括范德华力和氢键等,统称为分子间作用力,其作用能约比化学键小一到两个数量级。本章主要讨论共价键和分子间作用力。

9.1　现代价键理论

1927 年,海特勒(Heitler)和伦敦(London)用量子力学的方法处理氢分子体系获得成功,鲍林等人在此基础上建立了现代共价键理论——现代价键理论和分子轨道理论。

9.1.1　氢分子的形成

量子力学处理氢分子的形成过程可简述为"当两个基态氢原子相互靠近时,体系的总能量会发生变化,其变化趋势有两种可能性:若两个氢原子中未成对电子的自旋方向相同,因相互排斥而使两核间电子云密度变小,体系的能量升高,且随着核间距离(r)的减小能量继续升高,不能形成稳定的氢分子,这种状态称为推斥态(如图 9.1 和图 9.2a 所示);若两个氢原子中未成对电子的自旋方向相反时,1s 轨道会发生有效重叠,重叠的结果使得两核间电子云密度变大,核对核外电子的引力增强,同时降低了核与核之间的排斥,使体系能量下降,当核间距达到 r_o(实验值为 74.1 pm)时,体系能量下降到最低值,两个氢原子形成了稳定的共价键,这就是氢分子的基态(如图 9.1 和图 9.2b 所示)。"

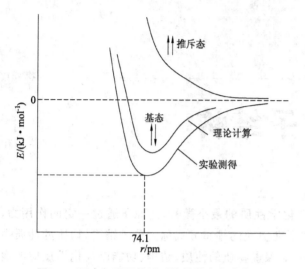

图9.1   两个氢原子接近时的能量变化曲线图

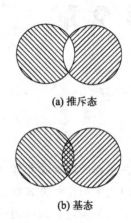

图9.2   两个氢原子接近时的两种状态

9.1.2   现代价键理论的基本要点

1. 基本要点

把对氢分子的研究结果推广到其他分子体系,便可归纳出现代价键理论(valence bond theory,简称 VB 法),其基本要点如下:

(1)两个原子相互接近时,自旋方向相反的两个未成对电子可以相互配对,所在原子轨道有效重叠,使两核间电子云密度增大,体系能量降低,形成稳定的共价键。

(2)由于只有未成对的电子才能成键,而已键合的电子就不能再与其他电子配对成键,故一个原子形成共价键的数目受到原子内未成对电子数的限制,这就是共价键的饱和性。

(3)成键时,原子轨道重叠程度越大,所形成的共价键越牢固,这就是原子轨道最大重叠原理。原子轨道中除 s 轨道呈球形对称外,p,d 和 f 轨道都有一定的空间取向,它们成键时,原子轨道间尽可能沿着最大重叠方向成键,这就是共价键的方向性。如图 9.3 所示 HCl 分子形成时,氢原子的 1 个 1s 电子与氯原子的 1 个 $3p_x$ 电子配对,形成 1 个共价单键,但 1s 轨道只有沿 x 轴方向才能与 $3p_x$ 轨道发生最大程度的重叠,其他方向的重叠,都不能形成稳定的共价键。

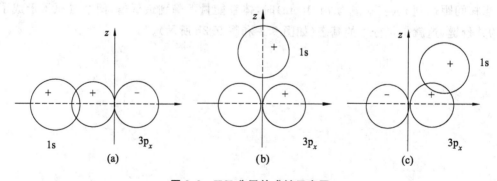

图 9.3   HCl 分子的成键示意图

2. 共价键的类型

根据原子轨道重叠方式的不同,共价键又可分为 σ 键和 π 键等。当两个原子的成键轨道沿着键轴(通常为 x 轴)方向以"头碰头"方式重叠时,轨道的重叠部分沿着键轴呈圆柱形对称分布,这种重叠方式所形成的共价键称为 σ 键,如图 9.4a 所示。如 H_2 分子中的 s-s 重叠,HCl 中的 $s-p_x$ 重叠,Cl_2 分子中的 p_x-p_x 重叠等。当两个原子间已经形成 σ 键后,其他的成键轨道沿着键轴方向以"肩并肩"的方式重叠,轨道的重叠部分对包含键轴的 xy 或 xz 平面呈镜面反对称,通过这种重叠方式所形成的共价键称为 π 键,如图 9.4b 所示。

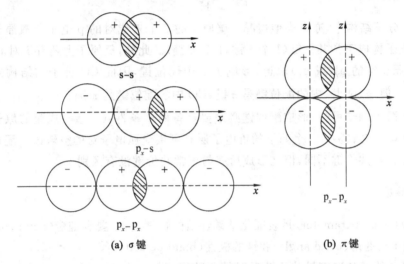

(a) σ 键   (b) π 键

图 9.4 共价键的类型

由于形成 σ 键时,轨道重叠程度比形成 π 键时大,因而 σ 键一般比 π 键牢固。π 键较易断开,表现为化学活泼性较强。形成分子时,σ 键是构成分子的骨架,能单独存在于两原子之间,以共价键结合的两原子间一定且仅有 1 个 σ 键。π 键不能单独存在,只能与 σ 键共存于具有双键或三键的分子中。

例如,N_2 分子形成时,氮原子有 3 个未成对的 p 电子(p_x^1, p_y^1, p_z^1),当 2 个氮原子的 p_x 轨道沿键轴以"头碰头"方式形成 $\sigma_{p_x-p_x}$ 键的同时,p_y-p_y 和 p_z-p_z 只能以"肩并肩"的方式形成 π 键。因此,N_2 分子中含有 1 个 σ 键和 2 个 π 键,如图 9.5 所示。

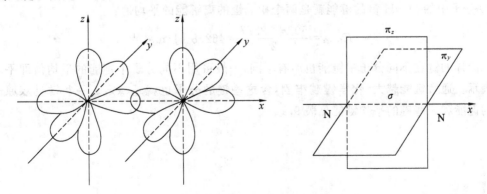

图 9.5 N_2 分子形成示意图

根据共用电子对来源的不同,共价键可分为正常共价键和配位共价键。由成键两原子各提供一个电子所形成的共价键,称为正常共价键。而由成键两原子中的某一原子单独提供电子对进入另一原子的空轨道共用而形成的共价键称为配位共价键,简称配位键。为区别于正常共价键,配位键通常用"→"表示,箭头的方向从提供电子对的原子指向接受电子对的原子。例如 NH_3 与 H^+ 离子结合成 NH_4^+ 离子,其结构式可写成:

$$\left[\begin{array}{c} H \\ | \\ H-N\rightarrow H \\ | \\ H \end{array} \right]^+$$

在 CO 分子结构中,亦有类似情况。碳原子的 2 个未成对的 p 电子与氧原子的 2 个未成对的 p 电子构成正常共价键(1 个 σ 键,1 个 π 键)。此外,氧原子上还有 1 对 p_y(或 p_z)电子,进入碳原子空的 p_y(或 p_z)轨道,形成了 1 个配位键,因此 CO 分子的结构式可以写成 $:C \Equiv O:$。但是,NH_4^+ 中的配位键是 σ 键,CO 中的配位键是 π 键。

从以上两个例子可知,形成配位键必须要具备两个条件:① 参与成键的原子的一方价电子层有孤电子对;② 另一个原子的价电子层有可接受孤电子对的空轨道。配位键的形成方式虽然与正常共价键不同,但在形成后就与正常共价键没有区别了。

3. 键参数

键参数(bond parameter)是表征化学键性质的物理量,主要有键能(bond energy)、键长(bond length)、键角(bond angle)和键的极性(bond polarity)等。

键能是从能量角度衡量共价键强弱的一种物理量。在 100 kPa 和 298 K 时,将 1 mol 理想气体 AB 分子拆开成为理想气态的 A,B 原子所需的能量称为 AB 的离解能(D_{A-B}),单位是 $kJ \cdot mol^{-1}$。对于双原子分子来说,离解能就是键能(E_{A-B})。例如,氢分子的离解能为 $D_{H-H}=436 \ kJ \cdot mol^{-1}$,其键能也就是 $E_{H-H}=436 \ kJ \cdot mol^{-1}$。对于多原子分子来说,键能和离解能的概念并不相同,如 H_2O 分子中含有 2 个 H—O 键,先后两次拆开 H—O 键所需的能量不同:

$$H_2O(g) \longrightarrow OH(g)+H(g) \qquad D_{H-OH}=502 \ kJ \cdot mol^{-1}$$
$$OH(g) \longrightarrow O(g)+H(g) \qquad D_{H-O}=423.7 \ kJ \cdot mol^{-1}$$

H_2O 分子中的 O—H 键的键能就是两个相同键的离解能的平均值:

$$E_{H-O}=\frac{502+423.7}{2}=462.8 \ kJ \cdot mol^{-1}$$

同样的键在不同分子中键能也略有不同,一般可用不同分子中键能的平均值即平均键能表示。通常键能越大,化学键越牢固,含这些键的分子也就越稳定。一些常见双原子分子的键能和一些键的平均键能见表 9.1。

表 9.1　一些双原子分子的键能和一些键的平均键能(kJ·mol^{-1})

分子名称	键能	分子名称	键能	共价键	平均键能	共价键	平均键能
H$_2$	436	HF	565	C—H	413	N—H	391
F$_2$	165	HCl	431	C—F	460	N—N	159
Cl$_2$	247	HBr	366	C—Cl	335	N=N	418
Br$_2$	193	HI	299	C—Br	289	N≡N	946
I$_2$	151	NO	286	C—I	230	O—O	143
N$_2$	946	CO	1071	C—C	346	O=O	495
O$_2$	493			C=C	610	O—H	463
				C≡C	835		

　　键长指分子中成键原子的核间距离,其值可通过实验测定。实验数据表明,在不同的分子中,同种键的键长相近,如 C—C 单键在金刚石中键长为 154 pm,在乙烷中为 153 pm,在丙烷中为 154 pm,所以把 C—C 单键的平均键长定为 154 pm(见表 9.2)。通常两原子间形成的同类型共价键的键长越短,键就越牢固。由相同原子形成化学键时,双键的键长约为单键键长的 85% ~ 90%,三键的键长约为单键键长的 75% ~ 80%。因为成键越多,两原子间的吸引力越强,键长越短,键能也就越高。

表 9.2　一些共价键的平均键长(pm)

X	C—X	C=X	C≡X	H—X	N—X	N=X
C	154	133	121	109	147	137
N	147	127	115	101	141	124
O	143	121		96		
F	140			96		
Cl	177			128	177	
Br	191			142		
I	212			162		
P	187					
S	182			135		

　　键角指分子中键与键之间的夹角,是反映分子空间构型的一个主要参数,数值可通过实验测定。如测得 CO$_2$ 分子中的键角为 180°,则表明 CO$_2$ 分子是直线形。通常当分子中的键长和键角确定后,它的空间构型也就可以确定了。

　　共价键的极性由成键原子的电负性决定。若成键原子的电负性相等,则对共用电子对的吸引力相同,电子云均匀地分布在两个原子核之间,正、负电荷中心恰好重合,所形成的键称为非极性共价键,如 H$_2$,O$_2$ 和金刚石中的共价键。如果成键原子的电负性不同,则正、负电荷中心不会重合,所形成的键称为极性共价键,如 HCl 分子中的 H—Cl 键。在极性共价键中,成键原子的电负性差值愈大,共用电子对的偏移程度就愈大,键的极性则愈强。

共价键与离子键是有本质差别的,然而根据键的极性的概念,两者间并无严格的界限。离子键可理解为共用电子对发生完全偏移的极性键,极性共价键也可理解为离子键与非极性共价键之间的一种过渡状态(见表9.3)。

表 9.3　键型与成键原子电负性差值的关系

物质	NaCl	HF	HCl	HBr	HI	Cl₂
电负性差值	2.1	1.9	0.9	0.7	0.4	0
键　型	离子键	极性共价键				非极性共价键

9.2　杂化轨道理论

价键理论成功地阐明了共价键的成键本质和特性,但无法解释多原子分子的空间构型。例如,甲烷(CH_4)分子中 C—H 键间的夹角为 $109°28'$,分子具有正四面体的空间构型。根据价键理论,碳原子的外层电子结构为 $2s^2 2p_x^1 2p_y^1$,有两个未成对的电子,只能形成两个共价键且键角为 $90°$,显然这与事实不符。1931 年,为了解决上述矛盾,鲍林在价键理论的基础上提出了杂化轨道理论,进一步补充和发展了价键理论。

9.2.1　杂化轨道理论的基本要点

(1) 成键过程中,由于原子间相互影响,同一原子中能量相近的不同类型的若干原子轨道重新组合成能量、成分、状态等均一定的新轨道,从而改变了原有轨道的状态,这一过程称为杂化(hybridization),形成的新轨道称为杂化轨道(hybrid orbital)。杂化前后轨道数目不变。

(2) 原子轨道杂化后,其角度分布发生了变化。图 9.6 是 sp 杂化轨道的图形及其形成过程示意图,杂化轨道的形状既不同于 s 轨道,也不同于 p 轨道,而是一头大另一头小的葫芦形。这种形状更利于和其他原子轨道重叠,增大了轨道的重叠程度,从而增强了 sp 杂化轨道的成键能力。这就是原子在形成共价键时,原子轨道在可能条件下总是采用杂化轨道成键的原因。

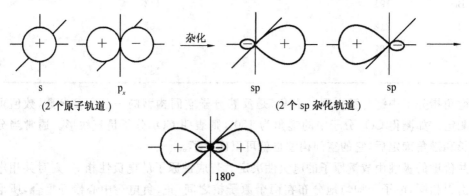

图 9.6　sp 杂化轨道形成示意图

(3) 杂化轨道之间在空间上尽量取最大夹角分布,满足相互间排斥力最小的原则。不同的杂化类型具有不同的杂化轨道构型,从而可解释分子的空间构型。

根据参加杂化的原子轨道的不同,杂化可分成各种类型。例如,1 个 ns 轨道和 1 个 np 轨道杂化后形成 2 个 sp 杂化轨道;1 个 ns 轨道和 2 个 np 轨道杂化后形成 3 个 sp^2 杂化轨道;1 个 ns 轨道和 3 个 np 轨道杂化后形成 4 个 sp^3 杂化轨道。对于第三周期以后的一些原子中的$(n-1)$d 或 nd 轨道也可与 ns 和 np 轨道产生杂化,形成 dsp^2,d^2sp^3 和 sp^3d^2 等类型的杂化轨道。关于含 d 轨道的杂化情况在配位化合物中予以讨论。

9.2.2　杂化轨道理论的应用

【例 9-1】　已知 $BeCl_2$ 分子中 2 个 Be—Cl 键完全相同且分子呈直线形,解释其空间构型。

解　铍原子的电子排布为 $1s^2 2s^2$,在形成 $BeCl_2$ 分子的过程中,铍原子的 1 个 2s 电子激发至 2p 轨道,各含 1 个单电子的 2s 轨道与 1 个 2p 轨道进行等性 sp 杂化,组合成夹角为 $180°$ 的 2 个 sp 杂化轨道,这 2 个杂化轨道再分别与 2 个氯原子含有单电子的 3p 轨道重叠,构成 2 个等同的 σ_{sp-p} 键。由于两杂化轨道间的夹角为 $180°$,故 $BeCl_2$ 分子是直线形的对称分子(如图 9.7 所示)。其他如 CO_2 和 $HgCl_2$ 等分子的形成过程与之类似。

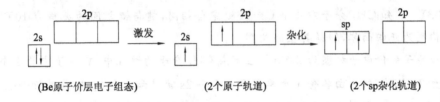

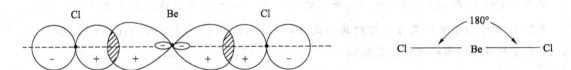

图 9.7　$BeCl_2$ 分子构型和 sp 杂化轨道的空间取向

【例 9-2】　已知 BF_3 分子中键与键之间的夹角为 $120°$,分子的空间构型为平面正三角形,解释其空间构型。

解　硼原子的电子排布为 $1s^2 2s^2 2p^1$,在形成 BF_3 分子的过程中,硼原子中的 1 个 2s 电子先激发至 2p 轨道,然后由各含 1 个单电子的 1 个 2s 轨道和 2 个 2p 轨道进行等性 sp^2 杂化,组成键角均为 $120°$ 的 3 个 sp^2 杂化轨道,这 3 个杂化轨道分别与 3 个氟原子含有 1 个单电子的 2p 轨道重叠成键,构成 3 个等同的 σ_{sp^2-p} 键。由于杂化轨道间的夹角均为 $120°$,故 BF_3 分子的空间构型为对称的平面正三角形(如图 9.8 所示)。其他如 SO_3 和 NO_3^- 等分子或离子的形成过程与之类似。

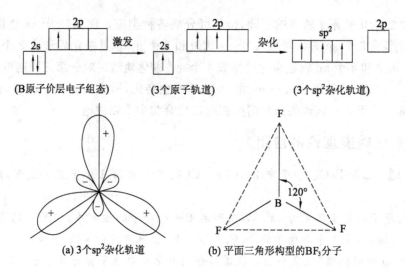

(a) 3个sp²杂化轨道

(b) 平面三角形构型的BF₃分子

图 9.8　BF₃ 的平面三角形结构和 sp² 杂化轨道的空间取向

【例 9-3】　已知 CH_4 分子中 4 个 $C-H$ 键完全相同,键与键之间的夹角为 $109°28'$,分子的空间构型为正四面体,解释其空间构型。

解　碳原子的价电子构型为 $2s^2 2p^2$,在形成 CH_4 分子的过程中,碳原子中的 1 个 2s 电子先激发至 2p 轨道,然后由各含 1 个单电子的 1 个 2s 轨道和 3 个 2p 轨道进行等性 sp^3 杂化,组成键角均为 $109°28'$ 的 4 个 sp^3 杂化轨道,这 4 个杂化轨道分别与 4 个氢原子的含有 1 个单电子的 1s 轨道重叠,构成 4 个等同的 σ_{sp^3-s} 键。由于杂化轨道间的夹角均为 $109°28'$,故 CH_4 分子的空间构型为对称的正四面体(如图 9.9 所示)。其他如 SiH_4,CCl_4 和 NH_4^+ 等分子或离子的形成过程与之类似。

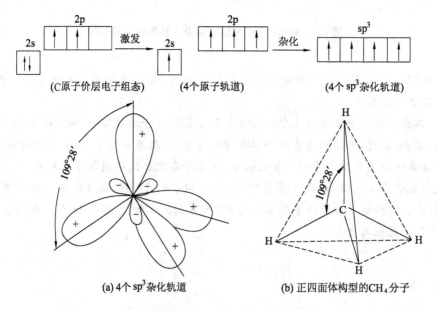

(a) 4个sp³杂化轨道

(b) 正四面体构型的CH₄分子

图 9.9　CH₄ 的正四面体结构和 sp³ 杂化轨道的空间取向

　　上述几个例子中,杂化后形成的各杂化轨道的成分相同,能量相等,分子呈高度对称分布,这种杂化为等性杂化。如果杂化后形成的各杂化轨道成分或能量不完全相同,分子呈不对称分布,这样的杂化称为不等性杂化。通常,参与杂化的原子轨道中,如已被孤对电子占据,其杂化是不等性的。

【例 9-4】　已知 NH_3 分子中键与键之间的夹角为 $107°18'$,分子的空间构型为三角锥形,解释 NH_3 分子的空间构型。

　　解　氮原子的价电子构型为 $2s^2 2p^3$,在形成氨分子时,中心原子氮的 1 个 2s 轨道和 3 个 2p 轨道采取 sp^3 杂化,形成 4 个 sp^3 杂化轨道。其中有 3 个为单电子所占据,它们能与 3 个氢原子的 1s 电子形成 3 个共价 σ_{sp^3-s} 键。另一个 sp^3 杂化轨道被氮原子的 1 对孤对电子占据,孤对电子因未参加成键,电子云较密集于氮原子周围,它对成键电子对的排斥作用较大,使得氨分子中的键角压缩成 $107°18'$。孤对电子所占有的杂化轨道中含 s 轨道成分较多,成键电子对所占有的杂化轨道中含 s 轨道成分较少。因此,N 原子的 sp^3 杂化是不等性杂化。氨分子的空间构型也就成为缺一个角的四面体,即三角锥形(如图 9.10 所示)。

【例 9-5】　已知 H_2O 分子中键与键之间的夹角为 $104°45'$,分子的空间构型为 V 字形,解释 H_2O 分子的空间构型。

　　解　H_2O 分子的键间夹角为 $104°45'$,其分子的形成过程与氨分子类似,成键时中心原子氧也是采取不等性 sp^3 杂化方式与 2 个氢原子结合的,由于氧原子上有 2 对孤对电子不参加成键,它们对成键电子对的排斥作用更大,使 H_2O 分子中键角压缩得更小,为 $104°45'$,故水分子结构呈 V 字形(如图 9.11 所示)。

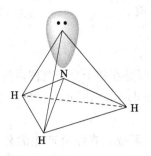
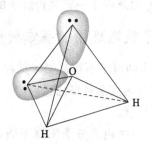

图 9.10　NH_3 分子结构示意图　　　　图 9.11　H_2O 分子结构示意图

　　与中心原子的不等性 sp^3 杂化类似,有些分子如 $PbCl_2$,SO_2,NO_2 等的中心原子在形成分子时采用不等性 sp^2 杂化,分子呈 V 字形。

　　以上探讨了仅包含 s 轨道和 p 轨道的杂化可能类型,简单分子通常采取这一杂化形式,其应用也较为普遍。表 9.4 中列出了 s-p 类型的杂化轨道类型及相应的分子空间构型。

表 9.4   中心原子的 s-p 杂化类型和分子空间构型

杂化类型	sp	sp²		sp³		
		等性	不等性	等性	不等性	不等性
参与杂化的轨道	1个 ns, 1个 np	1个 ns, 2个 np		1个 ns, 3个 np		
形成杂化轨道数目	2个	3个		4个		
杂化轨道中孤对电子数目	0	0	1	0	1	2
杂化轨道间夹角	180°	120°	< 120°	109°28′	< 109°28′	< 109°28′
分子空间构型	直线形	正三角形	V 字形	正四面体	三角锥	V 字形
实例	$BeCl_2$, CO_2, $HgCl_2$, C_2H_2	BF_3, SO_3, NO_3^-, C_2H_4	SO_2, NO_2	CH_4, SiF_4, SO_4^{2-}, NH_4^+	NH_3, PCl_3, H_3O^+	H_2O, OF_2

9.3   分子轨道理论

现代价键理论的优点是模型直观,容易理解,尤其是杂化轨道理论可以成功地解释分子的空间构型。然而,价键理论在说明 O_2 分子具有磁性等事实时,遇到了困难。为了弥补价键理论的不足,美国化学家密立根(Mulliken)和德国化学家洪特(Hund)于 1932 年提出了分子轨道理论(molecular orbital theory,简称 MO 法)。分子轨道理论将分子作为一个整体来处理,很好地解释了一些共价分子的形成和性质。

9.3.1   分子轨道理论的基本要点

(1)分子中的电子不再从属于某些特定原子,而是在整个分子范围内运动,每个电子的运动状态都可以用波函数来描述,称为分子轨道(molecular orbital)。每一个分子轨道都有相应的能量和形状。

(2)分子轨道由组成分子的原子轨道线性组合而成。在组合产生的分子轨道中,能量低于原来原子轨道的称为成键分子轨道(bonding molecular orbital),用符号 σ,π 等表示;能量高于原来原子轨道的称为反键分子轨道(antibonding molecular orbital),用符号 σ^*,π^* 等表示。同时,组合前后轨道总数不变,且成键分子轨道和反键分子轨道是成对产生的,成键轨道降低的能量近似等于反键轨道升高的能量。

(3)原子轨道组合成分子轨道时,只有遵循能量相近原则、对称性匹配原则和最大重叠原则,才能有效地形成分子轨道。

只有能量相近的原子轨道才能有效地组成分子轨道,而且原子轨道的能量越接近,组成的分子轨道的成键能力越强,这就是能量相近原则。例如氢原子和氟原子中有关原子轨道的能量如下:氢的 1s 轨道能量为 -1312 kJ·mol^{-1},氟的 1s 轨道能量为 -6718 kJ·mol^{-1},2s 轨道能量为 -3870 kJ·mol^{-1},2p 轨道能量为 -1797 kJ·mol^{-1}。可推断,为满足能量相近原则,氢的 1s 轨道只能和氟的 2p 轨道有效地组成分子轨道。

　　只有对称性匹配的原子轨道才能组成分子轨道,这就是对称性匹配原则。符合对称性匹配原则的几种常见的原子轨道组合如下:(设键轴为 x 轴)s-s,s-p_x,p_x-p_x 可组成 σ 分子轨道;p_y-p_y,p_z-p_z 可组成 π 分子轨道。图 9.12 显示,对称性匹配的两原子轨道组合成分子轨道时,同号波函数叠加(即原子轨道相加重叠)形成成键分子轨道,其特征是两核间电子的概率密度增大,能量较原来的原子轨道低;异号波函数叠加(即原子轨道相减重叠)形成反键分子轨道,其特征是两核间电子的概率密度减小,出现节面(通过键轴的概率密度几乎为 0 的平面),能量较原来的原子轨道高。

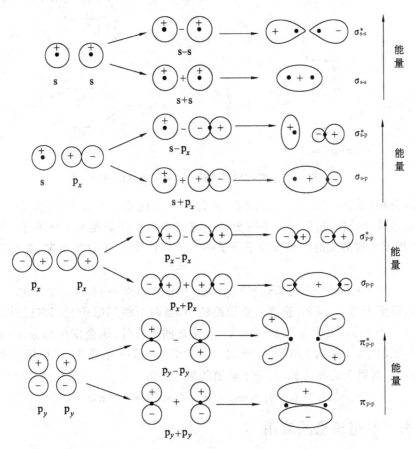

图 9.12　原子轨道组成分子轨道示意图

　　原子轨道线性组合时,重叠程度越大,分子轨道的能量越低,所生成的键稳定性越大,即最大重叠原则。

　　(4) 电子在分子轨道中的排布与电子填充原子轨道的原则相同,应遵守鲍利不相容原理、能量最低原理和洪特规则。

　　(5) 在分子轨道理论中,键的牢固程度用键级(bond order)的大小衡量,其计算式如下:

$$键级 = \frac{1}{2}(成键电子数 - 反键电子数)$$

键级越大,形成的化学键越牢固,分子也越稳定。

9.3.2　同核双原子分子的分子轨道能级图

目前分子轨道能级顺序主要根据光谱实验确定。将分子中各分子轨道按能级高低排列起来,可得分子轨道能级图。图 9.13 是同核双原子分子的分子轨道能级图。

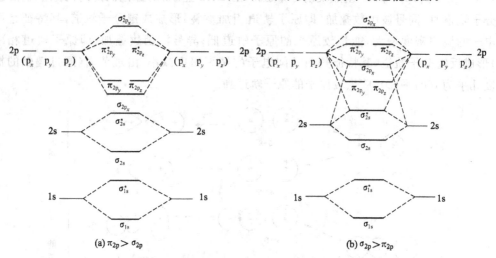

图 9.13　同核双原子分子的分子轨道能级图

根据能量相近原则,当组成原子的 2s 和 2p 轨道的能量相差较大时,2s 和 2p 轨道之间不能有效地组成分子轨道,形成分子时分子轨道的能级次序如图 9.13a 所示,此时,$E_{\pi_{2p}} > E_{\sigma_{2p}}$。第二周期元素形成的同核双原子分子中,$O_2$ 和 F_2 就属于这种情况,其分子轨道能级顺序为

$$\sigma_{1s} < \sigma_{1s}^* < \sigma_{2s} < \sigma_{2s}^* < \sigma_{2p_x} < \pi_{2p_y} = \pi_{2p_z} < \pi_{2p_y}^* = \pi_{2p_z}^* < \sigma_{2p_x}^*$$

如果组成原子的 2s 和 2p 轨道的能量差较小,当两个相同原子互相靠近时,由于 2s 与 2p 轨道的对称性相同,因此除了 s-s 和 p-p 轨道的组合外,还会发生部分 s-p_x 组合,以至改变了能级次序,如图 9.13b 所示,此时,$E_{\pi_{2p}} < E_{\sigma_{2p}}$。原子序数 3~7 的同核双原子分子即从 Li_2 到 N_2 就属于这种情况,其分子轨道能级顺序为

$$\sigma_{1s} < \sigma_{1s}^* < \sigma_{2s} < \sigma_{2s}^* < \pi_{2p_y} = \pi_{2p_z} < \sigma_{2p_x} < \pi_{2p_y}^* = \pi_{2p_z}^* < \sigma_{2p_x}^*$$

9.3.3　分子轨道理论的应用

【例 9-6】　以分子轨道理论说明 N_2 分子的结构。

解　N 原子的电子排布为 $1s^2 2s^2 2p^3$,N_2 分子中的 14 个电子按图 9.13b 所示的能级顺序进入分子轨道,因此 N_2 分子的分子轨道排布式为

$$N_2\left[(\sigma_{1s})^2 (\sigma_{1s}^*)^2 (\sigma_{2s})^2 (\sigma_{2s}^*)^2 (\pi_{2p_y})^2 = (\pi_{2p_z})^2 (\sigma_{2p_x})^2\right]$$

其中 $(\sigma_{1s})^2$ 和 $(\sigma_{1s}^*)^2$ 的能量下降和上升正好抵消,$(\sigma_{2s})^2$ 和 $(\sigma_{2s}^*)^2$ 的情况同样如此,对成键没有贡献。对成键有贡献的是 $(\pi_{2p_y})^2$、$(\pi_{2p_z})^2$ 和 $(\sigma_{2p_x})^2$ 中的 3 对电子,其中 $(\sigma_{2p_x})^2$ 构成 1 个 σ 键,$(\pi_{2p_y})^2$ 和 $(\pi_{2p_z})^2$ 各构成 1 个 π 键,形成共价三键。由于成键电子全都进入成键分子轨道,体系的能量大为降低,故 N_2 分子相当稳定。其键级为 $(10-4)/2=3$,N_2 分子结构可写成 $N \equiv N$。

【例 9-7】　以分子轨道理论说明 O_2 分子的顺磁性、键级及其化学活泼性。

解　O 原子的电子排布为 $1s^2 2s^2 2p^4$，O_2 分子中的 16 个电子按图 9.13a 所示的能级顺序进入分子轨道，因此 O_2 分子的分子轨道排布式为

$$O_2\left[(\sigma_{1s})^2(\sigma_{1s}^*)^2(\sigma_{2s})^2(\sigma_{2s}^*)^2(\sigma_{2p_x})^2(\pi_{2p_y})^2=(\pi_{2p_z})^2(\pi_{2p_y}^*)^1=(\pi_{2p_z}^*)^1\right]$$

其中对成键有贡献的是 $(\sigma_{2p_x})^2$ 中的 1 对电子构成 1 个 σ 键；$(\pi_{2p_y})^2$ 的成键作用不会被 $(\pi_{2p_y}^*)^1$ 完全抵消，且这 2 个分子轨道的空间方位相同，可构成 1 个三电子 π 键；同样，$(\pi_{2p_z})^2$ 和 $(\pi_{2p_z}^*)^1$ 也可构成另 1 个三电子 π 键。故 O_2 分子中有 1 个 σ 键和 2 个三电子 π 键，由于 2 个三电子 π 键中各有 1 个未成对电子，所以氧气是一种顺磁性物质。氧气的键级为 $(10-6)/2=2$。从 O_2 分子的分子轨道排布式可见，由于它有 2 个未成对的 2p 电子，因此应具有配对趋势，且这 2 个电子又都在反键分子轨道上，能量较高，不稳定，所以氧气表现出相当大的活泼性。

分子轨道理论同样适用于异核双原子分子，因为影响分子轨道能级高低的主要因素是原子的核电荷数。分子中两个原子序数相近且它们的和小于或等于氮分子（即 $\leqslant 14$）时，则此分子或离子的电子进入分子轨道的顺序按图 9.13b 填充入分子轨道；两个原子序数的和大于氮分子（即 >14）时，则此分子或离子的电子填充顺序按图 9.13a 填充入分子轨道。

【例 9-8】　为什么 CO 的性质与 N_2 相似？

解　CO 分子的核电荷总数为 14，与 N_2 分子相同，核外也有 14 个电子。因此 CO 和 N_2 具有完全相同的分子轨道电子排布式：

$$CO\left[(\sigma_{1s})^2(\sigma_{1s}^*)^2(\sigma_{2s})^2(\sigma_{2s}^*)^2(\pi_{2p_y})^2=(\pi_{2p_z})^2(\sigma_{2p_x})^2\right]$$

分子中有 2 个 π 键和 1 个 σ 键。由此可见，CO 与 N_2 存在完全相同的分子轨道电子排布式（能量有些差异）、成键类型和键级等，这样的不同分子被称为等电子体。等电子体的物质具有类似的性质。

9.4　分子间作用力与氢键

NH_3，Cl_2，CO_2 等气体在降低温度、增大压强时能凝结成液态或固态，固体粉末也可压成片状，其原因是除了化学键外，分子与分子间还存在一种较弱的作用力，其值虽只有化学键的 $1/100 \sim 1/10$，作用力范围也很小，却是决定物质熔点、沸点和溶解度等物理性质的重要因素。分子间作用力与分子的极性有关，它主要包括范德华力和氢键。

9.4.1　分子的极性

根据分子中正、负电荷的中心是否重合，可把分子分成极性分子和非极性分子两类。正、负电荷中心重合的分子是非极性分子，不重合的分子是极性分子。

对于双原子分子，分子的极性和键的极性是一致的。由非极性共价键构成的双原子分子是非极性分子，如 H_2，N_2 等分子；由极性共价键组成的双原子分子是极性分子，如 CO，

HCl 分子等。

对于多原子分子,由非极性共价键构成的多原子分子是非极性分子,如 P_4,S_8 等分子;由极性共价键构成的多原子分子,则需根据分子的空间构型所决定。例如,$BeCl_2$ 分子中虽有 2 个极性的 Be—Cl 键,但分子的空间构型是直线形的对称分子,正、负电荷中心重合,因此是非极性分子;而 H_2O 分子中的 2 个极性 O—H 键呈 V 字形分布,由于正、负电荷中心不重合,因此 H_2O 分子是极性分子。

分子极性的大小,通常用偶极矩(dipole moment)μ 来衡量,它等于正、负电荷中心的距离(d)和正电荷中心或负电荷中心上所带的电量(q)的乘积:

$$\mu = q \cdot d$$

单位为 C·m(库仑·米)。偶极矩是矢量,化学上规定其方向由正电荷中心指向负电荷中心。表 9.5 中列出一些分子的偶极矩,偶极矩为 0 的分子是非极性分子。偶极矩越大的分子,其极性亦越强。

表 9.5   一些分子的电偶极矩(10^{-30}C·m)

分子	μ	分子	μ	分子	μ
H_2	0	BF_3	0	CO	0.40
Cl_2	0	SO_2	5.33	HCl	3.43
CO_2	0	H_2O	6.16	HBr	2.63
CH_4	0	HCN	6.99	HI	1.27

由于极性分子的正、负电荷中心不重合,分子中始终存在一个正极和一个负极,极性分子(偶极分子)的这种固有的偶极称为永久偶极(permanent dipole)。如图 9.14 所示,非极性分子可变成具有一定偶极的极性分子,而极性分子的偶极会变大,这种在外电场影响下所产生的偶极称为诱导偶极(induced dipole),其偶极矩称为诱导偶极矩。外电场使分子产生诱导偶极矩的现象称为分子的极化(polarization)。

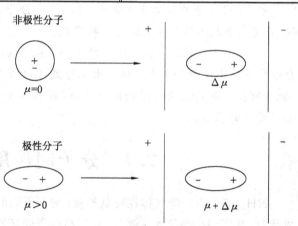

图 9.14   外电场对分子极性影响示意图

9.4.2   范德华力

荷兰物理学家范德华(van der Waals)在研究理想气体方程时,发现式中的修正项与分子间作用力有关,因此分子间作用力也称为范德华力。按作用力产生的原因和特性,范德华力可分为取向力、诱导力和色散力三种。

1. 取向力

取向力发生在极性分子和极性分子之间。当两个极性分子相互接近时,同极相斥,异极相吸,使分子发生相对的转动(即取向)。在已取向的偶极分子间,由于静电作用互相靠拢,在一定距离时吸引与排斥达到平衡,使体系能量达到最小值(如图 9.15 所示)。这种由永久偶极的取向而产生的分子间作用力称为取向力(orientation force)。

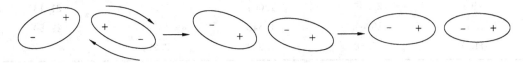

图 9.15　两个极性分子相互作用示意图

2. 诱导力

诱导力发生在极性分子之间,也发生在极性分子和非极性分子之间。极性分子的永久偶极相当于一个外电场,可诱导邻近的分子(包括极性分子和非极性分子)发生电子云变形而导致诱导偶极的产生。这种诱导偶极与永久偶极间的作用力称为诱导力(induction force)。图 9.16 是极性分子和非极性分子相互作用示意图。

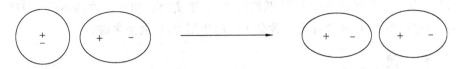

图 9.16　极性分子和非极性分子相互作用示意图

3. 色散力

非极性分子间也存在相互作用。例如 O_2,Cl_2,N_2 等非极性分子在温度降低时都会由气态变成液态和固态。这是由于分子内部的原子核和电子都在不停地运动,在瞬间由于原子核与电子云的相对位移,使分子中产生瞬间偶极。虽然瞬间偶极存在的时间很短,但它可以诱导邻近分子产生诱导偶极,且可以不断地重复出现。从量子力学导出的这种因存在瞬间偶极而产生的作用力的理论计算式与光的色散公式相似,所以称为色散力(dispersion force)。色散力不仅可以产生于非极性分子之间、极性分子之间,而且极性分子与非极性分子之间也同样存在,故它是范德华力中普遍存在的一种力。

范德华力是永远存在于分子或原子间的一种作用力;从本质来讲它是一种静电引力,没有方向性和饱和性;它不属于化学键的范围,其作用能比化学键能小 1~2 个数量级,在几到几十千焦每摩尔之间;其作用范围在几百 pm 以内。对于大多数分子来说,色散力是主要的,取向力和诱导力往往都很小。表 9.6 列出了上述三种力在一些分子中的分配情况。

表 9.6   一些分子中的范德华力($kJ \cdot mol^{-1}$)

分子	取向力	诱导力	色散力	总能量
Ar	0.000	0.000	8.49	8.49
CO	0.003	0.008	8.74	8.75
HI	0.025	0.113	25.86	26.00
HBr	0.686	0.502	21.92	23.11
HCl	3.305	1.004	16.82	21.13
NH_3	13.31	1.548	14.94	29.80
H_2O	36.38	1.929	8.996	47.31

范德华力的概念可以用于解释和推测同类物质某些性质的变化规律。由于三种力中以色散力为主,而色散力的大小与分子的变形性有关。分子愈大,愈易变形,色散力也愈大。因此在一般情况下,组成和结构相似的物质,分子量愈大,范德华力也愈大,物质的熔沸点愈高。例如,在常温下,卤素单质中氟、氯是气体,溴是液体,碘是固体。这是由于色散力随分子量增大而增大,所以熔沸点也随之增高。

卤化氢分子按 HCl,HBr 和 HI 的顺序,它们的取向力和诱导力逐渐变小,而色散力却迅速上升,分子间力的总能量也随之增大,故 HCl,HBr 和 HI 的熔沸点依次递升。按照这一规律,似应得出 HF 的沸点比 HCl 低的结论,但事实恰好相反。这是由于在 HF 分子间除了存在范德华力之外,还存在另一种分子间的作用力,这就是氢键。

9.4.3   氢   键

1. 氢键的形成

当氢原子与电负性很大、半径很小的 X 原子(如 F,O,N 等)共价结合成 H—X 键时,其共用电子对强烈地偏向 X 原子,使 H 原子几乎成为裸露的质子,这种几乎裸露的质子与另一共价键上电负性大、半径小并在外层含有孤对电子的 Y 原子(如 F,O,N 等)定向吸引,从而形成氢键(hydrogen bond),可表示为 X—H····Y。其中,X 和 Y 可以是同种元素的原子,也可以是不同种元素的原子。如 H_2O 中氢键以 O—H····O 构成,氨水中则有 N—H····N,N—H····O 和 O—H····O 等。

氢键的键能通常在 $42 \ kJ \cdot mol^{-1}$ 以下,比化学键的键能小得多,但比范德华力稍强。氢键键能的大小与 X,Y 两元素的电负性和原子半径有关。X,Y 电负性数值愈高、半径愈小,则 X,Y 上的负电荷密度愈大,形成的氢键愈强。

2. 氢键的特点和类型

氢键具有方向性和饱和性。氢键的方向性是指 Y 原子与 HX 形成氢键时,三个原子应尽可能地处在一条直线上,这样成键时两个电负性较大的原子间距离最远,斥力最小,键的稳定程度高。氢键的饱和性指的是每个 H—X 只能与 Y 原子形成一个氢键。这是因为氢原子比 X 和 Y 两原子小得多,形成 X—H····Y 后,第二个 Y 原子要接近氢原子时,将会受到氢键中的 X 和 Y 原子的电子云的强烈排斥。

氢键分为分子间氢键和分子内氢键两种类型。分子与分子之间形成的氢键称为分子间氢键,如水中的 O—H····O 键、氨水中的 N—H····N 和 N—H····O 键、氟化氢中的 F—H····F 键等,如图 9.17 所示。在同一分子内形成的氢键称为分子内氢键,如硝酸中便有分子内氢键,如图 9.18 所示。分子内氢键不在一条直线上,但可形成较稳定的环状结构。例如,苯酚的邻位上存在—OH,—NO₂,—CHO 和—COOH 等基团时可形成分子内氢键,但当这些取代基处于间位或对位时,因为距离太远不能形成分子内氢键,但可以形成分子间氢键。

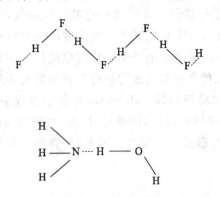

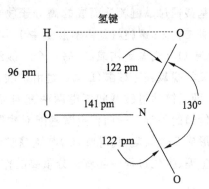

图 9.17　氟化氢和氨水中的分子间氢键　　图 9.18　硝酸中的分子内氢键

3. 氢键对物质性质的影响

分子间形成氢键时,由于分子间结合力增强,使化合物的沸点和熔点升高。由图 9.19 可见,第ⅣA 元素的氢化物均不会形成氢键,其氢化物的色散力随分子量的增大而变大,沸点也随之上升。第ⅤA 至第ⅦA 族元素的氢化物中,由于 NH₃,H₂O 和 HF 分子间能形成氢键,所以其沸点都比同族其他元素的氢化物高。而分子内氢键的形成,减弱了分子的极性,一般情况下,熔沸点都比同类化合物低。例如,对硝基苯酚可形成分子间氢键,沸点为 387 K;而邻硝基苯酚则形成分子内氢键,沸点仅为 318 K。

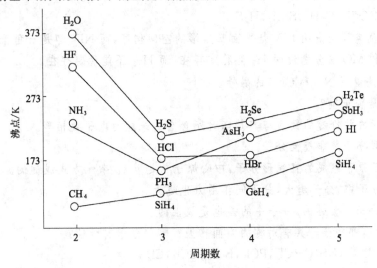

图 9.19　氢化物的沸点

氢键的形成对物质的溶解度也有影响。在极性溶剂中,溶质和溶剂间如能形成分子间氢键,可使溶解度增大。若溶质形成分子内氢键,则在极性溶剂中的溶解度变小,而在非极性溶剂中的溶解度变大。例如,邻苯二酚可形成分子内氢键,对苯二酚与水可形成分子间氢键,因而对苯二酚在水中的溶解度大于邻苯二酚,而在四氯化碳溶剂中则相反。此外,氢键的形成对物质的其他性质如酸碱度、密度、黏度等都有影响。例如,HNO_3 的酸性比 H_2SO_4 和 HCl 弱,氢氟酸的酸性远远小于其他氢卤酸等。

　　氢键在生物体内也广泛存在,而且在生命过程中起着相当重要的作用。蛋白质是由许多氨基酸通过肽键相连而成的高分子物质,这些长链分子常形成一定的空间结构,蛋白质的二级结构 α -螺旋就是由多肽链中 1 个肽键的 N—H 和相隔 3 个氨基酸酰基的另一个肽键的 C=O 形成氢键构成的;另一个二级结构 β -折叠是由链间的氢键将肽链拉在一起构成的。又如脱氧核糖核酸(DNA)是由磷酸、脱氧核糖和碱基组成的具有双螺旋结构的生物大分子,两条链通过碱基间氢键两两配对而保持双螺旋结构。此外,DNA 复制过程中,遗传信息传递的关键——两特定碱基配对也是通过氢键形成的,即腺嘌呤(A)与胸腺嘧啶(T)配对形成 2 个氢键,鸟嘌呤(G)与胞嘧啶(C)配对形成 3 个氢键。可见,氢键在人类和动植物的生理、生化过程中起着十分重要的作用。

习　题

1. 按价键理论写出下列分子的结构式:

BBr_3 , CS_2 , SiH_4 , PCl_5 , C_2H_4

2. 用 VB 法和 MO 法说明下列双原子分子共价键的类型:

O_2 , B_2 , CO

3. 试用杂化轨道理论说明下列分子的空间构型:

PF_3 , $COCl_2$, C_2H_4 , $SiCl_4$, H_2S

4. 试用杂化轨道理论说明 BF_3 是平面三角形的空间构型,而 NF_3 却是三角锥形。

5. 用 VB 法和 MO 法分别说明 H_2 能稳定存在,而 He_2 不能稳定存在。

6. 试用 MO 法说明 N_2^+ 和 CN^- 的磁性。

7. 下列说法是否正确?

(1) 原子形成共价键的数目与其基态时所含有的未成对电子数相等。　　　　　　（　　）

(2) 直线形分子是非极性分子。　　　　　　（　　）

(3) 凡是三原子组成的直线形分子,中心原子都是以 sp 杂化方式成键的。　　　　（　　）

(4) 同类分子中,分子越大,分子间作用力也越大。　　　　　　（　　）

(5) PH_3 分子是极性的,分子中的键也是极性的。　　　　　　（　　）

8. 下列分子中,哪些分子具有对称的空间构型? 哪些分子有极性?

SO_2 , NH_3 , H_2S , $CHCl_3$, PCl_3 , BeF_2 , CCl_4 , Cl_2

9. 解释下列现象:

(1) F 的电负性大于 O,但 HF 的沸点却低于 H_2O;

(2) 乙醇(C_2H_5OH)和二甲醚(CH_3OCH_3)分子式相同,但前者的沸点为 78.5 ℃,后者的却为 -23 ℃;

(3) 邻羟基苯甲酸在 CCl_4 中的溶解度比对羟基苯甲酸大;

(4) 温度接近沸点时,乙酸蒸气的实测分子量明显高于用原子量和乙酸化学式计算出来的分子量,为什么? 预测一下,乙醛会不会也有这种现象?

10. 下列分子间存在什么形式的分子间作用力?

(1) 苯和四氯化碳;(2) 乙醇和水;(3) 液氨;(4) 丙酮。

第 10 章

配位化合物

配位化合物(coordination compound)简称配合物,旧称络合物(complex compound),是一类组成复杂、应用广泛的化合物。18 世纪初,普鲁士染料技师狄斯巴赫(Diesbach)无意中发现了第一个有记载的配位化合物普鲁士蓝,其化学式为 $Fe_4[Fe(CN)_6]_3$。1798 年,法国化学家塔萨厄尔(Tassaert)进行了 $CoCl_3 \cdot 6NH_3$ 的合成与研究,开创了配位化学研究领域。1893 年,瑞士化学家维尔纳(Werner)提出了配位学说,现称维尔纳配位理论,标志着配位化学学科的建立。维尔纳因此获得了诺贝尔化学奖,并被尊称为"配位化学之父"。

配位化合物在生命过程中起着重要的作用。植物进行光合作用所依赖的叶绿素是含镁的配合物,体内的许多酶也是配合物。一些药物本身就是配合物或者在体内形成配合物后才能发挥药效,如给病人补充铁质的枸橼酸铁铵、治疗血吸虫病的酒石酸锑钾、治疗糖尿病的胰岛素等都是配合物。此外,二巯基丙醇(BAL)可与砷、汞等形成螯合物,是一种很好的解毒剂。

10.1 配位化合物的基本概念

10.1.1 配位化合物的定义

向蓝色 $CuSO_4$ 溶液中逐滴加入氨水时,开始有浅蓝色的碱式硫酸铜沉淀产生,继续加入氨水后沉淀消失,生成深蓝色溶液。将此溶液分为两份,在一份中加入少量 $BaCl_2$ 溶液,立即析出白色 $BaSO_4$ 沉淀,说明深蓝色溶液中有大量 SO_4^{2-} 存在;而在另一份中加入少量 NaOH 溶液,却观察不到 $Cu(OH)_2$ 沉淀的出现,表明溶液中 Cu^{2+} 浓度较小,不足以与 OH^- 生成 $Cu(OH)_2$ 沉淀。由此可以判断,加入过量的氨水后,溶液中生成了一种新物质。进一步研究证明,这种深蓝色的新物质是 $[Cu(NH_3)_4]SO_4$,它在水溶液中以 $[Cu(NH_3)_4]^{2+}$ 和 SO_4^{2-} 两种离子形式存在。

由简单阳离子(或原子)与一定数目的中性分子或阴离子通过配位键结合,并按一定的组成和空间构型所形成的复杂离子称为配位离子,简称配离子。配离子带正电荷时称为配阳离子,如 $[Cu(NH_3)_4]^{2+}$,$[Ag(NH_3)_2]^+$;带负电荷时称为配阴离子,如 $[Fe(CN)_6]^{4-}$,$[Fe(SCN)_6]^{3-}$。不带电荷的分子称为配位分子,如 $[Ni(CO)_4]$,$[Co(NH_3)_3Cl_3]$。含有配离子的化合物或配位分子称为配位化合物,简称配合物。

10.1.2　配位化合物的组成

配离子和配位分子是配合物的核心部分,而配位键则是其结构的基本特征。通常将配合物分为内界(inner sphere)和外界(outer sphere)两个部分。内界由配离子组成,写在方括号内,与配离子带相反电荷的其他离子为外界。例如在 $[Ag(NH_3)_2]NO_3$ 中,$[Ag(NH_3)_2]^+$ 配离子组成内界,NO_3^- 离子为外界。内界和外界通过离子键结合成配合物。由于配合物是电中性的,因此内、外界的电荷总数相等,符号相反。以配合物 $[Ag(NH_3)_2]NO_3$ 为例,其组成可表示为

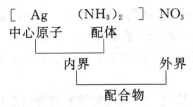

配位分子只有内界,没有外界,如 $[Co(NH_3)_3Cl_3]$,$[Fe(CO)_5]$ 等。

1. 中心原子

中心原子(central atom)也称为配合物形成体,一般是金属离子,主要是过渡金属离子,如 $[Fe(SCN)_6]^{3-}$,$[Co(NH_3)_6]^{3+}$ 中的 Fe^{3+},Co^{3+} 离子;也有一些是具有高氧化数的非金属元素,如 $[SiF_6]^{2-}$,$[BF_4]^-$ 中的 Si(Ⅳ),B(Ⅲ)。此外,还有一些是金属原子作中心原子的,如 $[Ni(CO)_4]$,$[Fe(CO)_5]$ 中的 Ni(0),Fe(0)。

2. 配位体

配合物中与中心原子以配位键相结合的分子或阴离子称为配位体,简称配体(ligand),位于中心原子的周围。配体中直接与中心原子配位的原子称为配位原子,简称配原子(donor atom)。例如 $[Co(NH_3)_6]^{3+}$ 中,NH_3 是配体,N 是配原子。再如 $[Cr(H_2O)_4Cl_2]^+$ 中,H_2O 和 Cl^- 是配体,O 和 Cl 是配原子。常见的配原子多是电负性较大的非金属元素的原子,如 C,N,P,O,S 和卤素原子等。

按照配体中所含配位原子数目的多少,可将配体分为单齿配体(monodentate ligand)和多齿配体(multidentate ligand)两类。

(1) 单齿配体:只有一个配位原子与中心原子以配位键结合的配体,如 X^-(卤素离子),CN^-,CO,H_2O,OH^-,NH_3,py(吡啶)等,其配位原子分别为 X,C,O,O,O,N,N。

(2) 多齿配体:含有两个或两个以上的配位原子同时与中心原子以配位键结合的配体,如 $NH_2CH_2CH_2NH_2$(乙二胺,简写为 en)、$NH_2CH_2CH_2NHCH_2CH_2NH_2$(二亚乙基三胺,简写为 DEN)和乙二胺四乙酸根(通常用符号 Y^{4-} 表示),它们分别为二齿、三齿和六齿配体。

有少数配体虽含有两个配位原子,但由于它们相距太近,只能选择其中一个与中心原子形成配位键,这类配体称为两可配体(ambident ligand)。两可配体仍属于单齿配体,如硫氰酸根 SCN^- 与异硫氰酸根 NCS^-、亚硝酸根 ONO^- 与硝基 NO_2^- 等。

为了表示中心原子与配体结合的数量关系,将配体与中心原子数目比定义为配位比。例如$[Cu(en)_2]^{2+}$配离子中的配位比为$2:1$,而$[Cu(NH_3)_4]^{2+}$中的配位比为$4:1$。

3. 配位数

配离子(或配位分子)中,与中心原子形成配位键的数目称为配位数(coordination number),常见配位数为$2,4,6$。如果配体均为单齿配体,则中心原子的配位数与配体的数目相等。例如,配离子$[Cu(NH_3)_4]^{2+}$中Cu^{2+}的配位数是4。如果配体中有多齿配体,则中心原子的配位数不等于配体的数目。例如,配离子$[Cu(en)_2]^{2+}$中的配体 en 是双齿配体,1个 en 分子中有2个 N 原子与Cu^{2+}形成配位键,故Cu^{2+}的配位数是4而不是2。同样如此,$[Co(en)_2(NH_3)Cl]^{2+}$中Co^{3+}的配位数是6而不是4。

中心原子配位数的大小,主要取决于中心原子电子层结构、空间效应和静电作用三个因素。

(1) 中心原子的电子层结构 第二周期元素的价层空轨道为$2s,2p$共4个轨道,最多只能容纳4对电子,它们最大配位数为4,如$[BeCl_4]^{2-}$,$[BF_4]^-$等;第二周期以后的元素,价层空轨道为$(n-1)d,ns,np$或ns,np,nd,它们的配位数可超过4,如$[AlF_6]^{3-}$,$[SiF_6]^{2-}$等。

(2) 空间效应 中心原子体积大,配体的体积小,则有利于生成配位数大的配离子,如F^-比Cl^-小,Al^{3+}与F^-可形成配位数为6的$[AlF_6]^{3-}$,而与Cl^-只能形成配位数为4的$[AlCl_4]^-$;中心原子$B(Ⅲ)$的半径比Al^{3+}小,所以$B(Ⅲ)$只能形成配位数为4的$[BF_4]^-$。

(3) 静电作用 中心原子的电荷愈多,愈有利于形成配位数大的配离子。例如Pt^{2+}与Cl^-形成$[PtCl_4]^{2-}$,Pt^{4+}却可形成$[PtCl_6]^{2-}$。中心原子相同时,配体所带的电荷愈多,配体间的斥力就愈大,配位数相应变小。例如Ni^{2+}与NH_3可形成配位数为6的$[Ni(NH_3)_6]^{2+}$,而与CN^-只能形成配位数为4的$[Ni(CN)_4]^{2-}$。

4. 配离子的电荷

配离子所带的电荷等于中心原子的氧化数和配体所带电荷的代数和。如$[PtCl_6]^{2-}$的电荷是$1\times(+4)+6\times(-1)=-2$;$[Co(NH_3)_3(H_2O)Cl_2]^+$的电荷是$1\times(+3)+3\times0+1\times0+2\times(-1)=+1$。因此,知道了中心原子的氧化数和配体所带电荷,就能推算出配离子的电荷。同样,由配离子和配体所带电荷也可以推算出中心原子的氧化数。

10.1.3 配位化合物的命名

1. 命名原则

(1) 内界和外界之间的命名遵循无机化合物的命名原则,即阴离子名称在前,阳离子名称在后,分别称为某化某、某某酸、某酸某或氢氧化某等。

(2) 命名内界时,配体名称列在中心原子之前,不同配体之间以中圆点(·)隔开。相同配体的个数用倍数词头二、三、四等表示。复杂配体写在括号内。在最后一个配体名称之后缀以"合"字。中心原子后括号内的罗马数字表示其氧化数。即

配体数——配体名称——"合"——中心原子名称(氧化数)

（3）当有多种配体时，按先无机配体后有机配体，先阴离子后中性分子的顺序排列。对同类配体，按配原子元素符号的英文字母顺序排列，当配原子也相同时，原子数较少的配体在前。

2. 命名实例

$[Cu(NH_3)_4]^{2+}$	四氨合铜（Ⅱ）离子
$[CoCl_2(NH_3)_4]^+$	二氯·四氨合钴（Ⅲ）离子
$[Fe(en)_3]Cl_3$	氯化三（乙二胺）合铁（Ⅲ）
$[Ag(NH_3)_2]OH$	氢氧化二氨合银（Ⅰ）
$H_2[PtCl_6]$	六氯合铂（Ⅳ）酸
$[Co(ONO)(NH_3)_5]SO_4$	硫酸（亚硝酸根）·五氨合钴（Ⅲ）
$[Co(NH_3)_5(H_2O)]_2(SO_4)_3$	硫酸五氨·水合钴（Ⅲ）
$[Co(NH_3)_2(en)_2]Cl_3$	氯化二氨·二（乙二胺）合钴（Ⅲ）
$NH_4[Co(NO_2)_4(NH_3)_2]$	四硝基·二氨合钴（Ⅲ）酸铵
$NH_4[Cr(NCS)_4(NH_3)_2]$	四（异硫氰酸根）·二氨合铬（Ⅲ）酸铵
$[Ni(CO)_4]$	四羰基合镍（0）
$[PtCl_2(NH_3)_2]$	二氯·二氨合铂（Ⅱ）

10.1.4　配位化合物的几何异构现象

配合物都有一定的空间构型。如果配合物中只有一种配体，它在中心原子周围也只能有一种排列方式。当配合物中有多种配体时，就可能出现不同的空间排列方式。组成相同而空间排列方式不同的物质称为几何异构体，这种现象称为几何异构现象，其中顺反异构最为常见。例如，具有平面四方形构型的$[PtCl_2(NH_3)_2]$就有两种不同的排列方式。同种配体在同一侧的为顺式，在对角位置的为反式，它们的结构式如下：

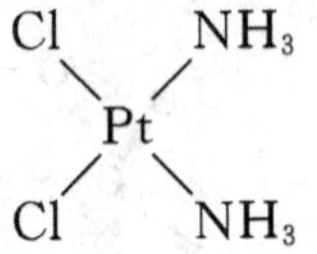

顺式[PtCl₂(NH₃)₂]的偶极矩不为零，反式[PtCl₂(NH₃)₂]的偶极矩为零，通过测定偶极矩可以区分它们。这两种异构体的性质差异较大，顺式$[PtCl_2(NH_3)_2]$为橙黄色，溶解度较大，为 0.2523g/100g 水（298 K 时），且稳定性差，在 443 K 左右可转化为反式；反式$[PtCl_2(NH_3)_2]$为亮黄色，溶解度较小，为 0.0366g/100g 水（298 K 时）。顺反异构体不但理化性质不同，在人体内所表现的生理、药理作用一般也不同。临床实验证明，顺式$[PtCl_2(NH_3)_2]$（常称为顺铂）有抗癌作用，对人体的毒副作用较大；反式$[PtCl_2(NH_3)_2]$却没有抗癌作用，对人体的毒副作用较小。顺反异构现象在配位数为 6 的配合物中很常见，但在四面体构型的配合物中却不存在顺反异构现象。

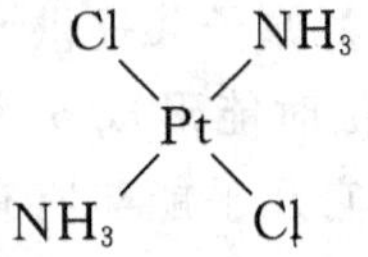

10.1.5 螯合物

1. 螯合物的结构特点

螯合物(chelate)是由中心原子和多齿配体形成的一类具有环状结构的配合物。例如，由乙二胺($H_2NCH_2CH_2NH_2$)和 Cu^{2+} 形成的螯合物，其结构为

$$\left[\begin{array}{cc} CH_2H_2N & NH_2CH_2 \\ & Cu & \\ CH_2H_2N & NH_2CH_2 \end{array} \right]^{2+}$$

其中含有两个五元环。

螯合物具有特殊的稳定性。对于同一种配原子，配位数相等时，多齿配体与金属离子所形成的螯合物比单齿配体所形成的配合物稳定。由于生成螯合物而使配合物的稳定性明显增加的作用称为螯合效应(chelating effect)。

能与中心原子形成螯合物的配体称为螯合剂(chelating agent)。螯合剂应具备以下两个条件：

(1) 配体必须是多齿配体，含有两个或两个以上能提供孤对电子的配位原子；

(2) 配体中配位原子之间应相隔两个或三个其他原子，以形成稳定的五元环或六元环。

最为常见的螯合剂是氨羧类化合物，它们是一类含有—$N(CH_2COOH)_2$基团的有机化合物，其中应用较广泛的是乙二胺四乙酸(EDTA，H_4Y)及其二钠盐(Na_2H_2Y)，其结构为

$$\begin{array}{ccc} H\ddot{O}OC{-}H_2C & & CH_2{-}COOH \\ & \ddot{N}{-}CH_2{-}CH_2{-}\ddot{N} & \\ H\ddot{O}OC{-}H_2C & & CH_2{-}CO\ddot{O}H \end{array}$$

乙二胺四乙酸是一个六齿配体，其中 4 个羧基氧原子和 2 个氨基氮原子共提供 6 对孤对电子，与中心原子配位时能形成 5 个螯合环，因此配位能力很强，它几乎能与所有金属离子形成稳定的螯合物。Ca^{2+}，Mg^{2+} 等离子一般不易形成配合物，但与乙二胺四乙酸在碱性溶液(pH＝10)中能形成稳定的螯合物。乙二胺四乙酸与 Ca^{2+} 形成的螯合物(CaY^{2-})的结构如图 10.1 所示。

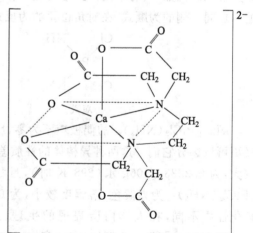

图 10.1 CaY^{2-} 的结构

2. 影响螯合物稳定性的因素

(1) 螯合环的大小

螯合物中螯合环一般为五元环或六元环。形成五元环时的键角为约 108°，与 C 原子的 sp^3 杂化轨道夹角 109°28′ 比较接近；形成六元环时的键角为约 120°，与含有双键 C 原子的 sp^2 杂化轨道夹角 120°相等，因此五元环或六元

环的张力较小,较为稳定。

(2) 螯合环的数目

通常,螯合物中螯合环的数目愈多,其稳定性也就愈大。因为螯合环愈多,形成的配位 σ 键愈多,螯合物愈难解离,稳定性愈高。

(3) 完全环形螯合剂的影响

除螯合环数目和螯合环的大小影响螯合物的稳定性外,完全环形的螯合剂比具有相同配原子、相同齿数的开链螯合剂形成的螯合物更为稳定。例如:

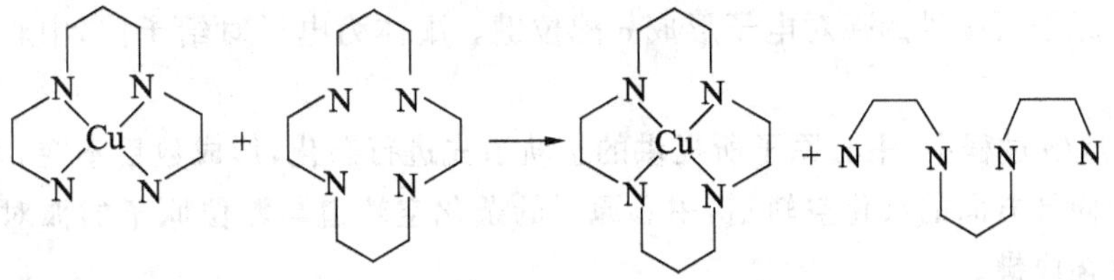

此反应 $\lg K = 5.2$。这种由完全环形螯合剂引起螯合物稳定性增加的作用称为大环效应,它是一种特殊的螯合效应。许多生物配体(如血红素中的原卟啉)都是完全环形的螯合剂。

自然界里也存在许多螯合剂。例如,大豆能合成并分泌出一种螯合剂,可从土壤中吸取铁。再如,血红素(如图 10.2 所示)的中心原子为 Fe^{2+},位于原卟啉的大环配体空腔平面上方。Fe^{2+} 可以形成配位数为 6 的配合物,其中四个配位位置被原卟啉的四个氮原子占有,第五个配位位置为球蛋白中的氮原子所占有。球蛋白和血红素的结合物称为血红蛋白,用 HHb 表示。Fe^{2+} 的第六个配位位置可与 O_2 配位形成氧合血红蛋白($HHbO_2$)。当肌肉组织毛细血管中氧的分压很小时,氧合血红蛋白可放出氧而转移给肌红蛋白,从而使氧气输入到组织细胞中。

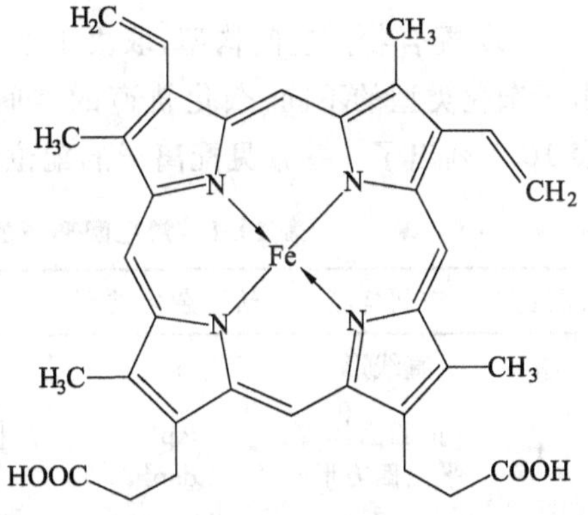

图 10.2 血红素结构

血红蛋白中的第六个配位位置也可被其他配体(如 CO 等)所占有。血红蛋白与 CO 的结合能力比与 O_2 的结合能力大 $200 \sim 250$ 倍。因此,当人体吸入 CO 之后,将发生下列反应:

$$HHbO_2 + CO \Longrightarrow HHbCO + O_2$$

HHbCO 生成后,使氧气的输送受到抑制,造成组织缺氧,俗称"煤气中毒"。

10.2 配位化合物的化学键理论

配合物的化学键理论主要研究中心原子与配体之间所形成的配位键,并进一步说明配合物的物理和化学性质,如配位数、几何构型、磁性性质、光学性质等。配合物的化学键理论主要有价键理论、晶体场理论、分子轨道理论和配位场理论等,本节仅简要介绍配合物的价键理论和晶体场理论。

10.2.1　配位化合物的价键理论

1. 价键理论的基本要点

1931 年,鲍林在前人工作的基础上将杂化轨道理论应用于配合物,经后人进一步修正和补充,形成了配合物的价键理论,其基本要点如下:

(1) 配合物的中心原子与配体之间以配位键结合。成键时,中心原子以价电子层空轨道接受配位原子所提供的孤对电子形成 σ 配位键。配体为电子对给予体,中心原子为电子对接受体。

(2) 在成键过程中,中心原子所提供的空轨道先进行杂化,形成数目不变、能量相同、具有一定空间伸展方向的杂化空轨道,中心原子的杂化空轨道与配位原子的孤对电子轨道沿键轴方向重叠成键。

(3) 配合物的空间构型,取决于中心原子价层空轨道的杂化类型和配体的种类与数目。由于杂化类型的不同,杂化轨道的空间构型也不同,从而使配合物具有不同的空间构型。表 10.1 列出了一些常见配离子的配位数、空间构型和杂化类型之间的关系。

表 10.1　常见配离子的空间构型和中心原子的轨道杂化类型

配位数	空间构型	轨道杂化类型	实　例
2	直线形	sp	$[Ag(NH_3)_2]^+$,$[Cu(CN)_2]^-$,$[Au(CN)_2]^-$
4	正四面体	sp^3	$[Zn(NH_3)_4]^{2+}$,$[Cd(CN)_4]^{2-}$,$[HgCl_4]^{2-}$,$[Ni(NH_3)_4]^{2+}$
	平面四方形	dsp^2	$[Ni(CN)_4]^{2-}$,$[Cu(NH_3)_4]^{2+}$,$[PtCl_2(NH_3)_2]$,$[PtCl_4]^{2-}$
6	八面体	sp^3d^2	$[FeF_6]^{3-}$,$[Ni(NH_3)_6]^{2+}$,$[Fe(SCN)_6]^{3-}$,$[Co(NH_3)_6]^{2+}$
	八面体	d^2sp^3	$[Fe(CN)_6]^{3-}$,$[Fe(CN)_6]^{4-}$,$[PtCl_6]^{2-}$,$[Co(NH_3)_6]^{3+}$

2. 外轨配合物和内轨配合物

根据参与杂化的轨道所属电子层的差异,可将配合物分为外轨型和内轨型两种。

(1) 外轨配合物

中心原子全部以最外层空轨道(ns,np,nd)参与杂化成键,所形成的配合物称为外轨配合物。例如,中心原子采用 sp,sp^3,sp^3d^2 杂化与配体结合生成配位数为 2,4,6 的配合物都是外轨配合物。

以 $[FeF_6]^{3-}$ 外轨配离子的形成为例,基态 Fe^{3+} 的 3d 能级上有 5 个电子,分占 5 个 d 轨道:

3d　　　4s　　　4p　　　　4d

当 Fe^{3+} 与 F^- 接近时,在 F^- 的影响下,Fe^{3+} 的 1 个 4s、3 个 4p 和 2 个 4d 空轨道进行杂化,得到 6 个等价的 sp^3d^2 杂化轨道。Fe^{3+} 以 6 个 sp^3d^2 杂化轨道分别接受 F^- 的 6 对孤电子,形成 6 个 σ 配位键。因此,$[FeF_6]^{3-}$ 为正八面体构型,含有 5 个未成对电子,其结构为

（↑表示中心原子的电子，·表示配体的电子）：

$$3d \qquad sp^3d^2 \qquad 4d$$

| ↑ | ↑ | ↑ | ↑ | ↑ |

| ·· | ·· | ·· | ·· | ·· | ·· |

| | | |

由于中心原子参与成键的全部是最外层轨道，故所形成的$[FeF_6]^{3-}$为外轨型。

（2）内轨配合物

中心原子用次外层 d 轨道，即$(n-1)d$轨道和最外层 ns，np 轨道参与杂化成键，所形成的配合物称为内轨配合物。例如，中心原子采取 dsp^2 或 d^2sp^3 杂化，与配体生成配位数为 4 或 6 的配合物都是内轨配合物。

以$[Fe(CN)_6]^{3-}$配离子的形成为例，当 Fe^{3+} 与 CN^- 接近时，在 CN^- 的影响下，Fe^{3+} 的价层电子发生重排，原来 3d 轨道上的 5 个未成对电子中有 4 个两两配对，分别挤入 2 个轨道中，剩余 1 个未成对电子占据 1 个轨道。Fe^{3+} 以空出的 2 个 3d 轨道、1 个 4s 和 3 个 4p 空轨道进行杂化，得到 6 个等价的 d^2sp^3 杂化轨道，接受 6 个 CN^- 配体的孤电子对，形成 6 个 σ 配位键。因此，$[Fe(CN)_6]^{3-}$ 为正八面体构型，含有 1 个未成对电子，其结构为：

$$3d \qquad\qquad d^2sp^3$$

| ↑↓ | ↑↓ | ↑ |

| ·· | ·· | ·· | ·· | ·· | ·· |

由于中心原子的次外层 d 轨道参与了杂化成键，故所形成的$[Fe(CN)_6]^{3-}$为内轨型。

在内轨配合物中，中心原子的$(n-1)d$轨道参与形成配位键，由于$(n-1)d$轨道的能量低于 nd 轨道，故由同一中心原子所形成的内轨配合物比外轨配合物要稳定。

中心原子与配体结合时究竟是生成内轨配合物还是外轨配合物，主要取决于中心原子的价电子构型和配体的性质：

（1）当中心原子的价电子构型为$(n-1)d^{10}$，即$(n-1)d$轨道全充满时，$(n-1)d$轨道不能参与杂化，只能形成外轨配合物。例如，中心原子为ⅠB族的＋1 价阳离子或ⅡB族的＋2 价阳离子的配合物$[Ag(NH_3)_2]^+$，$[Au(CN)_2]^-$，$[Zn(NH_3)_4]^{2+}$，$[HgCl_4]^{2-}$ 等均为外轨型。

（2）当中心原子的价电子构型为$(n-1)d^{1\sim3}$时，至少有 2 个$(n-1)d$空轨道可参与杂化成键，故总是形成内轨配合物。例如，Cr^{3+} 和 Ti^{3+} 离子分别有 3 个和 1 个 3d 电子，所形成的$[Cr(H_2O)_6]^{3+}$和$[Ti(H_2O)_6]^{3+}$均为内轨型。这类配合物中一般含有空的$(n-1)d$轨道，而含有空的$(n-1)d$轨道的内轨配合物不稳定。

（3）当中心原子的价电子构型为$(n-1)d^{4\sim8}$时，既可以形成内轨配合物也可以形成外轨配合物。此时，配体就成为决定配合物类型的主要因素。

① 若配体中配位原子的电负性较大（如卤素原子或氧原子等），不易给出孤对电子，对中心原子的$(n-1)d$电子影响较小，所提供的孤对电子占据中心原子的外层轨道，一般形成外轨配合物。例如$[FeF_6]^{3-}$，$[Fe(H_2O)_6]^{3+}$，$[Ni(H_2O)_4]^{2+}$等都是外轨型。

② 若配位原子的电负性较小（如 CN^- 中的 C 原子，NO_2^- 中的 N 原子等），容易给出孤电子对，对中心原子的$(n-1)d$电子影响较大，会使中心原子 d 电子重排，空出$(n-1)d$轨道接受孤电子对，一般形成内轨配合物。例如$[Ni(CN)_4]^{2-}$，$[Fe(CN)_6]^{3-}$，$[Co(NO_2)_6]^{3-}$等都是内轨型。

3. 配合物的磁矩

上述讨论的是形成内、外轨配合物的一般规律,实际判断则可通过配合物的磁矩(μ)来确定。配合物的磁矩由其未成对电子产生。根据磁学理论,由于未成对电子自旋产生的磁矩不能抵消(成对电子自旋相反,磁矩可以互相抵消),配合物就表现出顺磁性,未成对电子越多,磁矩就越大。如果配合物中没有未成对电子,则表现为反磁性。形成内轨配合物时,中心原子的未成对电子数减少;而形成外轨配合物时,中心原子的未成对电子数不发生变化。

配合物的磁矩(μ)与其未成对电子数(n)之间的关系式为

$$\mu \approx \sqrt{n(n+2)}\mu_B \qquad (10-1)$$

式中:μ_B 为玻尔磁子(Bohr magnetion),$\mu_B = 9.27 \times 10^{-24}$ A·m²。据此,可计算出配合物的磁矩和未成对电子数之间的关系,见表10.2。

表 10.2   配合物的未成对电子数和磁矩的理论值

n	0	1	2	3	4	5
μ/μ_B	0.00	1.73	2.83	3.87	4.90	5.92

通常配体和外界离子的电子都已成对,配合物中未成对电子都源于中心原子。因此,将实验测得的配合物的磁矩与理论值比较,便可确定中心原子的未成对电子数,由此可判断中心原子的轨道杂化类型,进一步确定配合物的空间构型和配合物类型。表10.3列出了几种配合物的磁矩实验值和配合物的类型。

表 10.3   几种配合物的磁矩实验值和配合物类型

配合物	中心原子的d电子	μ/μ_B	未成对电子数	中心原子的轨道杂化类型	空间构型	配合物类型
$Na_4[Mn(CN)_6]$	5	1.57	1	d^2sp^3	八面体	内轨型
$[Mn(SCN)_6]^{4-}$	5	6.1	5	sp^3d^2	八面体	外轨型
$[Fe(H_2O)_6]SO_4$	6	4.91	4	sp^3d^2	八面体	外轨型
$K_3[FeF_6]$	5	5.45	5	sp^3d^2	八面体	外轨型
$[Co(SCN)_4]^{2-}$	7	4.3	3	sp^3	正四面体	外轨型
$K_2[PtCl_4]$	8	0	0	dsp^2	平面四方形	内轨型

综上所述,价键理论成功地解释许多配合物的空间构型和磁性,并能定性说明配合物的稳定性,但价键理论不能说明配合物的颜色和吸收光谱,也无法定量说明一些配合物的稳定性。在这些方面,配合物的晶体场理论能可给出比较满意的解释。

10.2.2 配位化合物的晶体场理论

1. 晶体场理论的基本要点

晶体场理论由美国物理学家皮塞(Bethe)和范弗里克(van Vleck)于 1929 年提出,但当时并未引起人们足够的重视。直至 1953 年,应用晶体场理论成功解释了 $[Ti(H_2O)_6]^{3+}$ 的光谱特性后,该理论才得到公认。其基本要点如下:

(1) 中心原子和配体之间的作用力是静电作用力。晶体场理论将中心原子和配体都看成点电荷,中心原子和配体之间并不形成共价键,仅靠静电作用力相结合;

(2) 中心原子在配体所形成的负电场影响下,其电子能级发生变化,特别是外层 d 电子所受影响最大,使 5 个简并的 d 轨道发生能级分裂;

(3) 由于中心原子 d 轨道能级分裂,导致 d 电子重排,使体系能量降低,形成稳定的配合物。

2. 中心原子 d 轨道的能级分裂

以八面体构型的配合物为例予以介绍。配合物中心原子的外层有 5 个空间伸展方向不同的 d 轨道:d_{xy},d_{xz},d_{yz},$d_{x^2-y^2}$,d_{z^2},它们的角度波函数 Y 极大值如图 10.3 所示,这 5 个 d 轨道在没有外电场(即中心原子处于自由状态)影响时,处于简并态。

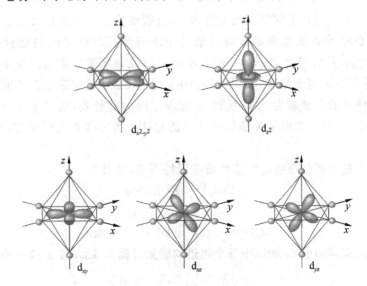

图 10.3 在八面体场中的 d 轨道

如果将中心原子置于球形对称的负电场包围的球心,由于负电场对 5 个简并 d 轨道中的电子产生均匀的排斥力,会使 d 轨道的能量同等程度升高,但不会发生能级分裂。

如果中心原子受到来自不同方向、带有负电荷(或偶极分子)的几个配体作用,由于中心原子的 5 个 d 轨道空间伸展方向不同,在配体的负电场作用下,它们各自的能量变化就会有所不同。也就是说,中心原子 d 轨道的能级发生了分裂。在不同晶体场作用下,中心原子的 d 轨道能级分裂情况不同。

当中心原子和配体形成八面体配合物时,6 个带有负电荷的配体沿着 x,y,z 三个坐标轴方向向中心原子接近,$d_{x^2-y^2}$ 和 d_{z^2} 两个轨道正好处在与配体迎头相碰的状态(如图 10.3 所示),故在这两个轨道上的电子受到的静电斥力较大,因而能量升高较多;而夹在坐标轴之间的 d_{xy},d_{xz},d_{yz} 三个轨道受到配体的静电斥力则较小,故能量升高幅度相对较低。这样,原本能量相等的 5 个 d 轨道在八面体场作用下分裂成两组:一组是由 $d_{x^2-y^2}$ 和 d_{z^2} 组成的能量较高的 d_γ 能级,另一组是由 d_{xy},d_{xz},d_{yz} 组成的能量较低的 d_ε 能级(如图 10.4 所示)。

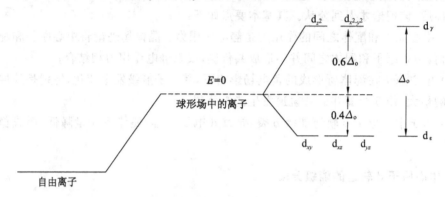

图 10.4　中心原子 d 轨道在八面体场中的能级分裂

3. 分裂能

中心原子的 d 轨道在不同构型的配合物中,分裂的方式和分裂后 d 轨道的能量都不相同。我们把中心原子 d 轨道能级分裂后最高能级与最低能级之间的能量差称为分裂能(splitting energy),用符号 Δ 表示。它的大小可通过光谱实验来测定。在定性地解释配合物的性质时,并不一定需要知道分裂能(Δ)的绝对值,只要能够知道它在不同情况下的相对值即可。八面体场的分裂能为 d_γ 能级和 d_ε 能级之间的能量差,用符号 Δ_o 表示,下标 o 代表八面体(octahedral)。若以未分裂的 d 轨道的总能量为零作为比较标准,就能计算 d_γ 和 d_ε 的能量。

由于 d 轨道在能级分裂前后的总能量应保持不变,故有

$$2E(d_\gamma)+3E(d_\varepsilon)=0$$
$$E(d_\gamma)-E(d_\varepsilon)=\Delta_o$$

解方程组得　　　　　　　　$E(d_\gamma)=0.6\Delta_o,\quad E(d_\varepsilon)=-0.4\Delta_o$

这表示在八面体场中 d_γ 能级中每个轨道的能量升高 $0.6\Delta_o$,而 d_ε 能级中每个轨道的能量降低 $0.4\Delta_o$。

分裂能的大小与配合物的空间构型、配体场强弱、中心原子所带电荷和它所在周期等因素有关。

对于中心原子相同的配合物,分裂能随配体场强的不同而变化。由正八面体配合物的光谱实验得出的配体场强由弱到强的顺序如下:

$$I^-<Br^-<Cl^-<SCN^-<F^-<S_2O_3^{2-}<OH^-\approx ONO^-<C_2O_4^{2-}<H_2O<NCS^-\approx Y^{4-}<吡啶\approx NH_3<en<NO_2^-<CN^-<CO$$

这一顺序称为光谱化学序(spectrochemical series),通常将位于 H_2O 前面的配体称为

弱场配体,如卤素离子;位于 NH_3 后面的配体称为强场配体,如 CN^- 和 CO。对于同一中心原子,配体场强不同,产生的分裂能也不同,场强愈大,分裂能就愈大(见表 10.4)。

表 10.4 不同配体场时的分裂能

配合物	$[CrCl_6]^{3-}$	$[Cr(H_2O)_6]^{3+}$	$[Cr(NH_3)_6]^{3+}$	$[Cr(en)_3]^{3+}$	$[Cr(CN)_6]^{3-}$
$\Delta_o/(kJ \cdot mol^{-1})$	162.7	208.1	258.3	261.9	314.5

从光谱化学序可以看出,按配原子来说,Δ 由小到大的顺序为

$$X(卤素) < O < N < C$$

对于配体相同的配合物,中心原子的氧化数愈高,分裂能就愈大(见表 10.5)。因为中心原子的氧化数越高,其所带正电荷越多,对配体的吸引力越大,中心原子与配体之间的距离越近,中心原子外层的 d 电子与配体之间的排斥力增强,所以分裂能越大。

表 10.5 中心原子的氧化数不同时的分裂能

配合物	$[Co(H_2O)_6]^{2+}$	$[Co(H_2O)_6]^{3+}$	$[V(H_2O)_6]^{2+}$	$[V(H_2O)_6]^{3+}$
$\Delta_o/(kJ \cdot mol^{-1})$	111.3	222.5	150.7	211.7

同一副族的中心原子,以相同氧化态与同种配体形成配合物时,中心原子所在的周期数愈大,分裂能也愈大(见表 10.6)。因为中心原子所在周期数越大,其原子半径越大,外层 d 轨道离核越远,与配体之间的距离越近,排斥力增强,所以分裂能增大。

表 10.6 中心原子所属周期不同对分裂能的影响

中心原子	价层电子排布	周期	配合物	$\Delta_o/(kJ \cdot mol^{-1})$
Co^{3+}	$3d^6$	4	$[Co(en)_3]^{3+}$	278.7
Rh^{3+}	$4d^6$	5	$[Rh(en)_3]^{3+}$	411.4
Ir^{3+}	$5d^6$	6	$[Ir(en)_3]^{3+}$	492.8

4. 八面体场中中心原子的 d 电子排布

中心原子的 d 轨道在八面体场中发生分裂后,轨道上的电子将重新排布。电子排布时,首先占据能量较低的 d_ε 能级,同时按照洪特规则,电子分占各等价(简并)轨道并保持自旋平行。

当中心原子的价电子构型为 $d^1 \sim d^3$ 时,它们将自旋平行地分占三个简并的 d_ε 能级轨道。当中心原子的价电子构型为 $d^4 \sim d^7$ 时,d 电子的排布方式取决于晶体场分裂能(Δ_o)和电子成对能(P)的相对大小。电子成对能(electron pairing energy)是指一个轨道中已有一个电子,再排入一个电子与之成对时所需克服的电子排斥能。电子从能量较低的 d_ε 能级轨道进入能量较高的 d_γ 能级轨道,需要吸收的能量为 Δ_o。因此,电子成对能小于分裂能,即 $\Delta_o > P$ 时,电子愈易成对,不易进入 d_γ 能级轨道;电子成对能大于分裂能,即 $\Delta_o < P$ 时,电子愈不易成对,愈易进入 d_γ 能级轨道。

例如,对于 d^5 构型的中心原子,在弱场配体中 $\Delta_o < P$,即电子成对时斥力较大,则第 4,5 个电子进入能量较高的 d_γ 能级轨道,电子排布为 $d_\varepsilon^3 d_\gamma^2$;在强场配体中 $\Delta_o > P$,则第 4,5 个

电子仍进入 d_ε 能级轨道,形成 $d_\varepsilon^5 d_\gamma^0$。前者未成对电子较多,后者未成对电子较少。在中心原子 d 电子数目相同的配合物中,未成对电子数多的配合物称为高自旋配合物,未成对电子数少的配合物称为低自旋配合物。表 10.7 给出了八面体场中电子在 d_ε 和 d_γ 轨道中的排布情况。

表 10.7　八面体场中 d 电子在 d_ε 和 d_γ 轨道中的排布

d 电子数	弱场($P>\Delta_o$) d_ε	弱场($P>\Delta_o$) d_γ	未成对电子数	强场 $P<\Delta_o$ d_ε	强场 $P<\Delta_o$ d_γ	未成对电子数
d^1	↑		1	↑		1
d^2	↑ ↑		2	↑ ↑		2
d^3	↑ ↑ ↑		3	↑ ↑ ↑		3
d^4	↑ ↑ ↑	↑	4	↑↓ ↑ ↑		2
d^5	↑ ↑ ↑	↑ ↑	5	↑↓ ↑↓ ↑		1
d^6	↑↓ ↑ ↑	↑ ↑	4	↑↓ ↑↓ ↑↓		0
d^7	↑↓ ↑↓ ↑	↑ ↑	3	↑↓ ↑↓ ↑↓	↑	1
d^8	↑↓ ↑↓ ↑↓	↑ ↑	2	↑↓ ↑↓ ↑↓	↑ ↑	2
d^9	↑↓ ↑↓ ↑↓	↑↓ ↑	1	↑↓ ↑↓ ↑↓	↑↓ ↑	1
d^{10}	↑↓ ↑↓ ↑↓	↑↓ ↑↓	0	↑↓ ↑↓ ↑↓	↑↓ ↑↓	0

由表 10.7 可知,具有 $d^1\sim d^3$ 或 $d^8\sim d^{10}$ 构型的中心原子,在八面体强场或弱场中的排布方式相同,所形成的配合物磁性也相同。具有 $d^4\sim d^7$ 构型的中心原子如 Cr^{2+},Mn^{2+},Fe^{2+},Fe^{3+},Co^{2+},Co^{3+} 等,晶体场的强弱对它们的 d 电子排布有影响,所形成的配合物就有高自旋配合物和低自旋配合物之分。

5. 晶体场稳定化能

中心原子的 d 电子排入能级分裂后的 d 轨道,体系的总能量比分裂前降低,降低的能量称为晶体场稳定化能(crystal field stabilization energy,CFSE)。通常用 CFSE 的大小可以比较一些配合物的稳定性。

对于正八面体配合物,CFSE 的计算公式为

$$\text{CFSE}=-0.4\Delta_o\times n_\varepsilon+0.6\Delta_o\times n_\gamma+(n_2-n_1)P$$

式中:n_ε,n_γ 分别为 d_ε,d_γ 轨道上的电子数;n_1,n_2 分别为能级分裂前、后 d 轨道上的电子对数。

CFSE 与中心原子的 d 电子数目、晶体场的强弱以及配合物的空间构型有关。例如,在八面体弱场作用下,具有 d^5 构型的中心原子 d 电子排布为 $d_\varepsilon^3 d_\gamma^2$,其高自旋配合物的稳定化能

$$\text{CFSE}=3\times(-0.4\Delta_o)+2\times(0.6\Delta_o)=0$$

而在八面体强场作用下,d 电子排布为 $d_\varepsilon^5 d_\gamma^0$,相应低自旋配合物的稳定化能

$$\text{CFSE}=5\times(-0.4\Delta_o)+0\times(0.6\Delta_o)+(2-0)P=-2.0\Delta_o+2P<0$$

因此,对于具有 $d^4\sim d^7$ 构型的中心原子所形成的低自旋配合物(相当于内轨配合物)要比高自旋配合物(相当于外轨配合物)稳定得多。

6. 晶体场理论的应用

应用晶体场理论可以计算配合物晶体场稳定化能的大小,解释配合物的稳定性和磁性、空间构型以及颜色等。下面主要介绍晶体场理论在解释配合物的磁性和颜色方面的应用。

(1) 配合物的磁性

由于电子成对能和晶体场分裂能可以通过光谱实验数据求得,从而可以根据它们的相对大小确定电子的排布情况,进而判断出配合物是高自旋还是低自旋,由此说明配合物的磁性。例如,电子构型为 d^6 的 Fe^{2+} 形成的配合物 $[Fe(H_2O)_6]^{2+}$ 为顺磁性,$[Fe(CN)_6]^{4-}$ 为反磁性。这是因为在 $[Fe(H_2O)_6]^{2+}$ 中,H_2O 为弱场配体,$\Delta_o < P$,配合物为高自旋型,有 4 个未成对电子,表现为顺磁性;在 $[Fe(CN)_6]^{4-}$ 中,CN^- 为强场配体,$\Delta_o > P$,配合物为低自旋型,没有未成对电子,表现为反磁性。

(2) 过渡金属配合物的颜色

实验结果表明,具有 $d^1 \sim d^9$ 构型的过渡金属离子所形成的配合物一般都呈现颜色。晶体场理论认为,过渡金属离子的 d 轨道在晶体场作用下,能级发生分裂,如果分裂后的 d 轨道中没有填满电子,当吸收了一定波长的可见光后,d 电子可从能量低的轨道向能量高的轨道跃迁,这称为 d-d 跃迁。产生 d-d 跃迁所需的能量就是分裂能,一般在 $120 \sim 360 \ kJ \cdot mol^{-1}$ (相当于波长为 $330 \sim 1000 \ nm$)范围,它包括全部可见光范围。

当可见光照射到八面体配合物后,如果配合物的 d_ε 能级上有电子,而能量较高的 d_γ 能级有空轨道或轨道没有充满电子,与分裂能相当的光便被吸收,使电子从 d_ε 能级激发到 d_γ 能级上去,其互补光就被反射或通过,因而呈现一定的颜色 (如图 10.5 所示)。由于配合物不同,分裂能的大小也不同,d-d 跃迁所吸收的光的波长也不同,使不同的配合物呈现出不同的颜色。例如 $[Co(NH_3)_6]^{3+}$ 吸收波长约 $430 \ nm$ 的光 (蓝色光),则呈现其吸收光的互补光的颜色——黄色;如果用弱场配体 Cl^- 取代 1 个 NH_3 分子形成 $[CoCl(NH_3)_5]^{2+}$,

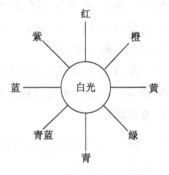

图 10.5　互补光示意图

则该配合物吸收波长约为 $530 \ nm$ 的光 (绿色光),从而显示紫红色。光的波长愈短,能量愈大,故 $[Co(NH_3)_6]^{3+}$ 的分裂能比 $[CoCl(NH_3)_5]^{2+}$ 的大,或者说 NH_3 的晶体场场强比 Cl^- 的大。

中心原子电子构型为 d^{10} 的金属配合物,由于 d 轨道已充满电子,不能产生 d-d 跃迁,因而配合物一般呈无色。

10.3　配位平衡

配合物在水中的解离有两种情况:一种发生在内外界之间——全部解离;另一种发生在内界的中心原子与配体之间——部分解离(类似于弱电解质),存在配位解离平衡,简称配位平衡。

10.3.1 配离子的稳定常数

1. 稳定常数

向含有 Ag^+ 的溶液中加入过量氨水,则有 $[Ag(NH_3)_2]^+$ 配离子生成:

$$Ag^+ + 2NH_3 \rightleftharpoons [Ag(NH_3)_2]^+$$

这类反应称为配位反应。当在此溶液中加入 NaCl 时,并无 AgCl 白色沉淀产生,但加入 KI 时,会有 AgI 黄色沉淀析出,说明溶液中仍存在少量游离的 Ag^+,即表示 $[Ag(NH_3)_2]^+$ 在溶液中还可以发生部分解离:

$$[Ag(NH_3)_2]^+ \rightleftharpoons Ag^+ + 2NH_3$$

配离子的解离是配位反应的逆反应,体系中当配位反应与解离反应达到平衡状态时,称为配位平衡。即

$$Ag^+ + 2NH_3 \underset{解离}{\overset{配位}{\rightleftharpoons}} [Ag(NH_3)_2]^+$$

根据化学平衡原理,上述配位平衡的平衡常数为

$$K_f = \frac{[Ag(NH_3)_2]^+}{[Ag^+][NH_3]^2}$$

K_f 即为配离子的形成常数,也称稳定常数。对于同类型的配离子,K_f 越大,说明形成配离子的倾向越大,解离的倾向越小,即配合物越稳定。例如,$[Ag(NH_3)_2]^+$ 和 $[Ag(CN)_2]^-$ 的 K_f 分别为 1.12×10^7 和 1.26×10^{21},故 $[Ag(CN)_2]^-$ 比 $[Ag(NH_3)_2]^+$ 更稳定。常见配离子的稳定常数见附录。

配离子的形成或解离是分步进行的,在溶液中存在着一系列的配位平衡,对应于这些平衡也有一系列稳定常数。例如,$[Cu(NH_3)_4]^{2+}$ 配离子的形成分四步进行,相应有四个分步稳定常数。

$$Cu^{2+} + NH_3 \rightleftharpoons [Cu(NH_3)]^{2+} \qquad K_1 = \frac{[Cu(NH_3)^{2+}]}{[Cu^{2+}][NH_3]}$$

$$[Cu(NH_3)]^{2+} + NH_3 \rightleftharpoons [Cu(NH_3)_2]^{2+} \quad K_2 = \frac{[Cu(NH_3)_2^{2+}]}{[Cu(NH_3)^{2+}][NH_3]}$$

$$[Cu(NH_3)_2]^{2+} + NH_3 \rightleftharpoons [Cu(NH_3)_3]^{2+} \quad K_3 = \frac{[Cu(NH_3)_3^{2+}]}{[Cu(NH_3)_2^{2+}][NH_3]}$$

$$[Cu(NH_3)_3]^{2+} + NH_3 \rightleftharpoons [Cu(NH_3)_4]^{2+} \quad K_4 = \frac{[Cu(NH_3)_4^{2+}]}{[Cu(NH_3)_3^{2+}][NH_3]}$$

将上述第一、第二步合并(相加),得

$$Cu^{2+} + 2NH_3 \rightleftharpoons [Cu(NH_3)_2]^{2+}$$

其平衡常数的表达式为

$$\beta_2 = \frac{[Cu(NH_3)_2^{2+}]}{[Cu^{2+}][NH_3]^2} = \frac{[Cu(NH_3)^{2+}]}{[Cu^{2+}][NH_3]} \times \frac{[Cu(NH_3)_2^{2+}]}{[Cu(NH_3)^{2+}][NH_3]} = K_1 \cdot K_2$$

平衡常数 β_2 称为配离子 $[Cu(NH_3)_2]^{2+}$ 的累积稳定常数。同理可知对任一配合物有

$$\beta_1 = K_1$$
$$\beta_2 = K_1 K_2$$
$$\beta_3 = K_1 K_2 K_3$$
$$\cdots\cdots\cdots$$
$$\beta_n = K_1 K_2 \cdots K_n = K_f$$

各分步稳定常数之积 β_n 就是配离子的总稳定常数 K_f。

2. 稳定常数应用实例

(1) 计算配合物溶液中有关离子的浓度

【例 10-1】 含 $0.010\ mol \cdot L^{-1} NH_3$ 和 $0.10\ mol \cdot L^{-1} [Ag(NH_3)_2]^+$ 的溶液中 Ag^+ 浓度为多少?

解 设溶液中 $[Ag^+] = x\ mol \cdot L^{-1}$,则在配位平衡时有

$$Ag^+ \quad + \quad 2NH_3 \quad \rightleftharpoons \quad [Ag(NH_3)_2]^+$$

平衡浓度/$(mol \cdot L^{-1})$ $\quad x \quad\quad 0.010 + 2x \quad\quad\quad 0.10 - x$

查附录可知 $K_f = 1.12 \times 10^7$,则有

$$K_f = \frac{[Ag(NH_3)_2^+]}{[Ag][NH_3]^2} = \frac{0.10 - x}{x \cdot (0.010 + 2x)^2} = 1.12 \times 10^7$$

由于 K_f 很大,因而 x 值很小,所以有 $0.10 - x \approx 0.10$,$0.010 + 2x \approx 0.010$

代入上式后即有

$$\frac{0.10}{x \cdot (0.010)^2} \approx 1.12 \times 10^7$$

解得

$$[Ag^+] = x = \frac{0.10}{1.12 \times 10^7 \times 10^{-4}} = 8.93 \times 10^{-5}\ mol \cdot L^{-1}$$

(2) 比较配合物的稳定性

K_f 直接反映了配离子在溶液中稳定性的大小。在同一类型的配合物中,可直接用 K_f 比较它们的稳定性。对不同类型的配离子则必须通过计算才能进行比较。

【例 10-2】 分别计算 $0.10\ mol \cdot L^{-1} [Cu(en)_2]^{2+}$ 溶液和 $0.10\ mol \cdot L^{-1} CuY^{2-}$ 溶液中 Cu^{2+} 的浓度并比较二者的稳定性。已知 $K_f([Cu(en)_2]^{2+}) = 1.0 \times 10^{20}$,$K_f(CuY^{2-}) = 5.0 \times 10^{18}$。

解 设 $[Cu(en)_2]^{2+}$ 溶液中 $[Cu^{2+}] = x\ mol \cdot L^{-1}$,溶液中存在下列平衡

$$[Cu(en)_2]^{2+} \rightleftharpoons Cu^{2+} + 2en$$

平衡时 $\quad\quad\quad\quad\quad\quad 0.10 - x \quad\quad x \quad\quad 2x$

$$K_f = \frac{[Cu(en)_2^{2+}]}{[Cu^{2+}][en]^2} = \frac{0.10 - x}{x \cdot (2x)^2} = 1.0 \times 10^{20}$$

由于 K_f 值很大,所以 x 值很小,则 $0.10 - x \approx 0.10$,代入上式有

$$\frac{0.10-x}{x \cdot (2x)^2} \approx \frac{0.10}{x \cdot (2x)^2} \approx 1.0 \times 10^{20}$$

解得
$$[Cu^{2+}] = x = 6.3 \times 10^{-8} \ mol \cdot L^{-1}$$

设 CuY^{2-} 溶液中 $[Cu^{2+}] = y \ mol \cdot L^{-1}$，溶液中存在下列平衡

$$CuY^{2-} \rightleftharpoons Cu^{2+} + Y^{4-}$$

平衡时
$$0.10-y \qquad y \qquad y$$

$$K_f = \frac{[CuY^{2-}]}{[Cu^{2+}][Y^{4-}]} = \frac{0.10-y}{y \cdot y} \approx \frac{0.10}{y^2} \approx 5.0 \times 10^{18}$$

解得
$$[Cu^{2+}] = y = 1.4 \times 10^{-10} / mol \cdot L^{-1}$$

通过计算可以看出，虽然 $K_f([Cu(en)_2]^{2+}) > K_f(CuY^{2-})$，然而 $x > y$ 可以表明 $[Cu(en)_2]^{2+}$ 的解离度比 CuY^{2-} 大，因而 CuY^{2-} 更加稳定。同时也说明，不可直接以 K_f 比较配位比不同的配合物的稳定性。

10.3.2 配位平衡的移动

配位平衡与其他化学平衡一样，也是有条件的动态平衡。如果改变平衡体系的条件，平衡就会移动。下面将分别讨论溶液 pH、沉淀溶解平衡、氧化还原平衡以及其他配位剂对配位平衡移动或转化的影响。

1. 溶液 pH 的影响

配离子中很多配体，如 F^-，CN^-，NH_3 等都是碱，当溶液的 pH 降低时，配体会与 H^+ 结合生成弱酸，配位平衡向解离方向移动，导致配离子解离度增大、稳定性降低，这种作用称为酸效应。

例如，$[Fe(CN)_6]^{4-}$ 配离子在强酸性溶液中，由于如下副反应而使 $[Fe(CN)_6]^{4-}$ 的解离度增大，稳定性降低。

$$
\begin{array}{c}
[Fe(CN)_6]^{4-} \rightleftharpoons Fe^{2+} + 6CN^- \\
\underline{\qquad\qquad\qquad\qquad\qquad} \quad + \\
\text{平衡移动方向} \qquad 6H^+ \\
\qquad\qquad\qquad\qquad \updownarrow \\
\qquad\qquad\qquad\qquad 6HCN
\end{array}
$$

配合物的中心原子大多是过渡金属离子，在水溶液中大都存在着不同程度的水解作用，如 $[FeF_6]^{3-}$ 配离子的中心原子 Fe^{3+} 有如下的水解反应：

$$Fe^{3+} + H_2O \rightleftharpoons Fe(OH)^{2+} + H^+$$

$$Fe(OH)^{2+} + H_2O \rightleftharpoons Fe(OH)_2^+ + H^+$$

$$Fe(OH)_2^+ + H_2O \rightleftharpoons Fe(OH)_3 \downarrow + H^+$$

当溶液的 pH 增大时，Fe^{3+} 离子就越易发生水解。随着水解反应的进行，溶液中 Fe^{3+} 的浓度降低，配位平衡向解离方向移动，$[FeF_6]^{3-}$ 的稳定性降低，这种作用称为水解效应。

酸效应和水解效应是同时存在的，且都影响配离子的稳定性。在实际工作中，一般在不发生水解反应的前提下，采取提高溶液 pH 的方法增大配离子的稳定性。

2. 配位平衡与沉淀溶解平衡

在 AgCl 沉淀中加入足量氨水后,沉淀溶解生成$[Ag(NH_3)_2]^+$;向此溶液中加入 KBr 溶液,$[Ag(NH_3)_2]^+$解离,生成淡黄色的 AgBr 沉淀;然后加入 $Na_2S_2O_3$ 溶液,AgBr 溶解,生成$[Ag(S_2O_3)_2]^{3-}$;接着加入 KI 溶液,$[Ag(S_2O_3)_2]^{3-}$解离,生成黄色的 AgI 沉淀;再加入 KCN 溶液,AgI 溶解,生成$[Ag(CN)_2]^-$;最后加入 Na_2S 溶液,生成黑色的 Ag_2S 沉淀。这一系列反应如下:

$$AgCl(s) + 2NH_3 \rightleftharpoons [Ag(NH_3)_2]^+ + Cl^-$$
$$[Ag(NH_3)_2]^+ + Br^- \rightleftharpoons AgBr(s) + 2NH_3$$
$$AgBr(s) + 2S_2O_3^{2-} \rightleftharpoons [Ag(S_2O_3)_2]^{3-} + Br^-$$
$$[Ag(S_2O_3)_2]^{3-} + I^- \rightleftharpoons AgI(s) + 2S_2O_3^{2-}$$
$$AgI(s) + 2CN^- \rightleftharpoons [Ag(CN)_2]^- + I^-$$
$$2[Ag(CN)_2]^- + S^{2-} \rightleftharpoons Ag_2S(s) + 4CN^-$$

在上述转化过程中,金属离子同时参与了沉淀溶解平衡和配位平衡。配离子的稳定常数越小,生成沉淀的溶度积越小,平衡越易向生成沉淀方向移动;反之,配离子的稳定常数越大,生成沉淀的溶度积越大,平衡越易向生成配离子方向移动。实际上,平衡移动的过程就是沉淀剂与配位剂之间争夺金属离子的过程,平衡总是向溶液中金属离子浓度降低的方向移动。

【**例 10-3**】 已知 $K_{sp}(AgCl) = 1.77 \times 10^{-10}$,$K_f[Ag(NH_3)_2^+] = 1.12 \times 10^7$。欲使 0.10 mol AgCl 溶于 1.0 L 氨水中,所需氨水的最低浓度是多少?

解 当 0.10 mol AgCl 在 1.0 L 氨水中恰好完全溶解时,$[Ag(NH_3)_2]^+$和$[Cl^-]$都是 $0.10\ \text{mol}\cdot\text{L}^{-1}$。假设氨水的平衡浓度为 $x\ \text{mol}\cdot\text{L}^{-1}$。

AgCl 溶于 NH_3 溶液的反应为

$$AgCl(s) + 2NH_3(aq) \rightleftharpoons [Ag(NH_3)_2]^+ + Cl^-(aq)$$

该反应的平衡常数为

$$K = \frac{[Ag(NH_3)_2{}^+][Cl^-]}{[NH_3]^2} = \frac{[Ag(NH_3)_2{}^+][Cl^-]}{[NH_3]^2} \cdot \frac{[Ag]^+}{[Ag^+]}$$
$$= K_f([Ag(NH_3)_2]^+) \cdot K_{sp}(AgCl)$$
$$= 1.12 \times 10^7 \times 1.77 \times 10^{-10} = 1.98 \times 10^{-3}$$

$$AgCl(s) + 2NH_3(aq) \rightleftharpoons [Ag(NH_3)_2]^+ + Cl^-(aq)$$

初始浓度	$0.10 \times 2 + x$	0	0
平衡浓度	x	0.10	0.10

$$K = \frac{0.10 \times 0.10}{x^2} = 1.98 \times 10^{-3}$$

解得

$$x = 2.25\ \text{mol}\cdot\text{L}^{-1}$$

因此,所需氨水的最低初始浓度为 $0.10 \times 2 + 2.25 = 2.45\ \text{mol}\cdot\text{L}^{-1}$。

【例 10-4】　若溶液中 NH_4Cl，$[Cu(NH_3)_4]^{2+}$ 和 NH_3 的初始浓度分别为 $0.010\ mol\cdot L^{-1}$，$0.15\ mol\cdot L^{-1}$ 和 $0.10\ mol\cdot L^{-1}$，问是否会形成 $Cu(OH)_2$ 沉淀？已知 $[Cu(NH_3)_4]^{2+}$ 的 $K_f = 2.09\times10^{13}$，NH_3 的 $K_b = 1.77\times10^{-5}$，$Cu(OH)_2$ 的 $K_{sp} = 2.2\times10^{-20}$。

解　由题意可知，本题涉及质子传递、沉淀溶解和配位平衡，可先由质子传递平衡求出 $[OH^-]$，再由配位平衡求出 $[Cu^{2+}]$，最后根据沉淀平衡的溶度积规则判断有无沉淀形成。

$$NH_3(aq) + H_2O(l) \rightleftharpoons NH_4^+(aq) + OH^-(aq) \qquad K_b = \frac{[NH_4^+][OH^-]}{[NH_3]}$$

$$[OH^-] = \frac{K_b[NH_3]}{[NH_4^+]} = \frac{1.77\times10^{-5}\times0.10}{0.010} = 1.77\times10^{-4}\ mol\cdot L^{-1}$$

$$Cu^{2+} + 4NH_3 \rightleftharpoons [Cu(NH_3)_4]^{2+} \qquad K_f = \frac{[Cu(NH_3)_4^{2+}]}{[Cu^{2+}][NH_3]^4}$$

$$[Cu^{2+}] = \frac{[Cu(NH_3)_4^{2+}]}{K_f[NH_3]^4} = \frac{0.15}{2.09\times10^{13}\times(0.10)^4} = 7.1\times10^{-11}\ mol\cdot L^{-1}$$

沉淀溶解平衡的反应式为

$$Cu^{2+} + 2OH^- \rightleftharpoons Cu(OH)_2(s)$$

离子积　$Q = c(Cu^{2+})\cdot c^2(OH^-) = 7.1\times10^{-11}\times(1.77\times10^{-4})^2 = 2.2\times10^{-18}$

由于 $Q > K_{sp} = 2.2\times10^{-20}$，故此溶液中会有 $Cu(OH)_2$ 沉淀生成。

3. 配位平衡与氧化还原平衡

若在含有配离子的溶液中加入能与中心原子或配体发生氧化还原反应的氧化剂或还原剂时，由于中心原子或配体的浓度减小，将导致配离子的解离度增大，配位平衡发生移动。如向含 $[Ag(NH_3)_2]^+$ 配离子的溶液中加入还原剂甲醛，可发生下列反应：

$$2[Ag(NH_3)_2]^+ \rightleftharpoons 2Ag^+ + 4NH_3$$

平衡移动方向

$$+$$
$$HCHO + 2OH^-$$

$$\downarrow$$

$$2Ag + HCOOH + H_2O$$

若在氧化还原平衡体系中加入配位剂，也可改变氧化还原反应的方向。例如，Fe^{3+} 可以氧化 I^-，但如果加入 F^- 生成 $[FeF_6]^{3-}$，降低 Fe^{3+} 的浓度，$\varphi(Fe^{3+}/Fe^{2+})$ 大大减小，可使反应逆向进行。

$$Fe^{3+} + I^- \rightleftharpoons Fe^{2+} + \frac{1}{2}I_2$$

$$+$$
$$6F^-$$

平衡移动方向

$$\downarrow$$

$$[FeF_6]^{3-}$$

此外，金属离子与配位剂形成配合物后，所对应的氧化还原电对的标准电极电势也将相应变化。

【例 10-5】 计算 298 K 时，$[Hg(CN)_4]^{2-} + 2e^- \rightleftharpoons Hg + 4CN^-$ 的标准电极电势。已知 $\varphi^\ominus(Hg^{2+}/Hg) = 0.851$ V，$K_f([Hg(CN)_4]^{2-}) = 2.51 \times 10^{41}$。

解法一 首先计算 $[Hg(CN)_4]^{2-}$ 在平衡时解离出 Hg^{2+} 的浓度。由题意可知，在标准状态下 $[Hg(CN)_4^{2-}]$ 和 $[CN^-]$ 的浓度均为 1.0 mol·L^{-1}，则有

$$K_f = \frac{[Hg(CN)_4^{2-}]}{[Hg^{2+}][CN^-]^4} = \frac{1}{[Hg^{2+}]} = 2.51 \times 10^{41}$$

解得 $\qquad\qquad [Hg^{2+}] = 3.98 \times 10^{-42}$ mol·L^{-1}

此时，$[Hg(CN)_4]^{2-} + 2e^- \rightleftharpoons Hg + 4CN^-$ 的标准电极电势为

$$\varphi^\ominus = \varphi(Hg^{2+}/Hg) = \varphi^\ominus(Hg^{2+}/Hg) + \frac{0.0592}{2}lg[Hg^{2+}]$$

$$= 0.851 + \frac{0.0592}{2}lg(3.98 \times 10^{-42}) = -0.374 \text{ V}$$

解法二 先设计一个原电池：

正极反应为 $\quad Hg^{2+} + 2e^- \rightleftharpoons Hg \qquad\qquad\qquad \varphi_1^\ominus = 0.851$ V

负极反应为 $\quad [Hg(CN)_4]^{2-} + 2e^- \rightleftharpoons Hg + 4CN^- \qquad \varphi_2^\ominus = ?$

电池反应为 $\quad Hg^{2+} + 4CN^- \rightleftharpoons [Hg(CN)_4]^{2-}$

298 K 达到平衡时，该电池反应的平衡常数 K 即为 $[Hg(CN)_4]^{2-}$ 的 K_f，即

$$lgK = lgK_f = \frac{n(\varphi_1^\ominus - \varphi_2^\ominus)}{0.0592} = \frac{2(0.851 - \varphi_2^\ominus)}{0.0592} = 41.4$$

解得 $\qquad\qquad\qquad \varphi_2^\ominus = -0.374$ V

4. 配位平衡之间的相互转化

向一种配离子溶液中加入另一种能与中心原子形成更稳定配离子的配位剂时，原来的配位平衡将发生转化。

【例 10-6】 向 $[Ag(NH_3)_2]^+$ 配离子的溶液中加入足量的 CN^- 离子后，将会发生什么变化？

解 这个问题实质上是判断下列反应的方向：

$$[Ag(NH_3)_2]^+ + 2CN^- \rightleftharpoons [Ag(CN)_2]^- + 2NH_3$$

其反应方向可根据平衡常数的大小来判断。上述反应的平衡常数可表示为

$$K = \frac{[Ag(CN)_2^-][NH_3]^2}{[Ag(NH_3)_2^+][CN^-]^2} = \frac{[Ag(CN)_2^-][NH_3]^2}{[Ag(NH_3)_2^+][CN^-]^2} \cdot \frac{[Ag^+]}{[Ag^+]}$$

$$= \frac{K_f([Ag(CN_2)]^-)}{K_f([Ag(NH_3)_2]^+)} = \frac{1.3 \times 10^{21}}{1.1 \times 10^7} = 1.2 \times 10^{14}$$

由此可以看出，上述配位反应向右进行的趋势很大，即向着生成 $[Ag(CN)_2]^-$ 的方向进行。因此，在含有 $[Ag(NH_3)_2]^+$ 的溶液中加入足量的 CN^- 时，$[Ag(NH_3)_2]^+$ 被破坏而生成 $[Ag(CN)_2]^-$。

习　题

1. 指出下列配合物中的中心原子、配体、配位原子、配位数,并加以命名。
   (1) $Na_3[AlF_6]$
   (2) $[CoCl(NH_3)_2(H_2O)(en)]Cl_2$
   (3) $K_3[Fe(SCN)_6]$
   (4) $[Pt(NO_2)_2(NH_3)_4]$

2. 写出下列配合物的化学式。
   (1) 硫酸(亚硝酸根)·五氨合钴(Ⅲ)
   (2) 四硝基·二氨合钴(Ⅲ)酸铵
   (3) 五羰基合铁(0)
   (4) 四氰·二硝基合铁(Ⅲ)酸钾

3. 什么是螯合物? 影响其稳定性的因素有哪些?

4. 有两个组成相同但颜色不同的配位化合物,化学式均为 $CoBr(SO_4)(NH_3)_5$。向红色配位化合物中加入 $AgNO_3$ 后生成黄色沉淀,但加入 $BaCl_2$ 后并不生成沉淀;向紫色配位化合物中加入 $BaCl_2$ 后生成白色沉沉,但加入 $AgNO_3$ 后并不生成黄色沉淀。写出它们的结构式和名称,并简述推理过程。

5. 简述价键理论和晶体场理论要点。

6. 已知 $[Mn(CN)_6]^{4-}$ 的 $\mu=1.57\mu_B$,根据价键理论写出它的电子排布、中心原子的轨道杂化类型、配离子的空间构型、内外轨型以及磁性。

7. 已知: $[Co(NH_3)_6]^{2+}$ 的 $\Delta_o<P$, $[Co(NH_3)_6]^{3+}$ 的 $\Delta_o>P$,根据晶体场理论分别写出它们的 d 电子排布,判断属于高自旋还是低自旋,并计算晶体场稳定化能。

8. 已知 $[Co(CN)_6]^{4-}$ 和 $[Co(CN)_6]^{3-}$ 配离子均属内轨配合物,试根据价键理论和晶体场理论解释 $[Co(CN)_6]^{4-}$ 易被氧化成 $[Co(CN)_6]^{3-}$ 的原因。

9. 判断下列反应进行的方向。
   (1) $[Zn(NH_3)_4]^{2+}+Cu^{2+}\rightleftharpoons[Cu(NH_3)_4]^{2+}+Zn^{2+}$
   (2) $AgI+2NH_3\rightleftharpoons[Ag(NH_3)_2]^++I^-$

10. 计算 298 K 时,$[Fe(CN)_6]^{3-}+e^-\rightleftharpoons[Fe(CN)_6]^{4-}$ 的标准电极电势。

11. 298 K 时,在 1 L 0.050 mol·L^{-1} $AgNO_3$ 及含过量氨的溶液中,加入固体 KCl(忽略体积的变化),使 Cl^- 的浓度为 0.0177 mol·L^{-1},回答下列问题:
    (1) 为阻止 AgCl 沉淀生成,上述溶液中 NH_3 的起始浓度至少应为多少?
    (2) 上述溶液中各成分的平衡浓度为多少?
    (3) 上述溶液中 $\varphi([Ag(NH_3)_2]^+/Ag)$ 为多少?

12. 298 K 时,(1) 判断反应 $[Cd(NH_3)_4]^{2+}+4OH^-\rightleftharpoons[Cd(OH)_4]^{2-}+4NH_3$ 进行的趋势;(2) 对于上述反应,当溶液中 NH_3 的浓度为 1.0 mol·L^{-1} 时,Cd^{2+} 离子主要以哪种配离子形式存在?

13. 已知 298 K 时，

$$Au^+ + e^- \rightleftharpoons Au \qquad\qquad \varphi^\ominus = +1.692\ V$$

$$[Au(CN)_2]^- + 2e^- \rightleftharpoons Au + 2CN^- \qquad\qquad \varphi^\ominus = -0.574\ V$$

试求 $[Au(CN)_2]^-$ 的稳定常数。

14. 已知 $K_{sp}[Cu(OH)_2] = 2.2 \times 10^{-20}$，向含有 $0.20\ mol \cdot L^{-1}\ NH_3$ 和 $0.20\ mol \cdot L^{-1}\ NH_4Cl$ 的缓冲溶液中加入等体积 $0.020\ mol \cdot L^{-1}$ 的 $[Cu(NH_3)_4]Cl_2$ 溶液，问混合后溶液中能否产生 $Cu(OH)_2$ 沉淀？

第 11 章

有机化学概述

有机化学是研究有机化合物的一门学科,它包含对有机化合物的组成、结构、性质、合成及有机反应规律等的研究。

11.1 有机化合物

人类几千年前就已应用有机化合物,如古代的酿酒、制醋、制糖和制皂等。然而,人类使用的这些有机物质都是不纯的。对有机纯物质的认识和制取始于 18 世纪末,人们从葡萄汁、柠檬汁中分别得到了酒石酸和柠檬酸,从尿中得到尿酸,从酸牛奶中得到了乳酸,1805年从鸦片中得到了第一个生物碱——吗啡。有机物的大量发现,促进了物质科学分类的发展。当时人们把来源于岩石、土壤、海洋及空气中的一些物质,如矿石、金属、盐类等称为无机化合物;把来源于动植物的物质称为有机化合物。有机化合物的定义最早由瑞典化学家柏则里(Berzelius)提出,它的原意是"有生机之物"。在当时的历史条件下,人们不仅看到了无机化合物和有机化合物在来源上的巨大差别,而且人工合成有机化合物总是失败,因而认为只有依靠生物体内一种神秘的"生命力"才能制造出有机化合物,这就是历史上著名的"生命力论"。它抑制了人工合成有机化合物的创新驱动,阻碍了有机化学的发展。

1828 年,德国化学家维勒(Wöhler)在实验室用氯化铵和氰酸钾制备氰酸铵时无意中得到了尿素,这一发现是对"生命力论"的首次冲击,具有里程碑的意义。随后化学家们成功合成了许多有机化合物,现在有机化合物的概念已与其最初的定义相去甚远。

有机化合物与无机化合物在性质上有很大的差别,这源于两者组成上的不同。18 世纪末,基于拉瓦锡(Lavoisier)的燃烧法,人们已能分析有机化合物中的碳、氢、氧、氮元素,进而发现有机化合物都含有碳元素。1848 年,德国化学家葛梅林(Gmelin)和凯库勒把有机化合物定义为"碳的化合物"。随着人们对有机化合物在组成和结构上的认识不断加深,近代有机化学的奠基人之一德国化学家肖莱马(Schorlemmer)提出,可以将碳氢化合物(烃)看作有机化合物的母体,含有其他元素的有机化合物视为烃的衍生物。因此,有机化合物定义为"烃及其衍生物",这一定义一直沿用至今。

从动植物提取的有机化合物称为天然产物,很多天然产物具有生理活性,天然产物化学是有机化学的一个重要分支。大多数有机化合物来源于人工合成,随着石油化工、煤化工的兴起,合成技术的不断进步,化学家们已经能够合成非常复杂的有机化合物。例如,分子式为 $C_{129}H_{223}N_3O_{54}$ 的海葵毒素已由美国哈佛大学岸义人(Kishi)教授等完成全合成。不管是简单的还是复杂的有机化合物,其元素组成都有别于无机化合物,主要为碳、氢、氧、氮、硫、卤素等非金属元素。有机化合物分子中原子间一般以共价键相连,组成和结构上的差异使有机化合物具有不同于无机化合物的特点。

11.1.1 有机化合物的特点

1. 可以燃烧

碳氢化合物可以完全燃烧,最终生成二氧化碳和水。如果含其他元素,则生成这些元素的氧化物。实验室中常用灼烧试验来初步区分有机化合物和无机化合物。

2. 熔点低

典型的无机化合物是离子化合物,晶格能较大,需要较大的能量才能破坏晶格,一般熔点较高,热稳定性好。例如,氯化钠的熔点为 800 ℃,沸点为 1478 ℃。有机化合物是共价化合物,分子间的作用力弱,熔点较低,常在 400 ℃以下。同样,有机化合物的沸点也较低。

3. 难溶于水

有机化合物一般为非极性或极性较弱的化合物,因而大多数不溶或者难溶于水,易溶于有机溶剂。在熔融或溶液状态下,有机化合物一般也不导电。

4. 反应慢且较复杂

无机反应一般都是离子反应,往往瞬间可以完成,产物亦较简单。有机反应多数是分子间反应,必须使分子中的某些键断裂才能进行,反应时间较长。由于有机物分子结构复杂,能起反应的部位不局限于分子的某一部分,使得反应产物比较复杂,在发生主要反应的同时还常伴随着一些副反应,产率较低。为了加速反应或提高产率,有机反应常采用搅拌、加温、加压或加催化剂等措施。有机化学反应通常只需写出主要产物。

有机化合物与无机化合物之间并没有严格的界限,以上特点只是相对而言。自金属有机化合物及配合物出现以后,有机化合物和无机化合物的界限就变得更加模糊。

11.1.2 有机化合物的分类

有机化合物通常按两种方法分类:一是根据分子中碳链的骨架进行分类;二是根据分子中的官能团进行分类。

1. 按碳链骨架分类

有机化合物根据碳链骨架不同分为链状化合物(脂肪族化合物)和环状化合物,后者根据环的原子组成和结构特点又可以分为脂环化合物、芳香族化合物和杂环化合物。

现举例如下:

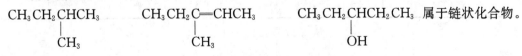

$CH_3CH_2CHCH_3$ $CH_3CH_2C=CHCH_3$ $CH_3CH_2CHCH_2CH_3$ 属于链状化合物。

属于环状化合物,其中 1～3 属于脂环族化合物,4 和 5 属于芳香族化合物,6 和 7 属于杂环化合物。

2. 按官能团分类

决定有机分子主要化学性质的特殊原子或基团称为官能团,含有相同官能团的有机化合物表现出相似的化学性质。因此,按官能团将有机化合物进行分类是一种简便而有效的分类方法。表 11.1 列出了常见的官能团及相应的类别。

表 11.1　常见的官能团及相应的类别

官能团		有机化合物类别	化合物举例	
名称	基团结构			
碳碳双键	$\diagdown C{=}C\diagup$	烯烃	$CH_2{=}CH_2$	乙烯
碳碳叁键	$-C{\equiv}C-$	炔烃	$H-C{\equiv}C-H$	乙炔
羟基	$-OH$	醇	CH_3-OH	甲醇
		酚	C_6H_5-OH	苯酚
羰基	$\diagdown C{=}O$	醛	$CH_3-\overset{O}{\overset{\|}{C}}-H$	乙醛
		酮	$CH_3-\overset{O}{\overset{\|}{C}}-CH_3$	丙酮
羧基	$-\overset{O}{\overset{\|}{C}}-OH$	羧酸	$CH_3-\overset{O}{\overset{\|}{C}}-OH$	乙酸
氨基	$-NH_2$	胺	CH_3-NH_2	甲胺
硝基	$-NO_2$	硝基化合物	$C_6H_5-NO_2$	硝基苯
卤素	$-X$	卤代烃	CH_3-Cl	氯甲烷
巯基	$-SH$	硫醇	C_2H_5-SH	乙硫醇
磺酸基	$-SO_3H$	磺酸	$C_6H_5-SO_3H$	苯磺酸
氰基	$-C{\equiv}N$	腈	$CH_3C{\equiv}N$	乙腈
醚键	$-\overset{\|}{\underset{\|}{C}}-O-\overset{\|}{\underset{\|}{C}}-$	醚	$CH_3CH_2-O-CH_2CH_3$	乙醚

11.1.3　有机化合物的结构

有机化合物的物理和化学性质都与其组成和结构有关,因而要理解和掌握有机化合物的性质,就必须充分了解其结构。

1. 组成元素的原子结构

有机化合物一般由碳、氢、氧、硫、氮、卤素等元素组成,这些元素的原子结构决定了它们之间的连接方式。表 11.2 列出了这些元素原子基态时最外层的电子排布。

表 11.2　有机化合物组成元素的原子最外层电子排布

	C	H	N	O	S	Cl(X)
最外层电子排布	$2s^2 2p_x^1 2p_y^1 2p_z^0$	$1s^1$	$2s^2 2p_x^1 2p_y^1 2p_z^1$	$2s^2 2p_x^2 2p_y^1 2p_z^1$	$3s^2 3p_x^2 3p_y^1 3p_z^1$	$3s^2 3p_x^2 3p_y^2 3p_z^1$
单电子数	2	1	3	2	2	1

碳原子最外层有 4 个电子,其中 2 个是单电子,分别在 2 个 2p 轨道上;氢原子核外只有 1 个电子,在能级最低的 1s 轨道上;氮原子最外层有 5 个电子,其中 3 个是单电子,分别在 3 个 2p 轨道上;氧原子最外层有 6 个电子,其中 2 个是单电子,分别在 2 个 2p 轨道上;卤素最外层有 7 个电子,只有 1 个单电子,在不同能级的 p 轨道上。按照价键理论,一个原子最多能形成的共价键数目与它的单电子数目相等(共价键的饱和性)。因此,氢、卤素为一价原子,氧、硫为二价原子,氮为三价,碳虽然只有 2 个单电子,但它在有机化合物中总是能形成四个共价键,这由于碳原子成键前轨道进行了杂化,杂化后碳就有了 4 个单电子,故能形成 4 个共价键。

有关共价键的成键理论和一些基础知识的详细阐述见本书第 9 章。

2. 有机化合物结构的表示方法

有机化合物中同分异构现象很普遍,如分子式为 C_2H_6O 的化合物有乙醇和甲醚两种同分异构体,因而一般不用分子式表示某种有机化合物,而以结构式表示。关于有机化合物的命名将在后面各章节按有机化合物的类型分别介绍。

有机化合物的结构式反映了分子中各原子间的连接次序和方式。有机分子中,原子间以共价键相连接,在结构式中用键线表示共价键,单键用"—"、双键用"="、叁键用"≡"。例如,下列结构式分别表示甲烷、乙烷、乙烯、甲酸和尿素:

为了书写方便,上述结构式可以简写为

$$CH_4 \qquad CH_3CH_3 \qquad H_2C{=}CH_2 \qquad HCOOH \qquad H_2NCONH_2$$

简写式中,省略了单键的键线及 C=O 键的键线,连接在同一原子上的氢原子合并写在该原子的右侧或左侧并将氢原子数用下标表示,相同的基团也可以合并写,如

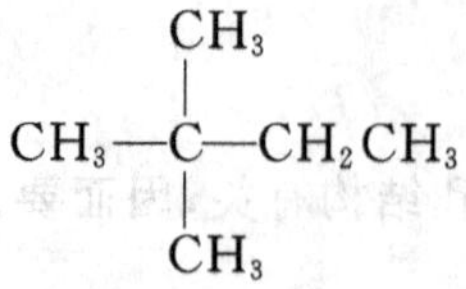

$$\underset{\underset{CH_3}{|}}{\overset{\overset{CH_3}{|}}{CH_3-C}}-CH_2CH_3 \quad 简写为 (CH_3)_3CCH_2CH_3 \quad （Ⅰ）$$

$$CH_3CH_2CH_2CH_2CH_3 \quad 简写为 CH_3(CH_2)_3CH_3 \quad （Ⅱ）$$

式Ⅰ将连接在同一碳原子上的 3 个甲基合并;式Ⅱ将碳链上重复的 3 个亚甲基合并。
环状化合物的结构用键线式表示较为简洁:

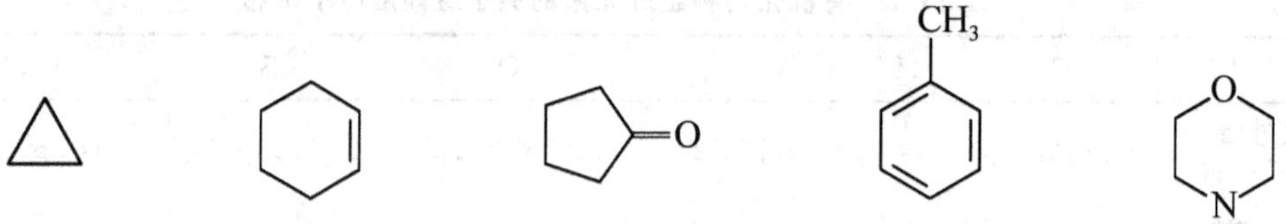

环丙烷　　　　　　环己烯　　　　　　环戊酮　　　　　　甲苯　　　　　　吗啉

环结构中省略了 C,H 元素符号,环上原子连接的 H 原子数＝该原子的化合价－显示的价键数。

链状结构也可以用键线式表示,如

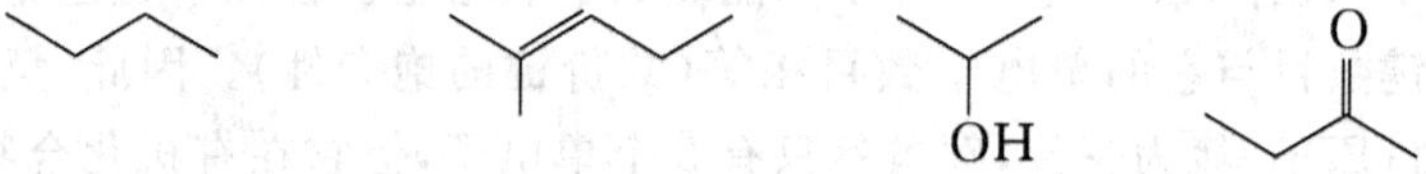

丁烷　　　　　2-甲基-2-戊烯　　　　异丙醇　　　　丁酮

键线式的始、末端及折角都表示一个 C,官能团、重键及非 C,H 原子要写明。

结构式可以有不同的写法,主链可以横写,也可以竖写,还可以转弯。在不考虑空间关系的情况下,同碳原子连接的原子或原子团可书写在该碳原子的上下左右位置。只要分子中原子或基团的连接次序和连接方式相同,都是同一化合物。例如,以下 4 个结构式都表示同一种化合物 2-甲基-3-乙基己烷:

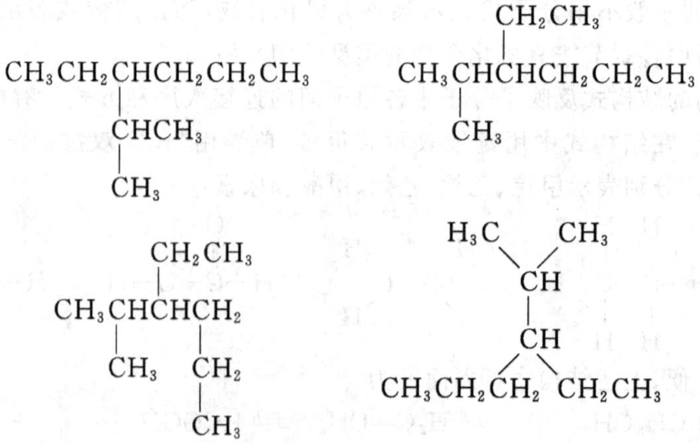

根据名称写结构式时,不管用哪种结构式表示,书写时都先写出主链,再把取代基、官能团及重键根据其位次一一在主链上标出来,最后每个碳原子再按碳四价的特点用氢饱和。

注意：不带电荷的碳原子、氧原子、氮原子及卤素的化合价是不变的。碳原子始终是四价，它可以是 4 个单键或 2 个单键 1 个双键或 1 个单键 1 个叁键或 2 个双键；氧原子始终是二价，它可以是 2 个单键或 1 个双键；氮原子始终是三价，它可以是 3 个单键或 1 个单键 1 个双键或 1 个叁键；卤素和氢始终是一价。

11.2　有机化学反应的基本类型

有机化学反应按反应结果分为取代反应、加成反应、消去反应、氧化反应、还原反应、降解反应和聚合反应等，有时可根据反应的具体产物分为脱水反应、酯化反应、水解反应、酰化反应等。

有机化学反应还可按反应的机理进行分类。反应机理又称为反应历程，即用方程式描述从反应物、试剂转变成产物的途径或过程，涉及旧的共价键断裂及断裂的方式、新的共价键的形成及形成的方式等。

11.2.1　共价键断裂的方式

共价键断裂时，成键的一对电子由键合的两个原子各得一个，生成带单个电子的原子或基团（称为游离基或自由基），这种方式称为均裂。按均裂进行的反应称为游离基反应。成键的一对电子由键合的两个原子中的一个得到，产生的是离子（正离子或负离子），这种方式称为异裂。按异裂方式进行的反应称为离子型反应或极性反应。

现以 —C:A 代表一有机分子来说明共价键断裂的两种方式：

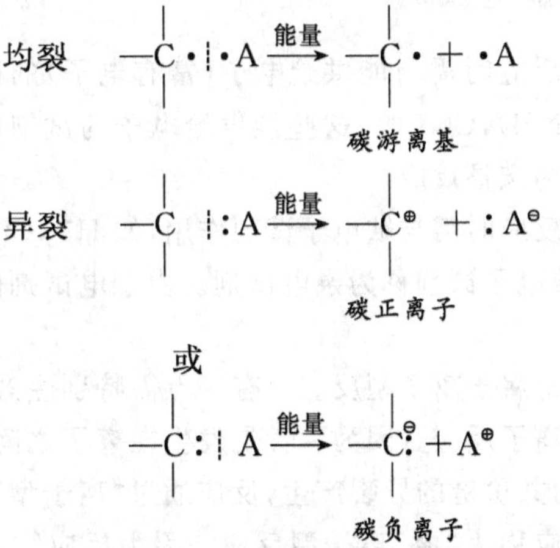

均裂　—C·|·A $\xrightarrow{能量}$ —C· + ·A
碳游离基

异裂　—C|:A $\xrightarrow{能量}$ —C⊕ + :A⊖
碳正离子

或

—C:|A $\xrightarrow{能量}$ —C:⊖ + A⊕
碳负离子

断裂的方式主要取决于反应物的分子结构和反应条件。若键合的两个原子的电负性相等或相差很小，在光照（紫外光）、高温、催化剂（如过氧化物）、气相反应、非极性溶剂等条件下，有利于均裂。若键合的两个原子电负性相差较大，在酸、碱或极性物质的作用下进行反应，则有利于异裂。

此外，还有一些有机反应不受溶剂极性或酸碱催化剂的影响，共价键的断裂和生成几乎是同时发生的，电子（通常是 6 个电子）在一个环上转移，没有反应中间体，既不是离子型反应也不是游离基反应,称为协同反应。

因此,根据共价键的断裂和形成的方式,反应机理分为游离基反应、离子型反应和协同反应。

11.2.2 反应中间体

共价键断裂后生成的碳正离子、碳负离子和碳游离基都非常活泼,不稳定,它们的平均寿命大多很短,只能是反应的中间体。这些活泼的中间体是由反应物形成的化学实体,它们继续作用就可以转变为反应产物。

最简单的碳正离子、碳负离子、碳游离基分别为甲基碳正离子(CH_3^+)、甲基碳负离子(CH_3^-)和甲基游离基($\cdot CH_3$),结构上的差别在于碳原子未成键电子数的不同,碳正离子无未成键的电子,碳游离基和碳负离子分别有 1 个和 2 个未成键电子(成对);碳正离子和碳游离基形成的三个共价键共处一个平面,碳负离子因为最外层有三对成键电子和一对未成键电子,这样的四对电子需要采取相互远离的方式排列,以降低相互排斥的能量,因此碳负离子呈三角锥形。它们用结构式表示如下:

$$CH_3^+ \qquad \cdot CH_3 \qquad CH_3^-$$

碳正离子因带正电荷容易与带负电荷或带孤对电子的试剂结合;碳负离子因带负电荷容易与带正电荷或缺电子的试剂结合;带单电子的碳游离基容易与带单电子的原子或原子团结合。

11.2.3 亲核试剂和亲电试剂

缺电子的碳正离子在反应时需与能供给电子(富有电子)的试剂作用,如 H_2O,ROH,OH^-,RO^-,Br^-,NH_3,RNH_2,CN^- 等,这些能供给电子的试剂称为亲核试剂。由亲核试剂的进攻而引起的反应称为亲核反应。

富电子的碳负离子在反应时需与缺电子试剂作用,如 H^+,Cl^+,Br^+,NO_2^+,RN_2^+,R_3C^+ 等带正电荷的试剂,这些缺电子试剂称为亲电试剂。由亲电试剂的进攻而引起的反应称为亲电反应。

亲核反应和亲电反应都属于离子型反应。有一点需特别注意,有机反应中的"离子型"反应不同于无机反应中的离子反应。因为后者是发生在离子之间的瞬间反应,而前者则发生在极性分子间,"离子"由共价键的异裂产生,反应通过"离子型"的中间体完成。因此,也将有机反应中的离子型反应称为"潜"离子型反应。因为反应物共价键的异裂常需在其他反应物的进攻下才能开始。习惯上,常把起进攻作用的反应物称为进攻试剂,被进攻的反应物称为被作用物或底物。通常被作用物是有机分子或离子,而进攻试剂可以是无机或有机的分子和离子。

根据反应机理及反应结果,有机反应的分类见表 11.3。

表 11.3　有机反应的分类

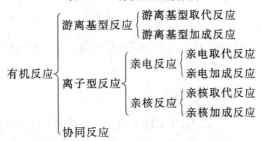

　　有机化合物反应的部位、反应的活性、产物的主次等都受到有机分子中电荷分布的影响，这称为电子效应。例如亲核反应中，反应中心原子(一般为碳原子)所带正电荷越多，越容易与亲核试剂(带负电荷或富电子的试剂)结合，反应活性越强。然而，反应中心原子所带正电荷的多少与相邻原子或基团的吸电子能力或给电子能力有关，如相邻的是卤素、硝基，它们的强吸电子作用会增加反应中心碳原子所带的正电荷，从而增强与亲核试剂的结合能力，反应活性增强。对于亲电反应，基团对反应活性的影响正好相反，详见后续具体章节。

习　题

1. 写出下列化合物中指定原子的化合价。

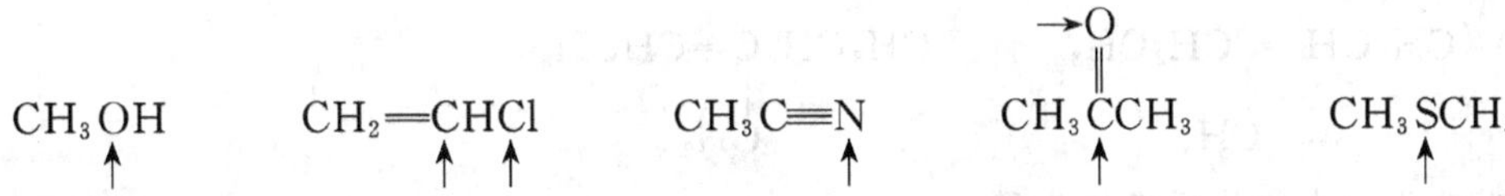

CH_3OH　　$CH_2{=}CHCl$　　$CH_3C{\equiv}N$　　$CH_3\overset{{\to}O}{C}CH_3$　　CH_3SCH_3

2. 以结构简式表示下列化合物。

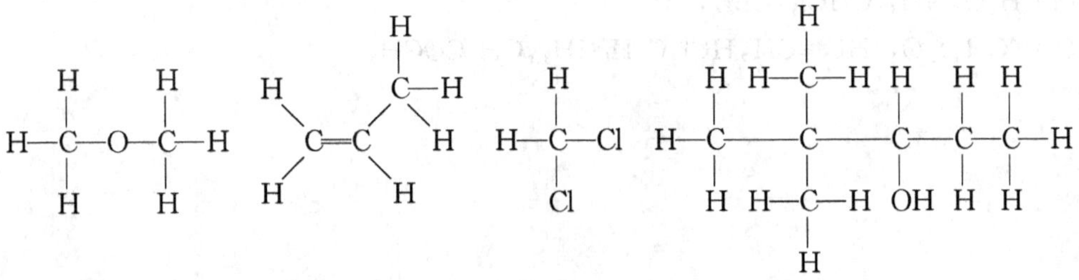

3. 以键线式表示下列化合物。

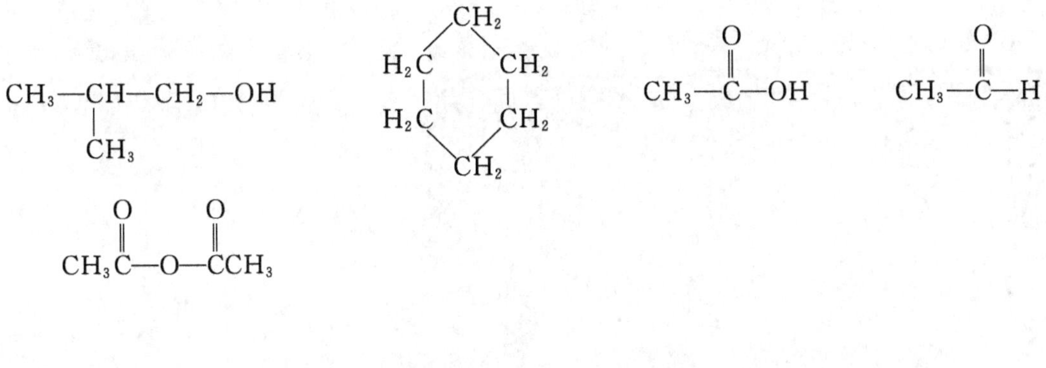

$CH_3{-}CH{-}CH_2{-}OH$
　　　　　　$|$
　　　　　CH_3

$CH_3\overset{O}{C}{-}OH$　　　$CH_3\overset{O}{C}{-}H$

$CH_3\overset{O}{C}{-}O{-}\overset{O}{C}CH_3$

4. 下列各组结构式是否代表同一化合物?

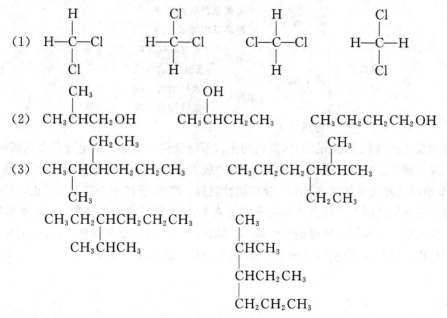

(1)

(2) CH_3CHCH_2OH $CH_3CHCH_2CH_3$ $CH_3CH_2CH_2CH_2OH$

(3) $CH_3CHCHCH_2CH_2CH_3$ $CH_3CH_2CH_2CHCHCH_3$

$CH_3CH_2CHCH_2CH_2CH_3$

CH_3CHCH_3

5. 下列各组化合物哪些互为同分异构体?

(1) CH_3OCH_3 CH_3CH_2OH

(2) CH_3CH_2CHO CH_3COCH_3

(3) $(CH_3)_2CHCH_2CH_3$ $C(CH_3)_4$

(4) 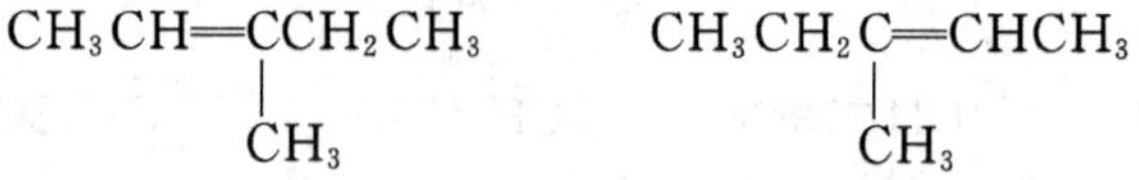 $CH_3CH{=}CCH_2CH_3$ $CH_3CH_2C{=}CHCH_3$

CH_3 CH_3

6. 下列哪些化合物的偶极矩为零?

(1) $H_2O, NH_3, CHCl_3, CBr_4, CH_3I$

(2) $(CH_3)_2O$, $HC{\equiv}CH, HCl, C_6H_5CH_3, CH_3COCH_3$

第12章

烃

元素组成只有碳和氢的有机化合物称为烃,根据结构不同,烃可按表12.1分类:

表 12.1　烃的分类

开链烃 (脂肪烃)	饱和烃(烷烃) $CH_3—CH_3$	
	不饱和烃	烯烃 $H_2C=CH_2$
		炔烃 $HC≡CH$
闭链烃 (环烃)	脂环烃	
	芳香烃	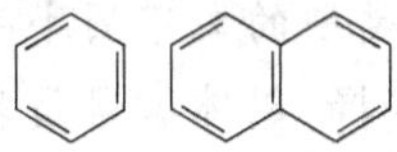

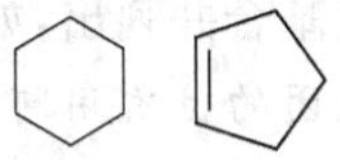

12.1　烷烃、烯烃和炔烃的命名

有机化合物命名是有机化学的重要基础。有机化合物的名称有俗名、普通名称及系统名称等几种,俗名一般与有机化合物的来源有关,没有规律可循,普通名称及系统名称都根据规则确定。

12.1.1　普通命名法

对于碳原子较少的有机化合物可采用普通命名法,它是根据分子中碳原子总数及碳链结构的特点命名的,碳原子数为1~10时分别用天干顺序甲、乙、丙、丁、戊、己、庚、辛、壬、癸表示,碳原子数大于10时用中文数字表示,如11个碳原子用"十一"表示。

简单的碳链异构可用"正""异""新"加以区分,如含5个碳原子的戊烷有以下3种同分异构体,分别称正戊烷、异戊烷和新戊烷。

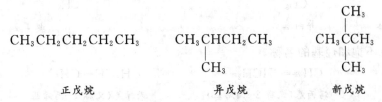

$$CH_3CH_2CH_2CH_2CH_3 \qquad CH_3CHCH_2CH_3 \qquad CH_3\overset{CH_3}{\underset{CH_3}{C}}CH_3$$

正戊烷　　　　　　　　异戊烷　　　　　　　　新戊烷

"异"的结构特点是碳链末端呈异丙基结构"$(CH_3)_2CH—$",没有其他支链;"新"的结构特点是碳链末端呈叔丁基结构"$(CH_3)_3C—$",没有其他支链。其他类型的有机化合物也可

根据这一结构特点来命名,例如:

$$CH_3C=CH_2 \qquad CH_3-\overset{\overset{\displaystyle CH_3}{|}}{\underset{\underset{\displaystyle CH_3}{|}}{C}}-CH_2OH \qquad (CH_3)_2CHCHO$$

异丁烯   新戊醇   异丁醛

12.1.2 系统命名法

有机化合物种类繁多,同分异构现象普遍,故复杂的有机化合物无法用普通命名法进行命名。因此,国际纯化学与应用化学联合会制定了有机化学命名法(简称 IUPAC 法),中国化学会根据 IUPAC 法及中国文字特点于 1980 年制定了《有机化学命名原则》。

系统命名法与普通命名法相比,一个显著的差别是系统命名法将有机化合物分成母体和取代基分别命名,书写名称时,一般按取代基位次-取代基名称-官能团位次-母体名称依次列出,如 2-甲基-1-戊烯;当取代基不止一种时,按取代基的顺序从小到大依次列出,如 3-甲基-3-乙基-1-戊炔;相同的取代基合并列出,如 2,4-二甲基-3-乙基-1,5-己二烯。

注意:书写时,取代基、官能团的位次用阿拉伯数字表示,取代基的数目、官能团的数目用中文数字表示,名称中不同类型的文字用半字线"-"隔开。

系统命名法主要在母体选择、母体编号及名称书写三方面作了明确规定。其中母体选择及母体编号的原则可以凝练成"含""长""多""低""小"五个字。

前三个字用于选择母体,其中"含"指含官能团,"长"指最长碳链,"多"指取代基多;后两个字用于母体的编号,"低"指按"较低位次"或"最低系列"原则编号,"小"指两种或两种以上取代基或官能团按不同方向编号所得的位次相同时,应使顺序小的取代基或官能团具有较低的位次。

运用这五个字命名有机化合物时,还应按"含""长""多""低""小"的顺序,前者优先满足。

1. 常见取代基的名称

(1) 常见烷基的名称

$$CH_3- \qquad CH_3CH_2- \qquad CH_3\overset{}{\underset{\underset{\displaystyle CH_3}{|}}{CH}}- \quad (简写为(CH_3)_2CH-\ ) \qquad H_3C-\overset{\overset{\displaystyle CH_3}{|}}{\underset{\underset{\displaystyle CH_3}{|}}{C}}- \quad (简写为(CH_3)_3C-\ )$$

甲基   乙基   异丙基   叔丁基

(2) 常见不饱和烃基的名称

$$CH_2=CH- \qquad\qquad CH_2=CHCH_2- \qquad\qquad CH_3CH=CH-$$

乙烯基   烯丙基(又称 2-丙烯基)   丙烯基(又称 1-丙烯基)

（3）常见芳香烃基的名称

C_6H_5-　　　　　　$C_6H_5CH_2-$

苯基　　　　　　苯甲基（又称苄基）

（4）常见取代基的名称

$HO-$　　CH_3O-　　$HS-$　　H_2N-　　CH_3NH-　　$ClCH_2-$　　$HOOC-$

羟基　　　甲氧基　　　巯基　　　氨基　　　甲氨基　　　氯甲基　　　羧基

2. 取代基的顺序规则

（1）比较连接的原子的原子序数，序数大的顺序大，如$-Cl > -H$；序数相同时，质量数大的顺序大，如$-D > -H$；

（2）原子团按连接顺序（从带"—"的原子开始）依次比较原子序数，"较高系列"者顺序大，例如$-Cl$，$-CH_3$，$-CH_2CH_3$，$-CH(CH_3)_2$，$-CH_2OH$ 五个取代基的顺序比较如下：

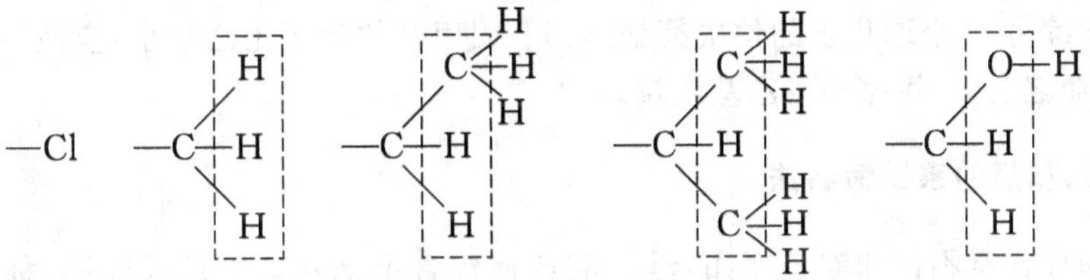

上述五个取代基中，第一个取代基带"—"的第一个原子是 Cl，其余四个取代基都是 C，Cl 的原子序数比 C 大，所以$-Cl$ 的顺序最大；其余四个取代基，则比较第二连接的原子的原子序数大小，$-CH_3$中第二个原子有 3 个 H，记作[H，H，H]，$-CH_2CH_3$中第二个原子有[C，H，H]（按原子序数从大到小排列），$-CH(CH_3)_2$中第二个原子有[C，C，H]，$-CH_2OH$中第二个原子有[O，H，H]，然后逐个比较方括号内原子的原子序数，先遇原子序数大的原子组为"较高系列"组，相应的取代基的顺序较大，因此[O，H，H]为较高系列组，[C，C，H]其次，[C，H，H]第三，[H，H，H]最小，相应的取代基的顺序也就是

$$-Cl > -CH_2OH > -CH(CH_3)_2 > -CH_2CH_3 > -CH_3$$

（3）对于重键，将 $-CH=A$ 看成是带"—"的 C 与 2 个 A 和 1 个 H 相连，将 $-C\equiv A$ 看成是带"—"的 C 与 3 个 A 相连。

例如$-CH_2OH$ 与 $-CHO$ 相比，前者带"—"的 C 连接的是[O，H，H]，后者带"—"的 C 连接的是[O，O，H]，两组的第一个都是 O 原子，因此要比较第二个，[O，O，H]中第二个为 O 原子，而[O，H，H]中第二个为 H 原子，所以[O，O，H]为"较高系列"，即$-CHO$ 的顺序比$-CH_2OH$ 大。又如$-CH_2SH$ 与 $-COOH$ 相比，前者带"—"的 C 往后连接的是[S，H，H]，后者带"—"的 C 往后连接的是[O，O，O]，因前者方括内先遇到原子序数大的 S，所以前者为"较高系列"，即$-CH_2SH$ 的顺序比$-COOH$ 大。

3. 烷烃的系统命名法

烷烃因不含官能团，只需选最长的碳链作为母体，称为"某烷"。当最长的碳链不止一条时，则选取代基多的最长碳链作为主链。不管有几个取代基，主链编号始终按取代基的位次较低或"最低系列"的原则执行。例如：

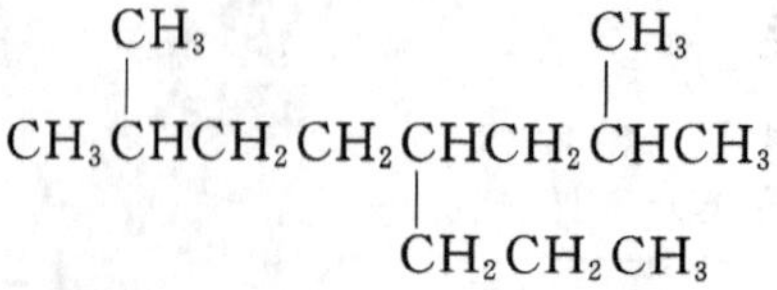

$$CH_3CHCH_2CH_2CHCH_2CHCH_3$$

（式中第一个CH下有支链CH_3，第二个CH下有支链CH_3，中间CH下有支链$CH_2CH_2CH_3$）

从左向右编号，3个取代基的位次为[2,5,7]，从右向左编号，3个取代基的位次为[2,4,7]，先遇数字小的系列为"最低系列"，显然[2,4,7]为"最低系列"，因此该烷烃命名为2,7-二甲基-4-丙基辛烷。

当按不同方向编号所得的取代基位次相同时，需运用"小"的原则编号，即顺序小的取代基具有较低位次的原则。例如：

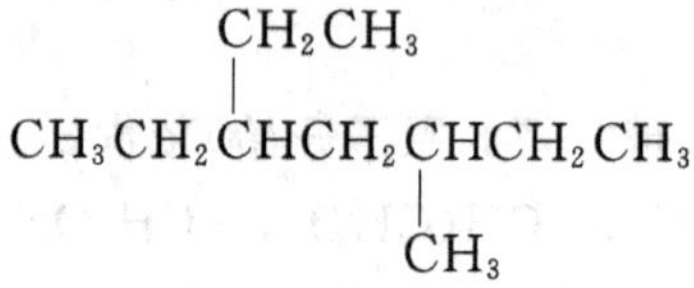

$$CH_3CH_2CHCH_2CHCH_2CH_3$$

（式中第一个CH上有支链CH_2CH_3，第二个CH下有支链CH_3）

按不同方向编号，2个取代基的位次都是[3,5]，因甲基的顺序比乙基小，应使甲基具有较低位次，因此命名为3-甲基-5-乙基庚烷。

4. 不饱和烃的系统命名法

不饱和烃含有不饱和键官能团，母体应选择包含不饱和键的最长碳链，称为"某烯"或"某炔"。在此前提下，再选择取代基多的作为母体，母体编号首先考虑不饱和键具有较低的位次，再考虑取代基具有较低位次或取代基位次呈最低系列。例如：

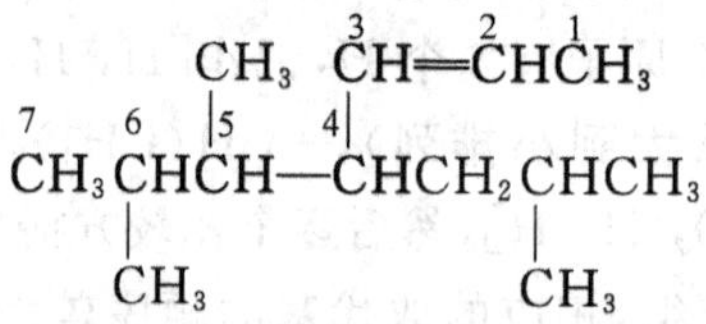

$$CH_3CHCH-CHCH_2CHCH_3$$

（式中上方为 $CH_3 \overset{3}{C}H=\overset{2}{C}H\overset{1}{C}H_3$；下方编号 7、6、5、4、……，各支链为 CH_3、CH_3）

应选式中标记的7个碳的庚烯为母体，两个甲基和一个异丁基为取代基，体现了"含""长""多"的原则，母体编号从靠近双键的一端开始，使双键具有较低的位次，因此可命名为5,6-二甲基-4-异丁基-2-庚烯。再如：

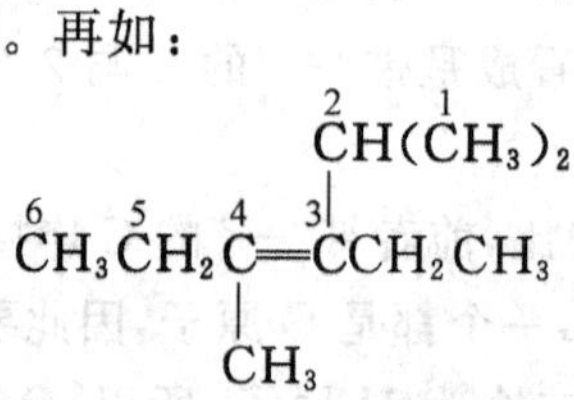

$$\overset{6}{C}H_3\overset{5}{C}H_2\overset{4}{C}\overset{3}{=}\overset{3}{C}CH_2CH_3$$

（式中上方 $\overset{2}{C}H(\overset{1}{CH_3})_2$，4位碳下方为 CH_3）

按"含""长""多"的原则，应选式中标记的6个碳的己烯为母体，编号按"低"的原则，对双键来说，从不同方向编号位次是一样的。此时，要考虑取代基的位次呈最低系列，即编号如式中所示意，命名为2,4-二甲基-3-乙基-3-己烯。

对于有的不饱和烃，还需在此基础上进一步考虑顺序小的取代基具有较低位次的编号原则。例如：

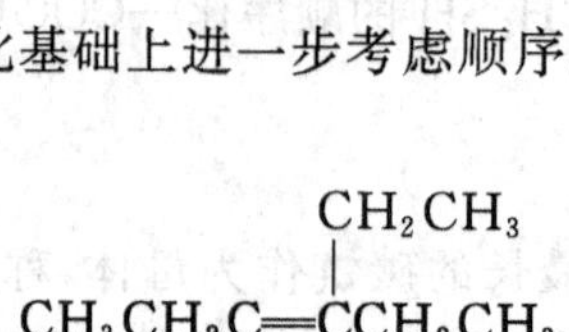

$$\overset{1}{C}H_3\overset{2}{C}H_2\overset{3}{C}=\overset{4}{C}\overset{5}{C}H_2\overset{6}{C}H_3$$

（式中上方为 CH_2CH_3，3位碳下方为 CH_3）

母体为式中标记的己烯,编号按"低"的原则,从不同方向编号,对双键和取代基的位次都是一样的。此时应根据"小"的原则,让顺序小的甲基具有较低的位次,即编号如式中所示意,命名为 3-甲基-4-乙基-3-己烯,而不是 4-甲基-3-乙基-3-己烯。

烯炔类化合物的母体称为"某烯炔",官能团包括双键和叁键,因此母体应选择包含双键和叁键的最长碳链,编号也遵循"低"和"小"的原则。例如:

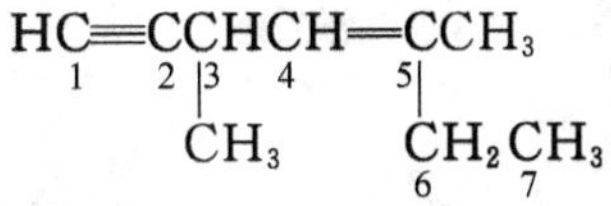

$$HC≡CCHCH=CCH_3$$
$$1 \quad 2 \quad 3 \quad 4 \quad 5$$
$$CH_3 \qquad CH_2CH_3$$
$$6 \qquad 7$$

母体为式中标记的庚烯炔,式中所示的编号根据官能团位次呈"最低系列"的原则,因而命名为 3,5-二甲基-4-庚烯-1-炔。又如:

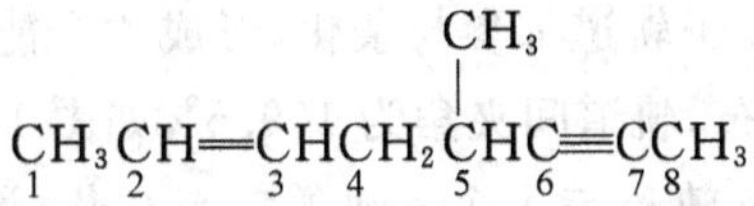

$$CH_3$$
$$CH_3CH=CHCH_2CHC≡CCH_3$$
$$1 \quad 2 \quad 3 \quad 4 \quad 5 \quad 6 \quad 7 \quad 8$$

从不同方向编号,两个不饱和键的位次都是[2,7],根据"最低系列"原则无法确定编号方向。此时应根据"小"的原则进行编号,即相对于叁键,顺序小的双键应具有较低的位次,如式中所示,应命名为 5-甲基-2-辛烯-6-炔。

12.2　烷烃、烯烃和炔烃的结构

烃分子中只有碳、氢两种原子,碳原子有三种成键方式,即单键、双键和叁键。碳原子的成键方式不同,形成的共价键的键角、分子的空间结构就不同。为什么甲烷是正四面体结构,乙烯却是平面分子,而乙炔又是直线型分子呢?鲍林用杂化轨道理论圆满地解释了这些问题。

12.2.1　碳原子的杂化

碳原子的杂化有三种方式——sp^3,sp^2 和 sp 杂化,能分别说明饱和碳原子、双键碳原子及叁键碳原子的成键方式、键的属性及分子的空间构型。

如图 12.1 所示,基态的碳原子吸收一定能量后,其中的 1 个 2s 电子跃迁到能量略高的 2p 轨道,形成激发态,此时虽然有 4 个单电子,能形成 4 个共价键,但不能解释碳原子的三种成键方式及分子的空间构型问题。根据杂化轨道理论,激发态的碳原子先进行轨道杂化,再以杂化轨道成键。有机化合物中的饱和碳原子采取 sp^3 杂化,双键碳原子采取 sp^2 杂化,叁键碳原子采取 sp 杂化。

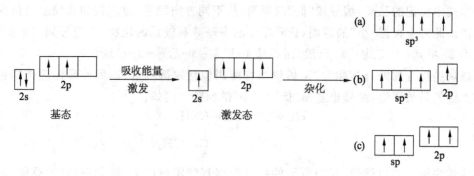

图 12.1　碳原子的三种杂化形式

sp³杂化:激发态的 4 个原子轨道都参与杂化,形成 4 个能量和形状完全相同的 sp³杂化轨道,4 个轨道呈正四面体分布,轨道间夹角为 109.5°,如图 12.2a 所示。

sp²杂化:激发态的 2 个 p 轨道与 1 个 s 轨道参与杂化,形成 3 个能量和形状完全相同的 sp²杂化轨道,3 个轨道共平面,轨道间夹角为 120°,如图 12.2b 所示。

sp 杂化:激发态的 1 个 s 轨道和 1 个 p 轨道参与杂化,形成 2 个能量和形状完全相同的 sp 杂化轨道,2 个轨道在一条直线上,轨道间夹角为 180°,如图 12.2c 所示。

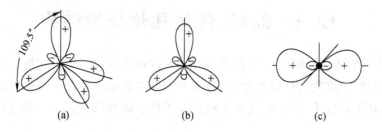

图 12.2　sp³,sp²和 sp 杂化轨道

碳原子在进行 sp²或 sp 杂化后,仍分别留有 1 个或 2 个 2p 轨道未参与杂化,它们与杂化轨道的空间关系如图 12.3 所示,p 轨道均垂直于杂化轨道。

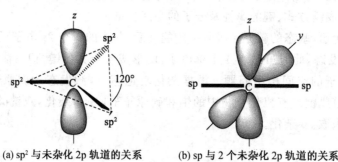

(a) sp²与未杂化 2p 轨道的关系　　(b) sp 与 2 个未杂化 2p 轨道的关系

图 12.3　sp²,sp 与未杂化 2p 轨道的空间关系

杂化轨道呈葫芦形,成键时以大的一头与其他原子轨道发生重叠,重叠程度比未杂化的高,因此碳原子杂化有利于形成稳定的共价键。杂化轨道间彼此尽量远离,这样成键后可以降低成键电子间的斥力,因此 4 个 sp³杂化轨道呈正四面体分布,3 个 sp²杂化轨道呈正三角形分布,2 个 sp 杂化轨道呈直线形分布,这样轨道间的夹角最大,形成的键最稳定。

12.2.2 烷烃的结构

烷烃的通式为 C_nH_{2n+2}。甲烷(CH_4)是最简单的烷烃。甲烷分子的轨道成键如图 12.4 所示。在甲烷分子中,碳原子以 sp^3 杂化轨道与氢原子的 1s 轨道形成 σ 键。4 个 C—H 键的键角等于碳的 sp^3 杂化轨道的夹角 109.5°。因此,甲烷分子的形状为正四面体,分子中 C—H 键的键长为 110 pm。

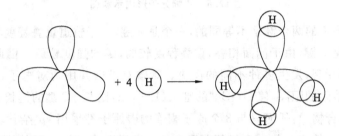

图 12.4 甲烷分子的轨道成键示意图

乙烷分子的轨道成键如图 12.5 所示。乙烷分子由 2 个碳原子和 6 个氢原子组成,其中的 2 个碳原子均以 sp^3 杂化轨道成键。2 个碳原子各以 1 个 sp^3 杂化轨道相互连接形成 C—C σ 键。此外,每个碳上的另外 3 个 sp^3 杂化轨道与氢原子的 1s 轨道分别形成 3 个 C—H σ 键,乙烷分子中的 C—C—H 键角略大于 109.5°,C—C 键的键长为 154 pm,C—H 键的键长为 110 pm。

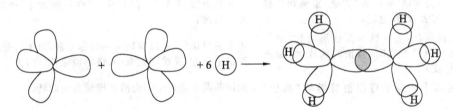

图 12.5 乙烷分子的轨道成键示意图

碳原子数更多的烷烃结构与甲烷、乙烷一样,碳原子都是 sp^3 杂化,碳原子形成的共价键都是 σ 键,键角都是 109.5°或接近这个角度。

像甲烷、乙烷、丙烷等在组成上相差一个或几个—CH_2—的化合物互称同系物,它们具有相同的分子组成通式。同系物结构相似,化学性质相近,物理性质随着碳原子数的增加而呈现规律性变化。

12.2.3 烯烃的结构

单烯烃的通式为 C_nH_{2n},乙烯(CH_2=CH_2)是最简单的烯烃。乙烯分子的形成如图 12.6 所示,2 个碳原子各以一个 sp^2 杂化轨道相互重叠形成一个 C—C σ 键,其余的 sp^2 杂化轨道分别与氢原子的 1s 轨道形成 4 个 C—H σ 键,这样,2 个碳原子与 4 个氢原子处于同一个平面上,所以乙烯是平面分子,两个碳原子未杂化的 $2p_z$ 轨道可以相互平行地侧面重叠形成 π 键。π 键的电子云分布在乙烯分子所在平面的上下方。

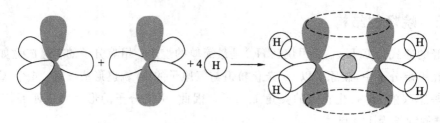

图 12.6　乙烯分子形成示意图

　　乙烯分子 C＝C 的两个键是不等同的,一个是 σ 键,由于轨道重叠程度较大,所以键的强度较强;另一个是 π 键,由于侧面相叠,重叠程度较弱,键的强度较弱。因此,反应时双键中的 π 键比较容易断裂,发生多种不同的反应。碳碳双键因共用两对电子,增加了核对电子的引力,缩短了核间的距离,使 C＝C 键的键长(134 pm)比 C—C 键的键长(154 pm)短。

　　在稳定的化合物中,任何只与 3 个原子相连的碳原子都采用 sp^2 杂化轨道成键,且碳原子未参与杂化的 p 轨道必与一个相邻原子中的 p 轨道形成 π 键,相邻原子可以是另一个碳原子,也可以是氮、氧等其他原子。

　　σ 键和 π 键的主要特点归纳于表 12.2。

表 12.2　σ 键和 π 键的主要特点

σ 键	π 键
可以单独存在,或存在于任何共价键中;	不能单独存在,只能在双键或叁键中与 σ 键共存;
成键轨道沿键轴"头碰头"重叠,重叠程度较大,键能较大,键较稳定;	成键轨道"肩并肩"平行重叠,重叠程度较小,键能较小,键不稳定;
电子云呈柱状,对键轴呈圆柱形对称,电子云密集于两原子之间,受核的约束大,键的极化性(度)小;	电子云呈块状,通过键轴有一对称平面,电子云分布在平面的上下方,受核的约束小,键的极化性(度)大;
成键的两个碳原子可以沿着键轴"自由"旋转	成键的两个碳原子不能沿着键轴自由旋转。

12.2.4　炔烃的结构

　　单炔烃的通式为 C_nH_{2n-2},最简单的炔烃是乙炔(CH≡CH)。在乙炔分子中,两个碳原子之间相互以 sp-sp 杂化轨道形成一个 σ 键,并各自用一个 sp 杂化轨道与氢原子的 1s 轨道形成一个 C—H σ 键,形成一个直线形分子,同时两个碳原子还分别以 $2p_y-2p_y$,$2p_z-2p_z$ 侧面重叠形成两个相互垂直的 π 键,这两个 π 键分别处于 C—C σ 键上下方和前后方,如图 12.7 所示。乙炔分子中 C≡C 键长为 120 pm,C—H 键长为 106 pm。

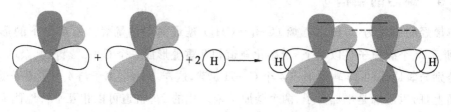

图 12.7　乙炔分子形成示意图

烷烃、烯烃和炔烃的结构与碳原子的杂化类型密切相关,任何与 4 个原子相连接的碳原子称为饱和碳原子,其杂化类型为 sp^3,它的成键方式与甲烷、乙烷碳原子一样,都形成 σ 键,键角都是 109.5°或接近这个角度,与饱和碳原子成键的 4 个原子处于以这个碳原子为中心的四面体顶角;任何与 3 个原子相连接的碳原子,其杂化类型为 sp^2,这样的碳原子如同乙烯碳原子,形成的双键中 1 个为 σ 键,1 个为 π 键,键角为 120°或接近这个角度,双键碳原子及与其成键的 3 个原子共处一个平面;任何只与 2 个原子连接的碳原子,其杂化类型为 sp,这样的碳原子与乙炔碳原子一样,形成的叁键中 1 个为 σ 键,2 个为 π 键,叁键碳原子及与其成键的两个原子在一条直线上。

12.2.5 共轭二烯烃的结构

1. 共轭二烯烃的结构

二烯烃是指分子中含有两个 C=C 键的烃,若两个双键的轨道能相互重叠(共轭)的二烯烃称为共轭二烯烃。1,3-丁二烯 (CH_2=CH—CH=CH_2)是最简单的共轭二烯烃,它的两个双键不是孤立的,而是共轭的,通过 C_2 和 C_3 的 p 轨道的重叠,形成两个双键 4 个 π 电子离域的大 π 键,如图 12.8 所示。

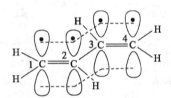

图 12.8 1,3-丁二烯的大 π 键

普通 π 键中的电子仅局限在两个成键碳原子之间运动,如价键结构式所表示的范围,这称为定域。大 π 键中的电子可以在组成大 π 键的所有原子的 p 轨道上运动,如在1,3-丁二烯分子中,每一个 π 键中的电子都可以在组成大 π 键的 4 个 p 轨道上运动,其活动范围超出了价键结构式所表示的范围,这称为离域。

电子离域后,C_2 和 C_3 之间也出现了 π 电子云,使 C_2—C_3 键电子云密度增加,而 C_1—C_2 和 C_3—C_4 键上 π 电子云密度降低,导致电子云密度平均化,其外在表现是键长的平均化,即单键变短、双键变长。电子离域后,由于电子被更多的原子核所吸引,整个体系更加稳定。

2. 共轭体系和共轭效应

具有电子离域的体系称为共轭体系。根据参与离域的电子或轨道的不同,共轭体系又分 π-π 共轭体系、p-π 共轭体系、σ-π 超共轭体系和 σ-p 超共轭体系等。

π-π 共轭体系是指由 2 个或 2 个以上 π 键参与电子离域的体系,它们的价键结构式具有单双键交替排列的特征,如 1,3-丁二烯、苯、丙烯醛:

$$CH_2=CH—CH=CH_2 \qquad\qquad CH_2=CH—CH=O$$

1,3-丁二烯 苯 丙烯醛

p-π共轭体系是指 p 轨道与 π 键参与的电子离域体系,如氯乙烯、苯酚、烯丙基碳正离子、烯丙基碳游离基,它们的价键结构式中 π 键与相邻原子的 p 轨道发生重叠产生电子离域(如图 12.9 所示)。

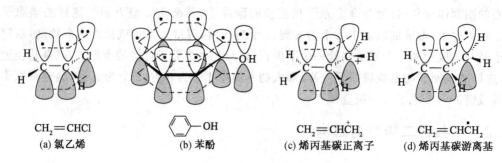

CH₂=CHCl 　　　　　　　　　　　　　CH₂=CH₂ 　　　CH₂=CHCH₂
(a) 氯乙烯　　　　　　(b) 苯酚　　　　(c) 烯丙基碳正离子　　(d) 烯丙基碳游离基

图 12.9　p-π 共轭示意图

　　σ-π超共轭体系是指 σ 键轨道与 π 键轨道发生重叠产生的电子离域体系,如丙烯、甲苯,甲基上的 C—Hσ 键轨道与相邻的 π 键轨道发生重叠产生电子离域(如图 12.10 所示)。

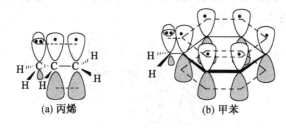

(a) 丙烯　　　　　　　　(b) 甲苯

图 12.10　σ-π超共轭示意图

　　σ-p超共轭体系是指 σ 键轨道与 p 轨道发生重叠产生的电子离域体系,如乙基碳正离子的 p 轨道与相邻甲基上的 C—Hσ 键轨道发生重叠产生电子离域(如图 12.11 所示)。超共轭体系因参与重叠的轨道相互间平行性较差,因而重叠的程度低,产生的共轭效应较小。

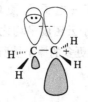

图 12.11　乙基碳正离子的 σ-p超共轭示意图

　　共轭效应是指由于电子离域产生的效应,如键长平均化、体系稳定,在化学反应发生时,共轭体系对反应位点有给电子或吸电子效应,从而影响反应的活性和反应的选择性。

12.2.6　同分异构现象

　　有机化合物普遍存在分子式相同、结构不同的同分异构体。异构主要包括两类:一是分子中原子或基团的连接次序和方式不同产生的异构,称为构造异构;二是构造相同的分子因原子或基团的空间排布不同产生的异构,称为立体异构。下面主要讨论烷烃、烯烃和炔烃的构造异构。

烷烃从丁烷开始出现同分异构现象,丁烷有正丁烷和异丁烷两种构造异构体。随着碳原子数的增加,有机化合物的构造异构体逐渐增多。例如,戊烷有正戊烷、异戊烷和新戊烷 3 种构造异构体,而根据推算二十烷竟有 366319 种构造异构体。

丁烷和戊烷异构体的结构式如下:

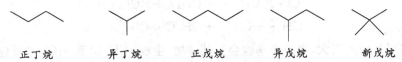

$$\text{正丁烷} \qquad \text{异丁烷} \qquad \text{正戊烷} \qquad \text{异戊烷} \qquad \text{新戊烷}$$

从上述结构式可以看出,这些异构体结构上的差异是分子中碳原子连接顺序不同,这样的异构称为碳链异构,属于构造异构。

烯烃和炔烃的构造异构较烷烃复杂,除了碳链异构,还有不饱和键在碳链中的位置不同产生的异构,称为位置异构。此外,不饱和烃还与环烃存在着构造异构,如丁烯(C_4H_8)具有以下 5 种构造异构体:

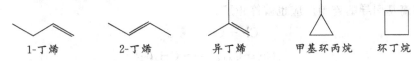

$$\text{1-丁烯} \qquad \text{2-丁烯} \qquad \text{异丁烯} \qquad \text{甲基环丙烷} \qquad \text{环丁烷}$$

此外,炔烃与二烯烃也是同分异构体。

12.3　烷烃、烯烃和炔烃的性质

12.3.1　烷烃的性质

烷烃分子中只有 C—H 和 C—C σ 键,且 σ 键轨道重叠程度大、比较牢固,因而烷烃的性质比较稳定,但在高温或光照等剧烈条件下,也能发生氢原子被卤素取代的反应。

1. 卤代反应

甲烷在高温或日光照射下,可与氯气反应生成氯代甲烷:

$$CH_4 + Cl_2 \xrightarrow{\text{日光}} CH_3Cl + HCl$$

该反应难以控制在一氯代阶段,CH_4 中的 H 会逐一被取代,最终生成几种卤代物的混合物。不同的卤素与烷烃的卤代反应的活性顺序:氟代 ＞ 氯代 ＞ 溴代 ＞ 碘代。

氟代反应过于激烈,碘代反应不容易进行,常见的是氯代反应和溴代反应。

2. 烷烃卤代反应历程

反应历程也称反应机制,是指反应物到产物经过的途径和过程。了解反应历程,有助于认识反应本质,从而实现控制和利用反应。

下面以甲烷氯代反应为例,说明烷烃卤代反应的历程。

首先,氯分子通过光或热获得能量,共价键均裂成氯游离基:

$$Cl_2 \xrightarrow{h\nu} 2Cl\cdot$$

氯原子是具单电子的原子,有强烈的配对电子倾向,它与 CH_4 分子碰撞,夺取其中的 H 形成 HCl,同时 CH_4 分子变成具单电子的甲基游离基 $CH_3\cdot$,如反应式(Ⅰ);$CH_3\cdot$ 再夺取 Cl_2 中的 Cl,生成一氯甲烷,同时产生一个 $Cl\cdot$,如反应式(Ⅱ);这两步反应不断地循环进行,消耗掉的是甲烷和氯气,生成一氯甲烷和氯化氢。

$$Cl\cdot + CH_4 \longrightarrow CH_3\cdot + HCl \tag{Ⅰ}$$

$$CH_3\cdot + Cl_2 \longrightarrow CH_3Cl + Cl\cdot \tag{Ⅱ}$$

随着一氯甲烷浓度增大,氯游离基也会与其碰撞,生成 $\cdot CH_2Cl$ 和 HCl,如反应式(Ⅲ):

$$CH_3Cl + \cdot Cl \longrightarrow \cdot CH_2Cl + HCl \tag{Ⅲ}$$

生成的 $\cdot CH_2Cl$ 与 Cl_2 反应,生成二氯甲烷,同时产生一个 $Cl\cdot$,如反应式(Ⅳ)。可想而知,如氯气足量,还会生成三氯甲烷和四氯甲烷。

$$\cdot CH_2Cl + Cl_2 \longrightarrow CH_2Cl_2 + Cl\cdot \tag{Ⅳ}$$

在反应过程中,虽然游离基的浓度很低,但两个游离基也有机会碰撞,一旦碰撞,生成稳定的分子,游离基引导的连锁反应也就终止了。

$$Cl\cdot + Cl\cdot \longrightarrow Cl_2$$

$$Cl\cdot + CH_3\cdot \longrightarrow CH_3Cl$$

$$CH_3\cdot + CH_3\cdot \longrightarrow CH_3CH_3$$

游离基取代反应的过程可分为 3 个阶段,即链的引发、链的增长和链的终止。链的引发是卤代反应的关键,一旦引发,链的增长反应往往能自发进行(碘代反应除外)。

12.3.2　烯烃和炔烃的性质

烯烃、炔烃分子中都有 π 键,π 键的特点决定了烯烃和炔烃的化学性质比较活泼,尤其容易发生涉及 π 键断开的加成和氧化反应。

1. 加成反应

烯烃和炔烃的不饱和键可以加氢、加卤素、加卤化氢等。

(1)催化加氢

不饱和烃加氢最终生成饱和烃。加氢有多种方法,其中之一是在金属催化剂作用下与氢分子加成。例如,乙烯加氢生成乙烷,乙炔加 1 分子氢生成乙烯,再加 1 分子氢生成乙烷,反应往往难以停留在烯烃阶段,反应式如下:

$$CH_2=CH_2 + H_2 \xrightarrow[\triangle]{Ni} CH_3-CH_3$$

$$HC\equiv CH + H_2 \xrightarrow[\triangle]{Ni} CH_2=CH_2 \xrightarrow[\triangle]{H_2,Ni} CH_3-CH_3$$

(2)加卤素

烯烃加卤素相对容易,例如在低温下烯烃就能与溴加成,氯的活泼性不如溴,所需反应温度略高,反应式如下:

$$(CH_3)_2CHCH=CHCH_3 + Br_2 \xrightarrow{CCl_4,0\ ℃} (CH_3)_2CHCH-CHCH_3$$
$$\underset{\substack{| \\ Br}}{\qquad} \underset{\substack{| \\ Br}}{\qquad}$$

$$(CH_3)_3CCH=CH_2 + Cl_2 \xrightarrow{CCl_4,50\ ℃} (CH_3)_3CCH-CH_2$$
$$\underset{\substack{| \\ Cl}}{\qquad} \underset{\substack{| \\ Cl}}{\qquad}$$

炔烃也能与卤素加成,1 分子炔烃最终可以加 2 分子卤素,但炔烃加卤素的活性不如烯烃。

溴的四氯化碳溶液呈红棕色,而烯烃、炔烃加溴产物为无色,当反应发生时,能看到红棕色褪去,因此常用溴的四氯化碳溶液鉴别烯烃、炔烃。

共轭二烯烃与卤素的加成反应,既有 1,2-加成产物,也有 1,4-加成产物。

$$CH_2=CH-CH=CH_2 + Br_2 \begin{cases} \xrightarrow{1,2-加成} CH_2=CH-CH-CH_2 \\ \qquad\qquad\qquad\qquad \underset{Br}{|}\ \ \underset{Br}{|} \\ \xrightarrow{1,4-加成} CH_2-CH=CH-CH_2 \\ \qquad\qquad\qquad \underset{Br}{|}\qquad\qquad \underset{Br}{|} \end{cases}$$

(3) 加卤化氢

烯烃、炔烃都能与卤化氢发生加成反应,生成卤代烃。结构对称的烯烃、炔烃加卤化氢的产物只有一种,结构不对称的烯烃加卤化氢有两种产物。如丙烯加溴化氢,产物有 1-溴丙烷和 2-溴丙烷,丙炔加 1 分子溴化氢,产物有 1-溴-1-丙烯和 2-溴-1-丙烯,反应式如下:

$$CH_3CH=CH_2 + HBr \longrightarrow \underset{主要产物}{CH_3\overset{\overset{Br}{|}}{C}HCH_3} + CH_3CH_2CHBr$$

$$CH_3C\equiv CH + HBr \longrightarrow \underset{主要产物}{CH_3\overset{\overset{\ }{C}}{\underset{Br}{|}}=CH_2} + CH_3CH=CH_2Br$$

马尔科夫尼科夫(Markovnikov)研究了大量不对称烯烃及炔烃与不对称试剂的加成反应,发现主要产物为试剂中带正电荷的部分加在含氢较多的双键或叁键碳原子上,试剂中带负电荷的部分加在含氢少的双键或叁键碳原子上,这一加成规则简称马氏规则。对烯烃或炔烃加卤化氢的反应,可用"氢多加氢"四个字记忆这一规则。

烯烃、炔烃还能与硫酸、水等在一定条件下发生亲电加成反应,加成的主要产物也遵循马氏规则。

共轭二烯烃与卤化氢的加成反应,既有 1,2-加成产物,也有 1,4-加成产物。

$$CH_3CH=CH-CH=CH_2 + HBr \begin{cases} \xrightarrow{1,2-加成} CH_3CH=CH-CH-CH_3 \\ \qquad\qquad\qquad\qquad\qquad\qquad \underset{Br}{|} \\ \xrightarrow{1,4-加成} CH_3CH-CH=CH-CH_3 \\ \qquad\qquad\qquad \underset{Br}{|} \end{cases}$$

（4）狄尔斯-阿尔德反应

共轭二烯烃可与二烯亲和物发生 1,4-加成反应生成环状化合物（通常为六元环），该反应称为狄尔斯-阿尔德（Diels-Alder）反应，是共轭二烯烃的特性反应。二烯亲和物是指含有一个活泼双键（如双键碳原子上连有吸电子基团）的烯烃或活泼叁键的炔烃以及它们的衍生物。乙烯也可作为二烯亲和物，但反应条件较苛刻。

$$CH_2=CH-CH=CH_2 + \text{(顺丁烯二酸酐)} \xrightarrow[\text{苯}]{100\ ℃} \text{(四氢化邻苯二甲酸酐)}$$

顺丁烯二酸酐　　　　　四氢化邻苯二甲酸酐

$$CH_2=CH-CH=CH_2 + CH_2=CH_2 \xrightarrow[\text{高压}]{150\sim200\ ℃} \text{(环己烯)}$$

环己烯

狄尔斯-阿尔德反应属于协同反应，其反应机理十分复杂，反应历程中化学键的断裂和生成在一步同时完成。

2. 氧化反应

烯烃和炔烃都可以被高锰酸钾氧化，使紫色高锰酸钾溶液褪色。烯烃的氧化产物受高锰酸钾浓度、介质酸度、反应温度等影响。用冷的中性或碱性的高锰酸钾氧化烯烃，得到邻二醇类化合物。用酸性高锰酸钾氧化烯烃，不饱和键完全断开，产物为酮、羧酸或二氧化碳和水。

$$CH_3CH=CHCH_3 \xrightarrow[\text{中性、碱性的冷溶液}]{KMnO_4} CH_3\overset{OH}{C}H-\overset{OH}{C}HCH_3$$

$$\underset{CH_3}{\overset{CH_3}{C}}=CHCH_2CH_3 \xrightarrow{KMnO_4/H^+} \underset{CH_3}{\overset{CH_3}{C}}=O + O=\overset{OH}{C}CH_2CH_3 \ (即丙酸\ CH_3CH_2COOH)$$

双键碳原子连接的基团有 3 种情况：一是连接 2 个氢，二是连接 1 个氢 1 个烃基，三是连接 2 个烃基。因而氧化的产物也就有 3 种，分别为碳酸（分解成二氧化碳和水）、羧酸和酮。例如，3-甲基-1,3-戊二烯经酸性高锰酸钾氧化，生成乙酸、丙酮酸、二氧化碳和水。

$$CH_3-CH=\underset{CH_3}{\overset{CH_3}{C}}-CH=CH_2 \xrightarrow{KMnO_4/H^+} CH_3-\overset{OH}{C}=O + O=\overset{CH_3}{C}-\overset{OH}{C}=O + CO_2 + H_2O$$

丙酮酸

炔烃的氧化产物比烯烃简单，只有羧酸（RCOOH）和碳酸（分解成二氧化碳和水）两种。

因此,常根据烯烃氧化产物推测烯烃的结构,具体方法是将两个氧化产物中碳氧双键的氧去掉,用碳碳双键连接,将 C—OH 去氧改为 CH,即为原来的烯烃,这一方法简称"去氧连双键"。例如某一烯烃经酸性 $KMnO_4$ 溶液氧化后,得 $C_2H_5COCH_3$ 和 $(CH_3)_2CHCOOH$,根据"去氧连双键"的方法,可以推得该烯烃的结构为

$$
\underset{CH_3CH_2}{\overset{CH_3}{}}\!\!C{=}CH{-}CH(CH_3)_2 \Longleftarrow \underset{CH_3CH_2}{\overset{CH_3}{}}\!\!C{+}O \qquad O{+}\overset{OH}{C}{-}CH(CH_3)_2
$$

烯烃和炔烃还能被重铬酸钾、臭氧、过氧羧酸等其他氧化剂氧化。

3. 炔淦的生成

因为炔烃中 sp 杂化的叁键碳原子电负性较大,所以与叁键碳原子相连的氢有一定的酸性,可以被金属取代,生成金属炔化物,也称炔淦。例如,乙炔与硝酸银的氨溶液反应生成白色的乙炔银沉淀;乙炔与氯化亚铜的氨溶液反应,生成红棕色的乙炔亚铜沉淀。

$$HC{\equiv}CH \xrightarrow{AgNO_3/NH_3} AgC{\equiv}CAg\downarrow \text{（乙炔银,白色）}$$

$$HC{\equiv}CH \xrightarrow{Cu_2Cl_2/NH_3} CuC{\equiv}CCu\downarrow \text{（乙炔亚铜,红棕色）}$$

该反应极灵敏,现象易于观察,常用于乙炔和其他端基炔的鉴别。

根据烷、烯、炔烃不同的化学性质,用简单的化学方法就能鉴别戊烷、1-戊烯和 1-戊炔这 3 种化合物,鉴别的流程如下:

$$
\left.\begin{array}{l}
CH_3CH_2CH_2CH_2CH_3 \\
CH_3CH_2CH_2CH{=}CH_2 \\
CH_3CH_2CH_2C{\equiv}CH
\end{array}\right\} \xrightarrow{KMnO_4/H^+}
\begin{array}{l}
（—） \\
\text{紫色褪去} \\
\text{紫色褪去}
\end{array}
\left.\right\} \xrightarrow{AgNO_3(\text{氨溶液})}
\begin{array}{l}
（—） \\
\text{白色沉淀}
\end{array}
$$

4. 聚合反应

含不饱和键的化合物,在一定条件下,分子中的 π 键断开,彼此互相加成结合,形成相对分子质量很大的高分子化合物,这种反应称为聚合反应。例如:

$$n\, H_2C{=}CH_2 \xrightarrow[\text{高压}]{200\sim300\ ℃} \left[H_2C{-}CH_2\right]_n$$

乙烯（单体）　　　　　　　　聚乙烯（高分子）

聚合反应是制备各种功能高分子材料的基础反应。

12.3.3　亲电加成反应历程与诱导效应

1. 亲电加成反应历程

将乙烯通入溴的 NaCl 水溶液进行加成反应时,发现产物中不仅有 1,2-二溴乙烷,还有 1-氯-2-溴乙烷,这说明乙烯与溴的加成并不是简单的由溴分子分成的两个溴原子同时加到两个碳原子上,而是分步进行的。下面以乙烯与溴加成反应为例说明烯烃与卤素的亲电加成反应历程。

第一步:分子的极化与碳正离子的生成。

乙烯分子和 Br_2 分子在外电场(如极性的试剂、溶剂或极性的容器壁)作用下发生极化,带部分正电荷的溴原子与带部分负电荷的碳原子相互吸引,使 π 键完全异裂,异裂后两个电子用来与带正电荷的溴成键,同时 Br—Br 键也完全异裂,结果生成碳正离子和溴负离子:

$$H_2C \!\!=\!\! CH_2 + Br \rightarrow Br \longrightarrow H_2C^+\!\!-\!\!CH_2 + Br^-$$

进一步的实验证明,烯烃与溴加成时的中间体为环状的溴鎓离子,它是由上述与碳相连的溴原子提供一对电子与带正电荷的碳成键后形成的三元环结构。生成溴鎓离子后,正电荷得到分散,体系更加稳定,溴鎓离子的结构如下:

第二步:溴负离子与带正电荷的碳原子结合,生成加成产物:

因此,当溶液中有 Cl^- 时,Cl^- 会与溴鎓离子作用生成 1-氯-2-溴乙烷。

在分步进行的反应中,第一步比较慢,是决定反应速率的步骤。它由缺电子的亲电试剂 Br^+ 进攻带负电荷的碳原子引起,因而称之为亲电反应。反应结果是试剂的两部分分别加到 π 键的两个碳原子上,所以是亲电加成反应。

烯烃与卤化氢的加成也分两步进行:

第一步 $H_2C\!\!=\!\!CH_2 + H^+ \xrightarrow{\text{慢}} H_2C^+\!\!-\!\!CH_2$ (H)

第二步 $H_2C^+\!\!-\!\!CH_2 + Br^- \xrightarrow{\text{快}} H_2C\!\!-\!\!CH_2$ (H)(Br)

第一步是慢反应,它是由亲电试剂 H^+ 进攻引起的反应,因此也是亲电加成反应。

2. 诱导效应

有机反应一般在有机物的某一部位发生,但是作为用共价键连接起来的整个分子,其他部位的原子或基团的性质、结构会对发生反应的部位产生影响,这种影响主要以两种形式体现出来:① 电子效应:分子中的电子云密度分布对化学性质的影响,又分为诱导效应和共轭效应;② 空间效应:分子的空间结构对性质的影响(如邻近的大基团对进攻部位的空间阻碍效应)。

本书所讲述的许多有机物的性质、活性等问题,一般用电子效应来分析的,有时也涉及空间效应,实际情况中应是多种效应共同作用的结果。

(1) 诱导效应

诱导效应(induction)是键的极性引起的。如 1-氯丁烷,C—Cl 键的极性会沿着原子链由近及远诱导分子内其他共价键的电子对发生偏移,从而导致整个分子极化。这里,Cl 取代基起了吸电子的作用。这种电子效应影响的范围有限,一般不超过第三个共价键,且随距离增加电子对偏移的程度逐渐降低。如下所示,第三个碳原子受到的影响最小,所带正电荷最少,用 $\delta\delta\delta^+$ 表示,δ 表示部分的意思。

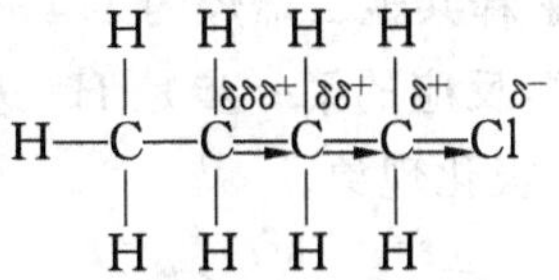

$$H-\overset{\overset{\displaystyle H}{|}}{\underset{\underset{\displaystyle H}{|}}{C}}\overset{\overset{\displaystyle H}{|}}{\underset{\underset{\displaystyle H}{|}}{C}}\overset{\overset{\displaystyle H}{|}}{\underset{\underset{\displaystyle H}{|}}{C}}\overset{\overset{\displaystyle H}{|}}{\underset{\underset{\displaystyle H}{|}}{C}}Cl$$

诱导效应分为吸电子诱导效应(−I)和斥电子诱导效应(+I),一般以 C—H 中 H 的电负性作为比较标准:

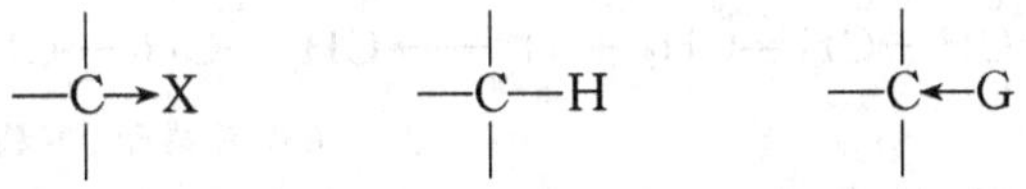

$$-\overset{|}{\underset{|}{C}}\rightarrow X \qquad -\overset{|}{\underset{|}{C}}-H \qquad -\overset{|}{\underset{|}{C}}\leftarrow G$$

−I 效应(吸) 标准 +I 效应(斥)

当取代基 X 的电负性大于 H 时,X 取代 H 后,C—X 键的电子云偏向 X,并诱导其他部位的电子云向 X 方向偏移,这称为吸电子诱导效应(−I)。当取代基 G 的电负性小于 H 时,G 取代 H 后,C—G 键的电子云向 C 偏移,这称为斥电子诱导效应(+I)。

一些常见取代基的电负性大小顺序如下:

—F > —Cl > —Br > —I > —OCH₃ > —OH > —NHCOCH₃ > —C₆H₅ > —CH=CH₂ > —H > —CH₃ > —CH₂CH₃ > —CH(CH₃)₂ > —C(CH₃)₃

由这个顺序可看出,F 的电负性最大,其吸电子诱导效应最强,叔丁基的电负性最小,其斥电子诱导效应最强。

H 前面的为吸电子基,H 后面的饱和烃基为斥电子基。

(2) 用诱导效应解释碳正离子稳定性

对于碳正离子来说,如果碳正离子上的正电荷能被取代基所分散或中和,则稳定性增加。因此,斥电子的取代基如烷基可以增加碳正离子的稳定性,连接的斥电子取代基越多,碳正离子越稳定。常见的碳正离子的稳定性顺序如下:

$$(CH_3)_3C^+ > (CH_3)_2CH^+ > CH_3CH_2^+ > CH_3^+$$

(3) 用碳正离子的稳定性解释马氏规则

烯烃加卤化氢的第一步是氢离子加在不饱和碳原子上,生成碳正离子。不对称烯烃或炔烃加氢离子有两种取向,生成两种稳定性不同的碳正离子,显然碳正离子越稳定越容易生成,反应速度越快。对丙烯来说,氢离子加在含氢多的双键碳上,生成的是仲碳正离子;而加在含氢少的碳原子上,生成的是伯碳正离子。前者稳定性高于后者,所以"氢多加氢"的产物是主要产物。

$$CH_3CH{=}CH_2 + H^+ \longrightarrow \overset{+}{CH_3CHCH_3} + \overset{+}{CH_3CH_2CH_2}$$

相对稳定

$$\Big\downarrow Br^-$$

$$\underset{}{\overset{Br}{\underset{|}{CH_3CHCH_3}}}$$

主要产物

（4）用诱导效应和共轭效应解释共轭二烯烃的 1,4-加成

以 1,3-丁二烯加溴化氢为例，反应的第一步是 H^+ 进攻 1,3-丁二烯，π 电子云按箭头所示方向转移，共轭链上出现交替极化现象。

$$\overset{\delta+}{CH_2}{=}\overset{\delta-}{CH}{-}\overset{\delta+}{CH}{=}\overset{\delta-}{CH_2} \qquad H^+$$

若 H^+ 与链中间的一个 $C^{\delta-}$ 结合时，则生成不稳定的伯碳正离子：

$$\overset{\delta+}{CH_2}{=}\overset{\delta-}{CH}{-}\overset{\delta+}{CH}{=}\overset{\delta-}{CH_2} + H^+ \longrightarrow \overset{+}{CH_2}{-}CH_2{-}CH{=}CH_2$$

伯碳正离子（不稳定）

而当 H^+ 与链端的 $C^{\delta-}$ 结合时，生成较为稳定的烯丙基型碳正离子：

$$\overset{\delta+}{CH_2}{=}\overset{\delta-}{CH}{-}\overset{\delta+}{CH}{=}\overset{\delta-}{CH_2} + H^+ \longrightarrow [\overset{+}{CH_2}{=}CH{-}\overset{+}{CH}{-}CH_3] \longleftrightarrow [\overset{+}{CH_2}{-}CH{=}CH{-}CH_3]$$

烯丙基型碳正离子（稳定）

反应的第二步是 Br^- 与碳正离子结合：

$$[CH_2{=}CH{-}\overset{+}{CH}{-}CH_3] \xrightarrow{Br^-} CH_2{=}CH{-}CHBr{-}CH_3 \qquad 1,2\text{-加成}$$

$$[\overset{+}{CH_2}{-}CH{=}CH{-}CH_3] \xrightarrow{Br^-} CH_2Br{-}CH{=}CH{-}CH_3 \qquad 1,4\text{-加成}$$

（5）诱导效应与共轭效应的区别

诱导效应与共轭效应的区别见表 12.3。

表 12.3　诱导效应和共轭效应的区别

	诱导效应	共轭效应
产生原因	原子或基团的电负性不同	电子离域
传递方式	电子沿碳链（σ 键）偏移	电子沿共轭链（π 键）离域
极化方向	单方向	交替极化
作用范围	一般不超过 3 个碳原子	整个共轭链

不管是诱导效应还是共轭效应，它们对化学性质的影响都是通过电子云密度的改变来实现的，其结果一定有两种可能：使反应部位的电子云密度增大或变小。前者有利于亲电反应、不利于亲核反应，后者有利于亲核反应、不利于亲电反应。

12.4　脂环烃

分子中含有碳环的烃称为环烃。按结构与性质的不同，环烃可以分为脂环烃和芳香烃两类。

脂环烃的性质与开链烃相似。脂环烃及其衍生物在自然界中分布很广,如石油中含有的环烷烃、某些植物中存在的挥发油以及生物体内广泛存在的甾族化合物都是脂环烃的衍生物。

12.4.1 脂环烃的分类及命名

碳环中只有碳碳单键的脂环烃称为饱和脂环烃,即环烷烃,其通式为 C_nH_{2n},与开链单烯烃互为同分异构体。

碳环中含有不饱和键的脂环烃称为不饱和脂环烃,根据不饱和键的不同,又分环烯烃和环炔烃。

环烷烃的命名与烷烃相似,根据环上碳原子数目,称为环某烷。例如:

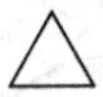

环丙烷　　　环丁烷 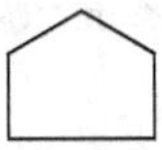　　　环戊烷 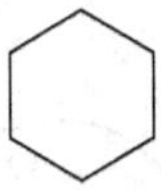　　　环己烷

若环上只有一个烃基,命名时在环某烷名称前加上烃基的名称,如甲基环己烷、乙基环己烷等;若有两个或更多的取代基,命名时应把取代基的位置标出。环上碳原子编号按"低""小"的原则,从连有取代基的碳开始,按"最低系列"规则决定编号方向。如有不同取代基时,从连有顺序最小的取代基的碳开始编号,编号方向仍按"最低系列"规则。例如:

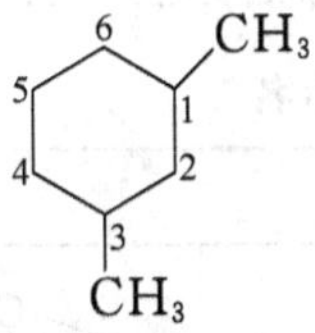

1,3-二甲基环己烷 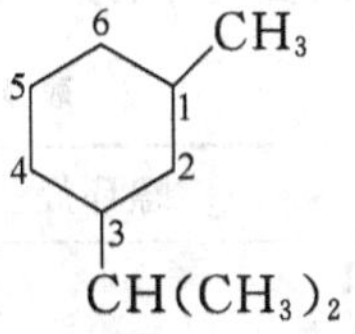　　　　　1-甲基-3-异丙基环己烷

环烯烃的命名与烯烃相似,含双键的碳环称为环某烯,环上碳原子的编号,从双键的两个碳原子编起,即双键碳原子为 1,2 号,在此基础上,编号方向由"最低系列"规则决定。例如:

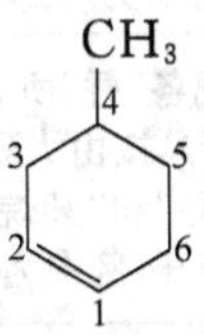

4-甲基-1-环己烯(4-甲基环己烯) 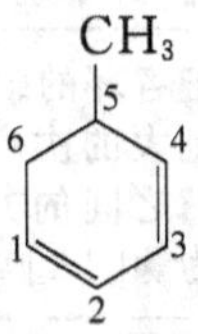　　　　5-甲基-1,3-环己二烯

不饱和脂环烃中环炔烃较少见,其命名不在此介绍。

脂环烃的分类还按成环数目的多少分单环脂环烃和多环脂环烃,以上列举的都是单环脂环烃。

单环脂环烃最小的为三碳环,最大的已知有三十碳以上的环,常见的为五碳环和六碳环。

多环脂环烃是指分子中含有两个或两个以上碳环的脂环烃。根据两个碳环之间共用的碳原子数目不同分为螺环烃和桥环烃。两个碳环共用一个碳原子的属螺环烃,两个碳环共用两个或更多个碳原子的属桥环烃。

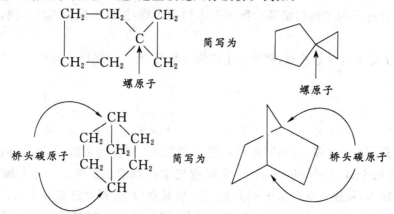

螺环烃　　　　　　　　　桥环烃

在螺环烃中,两个碳环共用的那个碳原子称作螺原子;在桥环烃中总有两个桥头碳原子,把各碳链两端分别"拴"在一起,这些碳链又称碳桥。例如:

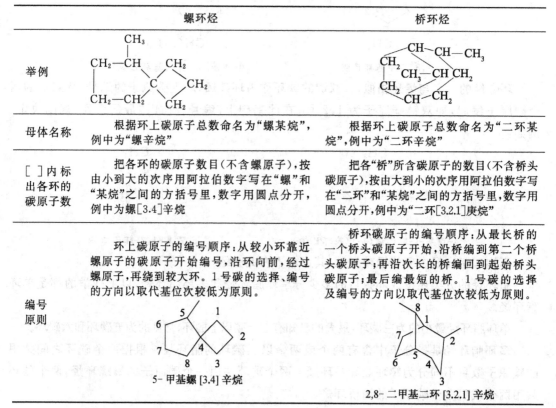

简写为　　　　　　螺原子

桥头碳原子　　　　　简写为　　　　　桥头碳原子

上述两个例子都只含两个碳环,属二环脂环烃,其命名方法见表12.4。

表 12.4　二环脂环烃的命名

	螺环烃	桥环烃
举例	(螺环烃结构式)	(桥环烃结构式)
母体名称	根据环上碳原子总数命名为"螺某烷",例中为"螺辛烷"	根据环上碳原子总数命名为"二环某烷",例中为"二环辛烷"
[ ]内标出各环的碳原子数	把各环的碳原子数目(不含螺原子),按由小到大的次序用阿拉伯数字写在"螺"和"某烷"之间的方括号里,数字用圆点分开,例中为螺[3.4]辛烷	把各"桥"所含碳原子的数目(不含桥头碳原子),按由大到小的次序用阿拉伯数字写在"二环"和"某烷"之间的方括号里,数字用圆点分开,例中为"二环[3.2.1]庚烷"
编号原则	环上碳原子的编号顺序:从较小环靠近螺原子的碳原子开始编号,沿环向前,经过螺原子,再绕到较大环。1号碳的选择、编号的方向以取代基位次较低为原则。 5-甲基螺[3.4]辛烷	桥环碳原子的编号顺序:从最长桥的一个桥头碳原子开始,沿桥编到第二个桥头碳原子;再沿次长的桥回到起始桥头碳原子;最后编最短的桥。1号碳的选择及编号的方向以取代基位次较低为原则。 2,8-二甲基二环[3.2.1]辛烷

12.4.2 脂环烃的化学性质

环烷烃与烷烃一样,主要起游离基取代反应,环烯烃与烯烃一样,主要起双键上的加成和氧化反应,但小环的脂环烃因环的张力、热力学能高而不稳定,容易发生开环加成反应。

1. 环烷烃的化学性质

(1) 游离基型取代反应

环烷烃与烷烃相似,在光照或高温条件下,可发生游离基型取代反应。例如:

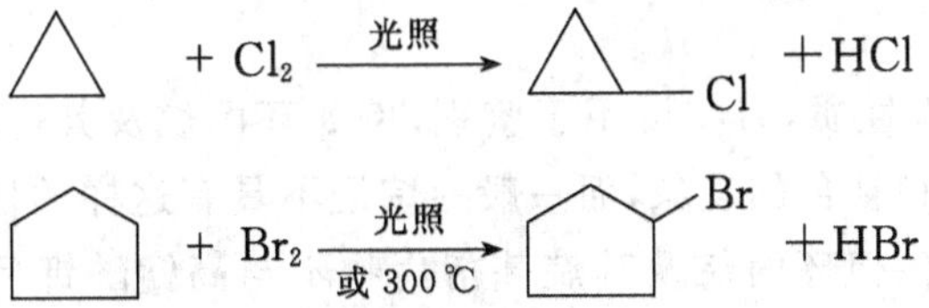

$$\triangle + Cl_2 \xrightarrow{\text{光照}} \triangle\!\!-Cl + HCl$$

$$\pentagon + Br_2 \xrightarrow[\text{或 300℃}]{\text{光照}} \pentagon\!\!-Br + HBr$$

(2) 加成反应

小环的环烷烃因环的张力不稳定,易发生开环加成反应。

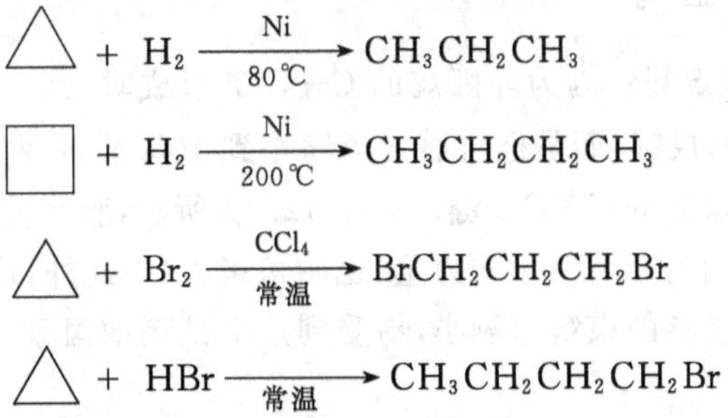

$$\triangle + H_2 \xrightarrow[80℃]{Ni} CH_3CH_2CH_3$$

$$\square + H_2 \xrightarrow[200℃]{Ni} CH_3CH_2CH_2CH_3$$

$$\triangle + Br_2 \xrightarrow[\text{常温}]{CCl_4} BrCH_2CH_2CH_2Br$$

$$\triangle + HBr \xrightarrow{\text{常温}} CH_3CH_2CH_2CH_2Br$$

环丙烷的烷基衍生物也容易发生开环加成反应,环的断开一般发生在含氢最多的碳原子与含氢最少的碳原子之间,且加氢卤酸时,氢加在含氢最多的碳原子上、卤素加在含氢最少的碳原子上的为主要产物。例如:

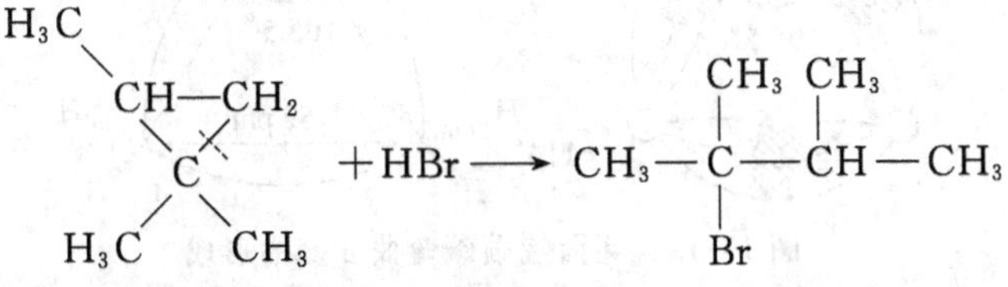

$$\begin{array}{c} H_3C \\ \quad \diagdown \\ \quad\quad CH\!-\!CH_2 \\ \quad\quad\quad \diagup\!\!\!\!\times\!\!\!\!\diagdown \\ \quad\quad\quad C \\ \quad \diagup\quad\diagdown \\ H_3C\quad\quad CH_3 \end{array} + HBr \longrightarrow \begin{array}{c} \quad\quad CH_3\ CH_3 \\ \quad\quad\quad |\quad\ | \\ CH_3\!-\!C\!-\!CH\!-\!CH_3 \\ \quad\quad\ | \\ \quad\quad\ Br \end{array}$$

环丙烷的加成反应类似于烯烃的亲电加成,也符合马氏规则。

环丁烷开环加成比环丙烷要难,常温下一般不反应,加热才能反应;环戊烷或环己烷不发生开环加成反应,但可以在高温或日光下与卤素发生游离基型取代反应。

2. 环烯烃的化学性质

中等或大环烯烃与烯烃一样,主要起双键上的加成和氧化反应。例如:

上述脂环烃的化学性质,有些可用于鉴别,例如环丙烷及其烷基衍生物与溴的开环加成反应,呈现溴的红棕色褪色的现象,而一般的烷烃不具有这样的性质,因此可以用溴的四氯化碳溶液鉴别这两者;但环丙烷及其烷基衍生物不与高锰酸钾反应,因此可以用高锰酸钾溶液鉴别环丙烷与烯烃。

12.4.3　环烷烃的结构

环丙烷为什么不稳定呢? 因为环丙烷的C—C键形成时,其三角形的几何结构不能按 sp^3 杂化轨道的正常夹角成键,而是把轨道夹角缩小到105.5°,且两轨道只能在两原子核连线的外侧重叠,形成了弯曲的C—C σ键。如图12.12所示,整个分子像拉紧的弓一样有张力(即一种趋向于轨道间夹角109.5°的力量,也叫角张力)。此外,这种弯曲σ键的电子云在两原子核连线的外侧,受核的束缚力较小,易受到亲电试剂如卤素、氢卤酸等的进攻发生开环加成反应。

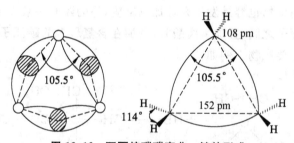

图12.12　环丙烷碳碳弯曲 σ 键的形成

环丁烷的结构与环丙烷的类似,C—C键也是弯曲的σ键,但其弯曲程度低,重叠的程度大,因而它比环丙烷稳定。研究证明,环丁烷的4个碳原子并不是在同一个平面上。5个碳原子以上的环烷烃,因成环原子增多,成环的原子完全可以不在一个平面上,C—C键的键角已接近或等于109.5°,环的张力很小甚至没有,所以5个碳原子以上的环烷烃都比较稳定。

12.5　芳香烃

有机化合物可分为脂肪族化合物和芳香族化合物两大类,脂肪族化合物是指开链化合物或性质与之类似的环状化合物,如烷烃、烯烃、炔烃和脂环烃等。芳香族化合物是指苯及化学性质类似于苯的化合物。芳香烃包括含苯环的苯系芳烃和不含苯环的非苯系芳烃,见表 12.5。

表 12.5　芳香烃的分类

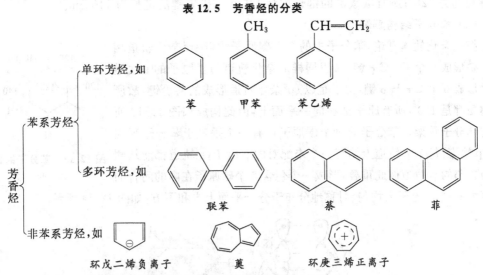

本节对单环芳烃、多环芳烃及非苯系芳烃分别进行讨论。

12.5.1　单环芳烃

1. 苯分子结构的近代概念

1865 年,凯库勒(Kekulé)从苯的分子式 C_6H_6 出发,提出了苯的结构式,即苯的凯库勒式:

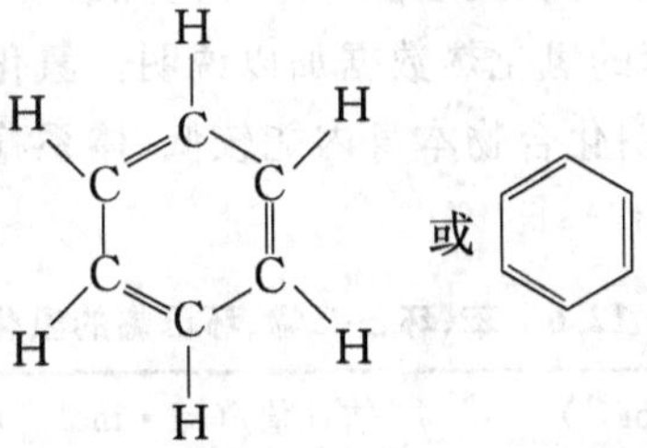

苯的凯库勒式

当时凯库勒式解决了困扰人们几十年的苯分子的组成与结构问题,但它仍不能很好地解释高度不饱和的苯分子为什么不容易发生加成和氧化反应,却容易发生取代反应。另外,它也不能很好地解释苯的邻位二元取代物只有一种,因为按苯的凯库勒式,它应有下列两种异构体(两取代基可以相同,也可以不同):

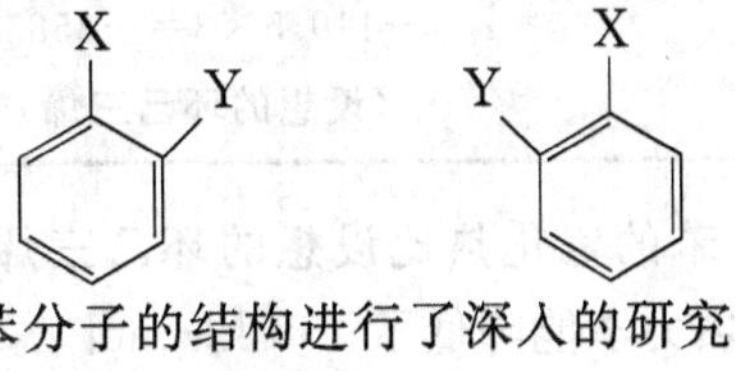

到 20 世纪 30 年代,在对苯分子的结构进行了深入的研究后,建立了近代苯分子结构的

概念,现归纳如下。

(1) 苯分子结构数据

苯分子是平面正六边形碳架,每个碳与一个氢相连,碳架与 6 个氢共处于同一平面;所有键角均为 120°;所有碳碳键的键长均为 140 pm,碳氢键的键长为 110 pm。

(2) 苯分子结构解释

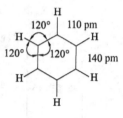

按照杂化轨道理论,苯分子中的 6 个碳原子均以 sp² 杂化轨道相互重叠形成 6 个 C—C σ 键,又以同样的杂化轨道与氢原子的 s 轨道重叠形成 6 个 C—H σ 键,由于是以 sp² 杂化轨道形成的共价键,故所有键角都是 120°,所有原子都在同一平面上,由此构成如图 12.13 所示的苯分子骨架。苯分子的每个碳原子还有一个垂直于苯分子平面的 2p 轨道,每个 p 轨道上均有一个未配对的 p 电子,p 轨道都能从侧面与相邻的 p 轨道彼此重叠,形成一个包含 6 个碳原子在内的闭合的共轭大 π 键,π 电子云均匀、对称地分布于分子平面上方和下方,如图 12.14 所示。

图 12.13 苯分子的骨架

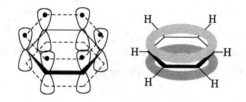

图 12.14 苯分子闭合的大 π 键及电子云形状

(3) 苯环的稳定性

苯分子的环状大 π 键是由 6 个 p 轨道重叠而成的离域体系,每一个 π 电子都受到 6 个碳原子核的共同吸引,π 电子受核的束缚力较大,键较牢固,所以苯环具有特殊的稳定性,体现在化学性质上,就是苯分子不容易发生破坏苯环的加成和氧化反应。

苯环的稳定性还可以用苯的氢化热数据加以说明。氢化热是 1 mol 不饱和化合物氢化时所放出的热量,氢化热低说明化合物本身内能较低,体系稳定。表 12.6 列出了苯、环己二烯和环己烯的氢化热。

表 12.6 苯、环己二烯、环己烯的氢化热

	实测值/(kJ·mol⁻¹)	估计值/(kJ·mol⁻¹)	差值/(kJ·mol⁻¹)
环己烯	−119.5		
环己二烯	−231.8	−119.5×2=−239.0	7.2
苯	−208.5	−119.5×3=−358.5 (设想的环己三烯)	150

从氢化热的数据可看出,苯的氢化热比设想的环己三烯的氢化热少 150 kJ·mol⁻¹,说明大 π 键的存在使苯分子的热力学能降低了 150 kJ·mol⁻¹,体系稳定性增加。

苯分子的 6 个 π 电子高度离域,π 电子云完全平均化,6 个碳碳键都一样,没有单双键之分,因此苯的邻位二元取代物也不会有两种异构体。

苯的凯库勒结构式有单双键之分,不能真实反映苯的大 π 键,后来用 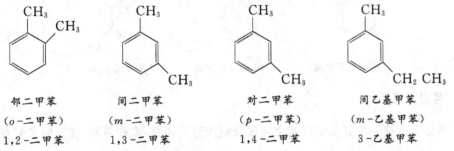 表示苯的结构,其中圆圈代表环状的大 π 键。由于它不能反映 π 电子数,仍有不足,目前尚无更好的表示方法,两种结构式仍都在使用。

2. 苯的同系物的命名和异构

苯是最简单的芳烃。苯的烷基取代物为苯的同系物,它符合 C_nH_{2n-6} 通式。苯的同系物按取代的烃基数目分为一烷基苯、二烷基苯和三烷基苯等。

烷基苯的命名一般以苯环为母体、烷基为取代基;若苯的侧链是复杂的烷基或不饱和烃基,命名时以苯环为取代基,侧链为母体。例如:

$C_6H_5CH_3$　　　　$C_6H_5CH_2CH_3$　　　　$C_6H_5CH(CH_3)_2$　　　　$C_6H_5CH=CH_2$

甲苯　　　　　　　乙苯　　　　　　　　　异丙苯　　　　　　　　苯乙烯

$$C_6H_5-\underset{\underset{CH_3}{|}}{CH}-\underset{\underset{CH_3}{|}}{\overset{\overset{CH_2CH_3}{|}}{CH}}$$

2-甲基-3-苯基戊烷

当苯环上连有两个或两个以上烷基时,就有同分异构体,命名时以取代基的位次或以取代基之间的相对位置符号加以区别。例如,二甲苯有 3 种同分异构体,分别用邻二甲苯、间二甲苯和对二甲苯命名,或以 1,2 -二甲苯、1,3 -二甲苯和 1,4 -二甲苯命名,邻、间、对也可以用英文字母 o,m 和 p 表示。若苯环上所连的两个取代基不同,而其中一个是甲基,则可用甲苯作为母体。例如:

邻二甲苯	间二甲苯	对二甲苯	间乙基甲苯
(o-二甲苯)	(m-二甲苯)	(p-二甲苯)	(m-乙基甲苯)
1,2 -二甲苯	1,3 -二甲苯	1,4 -二甲苯	3-乙基甲苯

三烃基苯如 3 个烃基相同,则有 3 种位置异构体。三甲苯的 3 种异构体及其名称如下:

1,2,4 -三甲苯	1,2,3 -三甲苯	1,3,5 -三甲苯
(偏三甲苯)	(连三甲苯)	(对三甲苯)

当烃基不同时,位置异构体更多。

3. 苯的衍生物的命名

苯的衍生物是指苯环上一个或几个氢原子被其他原子或基团取代后的化合物。苯的衍生物一般按取代基不同分两种情况命名,一种是取代基为烷基、硝基和卤素时,苯或甲苯作为母体,命名为"某苯",如:

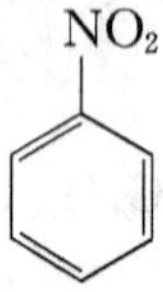

硝基苯 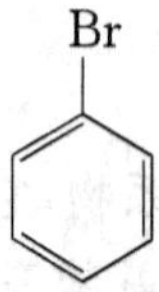　　　　　溴苯 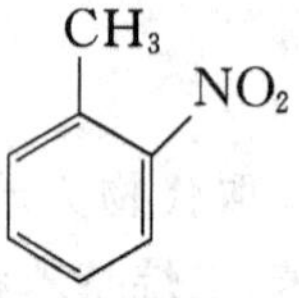　　　　　邻硝基甲苯 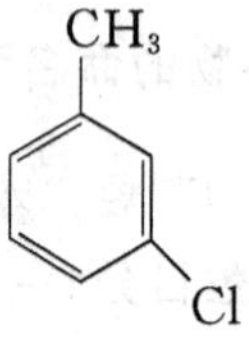　　　　　间氯甲苯

另一种是取代基为—NH$_2$,—OH,—COOH,—SO$_3$H 等时,这些基团不作为取代基命名,而是包含在母体名称中,命名为"苯某",如:

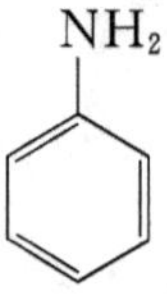

苯胺 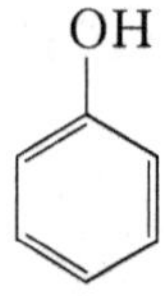　　　　苯酚 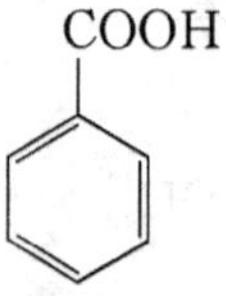　　　　苯甲酸 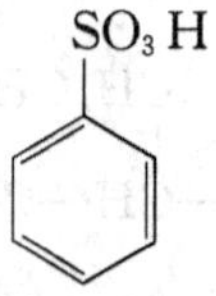　　　　苯磺酸 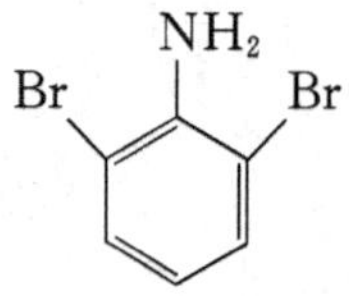　　　　2,6-二溴苯胺 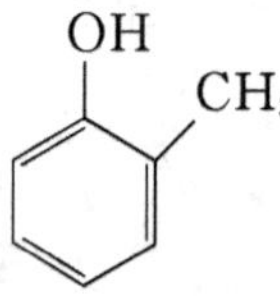　　　　邻甲苯酚

当苯环上连有两种或两种以上不同的取代基时,一般按以下顺序选择母体官能团:

—COOH,—SO$_3$H,—CN,—CHO,—OH,—C=C—或—C≡C—,—NH$_2$,—R,—OR,—X,—NO$_2$,—NO

例如:

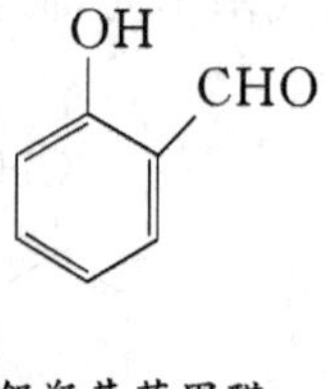

邻羟基苯甲醛 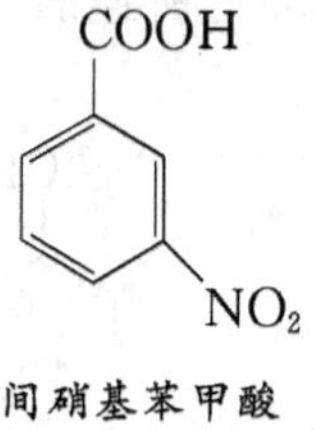　　　　间硝基苯甲酸 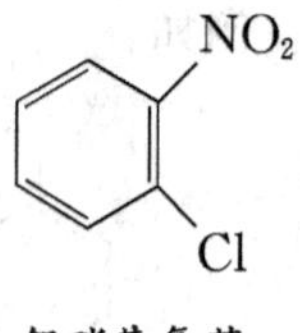　　　　邻硝基氯苯

4. 芳香烃基

芳烃分子失掉一个氢原子后剩余的部分叫作芳香烃基,简称芳基,常见的芳基有

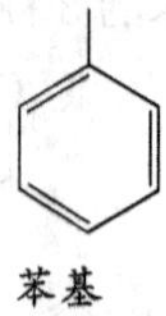

苯基 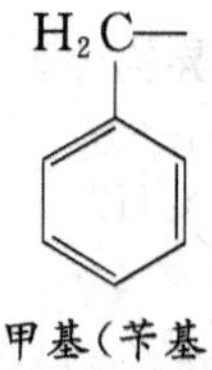　　　　苯甲基(苄基) 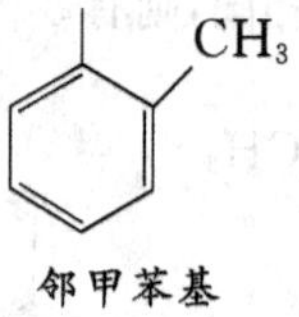　　　　邻甲苯基

芳基可用符号—Ar 表示,而其中的苯基又常用符号—ph 表示,也可用结构简式(—C$_6$H$_5$)表示。

12.5.2 苯及同系物的性质

1. 物理性质

苯及其低级同系物都是无色液体,有芳香气味,比水轻,难溶于水,而易溶于石油醚、四氯化碳、乙醚等有机溶剂,液态的芳烃自身也是一种良好的有机溶剂。芳香烃燃烧时产生带烟的火焰。苯及同系物有毒,长期吸入它们的蒸气会损坏造血器官及神经系统。表 12.7 列出了苯及同系物的部分物理常数。

表 12.7　苯及同系物的部分物理常数

名　称	熔点/℃	沸点/℃	比重(d_4^{20})/$(g \cdot cm^{-3})$
苯	5.5	80.1	0.8765
甲苯	−9.5	110.6	0.8669
邻二甲苯	−25	144.4	0.8802
对二甲苯	13.2	138.4	0.8610
间二甲苯	−47.9	139.1	0.8641
乙苯	−93.9	136.2	0.8667
连三甲苯	<−15	176.1	0.8942
偏三甲苯	−57.4	169.4	0.8758
对称三甲苯	−52.7	164.7	0.8651
正丙苯	−101.6	159.2	0.8620
异丙苯	−96.9	152.4	0.8617

2. 化学性质

如前所述,苯环是一个非常稳定的体系,所以苯及其同系物与烯烃性质有显著区别,具有特殊的"芳香性",主要表现为易发生亲电取代反应,反应时苯环体系不变,但不易发生加成与氧化反应,除非在高温、催化剂、加压或某些特殊的条件(如紫外光作用)下才可发生。

(1) 苯环的取代反应

取代反应是芳香烃重要的化学性质,单环芳烃重要的取代反应有卤代、硝化、磺化、烷基化和酰基化等。

① 卤代反应

苯与卤素在铁粉或三卤化铁的催化下加热反应,苯环上的氢原子可被溴、氯等卤原子所取代,生成相应的卤代苯,并放出卤化氢。

$$C_6H_6 + Cl_2 \xrightarrow[55\sim60\ ℃]{Fe\ 粉或\ FeCl_3} C_6H_5Cl + HCl$$

$$C_6H_6 + Br_2 \xrightarrow[55\sim60\ ℃]{Fe\ 粉或\ FeCl_3} C_6H_5Br + HBr$$

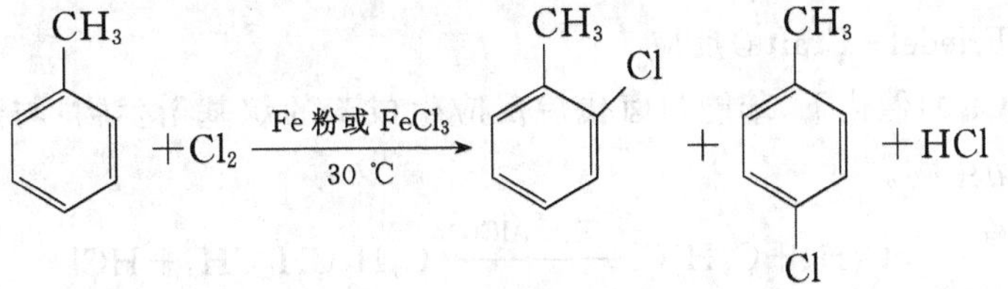

邻氯甲苯　　　　对氯甲苯

上述反应表明,甲苯比苯更易发生卤代反应。

铁粉或 FeX_3 起催化剂作用,它与 X_2 反应生成具有亲电性的 X^+,进攻苯环发生卤代反应。

② 硝化反应

苯与浓硝酸和浓硫酸的混合物(工业上专称"混酸")作用,苯环上的氢原子被硝基取代,生成硝基苯。

$$C_6H_6 + HONO_2 \xrightarrow[55\sim60\ ℃]{浓\ H_2SO_4} \underset{硝基苯}{C_6H_5NO_2} + H_2O$$

硝基苯在过量的"混酸"存在下能够继续被硝化,生成间二硝基苯。但第二次硝化反应要比第一次慢得多,且需要更高的温度。

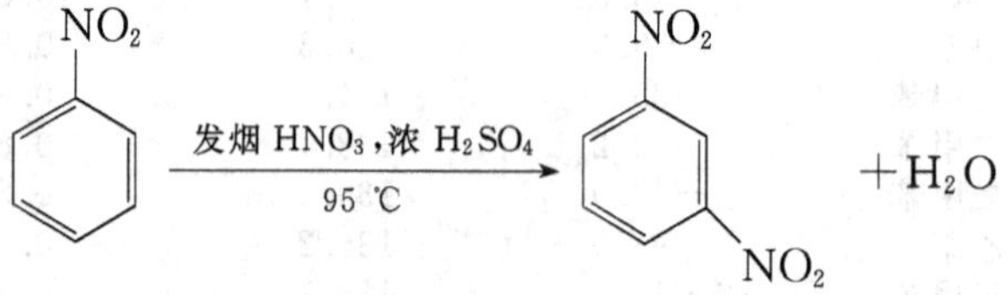

烷基苯比苯容易硝化,如甲苯在低于 50 ℃时就可以硝化,生成的主要产物是邻硝基甲苯和对硝基甲苯。

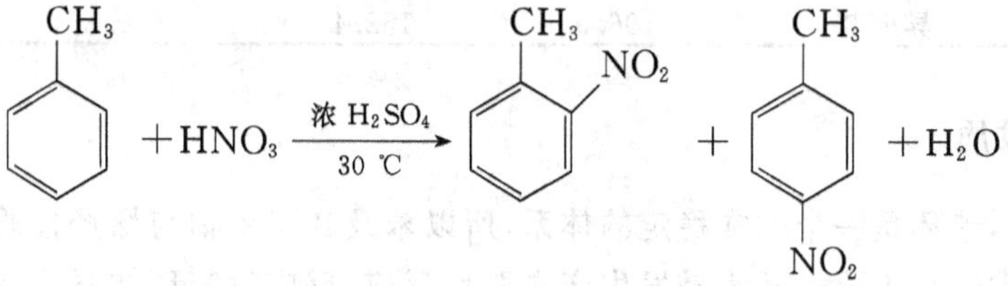

可以看出,甲苯比苯容易硝化,但硝基苯比苯难硝化。浓硫酸在这里起催化作用,它与浓硝酸反应生成具有亲电性的硝基正离子(NO_2^+),进攻苯环发生硝化反应。

③ 磺化反应

苯与 98% 的浓硫酸在 $75\sim80\ ℃$ 时发生作用,苯环的氢原子被磺酸基(—SO_3H)取代生成苯磺酸。在有机化合物分子中引入磺酸基的反应称为磺化反应。磺化反应是一个可逆反应,反应中生成的水可以使苯磺酸水解成苯。

$$C_6H_6 + H_2SO_4 \underset{\triangle}{\rightleftharpoons} \underset{苯磺酸}{C_6H_5SO_3H} + H_2O$$

因此用发烟硫酸进行磺化,有利于苯磺酸的生成。

甲苯比苯容易磺化,它与浓硫酸在常温下就可以进行反应,主要产物是邻甲苯磺酸和对甲苯磺酸。

④ 傅-克(Friedel - Crafts)反应

在无水 $AlCl_3$ 的催化下,苯能与卤代烷反应生成苯的烷基衍生物;与酰卤或酸酐反应,生成苯的酰基衍生物。

$$\underset{氯乙烷}{C_6H_6 + C_2H_5Cl} \xrightarrow{无水\ AlCl_3} \underset{乙苯}{C_6H_5CH_2CH_3} + HCl$$

$$\text{（苯环）} + CH_3-\overset{\overset{\displaystyle O}{\|}}{C}-Cl \xrightarrow{\text{无水 } AlCl_3} \text{（苯乙酮）} + HCl$$

乙酰氯　　　　　　　　　　苯乙酮

前者由于向苯环引入了烷基而称为傅-克烷基化反应；后者由于向苯环引入了酰基而称为傅-克酰基化反应。在烷基化反应中，如导入的烷基大于乙基，则常发生异构化作用。例如：

$$C_6H_6 + CH_3CH_2CH_2Cl \xrightarrow{\text{无水 } AlCl_3} \begin{cases} C_6H_5CH_2CH_2CH_3 & \text{丙苯 } 30\% \\ C_6H_5CH(CH_3)_2 & \text{异丙苯 } 70\% \end{cases}$$

这里的异构化作用与反应的机理有关，因为卤代烷在三氯化铝作用下首先生成碳正离子，碳正离子通过重排异构化成更稳定的碳正离子，所以异构化产物占多数。上述反应中重排生成的异丙基碳正离子比正丙基碳正离子稳定，所以最后产物异丙苯为主要产物。

当苯环上有硝基、磺酸基、羧基等吸电子基团时，傅-克反应难以发生或不发生。

（2）苯环侧链的反应

苯环上的烷基（或其他烃基）称为侧链。侧链受苯环影响，性质较活泼，尤其是 $\alpha - C$ 上的 H，易发生卤代和氧化反应。

① 卤代反应

在日光照射下，将氯气通入沸腾的甲苯中，甲基上的氢原子逐个被氯原子取代。

$$C_6H_5CH_3 \xrightarrow[\text{日光}]{Cl_2} C_6H_5CH_2Cl \xrightarrow[\text{日光}]{Cl_2} C_6H_5CHCl_2 \xrightarrow[\text{日光}]{Cl_2} C_6H_5CCl_3$$

氯（化）苄　　　　　　　氯化亚苄　　　　　　氯化次苄

若含有多碳烷基的芳烃，卤代时先取代 $\alpha - C$ 上的氢原子，例如：

$$C_6H_5CH_2CH_3 + Br_2 \xrightarrow{\text{日光}} C_6H_5CHBrCH_3 + HBr$$

芳烃侧链卤代的机理与烷烃卤代一样，属于游离基型取代反应，而芳环上的卤代为离子型亲电取代。

② 氧化反应

苯环较难被氧化，但苯环上的侧链（主要是）受苯环的影响可被强的氧化剂高锰酸钾、重铬酸钾、硝酸氧化，生成苯甲酸。例如：

$$\underset{\text{甲苯}}{\text{（CH}_3\text{苯环）}} \xrightarrow[\triangle]{KMnO_4} \underset{\text{苯甲酸}}{\text{（COOH苯环）}}$$

甲苯　　　　　　　　苯甲酸

侧链氧化主要是 $\alpha - C$ 上的氢的氧化，因为 $\alpha - C$ 上的氢（简称 $\alpha - H$）离苯环最近，受苯环影响最大，而一般的饱和碳上的氢是不容易被氧化的，所以不管侧链有多长、多复杂，只要有 $\alpha - H$，就容易被氧化，反应总是生成苯甲酸，若侧链无 $\alpha - H$，如叔丁基，则不被氧化。例如：

$$C_6H_5CH_2CH_2CH_3 \xrightarrow{[O]} C_6H_5COOH$$

正丙苯　　　　　　　　苯甲酸

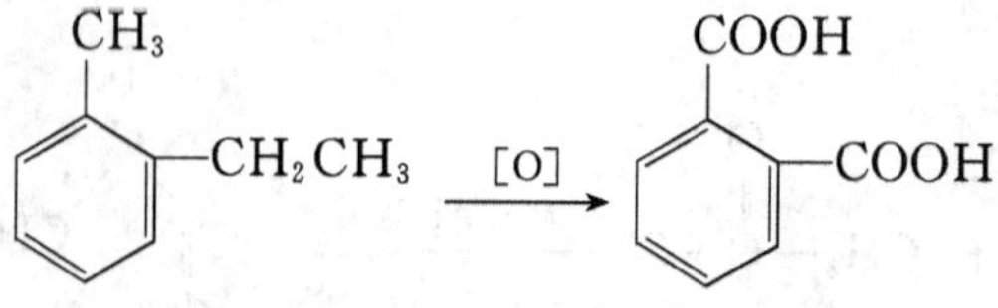

邻乙基甲苯 　[O]→ 邻苯二甲酸

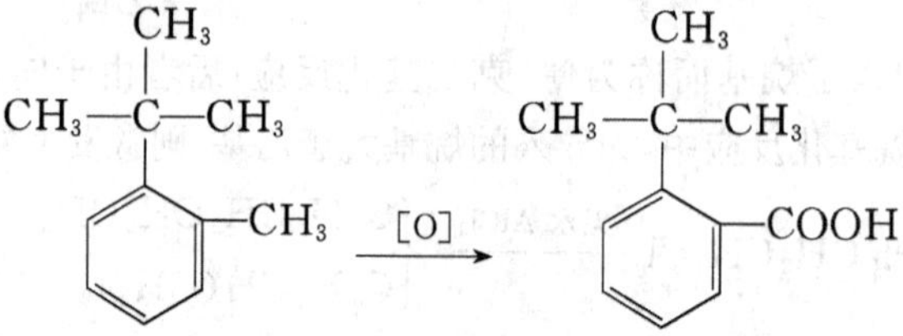

邻叔丁基甲苯 　[O]→ 邻叔丁基苯甲酸

（3）苯环的氧化反应

苯环较难被氧化，但在剧烈的条件下也能被氧化。例如工业上用下列方法制备顺丁烯二酸酐：

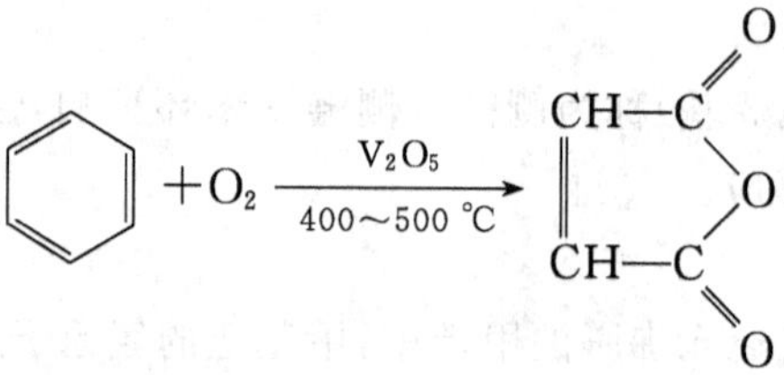

$$ \bigcirc + O_2 \xrightarrow[400\sim500\ ℃]{V_2O_5} \ 顺丁烯二酸酐 $$

顺丁烯二酸酐

（4）苯环的加成反应

苯环较难发生加成反应，但在较苛刻的反应条件下也能发生加成反应，如：

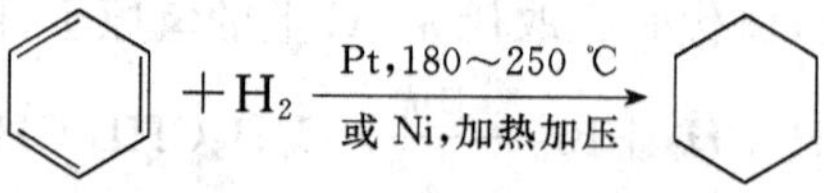

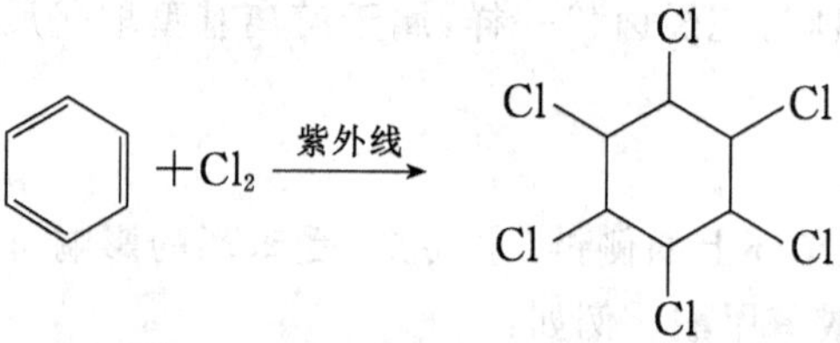

$$ \bigcirc + H_2 \xrightarrow[\text{或 Ni,加热加压}]{Pt,180\sim250\ ℃} $$

$$ \bigcirc + Cl_2 \xrightarrow{紫外线} $$

12.5.3　苯环的亲电取代反应历程

许多实验事实证明：芳香烃的这些取代反应是属于亲电取代反应历程，它们都是由带正电荷或缺电子的亲电试剂进攻苯环所引起的。现以苯的溴代为例，来说明苯环的亲电取代反应历程。

第一步：亲电试剂进攻苯环生成碳正离子中间体（σ-络合物）。

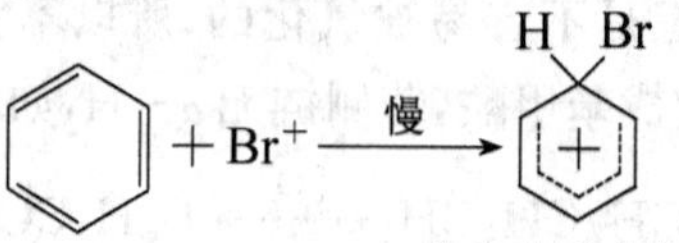

$$ \bigcirc + Br^+ \xrightarrow{慢} $$

碳正离子中间体
（σ-络合物）

亲电试剂 Br^+ 是由溴与催化剂作用生成的：

$$2Fe + 3Br_2 \longrightarrow 2FeBr_3$$

$$Br_2 + FeBr_3 \rightleftharpoons [FeBr_4]^- + Br^+$$

Br^+ 进攻电子云密度大的苯环，苯环提供一对 π 电子与溴以 σ 键相结合，形成 σ-络合物。在此过程中，与 Br 连接的那个碳原子由原来的 sp^2 杂化状态变成 sp^3 杂化状态；碳环由原来非常稳定的共轭体系变成没有闭合的带有一个正电荷的缺电子共轭体系——即 4 个 π 电子离域分布在 5 个碳原子上的碳正离子中间体。

第二步：σ-络合物失去 H^+，形成苯的取代物（溴苯）。

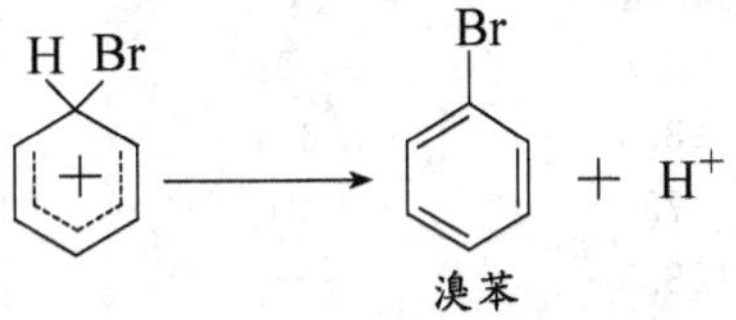

第一步是反应的关键。由亲电试剂进攻引起的取代反应称为亲电取代反应。苯的硝化、磺化、傅-克反应的过程，都与卤代反应相似，也是亲电取代反应。苯环的亲电取代反应历程可概括如下：

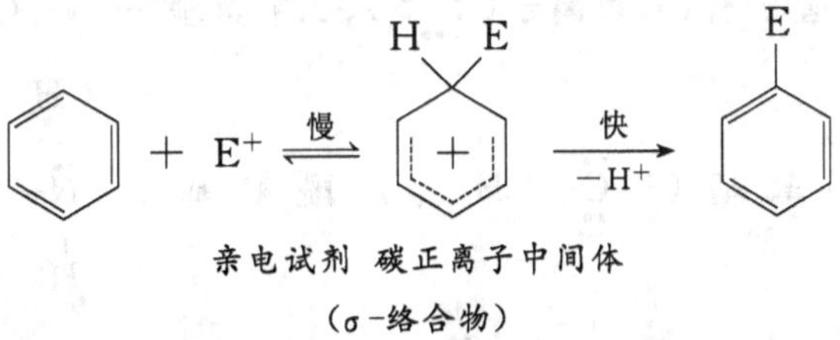

硝化反应中的亲电试剂为 NO_2^+（硝酰正离子），磺化反应中的亲电试剂为 SO_3（发烟硫酸含有更多的 SO_3），而傅-克烷基化反应中的亲电试剂为碳正离子 R^+，傅-克酰基化反应中的亲电试剂为碳酰正离子 $R-C^+=O$ ，这些亲电试剂一般在催化剂作用下产生。反应的速度主要取决于 σ-络合物（碳正离子）的稳定性。

12.5.4　苯环的取代定位规律

1. 定位规律

从前面讨论的一些苯环亲电取代反应中可以看出，甲苯比苯更容易卤化和硝化，而且第二个取代基卤原子或硝基分别主要进入甲基的邻位和对位。硝基苯的硝化则比苯的硝化要难得多，且第二个取代基主要进入硝基的间位。这就是说，当苯环已有一个取代基时，如果再引入第二个取代基，则第二个取代基进入苯环的位置取决于苯环上原有取代基的性质，而与第二个取代基的性质无关，我们把苯环上原有的取代基称作定位基。

大量实验结果表明，不同的一元取代苯在进行同一取代反应时，按所得产物比例的不同，可以把苯环上的定位基分为邻、对位定位基和间位定位基两类（见表 12.8）。

表 12.8　某些定位基的定位效应

苯环上原有的定位基	取代产物各异构体所占比例/%			
	间位	邻位	对位	邻+对
—OH	微量	73	27	100
—NHCOCH₃	2	19	79	98
—CH₃	4	58	38	96
—Cl	微量	30	70	100
—Br	微量	38	62	100
—I	微量	41	59	100
—N⁺(CH₃)₃	100	0	0	0
—NO₂	93.3	6.4	0.3	6.7
—SO₃H	72	21	7	28
—CN	88.5	—	—	11.5
—COCH₃	55	45	0	45

（1）邻、对位定位基

属于邻、对位定位基的有：氧负离子（ :Ö:⊖ ）、二甲氨基（—N̈—CH₃）、氨基（—N̈—H）、
　　　　　　　　　　　　　　　　　　　　　　　　　　　　　　　　　　│　　　　　　　　　│
　　　　　　　　　　　　　　　　　　　　　　　　　　　　　　　　　　CH₃　　　　　　　H

羟基（—Ö—H）、甲氧基（—Ö—CH₃）、乙酰氨基（—N̈—COCH₃）、乙酰氧基
　　　　　　　　　　　　　　　　　　　　　　　　　　　　　│
　　　　　　　　　　　　　　　　　　　　　　　　　　　　　H

（—Ö—COCH₃）、甲基（—CH₃）、卤素（— Ẍ: ）等。

邻、对位定位基结构上的特点是：与苯环直接相连的原子，一般只含单键，大多数还具有孤对电子或带负电荷；此外，这类定位基中直接与苯环相连原子的电负性一般比第二相连的原子大。邻、对位定位基的作用主要是使第二个取代基进入它们的邻位和对位，而且反应比苯容易进行（卤素例外）。这类定位基的定位作用和对反应的活化作用基本上按上述顺序逐渐减弱。

（2）间位定位基

属于间位定位基的有：三甲铵离子（—N⁺(CH₃)₃）、硝基（—N→O，上接O）、氰基（—C≡N）、磺酸基（—S(O)(O)—OH）、醛基（—C(O)—H）、酰基（—C(O)—R）、羧基（—C(O)—OH）、酯基（—C(O)—OR）等。

间位定位基结构上的特点是：与苯环直接相连的原子上一般具有重键或带正电荷，且其电负性比第二相连原子小。这类定位基的作用主要是使第二个取代基主要进入间位，且反应比苯难进行。这类定位基的定位作用和对反应的钝化作用基本上按上述顺序逐渐减弱。

2. 定位规律的解释

苯分子结构的近代概念已阐明了苯分子中 6 个碳原子的结构、电子云分布是等同的,但当苯分子连有取代基时,6 个碳原子的电子云分布就不完全相同了,这是因为取代基与原来的 H 相比,原子结构和性质有很大的差别,因而与苯分子产生的电子效应也不同,苯环上的电子云密度分布也因此发生改变。

取代基与苯环的电子效应有诱导效应和共轭效应两种,不同的取代基与苯环的电子效应不同,有的取代基这两种电子效应都是给电子的,如烷基;有的取代基这两种电子效应都是吸电子的,如硝基、醛基、羧基;有的取代基与苯环具有给电子的 p-π 共轭效应和吸电子的诱导效应,如羟基、烷氧基、氨基、卤素等。

邻、对位定位基(除卤素外)都是给电子的基团,能使苯环电子云密度增高,尤其是取代基的邻位和对位,电子云密度增加更为显著,所以亲电试剂主要与邻、对位的碳原子结合,且反应活性比苯大。卤素对苯环的强烈吸电子作用,使二取代反应的活性比苯小,卤素与苯环的给电子 p-π 共轭效应使反应主要发生在卤素的邻、对位。

间位定位基对苯环则起吸电子作用,使苯环上电子云密度降低,尤其是取代基的邻、对位电子云密度降得更多,因此反应活性比苯小,亲电试剂主要与电子云密度相对较大的间位碳原子结合。

12.5.5 稠环芳烃

稠环芳烃是多环芳烃中的一类,它是由两个或两个以上的苯环以两个邻位碳原子并联在一起的化合物,比较重要的有萘、蒽、菲等,它们均存在于煤焦油的高温分馏产物中。

1. 萘

萘为无色结晶,熔点为 80 ℃,沸点为 215 ℃,不溶于水,易溶于乙醇、苯、乙醚等有机溶剂中,易升华。萘的分子式为 $C_{10}H_8$,是由两个苯环稠合而成的,它的结构式及环上碳原子的编号表示如下:

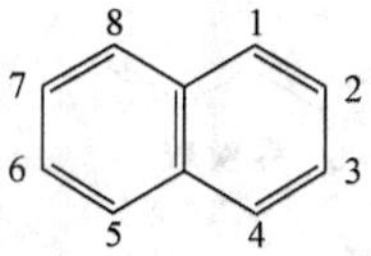

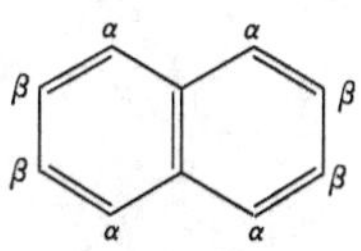

其中 C_1,C_4,C_5 和 C_8 的位置是完全等同的,称为 α-碳原子,C_2,C_3,C_6,C_7 也是完全等同的,称为 β-碳原子。因此,萘的一元取代物有 α 和 β 两种异构体,如萘酚有 α-萘酚和 β-萘酚两种:

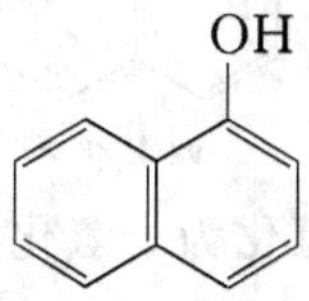

α-萘酚　　　　　　　　β-萘酚

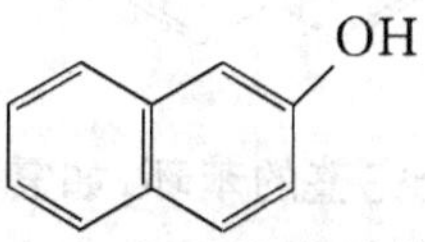

如果碳环上有两个或两个以上的取代基,命名时须用阿拉伯数字标明取代基的位置。

萘环的编号按规定从 α 位开始,在 4 个 α 位中选择起始编号位置时,必须以官能团位次低、取代基的位次低为原则。例如,下列化合物分别命名为 1,3 -二甲基萘和 3 -甲基-2 -萘酚。

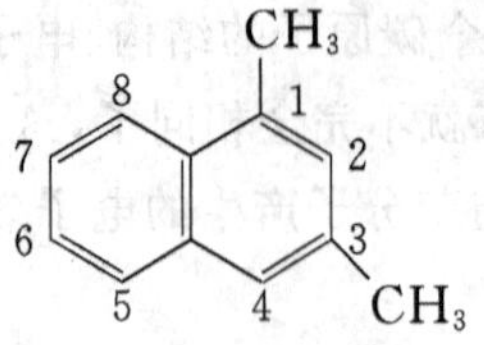

1,3 -二甲基萘 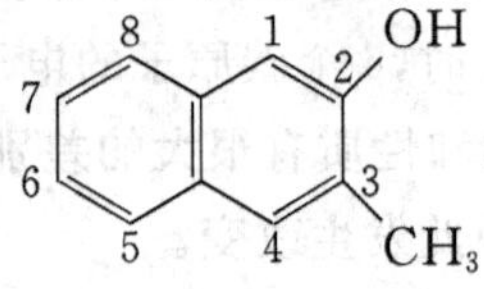   3 -甲基-2 -萘酚

根据 X -射线的分析,萘分子和苯分子的结构类似,萘的 10 个碳原子处于同一平面上,各碳原子的 p 轨道都平行重叠,也形成了一个闭合的共轭体系。由于 p 轨道重叠的程度不完全相同,因此萘分子中各个键长不完全相等,电子云密度没有完全平均化。按分子轨道理论的计算结果,α -碳原子上的电子云密度较大,而 β -碳原子上的电子云密较小,因而亲电取代反应易发生在 α 位上。萘的"芳香性"比苯差,且比苯更容易发生加成和氧化反应。

(1)取代反应

萘的卤代、硝化主要发生在 α 位上,磺化反应根据温度不同,反应产物可为 α -萘磺酸或 β -萘磺酸。例如:

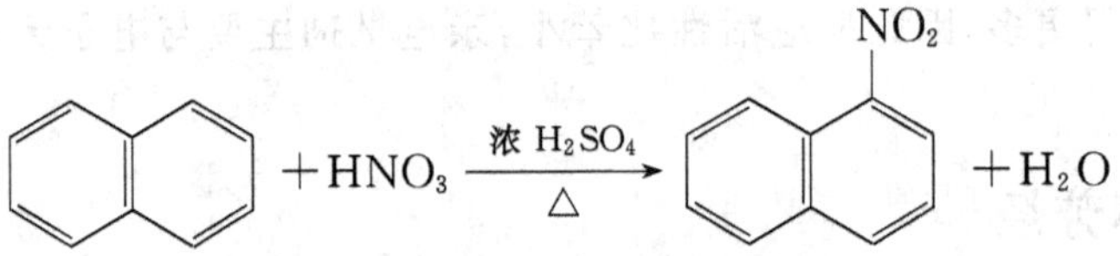

α -硝基萘

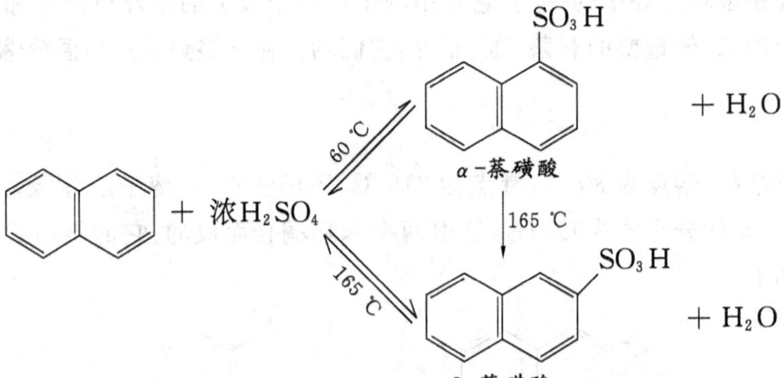

α -萘磺酸

β -萘磺酸

(2)加成反应

由于萘的芳香性比苯差,只要用金属钠与醇作用产生的新生氢就可以使萘部分还原为四氢化萘,而苯是不能用新生氢还原的。

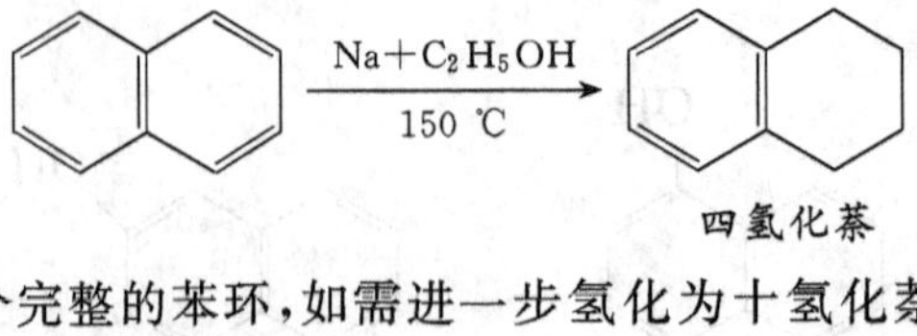

四氢化萘

四氢化萘中尚有一个完整的苯环,如需进一步氢化为十氢化萘,则必需使用 Pt 等催化剂,用催化加氢的方法才能达到目的。

（3）氧化反应

萘比苯容易被氧化,不同的反应条件可得不同的氧化产物。用 V_2O_5 作催化剂,萘蒸气在高温下,就可被空气氧化成邻苯二甲酸酐,后者是有机合成的重要原料。

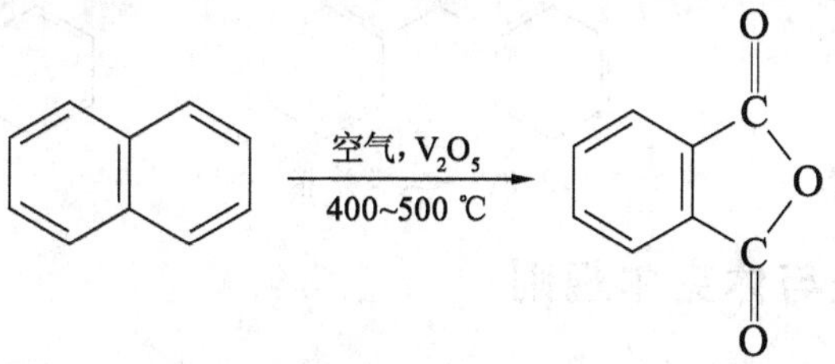

邻苯二甲酸酐

2. 蒽和菲

蒽为无色片状晶体,熔点为 216 ℃,沸点为 340 ℃;菲为具有光泽的无色结晶,熔点为 101 ℃,沸点为 340 ℃。蒽和菲的分子式皆为 $C_{14}H_{10}$,二者互为同分异构体,其结构式和碳原子编号表示如下:

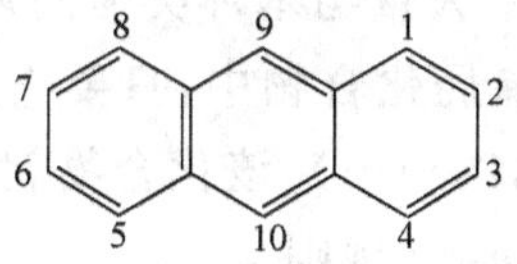

蒽 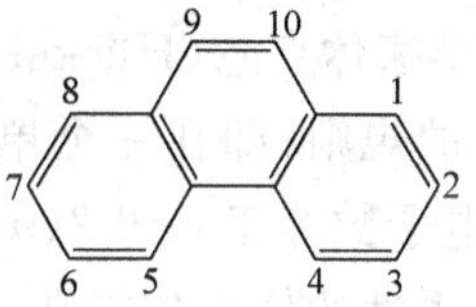   菲

蒽和菲在结构上也都形成了闭合的共轭体系,同萘一样,分子中各碳原子的电子云密度是不均等的。因此,各碳原子的反应能力也有所不同,其中 9,10 位碳原子特别活泼,所以它们的取代、加成及氧化反应都易发生在 9,10 位上。其反应产物为:

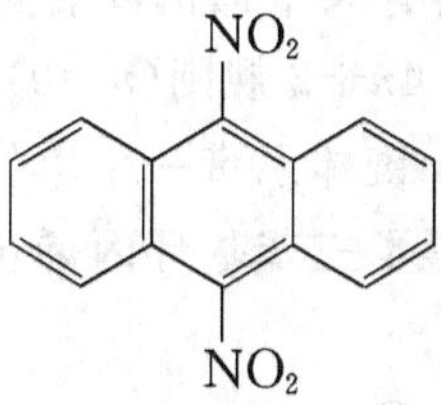

9,10 -二硝基蒽 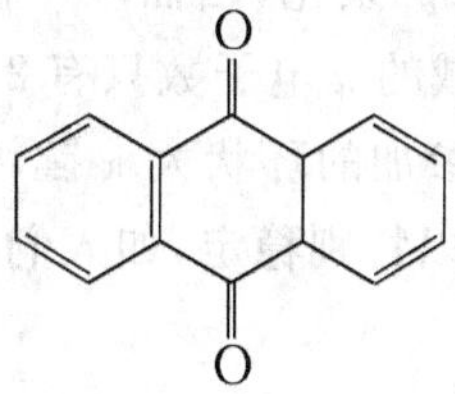   9,10 -蒽醌 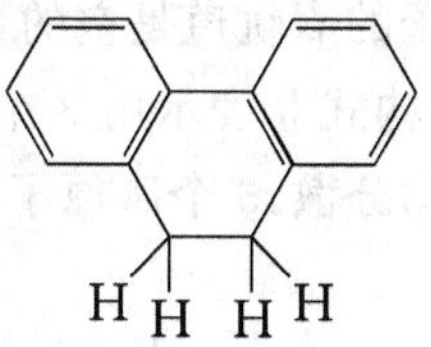   9,10 -二氢菲

3. 致癌烃

某些具有 4 个或 4 个以上苯核的稠环芳烃是致癌烃,其蒸气与皮肤长期接触有可能引起皮肤癌,在煤焦油和沥青中都含有少量的致癌烃。下面列举几种致癌烃,其中 3,4 -苯并芘的致癌作用最强。

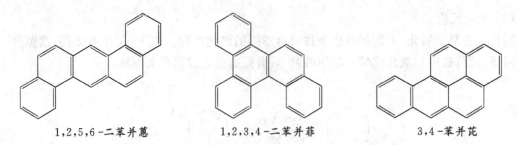

1,2,5,6-二苯并蒽　　　　1,2,3,4-二苯并菲　　　　3,4-苯并芘

12.5.6　非苯芳烃与休克尔规则

像苯、萘、蒽、菲这样一类高度不饱和的碳环,却不易发生加成和氧化反应,环系稳定不容易开环,这些特性统称为芳香性。实验发现某些不含苯环的环状多烯烃如薁、环戊二烯负离子等也特别稳定,表现出芳香性,这类化合物被称为非苯芳烃。

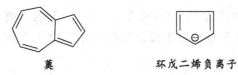

薁　　　　　　环戊二烯负离子

1931年,德国化学家休克尔(Hückel)研究了大量与苯环类似的环状多烯烃的芳香性,得出一个判断芳香性的规则:即在一个单环多烯烃化合物中,只要它具有共平面的闭合离域体系,且其离域 π 电子数等于 $4n+2(n=0,1,2,\cdots\cdots)$,该化合物就具有芳香性。这就是判断体系是否具有芳香性的休克尔规则,也称 $4n+2$ 规则。

一些符合或不符合 $4n+2$ 规则、有芳香性或无芳香性的非苯环状多烯烃或离子的例子介绍如下。

(1) 环丙烯正离子

环丙烯正离子中每个碳原子均属 sp^2 杂化,因而 3 个碳原子具有共平面的闭合离域体系,碳正离子的 p 轨道是空的,因此离域的 π 电子数只有 2 个,符合 $4n+2$ 规则($n=0$),具有芳香性。结构式Ⅱ表示由 3 个碳原子参加的环状大 π 键,整个大 π 键体系带一个单位正电荷,电荷平均分散,3 个碳原子等同,所以特别稳定,如人们已经获得了三苯基环丙烯正离子氟硼酸盐。

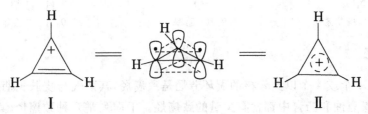

Ⅰ　　　　　　　　　　　　　　　　　　　　Ⅱ

(2) 环戊二烯负离子

环戊二烯负离子中每个碳原子均属 sp^2 杂化,因而 5 个碳原子具有共平面的闭合离域体系,碳负离子的 p 轨道上多 1 个电子,为 1 对电子,因此离域的 π 电子数为 6,符合 $4n+2$ 规则($n=1$),具有芳香性。

III   IV

结构式IV表示了由 5 个碳原子参加的环状大 π 键,整个大 π 键体系带一个单位负电荷,电荷平均分散,5 个碳原子等同,所以特别稳定。

（3）环辛四烯二负离子

已知环辛四烯分子本身没有芳香性,因为它的 π 电子数为 8,不符合 $4n+2$ 规则,而且它的 8 个碳原子也不在一个平面上,而是构成一个船形。实验证明,它的化学性质很活泼,与苯的性质毫无相似之处。

环辛四烯分子（船形）

但是,当环辛四烯从外界得到 2 个电子变成 1 个二价负离子（总电子数为 10 个）时,体系由原来的船形变成平面正八边形的大 π 离域体系,离域 π 电子数为 10,符合 $4n+2(n=2)$ 规则,则具有芳香性。事实上,环辛四烯二负离子已经制得,并证明其具有芳香性。

环辛四烯二负离子

根据休克尔规则,得到表 12.9 所示分子或离子的芳香性判断。

表 12.9　一些分子或离子的芳香性判断

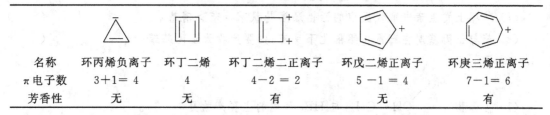

名称	环丙烯负离子	环丁二烯	环丁二烯二正离子	环戊二烯正离子	环庚三烯正离子
π 电子数	$3+1=4$	4	$4-2=2$	$5-1=4$	$7-1=6$
芳香性	无	无	有	无	有

上述 π 电子数可通过以下公式计算:

π 电子数＝成环原子数＋负电荷数（或减正电荷数）。

用休克尔规则判断芳香性时,首先要求环上每个原子都是 sp^2 杂化,其次要求环上原子具有共平面性,最后看离域的 π 电子数是否符合 $4n+2$ 规则。有些化合物虽然 π 电子数符合休克尔规则,但环上原子不都是 sp^2 杂化或环上原子不具有共平面性,因而不具有芳香性。例如,环庚三烯和[14]轮烯都没有芳香性。

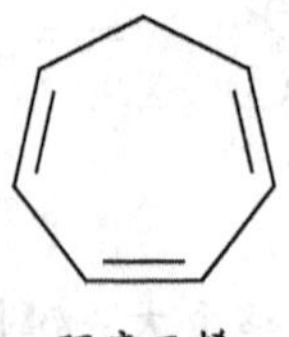

环庚三烯 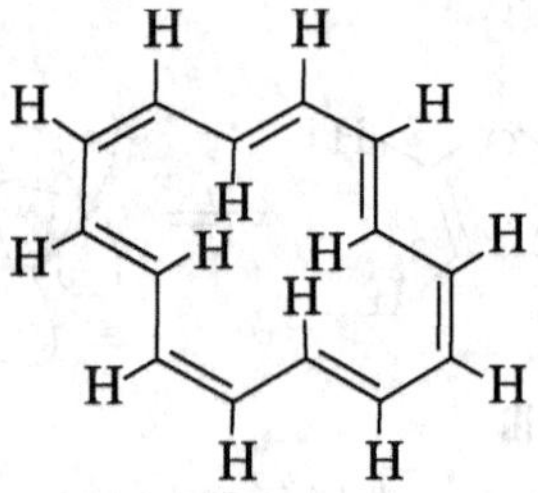　　　　　　　　　　　　　[14]轮烯

环庚三烯的大环上有一个碳原子是 sp³ 杂化。由于环内氢原子之间的相互排斥作用，[14]轮烯的大环失去共平面性，即使环上每个碳原子都有可以形成大 π 键的 p 轨道，但因不完全平行，不能形成稳定的闭合大 π 键，也没有芳香性。

用休克尔规则还可以判断杂环化合物的芳香性，这将在第 19 章中讨论。

习　题

1. 判断题

(1) 烷烃中的碳原子都是 sp³ 杂化。　　　　　　　　　　　　　　　　　（　　）

(2) HC≡CH 分子中，碳碳之间存在着两个 σ 键和一个 π 键。　　　　　（　　）

(3) 异丙基[—CH(CH₃)₂]的顺序比丙基[—CH₂CH₂CH₃]大。　　　　　　（　　）

(4) 亲核试剂一般带负电荷或带孤对电子。　　　　　　　　　　　　　　（　　）

(5) 环烷烃的环越小越不稳定。　　　　　　　　　　　　　　　　　　　（　　）

(6) 1,3-戊二烯比 1,4-戊二烯稳定。　　　　　　　　　　　　　　　　　（　　）

(7) 苯环上发生亲电取代反应的活性顺序是氯苯＞苯＞硝基苯。　　　　　（　　）

(8) 苯与正丙基溴在三氯化铝催化下反应，主要产物为正丙基苯。　　　　（　　）

2. 选择题

(1) 化合物 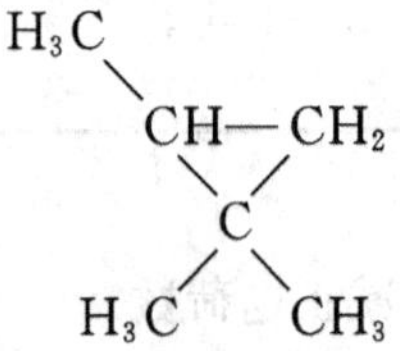 与 HBr 加成的主要产物是（　　）。

A.

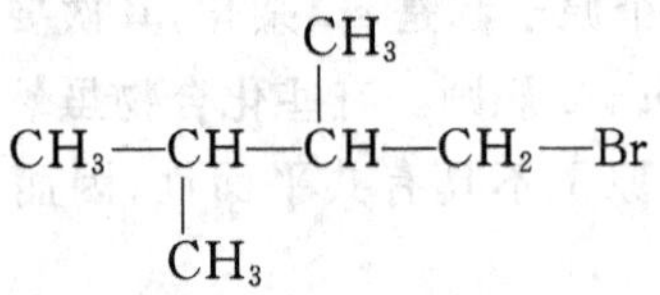

B.

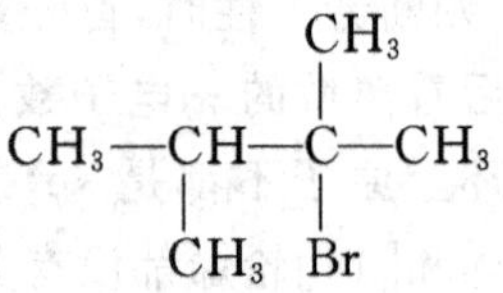

C.

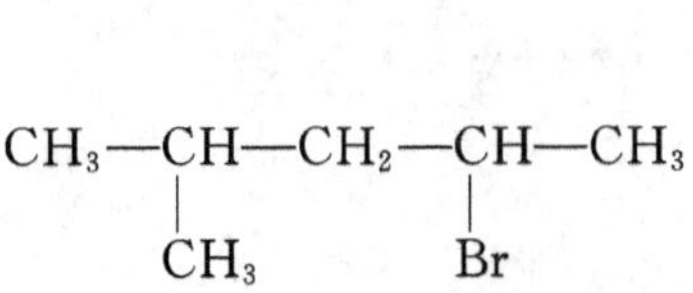

D.

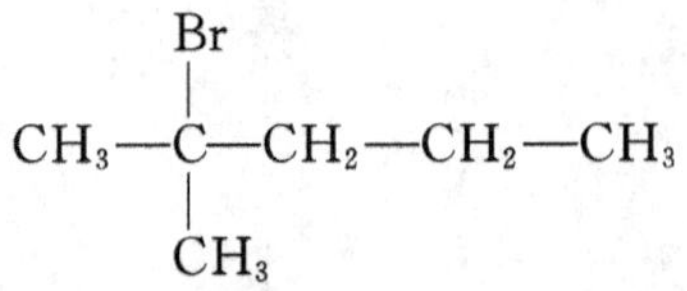

E. 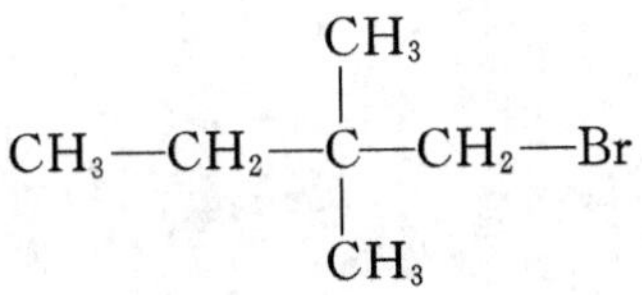 $CH_3—CH_2—\overset{\overset{\displaystyle CH_3}{|}}{\underset{\underset{\displaystyle CH_3}{|}}{C}}—CH_2—Br$　　　　F. 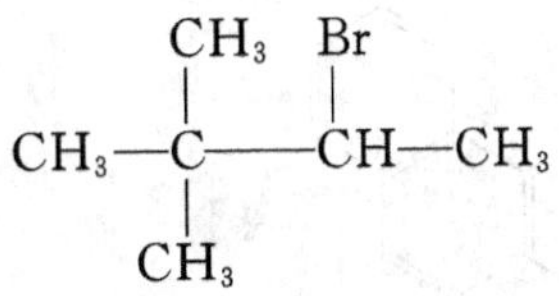 $CH_3—\overset{\overset{\displaystyle CH_3}{|}}{\underset{\underset{\displaystyle CH_3}{|}}{C}}—\overset{\overset{\displaystyle Br}{|}}{CH}—CH_3$

(2) 下列物质中最稳定的是(　　)。

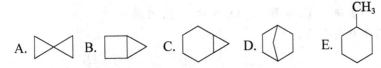

(3) 下列化学反应式中正确的是(　　)。

A. $C_6H_5C(CH_3)_3 \xrightarrow{[O]} C_6H_5COOH$

B. 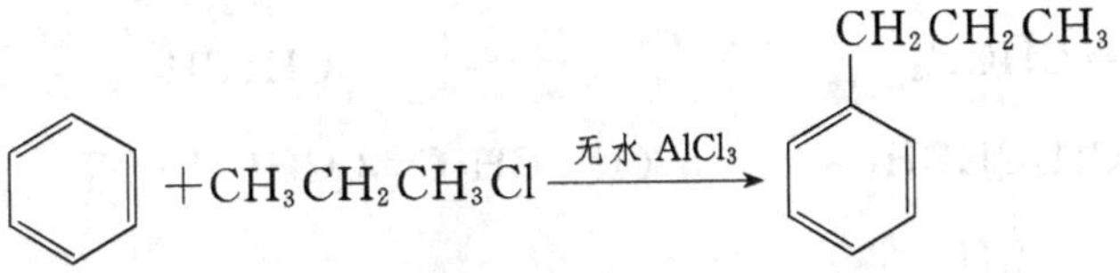 苯 $+CH_3CH_2CH_2Cl \xrightarrow{无水\ AlCl_3}$ 正丙苯（$CH_2CH_2CH_3$ 取代苯）

C. 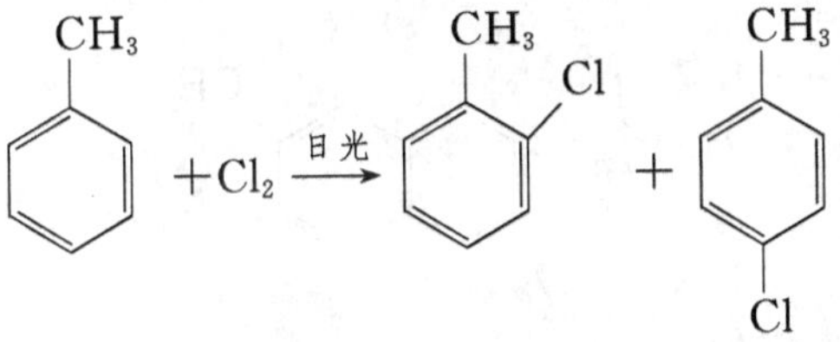 甲苯 $+Cl_2 \xrightarrow{日光}$ 邻氯甲苯 $+$ 对氯甲苯

D. 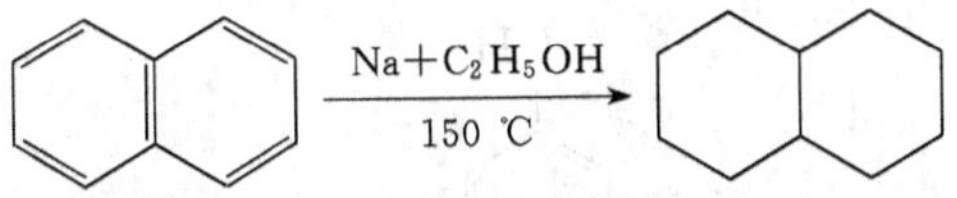 萘 $\xrightarrow[150\ ℃]{Na+C_2H_5OH}$ 十氢萘

E. 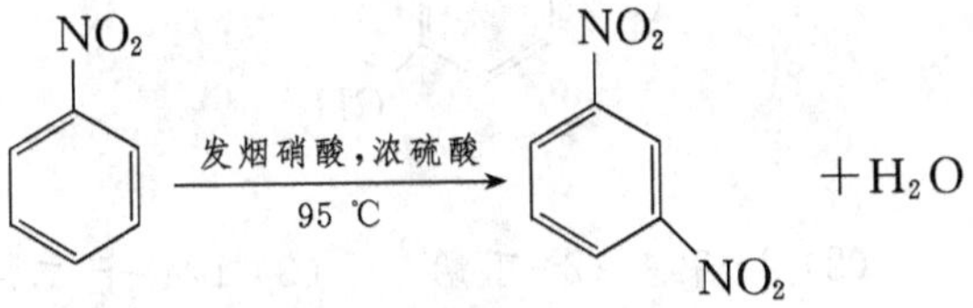 硝基苯 $\xrightarrow[95\ ℃]{发烟硝酸,浓硫酸}$ 间二硝基苯 $+H_2O$

(4) 下列物质中有芳香性的是(　　)。

A. 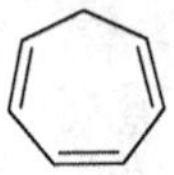　　　B. 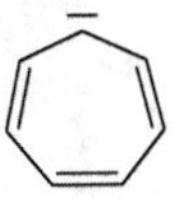 $\overset{-}{\text{环庚三烯负离子}}$　　　C. 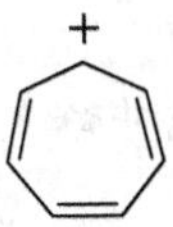 $\overset{+}{\text{环庚三烯正离子}}$　　　D. 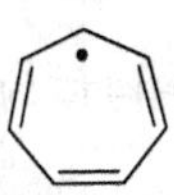 $\overset{\cdot}{\text{环庚三烯自由基}}$　　　E. 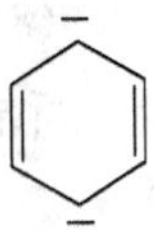 $\overset{-}{\text{环己二烯负离子}}$

(5) 下列化合物的结构式与名称相符的是(　　)。

A. 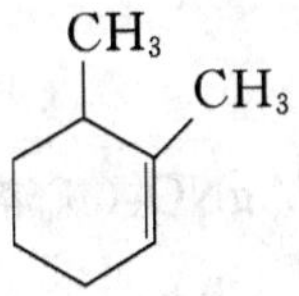 2,3-二甲基环己烯

B. 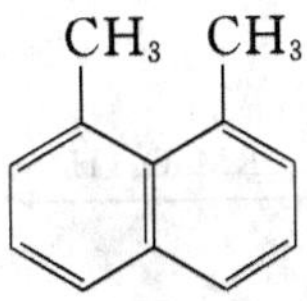 α,α-二甲基萘

C. 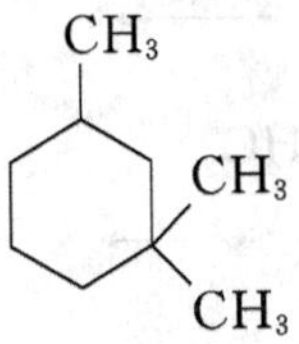 1,1,3-三甲基环己烷

D. 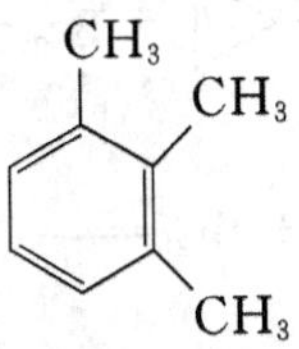 偏三甲苯

E. 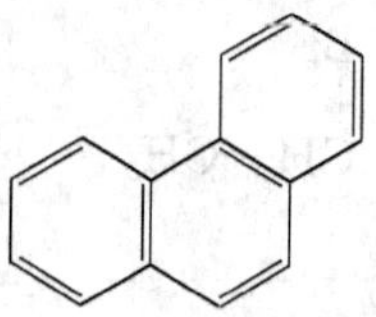 菲

(6) 甲苯一溴代物的结构异构体数目是（　　）。

　　A. 2 种　　　B. 3 种　　　C. 4 种　　　D. 5 种　　　E. 6 种

3. 用系统命名法命名下列化合物。

(1) 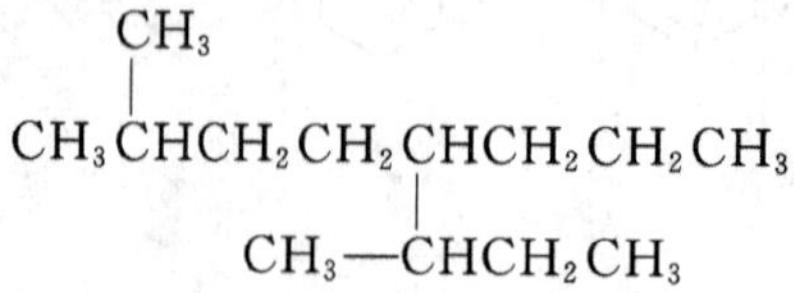
$$CH_3CHCH_2CH_2CHCH_2CH_2CH_3$$
上方 CH_3 ；支链 $CH_3-CHCH_2CH_3$

(2) 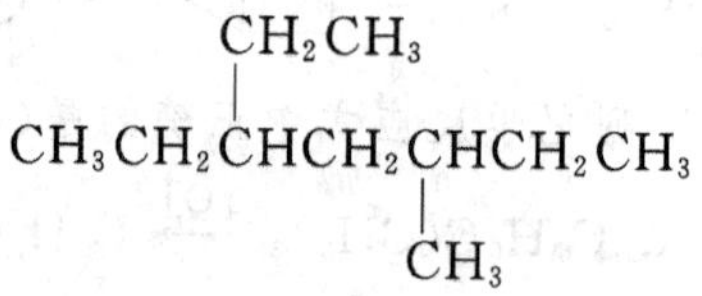
$$CH_3CH_2CHCH_2CHCH_2CH_3$$
上方 CH_2CH_3 ；下方 CH_3

(3)
$$CH_3CHCH-CHCH_2CHCH_3$$
支链 CH_3 ，$CH=CHCH_3$ ，CH_3

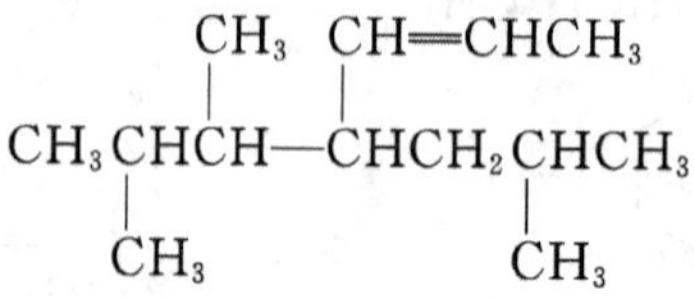

(4) 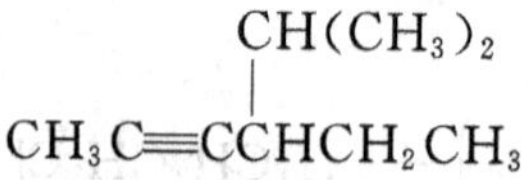
$$CH_3C \equiv CCHCH_2CH_3$$
上方 $CH(CH_3)_2$

(5) 环己烷：取代基 CH_3，CH_3，H_3C，C_2H_5

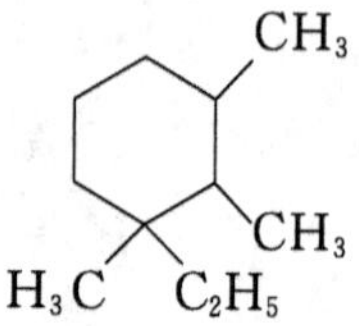

(6) 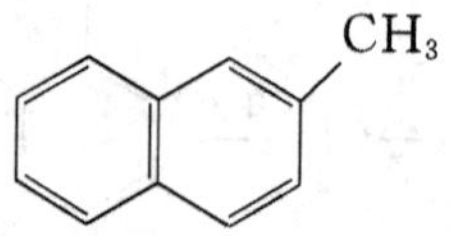 萘：取代基 CH_3

(7) 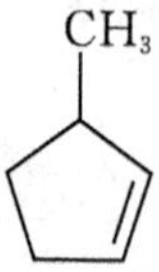 环戊烯：取代基 CH_3

(8) 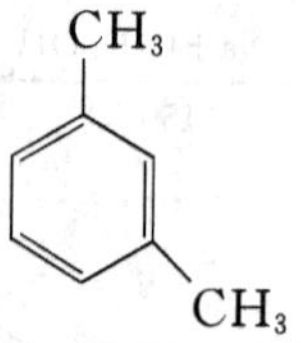 苯：取代基 CH_3，CH_3

4. 写出下列物质的结构式。

　　(1) 2,3-二甲基-3-乙基戊烷　　　(2) 2-甲基-2-丁烯　　　(3) 1,4-己二炔

　　(4) 烯丙基　　　(5) 2,6-二硝基-3-甲氧基甲苯　　　(6) 2,4-二硝基苯甲酸

　　(7) 环己烷　　　(8) 苄基

5. 写出芳烃 C_9H_{12} 所有同分异构体的结构式并命名。

6. 完成下列反应式。

　　(1) 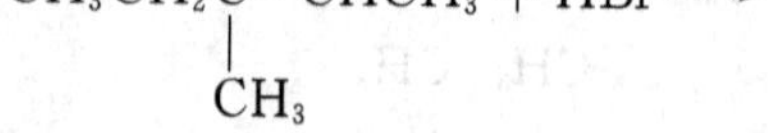 $CH_3CH_2C=CHCH_3 + HBr \longrightarrow$
　　　　（下方 CH_3）

　　(2) $CF_3CH=CH_2 + HCl \longrightarrow$

　　(3) $CH_3CH=CH_2 \xrightarrow{KMnO_4/H^+}$

　　(4) $CH_3C \equiv CH + AgNO_3$（氨溶液）$\longrightarrow$

　　(5) 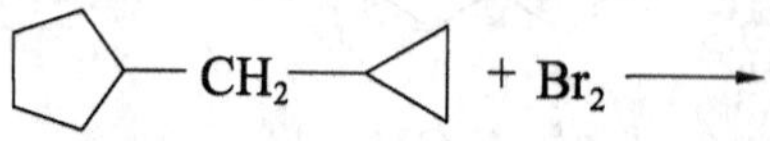 环戊基$-CH_2-$环丙基 $+ Br_2 \longrightarrow$

　　(6) $CH_3CH=CH_2 \xrightarrow{聚合}$

　　(7) 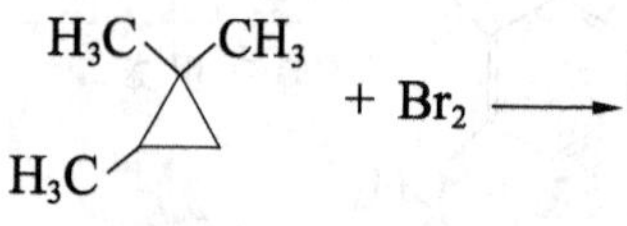 环丙烷（H_3C，CH_3，H_3C）$+ Br_2 \longrightarrow$

　　(8) 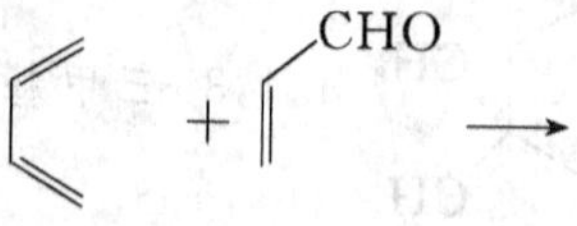 丁二烯 $+$ CHO（丙烯醛）$\longrightarrow$

(9) $\langle\!\!\!\bigcirc\!\!\!\rangle$—$NO_2$ + Cl_2 $\xrightarrow{FeCl_3}$ (10) $\langle\!\!\!\bigcirc\!\!\!\rangle$ + CH_3CH_2COCl $\xrightarrow{\text{无水 } AlCl_3}$

(11) $\langle\!\!\!\bigcirc\!\!\!\rangle$—$CH_3$ + 浓 H_2SO_4 $\xrightarrow{\triangle}$ (12) $\langle\!\!\!\bigcirc\!\!\!\rangle$—$CH_3$ + Br_2 $\xrightarrow{\text{光照}}$

(13) $\langle\!\!\!\bigcirc\!\!\!\rangle$—$Br$ + HNO_3（浓） $\xrightarrow[\triangle]{\text{浓 } H_2SO_4}$

(14) $(H_3C)_3C$—$\langle\!\!\!\bigcirc\!\!\!\rangle$—$CH_2CH_3$ $\xrightarrow[\triangle]{KMnO_4/H^+}$

7. 下列各化合物进行一元溴代时，主要产物是什么？

  (1) C_6H_5Cl (2) C_6H_5COOH (3) $C_6H_5OCH_3$ (4) $C_6H_5CH_3$

8. 根据苯环定位取代规则，推测下列合成反应的路线，写出反应式。

  (1) 由甲苯制取邻硝基苯甲酸和间硝基苯甲酸；

  (2) 由苯合成对硝基氯苯和间硝基氯苯。

9. 推测结构。

  (1) 分子式为 C_4H_8 的两种化合物与氢溴酸作用，能生成相同的卤代烷，试推测原来两种化合物的结构式。

  (2) 化合物 A 的分子式为 C_5H_8，它与溴水、高锰酸钾都反应，与 Cu_2Cl_2 的氨溶液生成红色沉淀，试写出 A 的一切可能的结构式。

  (3) 分子式为 C_5H_8 的化合物 A 和 B，完全氢化都生成 2-甲基丁烷。它们也都能与两分子溴加成。但 A 可与硝酸银的氨溶液作用产生白色沉淀，B 则不能。试推测它们的结构，写出 A 和 B 的结构式。

  (4) 某一烯烃（A）经酸性 $KMnO_4$ 溶液氧化后，获得 CH_3CH_2COOH，CO_2 和 H_2O；另一烯烃（B）经同样处理后则得 $C_2H_5COCH_3$ 和 $(CH_3)_2CHCOOH$，写出这两个烯烃的结构式。

  (5) 化合物 A 分子式为 C_4H_8，它能使溴溶液褪色，但不能使稀的高锰酸钾溶液褪色，1 mol A 和 1 mol HBr 作用生成 B，B 也可以由 A 的同分异构体 C 与 HBr 作用得到。化合物 C 能使溴溶液和稀的高锰酸钾溶液都褪色，试推导化合物 A，B，C 的结构式。

  (6) 化合物 A（$C_{16}H_{16}$）能使 Br_2/CCl_4 和 $KMnO_4$ 水溶液褪色，常压氢化时只吸收 1mol H_2，当它用热而浓的 $KMnO_4$ 氧化时只生成一种二元酸 $C_6H_4(COOH)_2$，后者溴化时只生成一种单溴代二羧酸，试写出这个化合物的结构式。

第 13 章

卤代烃

　　卤代烃(halohydrocarbon)是指烃分子中氢原子被卤素取代后所生成的化合物。自然界中天然卤代烃并不多,卤代烃大多是人工合成的化合物。卤代烃用 RX 表示($X=F,Cl,Br,I$),卤原子是卤代烃的官能团,卤代烃容易发生碳卤键异裂、卤素被取代的反应。结构不同的卤代烃有时性质差别很大,部分性质非常稳定的卤代烃可用作溶剂,有些化学性质非常活泼的卤代烃可作为有机合成原料。

　　氟代烃的制备和性质都比较特殊,除在重要的卤代烃中提及外,将不予讨论。

13.1　卤代烃的分类与命名

13.1.1　卤代烃的分类

　　根据卤代烃的组成和结构特点,可从不同角度将卤代烃分类,见表 13.1。

表 13.1　卤代烃的分类

分类方法	分类结果
按卤原子分类	氟代烃、氯代烃、溴代烃、碘代烃
按卤原子数分类	一卤代烃、多卤代烃
按烃基分类	饱和卤代烃(如 CH_3-X)、不饱和卤代烃(如 $CH_2=CH-X$)、卤代芳烃(如 C_6H_5-X)
按卤原子与 π 键的距离分类	乙烯型卤代烯烃,如 $CH_2=CH-X$ 烯丙基型卤代烯烃,如 $CH_2=CHCH_2-X$ 孤立型卤代烯烃,如 $CH_2=CH(CH_2)_n-X,n \geqslant 2$
按所连碳原子的类别分类	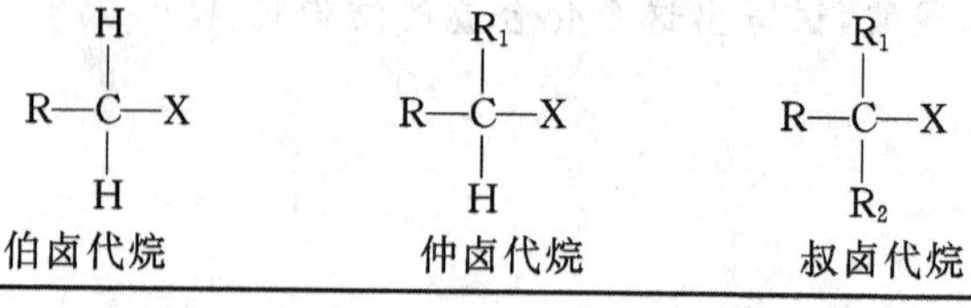 $\begin{matrix} & H \\ & \mid \\ R- & C-X \\ & \mid \\ & H \end{matrix}$　伯卤代烷　　$\begin{matrix} & R_1 \\ & \mid \\ R- & C-X \\ & \mid \\ & H \end{matrix}$　仲卤代烷　　$\begin{matrix} & R_1 \\ & \mid \\ R- & C-X \\ & \mid \\ & R_2 \end{matrix}$　叔卤代烷

13.1.2　卤代烃的命名

1. 普通命名法

对于简单的卤代烃,可用普通命名法命名,即按卤素相连的烃基名称称为"某烃基卤"或者将卤素名称放在烃的名称前面。例如:

$$CH_3CH_2CH_2CH_2Cl$$

丁基氯(氯丁烷)

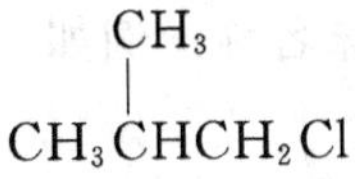

$$CH_3\overset{\displaystyle CH_3}{\underset{}{CH}}CH_2Cl$$

异丁基氯

$$CH_3-\overset{\displaystyle CH_3}{\underset{\displaystyle CH_3}{\overset{|}{\underset{|}{C}}}}-Cl$$

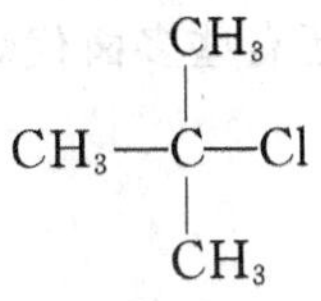

叔丁基氯

$$CH_2=CHCH_2Br$$

烯丙基溴

$$(CH_3)_2CHBr$$

异丙基溴

$$C_6H_5CH_2Br$$

苄基溴(溴化苄)

$$CH_3CH_2Br$$

乙基溴(溴乙烷)

2. 系统命名法

烃基较为复杂的卤代烃,因烃基本身的名称不容易命名,无法用普通命名法命名,所以必须采用系统命名法命名。卤代烃系统命名法以相应的烃为母体,卤原子作为取代基,按烃的系统命名法命名。例如:

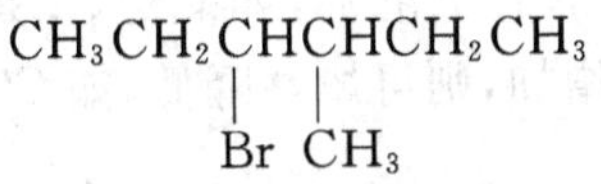

$$CH_3CH_2\overset{\displaystyle }{\underset{\displaystyle Br}{\overset{|}{\underset{|}{C}H}}}\overset{\displaystyle }{\underset{\displaystyle CH_3}{\overset{|}{\underset{|}{C}H}}}CH_2CH_3$$

3-甲基-4-溴己烷

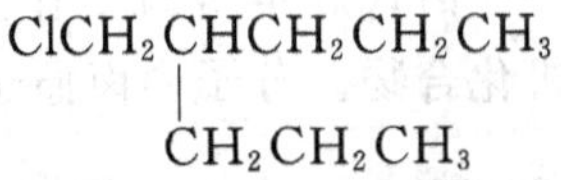

$$ClCH_2\overset{\displaystyle }{\underset{\displaystyle CH_2CH_2CH_3}{\overset{|}{\underset{|}{C}H}}}CH_2CH_2CH_3$$

4-氯甲基庚烷

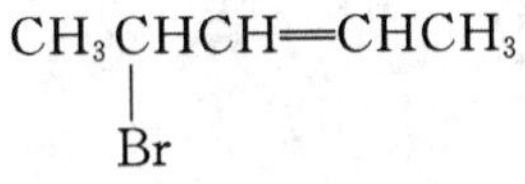

$$CH_3\overset{\displaystyle }{\underset{\displaystyle Br}{\overset{|}{\underset{|}{C}H}}}CH=CHCH_3$$

4-溴-2-戊烯

$$CH_2=C\overset{\displaystyle Cl}{\underset{\displaystyle CH_2CH_3}{\overset{|}{\underset{|}{C}H}}}CH_2CH_3$$

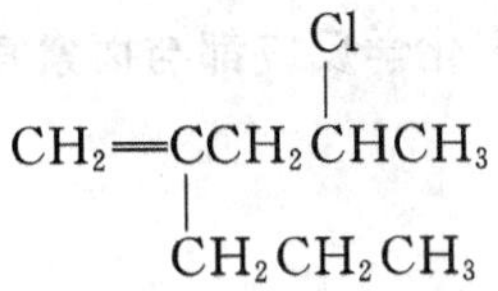

2-丙基-4-氯-1-戊烯

卤代芳烃分为两类,一类是卤素取代芳烃侧链上的氢生成的,另一类是卤素取代苯环上的氢生成的。前者以链烃作母体,卤素和芳基都作为取代基;后者以芳烃作母体,卤素作为取代基。例如:

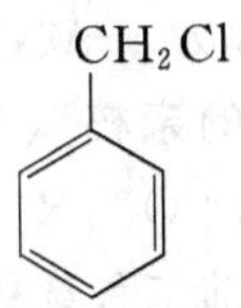

苯氯甲烷(苄基氯)

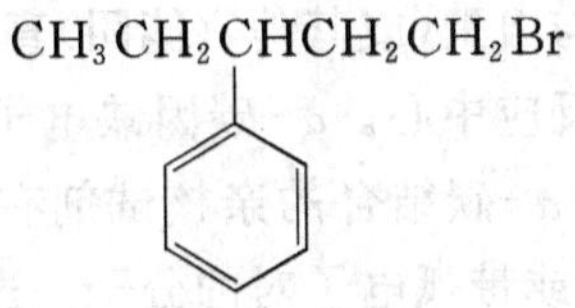

$$CH_3CH_2CHCH_2CH_2Br$$

3-苯基-1-溴戊烷

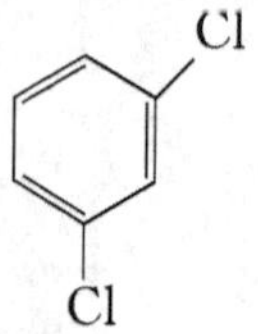

间二氯苯

(1,3-二氯苯)

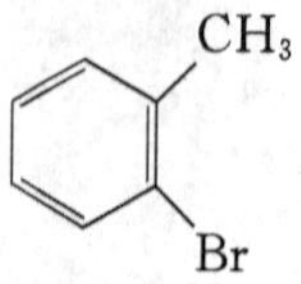

邻溴甲苯

(2-溴甲苯)

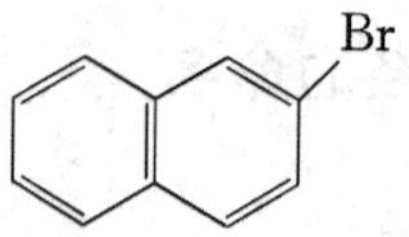

β-溴萘

(2-溴萘)

此外,还有些多卤代烃有其特殊名称。例如,$CHCl_3$ 称为氯仿,$CHBr_3$ 称为溴仿,CHI_3 称为碘仿。

13.2　卤代烃的性质

13.2.1　物理性质

当烃分子中引入卤素后,一般都会使沸点升高、密度增加。卤代烃的沸点比同碳数的烷烃高。在常温常压下,氯甲烷、氯乙烷、溴甲烷和氯乙烯是气体,其余多为液体,15 个碳以上的高级卤代烃为固体。碘代烷、溴代烷以及多卤代烷的比重大于 $1\ \mathrm{g \cdot cm^{-3}}$。

卤素的电负性比碳大,C—X 键有一定极性,但卤代烃都难溶于水,易溶于醇、醚、酯、烃等有机溶剂。一些卤代烃本身就常作为优良的有机溶剂,如氯仿、二氯甲烷等可用来提取极性较小的有机化合物。分子中卤原子数目增加,则可燃性降低,如 CCl_4 可作为灭火剂。

13.2.2　化学性质

卤代烷的许多化学反应都与卤素官能团有关,卤代烷分子中的碳卤键是极性共价键:

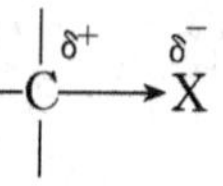

$$\overset{\delta^+}{-C}\longrightarrow\overset{\delta^-}{X}$$

它的极性和极化度都比 C—C 键、C—H 键大得多,而键能却又小得多。因此,卤代烷易发生 C—X 键异裂的化学反应。以下主要介绍取代反应和消去反应。

1. 取代反应

有机化学中,将与卤素(或其他官能团)直接相连的碳称为 α-碳,它带部分正电荷,因而不稳定,是卤代烃的反应中心。α-碳因缺电子易与富电子的亲核试剂结合,从而发生卤素被取代的反应。可与 α-碳结合的亲核试剂有 OH^-,CN^-,NO_3^-,R^-,H_2O,NH_3,^-OR 等,都是带负电荷的离子或带孤电子对的分子。这里主要介绍前三种亲核试剂的取代反应。

(1) 被羟基取代

卤代烷与氢氧化钠或氢氧化钾溶液共热,卤原子被羟基取代生成醇,这个反应又称卤代烃的碱性水解。

$$RX + NaOH \xrightarrow[\triangle]{H_2O} ROH + NaX$$

（2）被氰基取代

卤代烷与氰化钾或氰化钠的醇溶液共热，卤原子被氰基（—CN）取代生成腈。

$$RX + CN^- \xrightarrow[\triangle]{\text{乙醇}} RCN + X^-$$

为了增加 RX 的溶解性，反应一般选择在醇溶液中进行。值得一提的是，反应产物腈比原料卤代烃多一个碳原子，常在有机合成中用作增长碳链。氰基可被水解为羧基，因而可根据该反应利用卤代烃制备多一个碳原子的羧酸。

$$RX + CN^- \xrightarrow[\triangle]{\text{乙醇}} RCN + X^-$$
$$\xrightarrow[\triangle]{H_2O/H^+} RCOOH$$

（3）与硝酸银反应

卤代烷与硝酸银的醇溶液作用，生成硝酸酯，同时有卤化银沉淀生成。

$$RX + AgNO_3 \xrightarrow{\text{乙醇}} \underset{\text{硝酸酯}}{RONO_2} + \underset{\text{卤化银}}{AgX} \downarrow$$

卤化银沉淀的现象易于观察，因而常用硝酸银的醇溶液鉴别卤代烃。由于不同的卤代烃与硝酸银反应的活性不同，可利用生成卤化银沉淀的难易鉴别不同类别的卤代烃。

上述反应都是亲核试剂提供一对电子，与 α-碳形成新的 σ 键，卤原子则以负离子形式离去，这种由亲核试剂进攻而引起的取代反应称为亲核取代反应，用 S_N 表示（S 代表取代 substitution，N 代表亲核 nucleophilic）。卤代烃亲核取代反应的通式可表示为

$$R\overset{\delta+}{—CH_2}\overset{\delta-}{—X} + Nu^- \longrightarrow R—CH_2—Nu + X^-$$

2. 消去反应

将卤代烃与氢氧化钠（或氢氧化钾）的醇溶液共热，发生的不是取代反应，而是消去反应，即从分子内脱去一分子卤化氢生成烯烃的反应。例如：

$$R—\overset{\beta}{C}H—\overset{\alpha}{C}H_2 + KOH \xrightarrow[\triangle]{\text{乙醇}} R—CH{=}CH_2 + KX + H_2O$$
$$\quad\;\; | \quad\;\; |$$
$$\quad\; H \quad\; X$$

由于上述反应所消去的是卤原子和 β-C 上的 H，故又称 β-消去反应。显然，卤代烃的 β-C 上必须有 H 才能发生 β-消去反应。此外，仲卤代烷和叔卤代烷分子中有 2 个或 3 个 β-C，消去反应可沿着几种不同的方向进行，生成几种不同的烯烃。例如：

$$（Ⅰ）\;\; CH_3—CH_2—\underset{\underset{Br}{|}}{C}H—CH_3 \xrightarrow[\triangle]{KOH/\text{乙醇}} \begin{cases} CH_3—CH{=}CH—CH_3 \\ \quad \text{2-丁烯（81\%）} \\ CH_3—CH_2—CH{=}CH_2 \\ \quad \text{1-丁烯（19\%）} \end{cases}$$

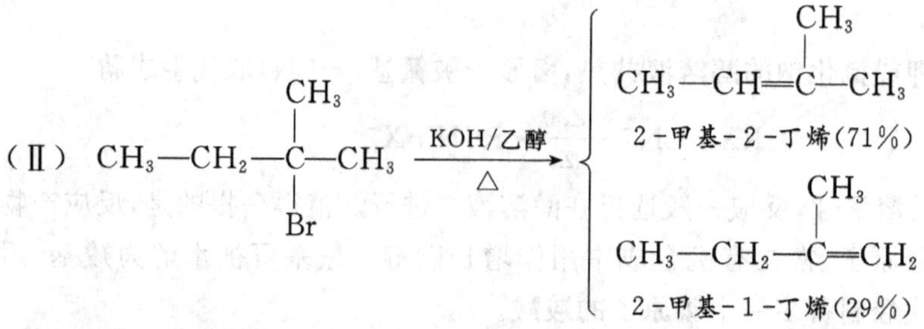

（Ⅱ）　$CH_3-CH_2-\underset{\underset{Br}{|}}{\overset{\overset{CH_3}{|}}{C}}-CH_3$ $\xrightarrow[\triangle]{KOH/乙醇}$

$CH_3-CH=\underset{\underset{CH_3}{|}}{C}-CH_3$
2-甲基-2-丁烯（71%）

$CH_3-CH_2-\underset{\underset{CH_3}{|}}{C}=CH_2$
2-甲基-1-丁烯（29%）

实验证明,反应主要消去卤原子和含氢较少的 β-C 上的氢原子,主要产物为双键碳原子上连有较多烃基的烯烃,这是一个经验规律,称为查依采夫(Saytzeff)规律。

如反应Ⅰ的主要产物为 2-丁烯,其双键碳上共连有 2 个烃基(甲基),而 1-丁烯只有 1个烃基(乙基)。反应Ⅱ的主要产物 2-甲基-2-丁烯,其双键碳上连有 3 个烃基,而 2-甲基-1-丁烯只有 2 个烃基。

含有双键或苯环的卤代烃发生消去反应时,以生成具有共轭体系的产物为主。例如:

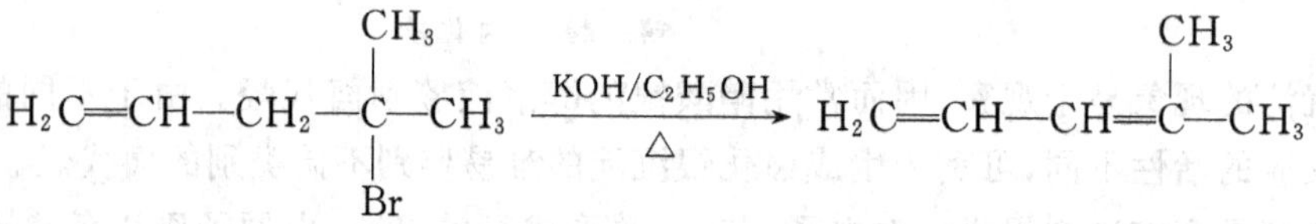

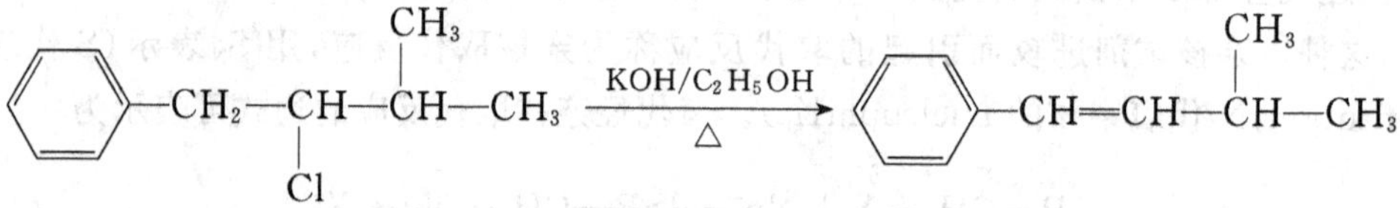

$H_2C=CH-CH_2-\underset{\underset{Br}{|}}{\overset{\overset{CH_3}{|}}{C}}-CH_3$ $\xrightarrow[\triangle]{KOH/C_2H_5OH}$ $H_2C=CH-CH=\underset{\underset{CH_3}{|}}{C}-CH_3$

分析上述两个反应的产物可以看出,新生成的双键与原有双键或苯环存在着 π-π 共轭,使得产物比查依采夫规律产物更加稳定。

不同的卤代烃脱卤化氢的活性不同,对含相同卤素的卤代烷来说,其脱卤化氢的活性顺序为:叔卤代烷＞仲卤代烷＞伯卤代烷。对烃基相同、卤素不同的卤代烷来说,其脱卤化氢的活性顺序为:碘代烷＞溴代烷＞氯代烷。

上述活性顺序主要由 C—X 键的键能、中间体碳正离子的稳定性、反应物过渡态的稳定性及产物的稳定性等因素决定。

13.3　卤代烷的亲核取代反应及反应机理

人们对卤代烃取代反应的机理早有研究,研究发现,不同的卤代烃进行水解反应的动力学特征不同。例如叔丁基溴的碱性水解反应为

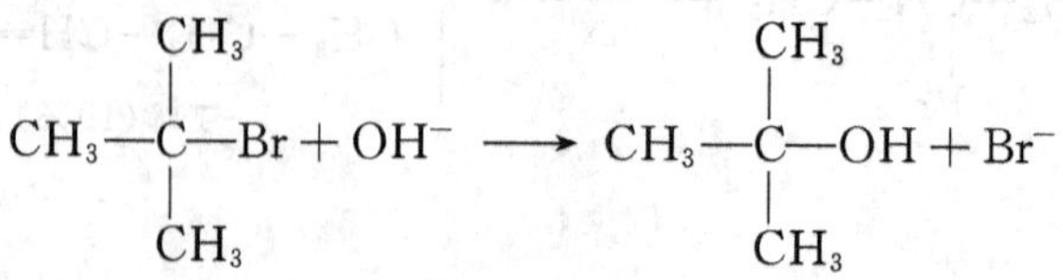

$CH_3-\underset{\underset{CH_3}{|}}{\overset{\overset{CH_3}{|}}{C}}-Br+OH^- \longrightarrow CH_3-\underset{\underset{CH_3}{|}}{\overset{\overset{CH_3}{|}}{C}}-OH+Br^-$

其水解的速度与叔丁基溴的浓度成正比,而与 OH^- 的浓度无关,在动力学上称为一级反应,其反应速率方程为 $v=k[(CH_3)_3C-Br]$。

而溴甲烷的碱性水解反应为

$$CH_3-Br+OH^- \longrightarrow CH_3OH+Br^-$$

其水解的速度既与溴甲烷的浓度成正比,也与 OH^- 的浓度成正比,在动力学上称为二级反应,其反应速度方程为 $v= k[CH_3-Br] \cdot [OH^-]$。

同样是卤代烷的水解反应,其反应机理却不同。为了解释这种现象,英国伦敦大学休斯(Hughes)和英果尔德(Ingold)教授在 20 世纪 30 年代提出了单分子亲核取代和双分子亲核取代反应历程。

13.3.1 单分子亲核取代反应(S_N1)

叔丁基溴在碱性溶液中的水解速度,仅与卤烷的浓度成正比,而与亲核试剂 OH^- 无关。由此可以推想,叔丁基溴的水解反应按如下机理进行:

第一步　$(CH_3)_3C-Br \xrightarrow{慢} [(CH_3)_3 \overset{\delta+}{C} \cdots \overset{\delta-}{Br}] \longrightarrow (CH_3)_3C^+ + Br^-$

过渡态 A　　　　　碳正离子

第二步　$(CH_3)_3C^+ + OH^- \longrightarrow [(CH_3)_3 \overset{\delta+}{C} \cdots \overset{\delta-}{OH}] \longrightarrow CH_3-\underset{CH_3}{\overset{CH_3}{\underset{|}{\overset{|}{C}}}}-OH$

过渡态 B

上述两步反应的能量变化如图 13.1 所示。

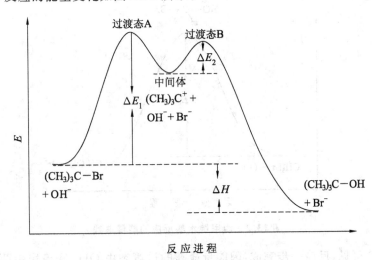

图 13.1　叔丁基溴水解反应的能量曲线

从图 13.1 中可以看出,碳正离子的热力学能较高,因而第一步所需活化能 ΔE_1 较高,但第二步反应的活化能 ΔE_2 较低,所以碳正离子一旦形成就立刻与亲核试剂结合生成产物。由此可见,决定反应速率的是第一步反应,而在这一步反应中只有叔丁基溴一种物质参与反应。这样的反应历程称为单分子亲核取代反应历程,用 S_N1 表示(1 代表单分子,N 表示亲核)。由于在这一步反应中 OH^- 没有参与,所以总体反应速度与 OH^- 的浓度无关。

S_N1 反应历程的主要特点是:① 反应分步进行;② 有活性中间体碳正离子生成;③ 在

动力学上属一级反应。

13.3.2　双分子亲核取代反应(S_N2)

与叔丁基溴不同,溴甲烷的水解速度与溴甲烷及碱(OH^-)的浓度都成正比关系。从这个事实可见,在决定反应速度步骤中一定包含有两种粒子的碰撞,反应机理如下:

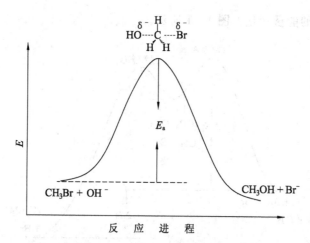

以上反应机理表明,亲核试剂 OH^- 首先从离去基团(Br^-)的背面进攻 α-碳原子,同时溴原子携带一对电子逐渐离开。由于受 OH^- 进攻的影响,α-碳原子上的三个氢向溴原子一侧偏转。当三个氢与中心碳共处一平面,带部分负电荷的—OH 与—Br 及 α-碳原子在一条直线上时,体系到达热力学能最高的过渡态。随着亲核试剂 OH^- 与碳原子的结合逐渐加强,溴原子与碳原子的结合逐渐减弱,最终以 Br^- 形式离去;α-碳原子上的三个氢逐渐翻转过来,最后生成产物。产物的构型与反应物的构型正好相反。反应中体系的能量变化如图 13.2 所示。

图 13.2　溴甲烷水解反应的能量曲线

从图 13.2 可见,反应一步完成,因能量最高的过渡态由 OH^- 和溴甲烷两种分子参加,因而称为双分子亲核取代反应,用 S_N2 表示(2 表示双分子,N 表示亲核)。

双分子亲核取代反应历程的主要特点是① 反应一步完成,旧键(C—Br)的破裂与新键(C—O)的形成同时完成;②反应物与产物的构型发生了翻转;③在动力学上属二级反应。

13.3.3　不同烃基卤代烃的亲核取代反应活性

实验测得不同烃基卤代烷按 S_N1 反应的相对速率由大到小排列为

叔卤烷＞仲卤烷＞伯卤烷＞卤代甲烷

这是因为中间体碳正离子的稳定性决定 S_N1 的反应速率,而叔卤代烷生成的碳正离子最稳定,卤代甲烷生成的碳正离子最不稳定,因此前者反应速度最快,后者反应速度最慢。

若反应按 S_N2 历程进行,反应的相对速率由大到小排列为

卤代甲烷＞伯卤代烷＞仲卤代烷＞叔卤代烷

此时,决定 S_N2 反应速率的是能量最高的过渡态的稳定性。S_N2 的过渡态的 α-碳连有 5 个原子或原子团,若连接的烃基多、体积大,则不易形成稳定的过渡态,从而反应速度就慢。叔卤代烷的 α-碳原子连有三个体积较大的烃基,不利于过渡态的形成,因而反应速度最慢。而卤代甲烷 α-碳原子连接的是三个体积最小的氢,过渡态最容易形成,故反应速度最快。

综上所述,可以得出卤代烃亲核取代反应的活性顺序如下:

按 S_N1 活性 ⎯⎯⎯⎯⎯⎯⎯⎯⎯⎯⎯⎯→　小　　　　　大

CH$_3$X,伯卤烷,仲卤烷,叔卤烷

按 S_N2 活性 ←⎯⎯⎯⎯⎯⎯⎯⎯⎯⎯⎯⎯　大　　　　　小

13.3.4　不饱和卤代烃的亲核取代反应

不饱和卤代烃根据卤原子与双键的相对位置不同,可分为乙烯型卤代烃、烯丙基型卤代烃及孤立型卤代烯烃。实验发现,它们与硝酸银反应的活性如下:

烯丙基型卤代烯烃	＞	孤立型卤代烯烃($n \geqslant 2$)	＞	乙烯型卤代烯烃
$CH_2{=}CH{-}CH_2{-}X$		$CH_2{=}CH{-}(CH_2)_n{-}X$		$CH_2{=}CH{-}X$
(或 $C_6H_5{-}CH_2{-}X$)		(或 $C_6H_5{-}(CH_2)_n{-}X$)		(或 $C_6H_5{-}X$)
常温下反应		加热反应		加热无反应
生成 AgX↓		生成 AgX↓		无 AgX↓

由结果可以看出,乙烯型卤代烃反应活性最弱,而烯丙基型卤代烃反应活性最强。

乙烯型卤代烃中,卤原子直接与双键或苯环相连时,卤原子与碳碳双键或苯环之间存在着 $p{-}\pi$ 共轭体系:

$p{-}\pi$ 共轭的结果是使 C—Cl 键的强度比单纯的碳氯单键更大,不容易断裂,反应活性小,因而这样的卤原子是最不活泼的。

烯丙基型卤代烯烃的 C—X 键异裂后生成烯丙基型碳正离子或苄基碳正离子,由于 $p{-}\pi$ 共轭效应使其特别稳定,容易生成,继而很快与亲核试剂结合生成取代产物,因而这样的卤原子最为活泼,最容易被取代。

如烯丙基溴在亲核试剂的作用下,C—Br 键发生异裂生成烯丙基碳正离子:

$$CH_2{=}CHCH_2Br \longrightarrow CH_2{=}\overset{+}{C}HCH_2 + Br^-$$

烯丙基型碳正离子因 $p{-}\pi$ 共轭,电荷高度分散,体系稳定:

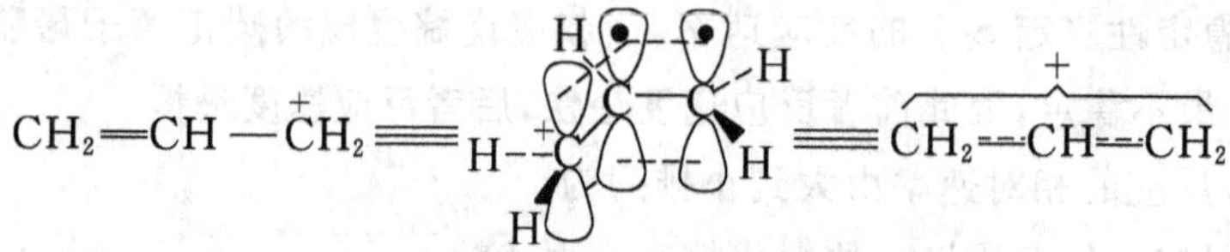

$$CH_2=CH-\overset{+}{C}H_2 \Longequal \Longequal \Longequal CH_2==CH==CH_2 \text{（虚线表示带电荷的大 π 键）}$$

苄基溴中 C—Br 键异裂产生的苄基碳正离子也因 p-π 共轭特别稳定：

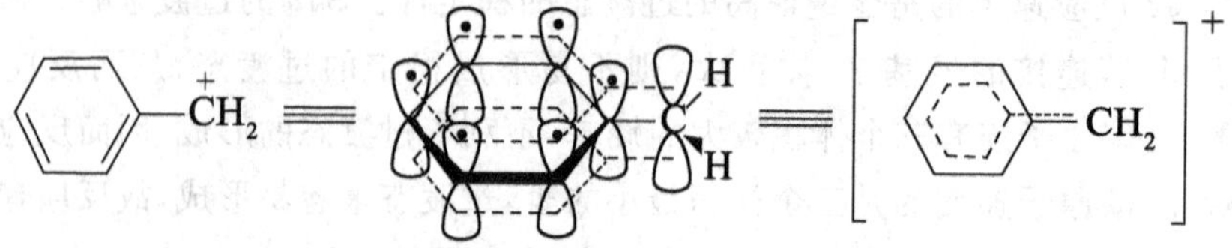

由于不存在 p-π 共轭，孤立型卤代烯烃中 C—X 键的牢固程度低于乙烯型卤代烯烃中的 C—X 键。同时，孤立型卤代烯烃在 C—X 键异裂后，生成的碳正离子也因不存在 p-π 共轭效应而使稳定性低于烯丙基型碳正离子。因此，孤立型卤代烯烃的活性介于乙烯型和烯丙基型两种卤代烯烃之间，能在加热条件下与硝酸银反应生成卤化银沉淀。这种类型的卤代烃根据 α-C 的伯、仲、叔类型不同，出现卤化银沉淀的快慢顺序为：叔卤代烃＞仲卤代烃＞伯卤代烃。

13.4　重要卤代烃的用途及其毒性

卤代烃有广泛的用途，各种卤代物商品中，含氯卤代物的品种最多，产量最大。目前含氯卤代物的主要工业用途是制备塑料，例如聚氯乙烯（polyvinyl chloride，PVC）等。卤代烃的其他重要用途包括作为合成溶剂、润滑剂、除草剂、杀虫剂、制冷剂等的原料。

许多含氯的有机物非常稳定，它们的大量使用已对环境产生了影响，如滴滴涕（DDT），其结构如下：

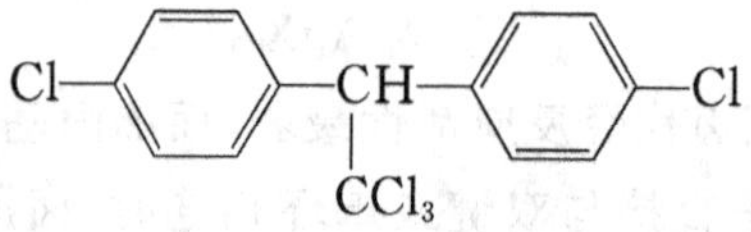

第二次世界大战之后，DDT 作为杀虫剂被广泛应用，在防止农业病虫害、减轻疟疾和伤寒等蚊蝇传播疾病的危害等方面起到了巨大作用。据世界卫生组织估计，使用 DDT 后大概拯救了大约 2500 万人的生命。然而，DDT 非常稳定，在自然环境中可以稳定存在几年至几十年。DDT 的大量使用已造成水源的污染、生态平衡的破坏。从 20 世纪 70 年代起，全球大部分国家已禁止生产和应用 DDT，只是在一些发展中国家还被允许应用于蚊虫的灭杀。

氯仿（chloroform）是无色、具有甜味、比水重的液体，沸点 61 ℃，不溶于水，能与很多有机溶剂互溶。氯仿是一种良好的有机萃取溶剂，用于中草药有效成分的提取。由于在光照作用下，氯仿易被空气中的氧气逐步分解，生成毒性非常强的光气。因此，药用氯仿必须保存在密闭的棕色瓶中，并常需加 1‰ 乙醇，使光气转变成无毒的碳酸二酯。

$$2CHCl_3 + O_2 \longrightarrow \underset{\text{光气}}{2COCl_2} + 2HCl$$

$$COCl_2 + 2C_2H_5OH \longrightarrow C_2H_5O-\overset{\overset{\displaystyle O}{\|}}{C}-OC_2H_5 + 2HCl$$

碳酸二乙酯

氟利昂(freon)是一些含氯和氟的烷烃的总称,在常温下都是无色气体或易挥发液体,略有香味,低毒,化学性质稳定。例如二氟二氯甲烷(freon-12),在常温下为气体,沸点为－29.8 ℃,易压缩为液体,解除压力后又立刻气化,同时吸收大量的热,是一种良好的制冷剂。由于二氟二氯甲烷泄露到大气后会导致臭氧层被破坏,1987 年国际《蒙特利尔议定书》规定在全球范围内禁止使用这类制冷剂。

　　氟烷($CF_3CHBrCl$)是无色透明、易流动的重质液体,无刺激性,气味似氯仿,味甜;能与醇、氯仿、乙醚混溶,微溶于水;麻醉强度比乙醚大 2～4 倍,用做全身吸入麻醉药,应用时常与普鲁卡因合用,有时也用于浅表麻醉及小手术。最近,还发现它具有扩张支气管,解除支气管痉挛等作用。由于氟烷会蓄积于人体内产生危害,尤其对肝脏有损伤,故其在临床上的应用正逐渐减少。目前,临床常用的吸入麻醉药恩氟烷(CHF_2—O—$CClF$—CHF_2)及其同分异构体异氟烷(CHF_2—O—$CHCl$—CF_3)也是氟化物,它们的镇痛作用都优于氟烷,诱导复苏都比氟烷快,其中异氟烷是目前副作用最小的麻醉剂。

习　　题

1. 判断题

　　(1) 卤代烃的 α-碳原子带正电荷,易受到亲核试剂的进攻。　　　　　　(　　)

　　(2) 卤代烷、卤代烯烃和苯基取代的卤代烷发生消去反应生成的主要产物都遵循查依采夫规律。　　　　　　　　　　　　　　　　　　　　　　　　　　　(　　)

　　(3) S_N1 反应的特点之一是反应一步完成。　　　　　　　　　　　　　　(　　)

　　(4) S_N2 反应的特点之一是产物的构型发生了翻转。　　　　　　　　　　(　　)

2. 选择题

　　(1) 下列化合物按 S_N1 历程反应,活性最大的是(　　　)。

　　　　A. CH_3CH_2Br　　　B. $CH_2{=}CHBr$　　　　C. $(CH_3)_3CBr$　　　D. $(CH_3)_2CHBr$

　　　　E. CH_3Br

　　(2) 下列化合物在 KOH 的醇溶液中脱 HBr 最容易的是(　　　)。

　　　　A. CH_3CH_2Br　　　B. $CH_2{=}CHBr$　　　　C. $(CH_3)_3CBr$　　　D. $(CH_3)_2CHBr$

　　　　E. CH_3Br

　　(3) 下列各式中,RX 的 S_N1 历程的反应速率方程式是(　　　)。

　　　　A. $v=k[RX][OH^-]$　　　　B. $v=k[RX]$　　　　C. $v=k[RX]^2$

　　　　D. $v=k[RX]^2[OH^-]$　　　E. $v=k[RX][OH^-]^2$

　　(4) 下列化合物与 $AgNO_3$ 的醇溶液反应生成白色沉淀,由易到难的正确顺序是(　　　)。

　　a. （环己基—Cl）　　　b. （苯基—CH_2Cl）　　　c. $CH_3\overset{\displaystyle Cl}{\underset{\displaystyle}{C}}{=}CH_2$　　　d. CH_3CH_2Cl

A. b>a>d>c   B. a>d>b>c   C. c>d>b>a   D. b>c>a>d
E. d>c>b>a

(5) 若只从超共轭效应衡量，其中最稳定的烯烃是(   )。

A. $CH_2{=}CH_2$ B. 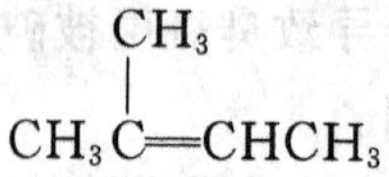 $CH_3\overset{\underset{\displaystyle |}{CH_3}}{C}{=}CHCH_3$ C. $CH_3CH{=}CHCH_3$

D. 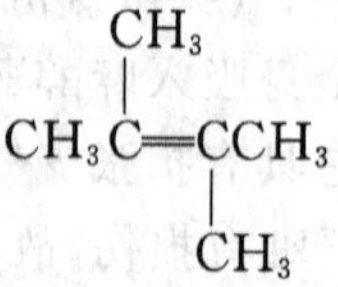 $CH_3\overset{\underset{\displaystyle |}{CH_3}}{\underset{\underset{\displaystyle CH_3}{|}}{C}}{=}CCH_3$ E. $CH_3CH{=}CH_2$

(6) 下列推断中，正确的是(   )。

A. $(C_2H_5)_2CBrCH_3$ 消去反应的主要产物是 $(C_2H_5)_2C{=}CH_2$

B. 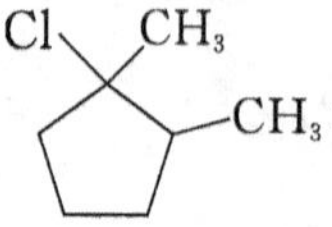 消去反应的主要产物是

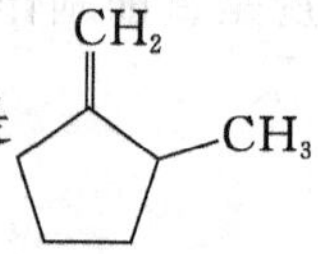

C. 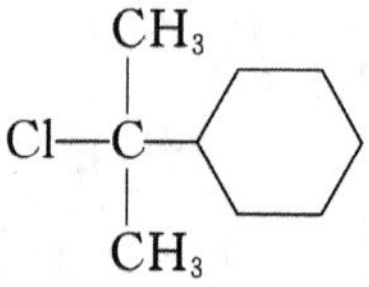 消去反应的主要产物是

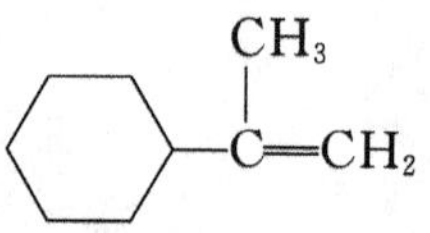

D. 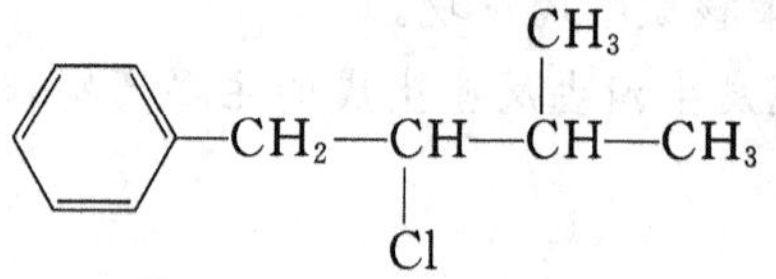 消去反应的主要产物是

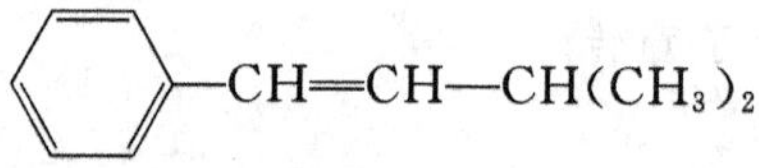

E. 以上都不是

3. 用系统命名法命名下列化合物。

(1) $CH_2ClCH_2CH_2CH_3$ (2) $(CH_3)_2CHCHBrCH_3$

(3) $CH_2{=}CHCHClCH_3$ (4) $(CH_3)_2CHCH_2C(CH_3)_2CH_2Br$

4. 写出下列化合物的结构式。

(1) 2-甲基-2,3-二氯丁烷   (2) 一氯环己烷

(3) 对碘甲苯   (4) 叔丁基溴

5. 完成下列反应式。

(1) 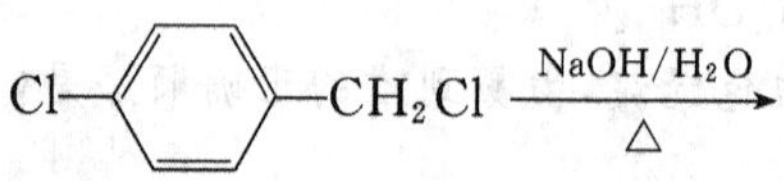 $Cl{-}\langle\ \rangle{-}CH_2Cl \xrightarrow[\triangle]{NaOH/H_2O}$

(2) 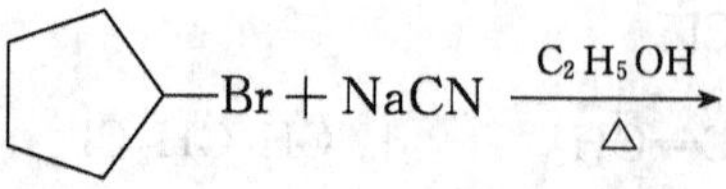 $\langle\ \rangle{-}Br + NaCN \xrightarrow[\triangle]{C_2H_5OH}$

(3) $CH_3CH(CH_3)CHClCH_2CH_3 \xrightarrow[\triangle]{KOH/C_2H_5OH}$

6. 用简便化学方法鉴别以下三种化合物。

CH$_3$CH=CHCH$_2$Br   CH$_3$CH$_2$CH=CHBr   CH$_2$=CHCH$_2$CH$_2$Br

7. 推测结构。

(1) 某卤代烃 A(C$_3$H$_7$Br)与氢氧化钾醇溶液作用生成 B(C$_3$H$_6$)。B 氧化后,得到具有两个碳原子的羧酸(C)、二氧化碳、水。B 与溴化氢作用,得到 A 的异构体 D。写出 A,B,C,D 的结构式。

(2) 有一化合物分子式为 C$_8$H$_{10}$,在铁的存在下与 1 mol 溴作用,只生成一种化合物 A,而 A 在光照下与 1 mol 氯作用,生成两种产物 B 和 C,试推断 A,B,C 的结构。

第 14 章

立体异构

分子式相同而结构不同的现象称为同分异构现象,分子式相同但结构不同的化合物之间互称同分异构体。由分子中原子或基团相互连接的方式和次序不同引起的异构称为构造异构,也称结构异构。在构造相同的基础上,由于分子中原子或基团在空间的排布不同所引起的异构称为立体异构。构造异构和立体异构还可以进一步细分为不同的类型,如表14.1 所示。前面已对构造异构做了相应的阐述,本章主要讨论立体异构。

表 14.1 同分异构的分类

$$
\text{同分异构}
\begin{cases}
\text{构造异构}
\begin{cases}
\text{碳链异构}\\
\text{位置异构}\\
\text{官能团异构(含互变异构)}
\end{cases}\\[2ex]
\text{立体异构}
\begin{cases}
\text{构型异构}
\begin{cases}
\text{顺反异构}\\
\text{对映异构}
\end{cases}\\
\text{构象异构}
\end{cases}
\end{cases}
$$

14.1 顺反异构

14.1.1 顺反异构的概念

当分子中存在限制原子自由旋转的双键时,与双键相连的原子或基团的空间位置是固定的,因而当两个双键原子上都连有不相同的原子或基团时,就会有不同的空间排布,如丁烯二酸就有两种不同的空间排布:

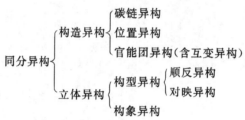

顺丁烯二酸 Ⅰ　　　　　反丁烯二酸 Ⅱ

一种是丁烯二酸的两个羧基排布在双键的同侧,如式Ⅰ;另一种是两个羧基排布在双键的异侧,如式Ⅱ。像丁烯二酸这样两个相同或相似的基团排布在双键两侧形成的不同的立体异构就属于顺反异构。通常将相同或相似的基团处于双键同侧的空间结构称为顺式(*cis*)构型;处于异侧的则称为反式(*trans*)构型。命名时为了区分,必须在构造式名称前面加上构型的名称，如顺丁烯二酸和反丁烯二酸。2-丁烯酸也存在如下两种异构体：

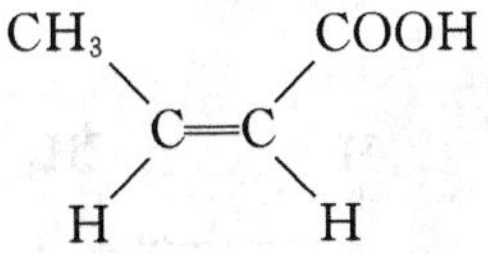

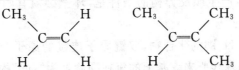

顺-2-丁烯酸

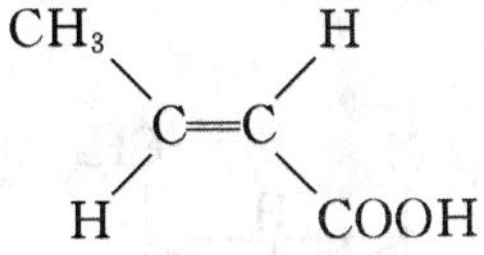

反-2-丁烯酸

然而，并非所有带双键的化合物都存在顺反异构现象。当同一个双键原子上连有的两个原子或基团相同时，其空间排布就只有一种，如丙烯、2-甲基-2-丁烯：

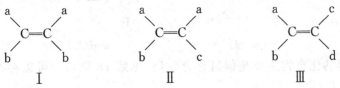

因此，只有两个双键碳原子连有不相同的原子或基团时，才会有顺反异构的现象。以下三种类型的双键化合物存在顺反异构现象：

Ⅰ

Ⅱ

Ⅲ

将上述式Ⅰ描述为 abab 型，式Ⅱ描述为 abac 型，式Ⅲ描述为 abcd 型，它们都有顺反异构体，它们对应的异构体结构式分别为

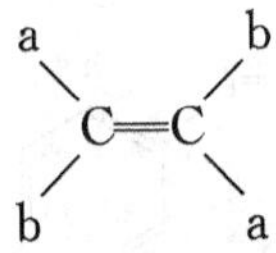

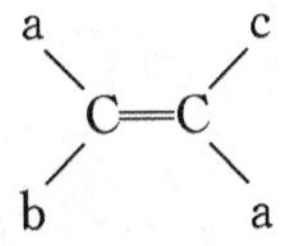

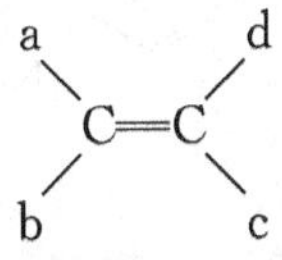

当分子中双键数目增加时，顺反异构体的数目也增加，如 1-溴-1,4-己二烯有四种顺反异构体：

顺，顺-构型

顺，反-构型

反，反-构型

反，顺-构型

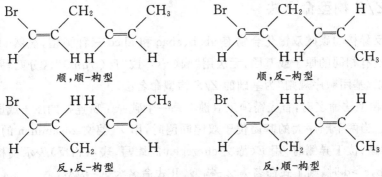

在脂环化合物中，环的结构也限制了碳原子的自由旋转。当环上两个或多个碳原子连接的原子或基团不相同时，也有顺反异构现象，如 1,4-二甲基环己烷：

顺-1,4-二甲基环己烷

反-1,4-二甲基环己烷

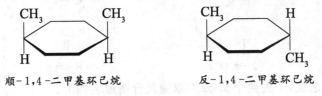

同样,不是所有的脂环化合物都有顺反异构,如甲基环丙烷、1,1-二甲基环丙烷都只有一种空间排布:

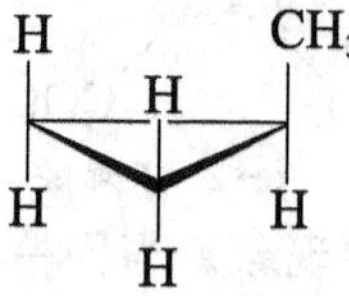

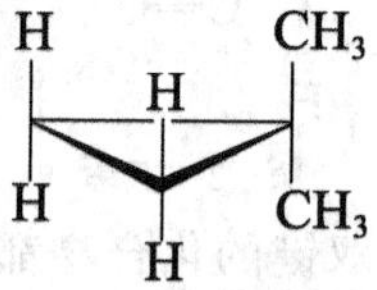

对脂环化合物来说,产生顺反异构的条件是,环上必须有两个或两个以上原子连有不相同的原子或基团。

含有 C=N 和 N=N 键的化合物,双键原子连接的原子(或基团)不同,也有顺反异构现象。如在醛肟中,羟基和原来醛基上的氢在同侧者为"syn"构型,异侧者为"anti"构型。

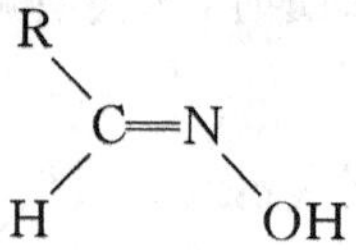

syn(顺) 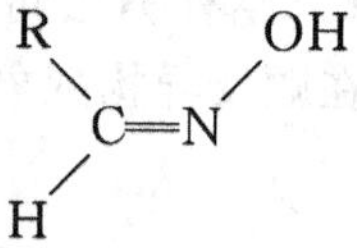   anti(反)

含 N=N 键的化合物主要是偶氮化合物(详见第 18 章),也可以存在顺反异构,如偶氮苯:

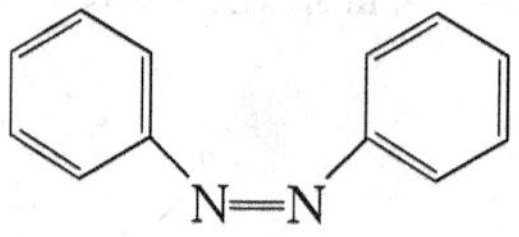

顺式 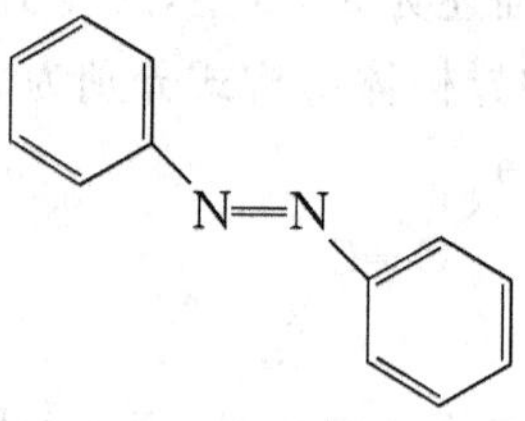   反式

14.1.2 Z/E 构型命名法

存在顺反异构的碳碳双键化合物有 abab、abac 和 abcd 三种类型,显然 abcd 型因两个双键原子上没有相同的原子或基团,无法用"顺(cis)"或"反(trans)"区分两种顺反异构体,因而需采用以"基团顺序规则"为基础的 Z/E 构型命名法。

用 Z/E 构型法命名时,首先需确定双键上每一个碳原子所连接的原子或原子团(基团)的顺序大小。当两个顺序大的基团位于双键同侧时,用 Z(德文 zusammen 的缩写,表示同侧)表示其构型;位于异侧时,用 E(德文 entgegen 的缩写,表示相反)表示其构型。例如下式中,当 a>b,c>d 时,则 I 式命名为 Z-构型,II 式命名为 E-构型:

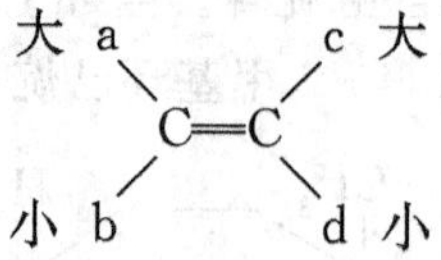

Z-构型   E-构型

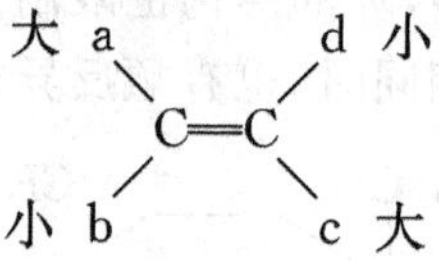

根据 Z/E 命名法,下列两个 abcd 型双键化合物命名如下:

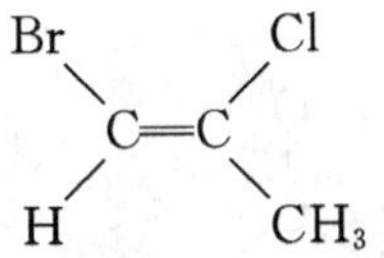

（Z）- 2 -氯- 1 -溴丙烯 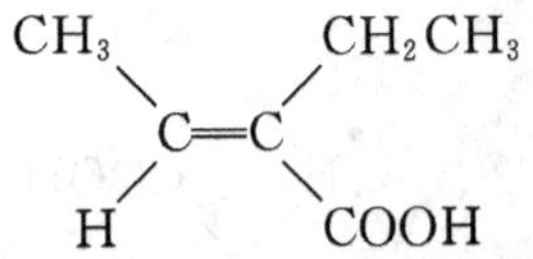   （E）- 2 -乙基- 2 -丁烯酸

　　顺/反构型命名法适用于 abab 型和 abac 型,不适用于 abcd 型;Z/E 构型命名法适用于所有类型的顺反异构体。目前这两套命名法同时使用,在环系化合物中,应用顺/反构型法命名更为直观,但遇到 abcd 型碳碳双键化合物时,需用 Z/E 构型命名法,如下列环系化合物的两个顺反异构体的构型命名:

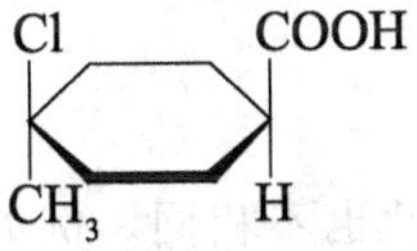

（Z）- 4 -甲基- 4 -氯环己烷甲酸 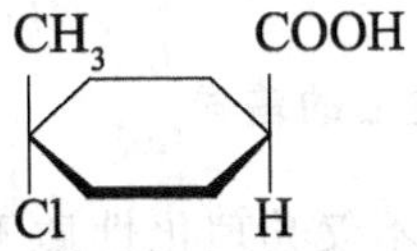   （E）- 4 -甲基- 4 -氯环己烷甲酸

　　必须注意的是,顺式构型的不一定是 Z 构型,反式构型的不一定是 E 构型,因为两套命名方法的依据不同。顺/反构型命名法是基于相同原子或基团来确定构型的,而 Z/E 命名法根据基团大小确定构型。例如:

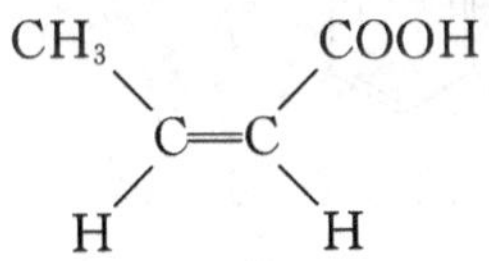

顺- 2 -丁烯酸　　　　　顺- 3 -甲基- 2 -戊烯　　　　　反- 3 -氯- 3 -己烯
（Z）- 2 -丁烯酸　　　　（E）- 3 -甲基- 2 -戊烯　　　　（Z）- 3 -氯- 3 -己烯

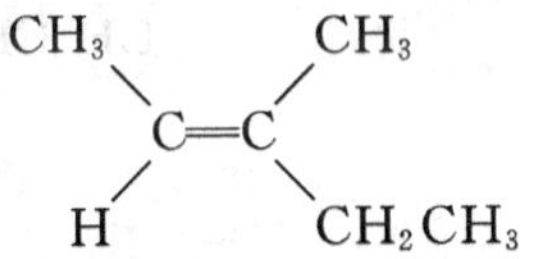

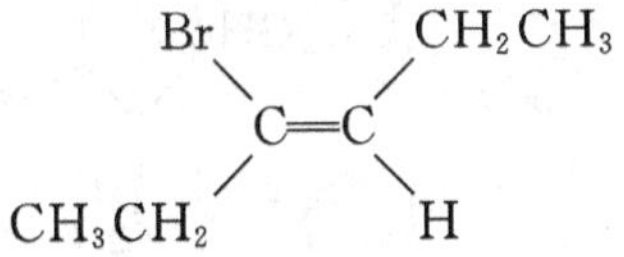

14.1.3 顺反异构体在性质上的差异

1. 物理性质上的差异

　　顺反异构体在偶极距、熔点、溶解度、沸点、相对密度、折光率等物理性质上都存在差异(见表 14.2)。一般情况下,反式异构体比顺式异构体稳定。例如丁烯二酸的两个异构体中,顺丁烯二酸的两个羧基处于双键同侧,距离较近,有较大的范德华斥力,热力学能较高,稳定性低;而反丁烯二酸的两个羧基处于双键异侧,排斥力较小,热力学能较低,比顺丁烯二酸稳定。

表 14.2　顺式和反式 2 -丁烯的物理性质

2 -丁烯	熔点/℃	沸点/℃	密度,20 ℃/(g·cm^{-3})	偶极矩/(C·m)
顺式	−139.3	3.5	0.6213	3.67×10^{-30}
反式	−105.5	0.9	0.6042	0.0

2. 化学性质上的差异

　　顺反异构体在化学性质上也存在某些差异,如顺丁烯二酸在 140 ℃下会失去水生成

酸酐。

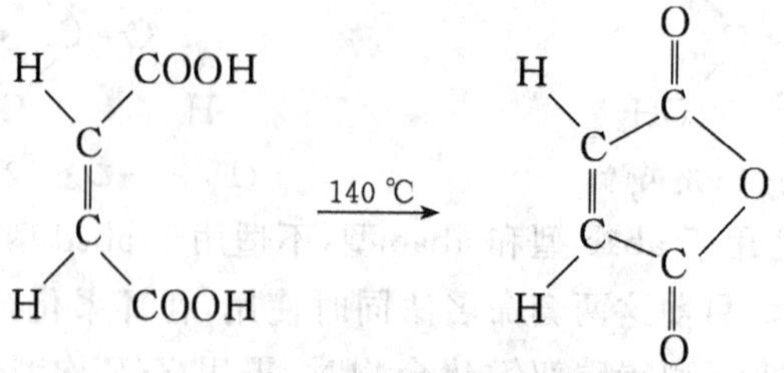

$$\underset{H}{\overset{H}{\underset{COOH}{\diagup}}}\ \overset{140\ ℃}{\longrightarrow}\ \text{(丁烯二酸酐结构式)}$$

反丁烯二酸在同样温度下却不反应,在温度升高至 275 ℃时,才会有部分丁烯二酸酐生成。

3. 生理活性上的差异

顺反异构体不仅其理化性质不同,而且生理活性也不相同。例如人工合成的己烯雌酚,其反式异构体生理活性较大,顺式则很低;维生素 A 的结构中具有 4 个双键,全部是反式构型,如果其中出现顺式构型,则生理活性大大降低;具有降血脂作用的亚油酸和花生四烯酸也全部为顺式构型。

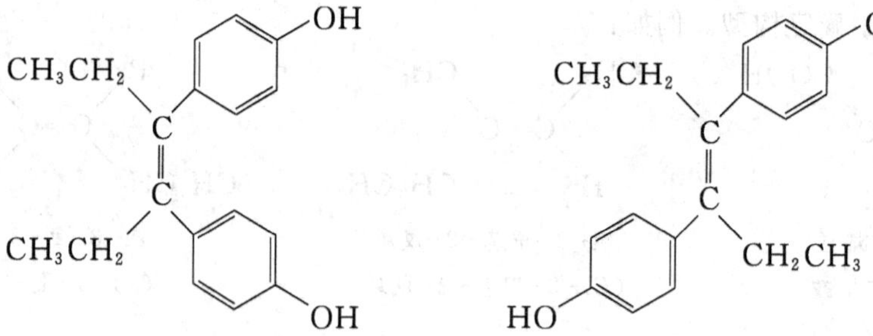

顺己烯雌酚

反己烯雌酚

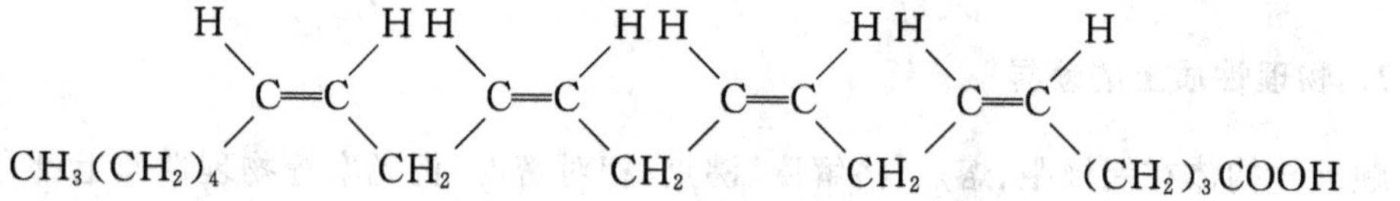

花生四烯酸(全顺式)

导致顺反异构体性质差异的原因是两者相应基团的空间距离不同,从而使顺反异构体分子中原子或基团之间的相互作用力不同。顺反异构体中相应基团间的距离不同,使得药物与受体表面作用的强弱程度也不同,即药理作用不同。由于顺反异构体对生物体的作用差别较大,因而大多数药物都有确定的顺反构型。

14.2　对映异构

14.2.1　对映异构现象和手性

对映异构现象是立体化学的重要内容,其产生原因是分子具有手性。人在照镜子时,在镜子里就会出现相应的镜像。任何物体都有它的实物与镜像的关系。有的物体能够与它的镜像完全重合,如均匀的木棒、皮球等;而有些物体却不能与它的镜像完全重合,如人的左手和右手(如图 14.1 所示)等。左手和右手这种互为实物与镜像,但不能完全重合的特性称为手性(chirality)。除人的手以外,脚、耳朵、螺丝钉等物体都具有手性。

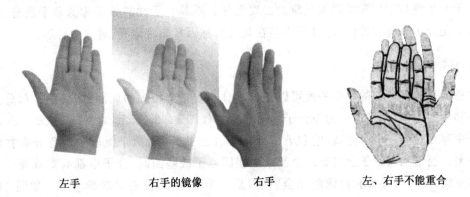

左手　　　右手的镜像　　　右手　　　左、右手不能重合

图 14.1　左、右手不能重合,互为镜像关系

一些化合物分子也具有实物与镜像不能完全重合的特性,即分子具有手性,称它们为手性分子。如图 14.2 所示,丁烷的实物与其镜像能完全重合,但 2-溴丁烷的实物与其镜像不能完全重合。因此,丁烷不是手性分子,而 2-溴丁烷是手性分子。2-溴丁烷具有两种互为实物与镜像却不能完全重合的立体异构体,由于它们之间呈对映关系,故称为对映异构体,简称对映体。这种现象称为对映异构现象。

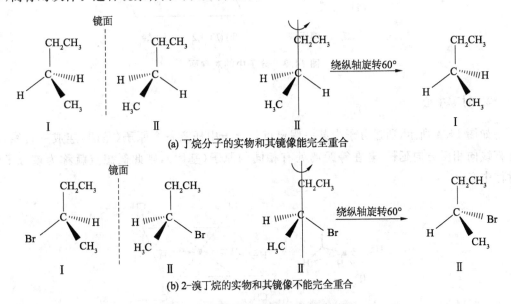

(a) 丁烷分子的实物和其镜像能完全重合

(b) 2-溴丁烷的实物和其镜像不能完全重合

图 14.2　有机分子的实物与镜像关系

从 2-溴丁烷分子的构造式可以看出,其 C_2 上连有四个不同的原子或基团,称之为手性碳原子或手性中心,用"C*"标示。如下列化合物都含有 1 个手性碳原子:

$$CH_3 - \overset{*}{C}H - COOH \qquad CH_3 - \overset{*}{C}H - COOH$$
$$\qquad\quad | \qquad\qquad\qquad\qquad |$$
$$\qquad\quad OH \qquad\qquad\qquad\qquad NH_2$$

除手性碳原子外,还有手性氮、磷和硫原子等。

14.2.2 分子的对称性和非手性

分子的手性是产生对映异构现象的必要条件。不具有手性的分子称为非手性分子,其结构特征是分子具有对称性,即分子中存在某些对称因素如对称面、对称中心等。

1. 对称面

对称面是假设存在的一个平面可以把分子分割成完全相同的两部分,其中一部分正好是另一部分的镜像,此平面称为该分子的对称面。如图 14.3a 所示,在 1,1 -二氯 -1 -溴甲烷分子中存在这样一个对称面,它包含了 H,C,Br 三个原子,两个氯原子对称分布在对称面的两侧。当饱和碳原子上连有两个及以上相同原子或基团时,分子中都有对称面。凡存在对称面的分子,其实物和镜像能完全重合,是非手性分子,没有对映异构体。如图 14.3b 所示,(E)-1,2 -二氯乙烯分子中所有的原子都在同一平面,该平面就是分子的对称面。故像(E)-1,2 -二氯乙烯这样的平面分子也不具有手性,同样也没有对映异构现象。

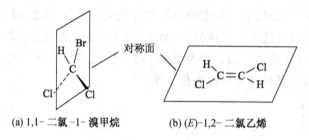

(a) 1,1 -二氯 -1 -溴甲烷   (b) (E)-1,2 -二氯乙烯

图 14.3 分子中的对称面

2. 对称中心

如图 14.4 所示,通过分子中某一假想点与分子中任意一个原子(基团)连成一直线,将此直线向相反方向延长,若在等距离处有相同的原子(基团),则此假想点就称为该分子的对称中心。

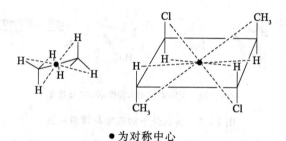

●为对称中心

图 14.4 分子中的对称中心

具有对称中心的分子和它的镜像能完全重合,不具有手性。因此,图 14.4 中所示的乙烷和 1,3 -二甲基 -2,4 -二氯环丁烷都是非手性分子,没有对映异构体。

除对称面、对称中心外,还可能存在对称轴等其他对称因素,但对称轴与分子手性没有必然联系。通常一个分子如果存在对称面或对称中心,则是非手性分子,没有对映异构体;反之,若没有对称因素存在,则分子为手性分子,有对映异构体。

必须指出的是,虽然具有手性碳原子的分子大多是手性分子,但具有手性碳原子的分子不一定都是手性分子,而没有手性碳原子的分子也可能是手性分子。只含一个手性碳原子的分子一定是手性分子。

14.2.3 对映异构体的旋光性

对映异构体能使平面偏振光的振动平面发生旋转。一对对映异构体中,如果其中一个使偏振光向右旋转,另一个则使偏振光向左旋转,因而也将对映异构称为旋光异构或光学异构。

1. 平面偏振光

光是一种电磁波,具有横波的特点,即传播方向与振动方向垂直。无论是普通光(波长为 400～800 nm 的光所组成的复合光)还是单色光(单一波长的光),其光波都在与其传播方向垂直的平面上振动。

如果将普通光通过一块尼科尔棱镜(Nicol prism,由方解石晶体加工而成)或偏振片(由聚乙烯醇制成),由于尼科尔棱镜或偏振片只允许与其晶轴相平行的平面上振动的光线(AA')透过,透过棱镜后的光就只在一个方向的平面上振动。这种只在一个方向的平面上振动的光,称为平面偏振光,简称偏振光(如图 14.5 所示)。

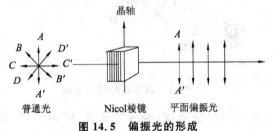

晶轴

普通光 　　Nicol棱镜 　　平面偏振光

图 14.5　偏振光的形成

2. 旋光性和旋光度

如图 14.6 所示,当偏振光通过物质时,有些物质(如水、乙醇等)不会使偏振光的振动平面旋转,有些物质(如乳酸、葡萄糖等)则会使偏振光的振动平面旋转一定的角度(α)。使偏振光的振动平面发生旋转的性质称为旋光性(optical activity),也称光学活性。

具有旋光性的物质称为旋光性物质或光学活性物质。乳酸、丙氨酸、葡萄糖等即为旋光性物质或光学活性物质,而水、乙醇、丙酮等则为非旋光性物质或非光学活性物质。

使偏振光的振动面向右(顺时针)旋转的对映异构体,称为右旋体,以"＋"或"d"表示;使偏振光的振动面向左(逆时针)旋转的对映异构体,称为左旋体,以"－"或"l"表示。旋光性物质使偏振光的振动面旋转的角度称为旋光度,通常用"α"表示。

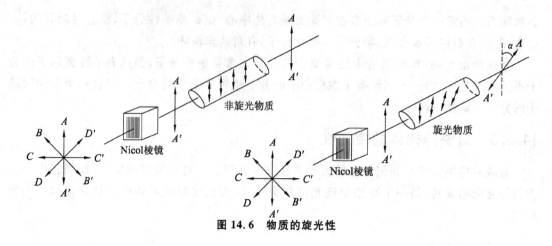

图 14.6 物质的旋光性

3. 旋光仪和比旋光度

实验室常用旋光仪来测定物质的旋光度。旋光仪的主要部件包括两个尼科尔棱镜(起偏镜和检偏镜),一个盛液管和一个刻度盘,其结构如图 14.7 所示。

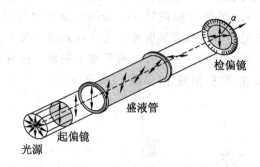

图 14.7 旋光仪结构示意图

由于旋光度与被测物质的溶液浓度、盛液管长度、溶剂、温度及光源的波长等因素有关,因而实验测得的旋光度并没有特征性。为了能比较物质的旋光性能,通常规定:1 cm^3 含 1 g 旋光性物质的溶液,在 1 dm 长的盛液管中测得的旋光度称为该物质的比旋光度,用 "$[\alpha]_\lambda^t$"表示。t 为测定时的温度;λ 为测定时光的波长(通常采用的钠光源波长为 589.3 nm,用符号 D 以下标表示)。例如,测得从肌肉中提取的乳酸的比旋光度为 $[\alpha]_D^{20} = +3.8°$,这表明肌肉乳酸在 20 ℃时,用钠光作光源测得其比旋光度为右旋 $3.8°$。

比旋光度是旋光性物质的特征常数,根据测得的比旋光度可判断旋光物质的纯度和含量。一对对映体包括一个左旋体和一个右旋体,两者的比旋光度绝对值相等,旋光方向相反。

14.2.4 对映异构体的表示方法

一般的平面结构式很难表示对映异构体中原子或基团在空间的相对位置,需用三维结构式才能表示其构型。例如,乳酸对映体可用分子模型楔形式或透视式表示其构型如图 14.8 所示。

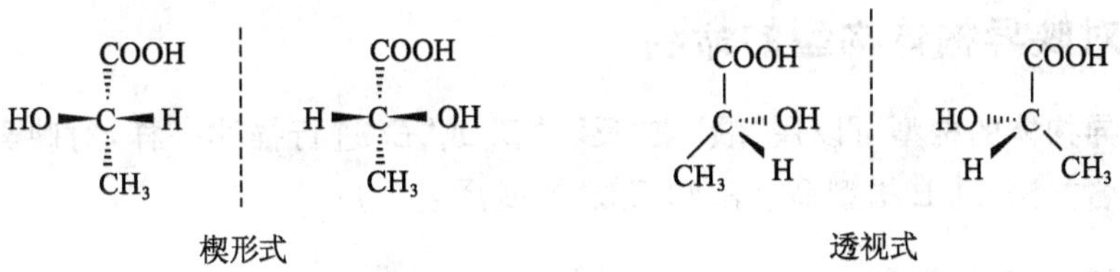

图 14.8 乳酸分子楔形式和透视式

这两种表示方法虽然比较直观,但书写较麻烦,特别是对结构复杂的分子就更难表达。为了便于书写和进行比较,常用费歇尔(Fischer)投影式表示。费歇尔投影式是将三维立体结构按规定方法投影后得到的平面图。投影的原则可归纳为"横前竖后碳纸面",即手性碳原子位于纸平面,使碳原子上连接的两个键处于横向(水平方向)并指向纸平面前方,面向观察者。另外两个键竖立(垂直方向)并指向纸平面后方,远离观察者。通常将碳链竖立,编号最小的碳原子放在上端,然后将这样固定下来的分子模型投影到纸平面上,就可得到费歇尔投影式如图 14.9 所示。两条直线交叉点相当于手性碳原子。

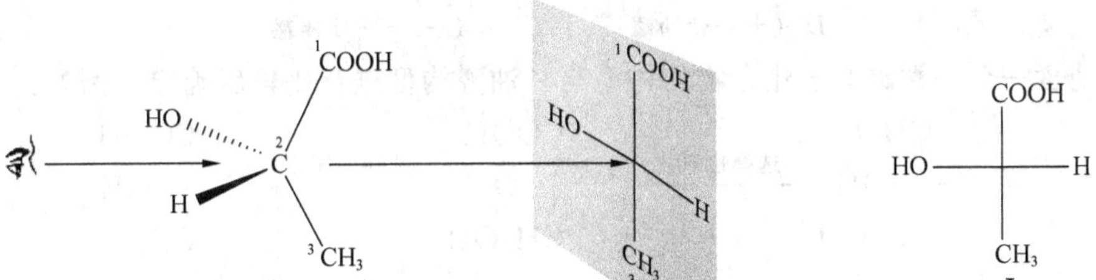

图 14.9 乳酸的费歇尔投影式

如果只采用"横前竖后"而不考虑"碳链竖立"的原则,同一个化合物在形式上可以有多种费歇尔投影式。如下面的 Ⅱ、Ⅲ、Ⅳ 式,它们与上述 Ⅰ 式实际上是同一化合物。

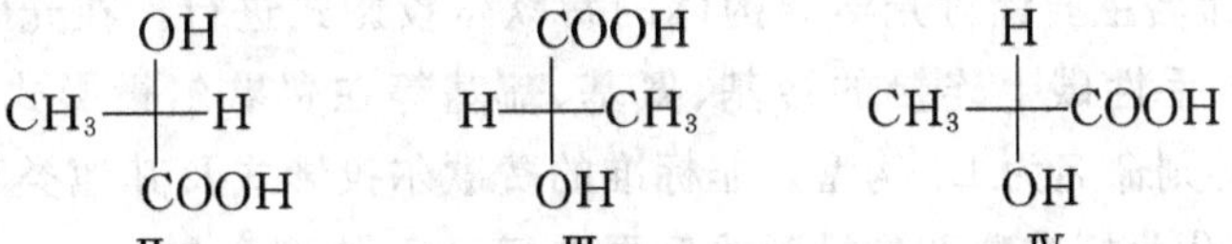

因此,通常使用"标准"的费歇尔投影式,即按系统命名法原则取其主链竖向排列,把编号为"1"的碳原子放在上方。如果投影式不处于此种情况时,如 Ⅱ、Ⅲ、Ⅳ 式,可以采用下面两种方法对投影式进行调整。

(1) 将费歇尔投影式沿纸面旋转 $180°$,构型不变(为原分子构型);若沿纸面旋转 $90°$ 或 $270°$,则构型改变为该分子的对映异构体。

(2) 将费歇尔投影式中手性碳原子上所连接的任意两个原子或基团相互交换奇数次,将会使构型变为其对映体的构型;若交换偶数次则不会改变原化合物的构型。

在使用费歇尔投影式时,投影式不能离开纸面而翻转,要注意投影式中基团的前后关系,并注意与立体结构相联系。

14.2.5　对映异构体构型的命名

与顺反异构体的构型可以用"顺"或"反"、"Z"或"E"进行描述一样,对映异构体的构型也有两套命名方法:D/L构型命名法和R/S构型命名法。

1. D/L构型命名法

对映异构体的旋光方向和旋光度可通过旋光仪测定,但手性碳原子上所连接的原子或基团在空间排列的真实情况(称为绝对构型)在1951年前还无法确定。为了避免对映体命名上的混淆,费歇尔选择甘油醛作为标准,规定(+)-甘油醛手性碳原子上的羟基在标准费歇尔投影式的右边,并命名为D-甘油醛,(-)-甘油醛手性碳原子上的羟基在标准费歇尔投影式的左边,并命名为L-甘油醛。

$$
\begin{array}{cccc}
& CHO & & CHO \\
H\!\!-\!\!\!\!-\!\!\!\!-\!\!OH & & HO\!\!-\!\!\!\!-\!\!\!\!-\!\!H \\
& CH_2OH & & CH_2OH \\
& D\text{-}(+)\text{-甘油醛} & & L\text{-}(-)\text{-甘油醛}
\end{array}
$$

其他含一个手性碳原子化合物的构型与甘油醛构型进行比较后确定。例如:

$$
\begin{array}{c}
CHO \\
H\!\!-\!\!\!\!-\!\!OH \\
CH_2OH \\
D\text{-}(+)\text{-甘油醛}
\end{array}
\xrightarrow{\text{选择性氧化}}
\begin{array}{c}
COOH \\
H\!\!-\!\!\!\!-\!\!OH \\
CH_2OH \\
D\text{-}(-)\text{-甘油酸}
\end{array}
\xrightarrow{\text{选择性还原}}
\begin{array}{c}
COOH \\
H\!\!-\!\!\!\!-\!\!OH \\
CH_3 \\
D\text{-}(-)\text{-乳酸}
\end{array}
$$

由于D/L构型是相对于人为规定的甘油醛构型确定的,不是实际测出的,因此早期的D/L构型称为相对构型。1951年,比沃埃(Bijvoet)用X-射线衍射法测得了右旋酒石酸的绝对构型,结果证实人为规定的甘油醛的构型恰好与实际的绝对构型完全吻合。因此,与标准甘油醛相关联比较而得的相对构型也就是绝对构型。

D/L构型的命名主要针对光学异构体的费歇尔投影式进行。在光学异构体的标准费歇尔投影式中,若手性碳上连接的羟基、氨基、巯基等在费歇尔投影式的右侧,则命名为D-构型,在左侧的则命名为L-构型。非标准的费歇尔投影式及其他类型的结构式如透视式、楔形式等需转化为标准费歇尔投影式后再进行D/L构型命名。

D/L构型命名法操作简单,但有很大的局限性,目前在糖类和氨基酸类化合物中仍习惯用该方法命名。

2. R/S构型命名法

由于D/L构型命名法的局限性,所以R/S构型命名法就应运而生。R/S命名法是IUPAC推荐使用的一种构型命名法。该方法不需要与其他化合物比较,而是根据化合物的实际构型(即绝对构型)来命名。其命名规则如下:

(1) 将与手性碳原子相连的4个原子或基团(a,b,c,d)按"顺序规则"由大到小排列成序,如a>b>c>d。

(2) 将顺序最小的原子或基团(即d)远离观察者,然后观察其余3个原子或基团,按a→

b→c 的顺序,若是顺时针方向排列,则其构型为 R(R 是拉丁文 *Rectus* 的字头);若是逆时针方向排列,则其构型为 S(S 是拉丁文 *Sinister* 的字头)。书写名称时,将 R 或 S 写在最前面,例如:

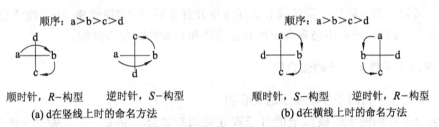

R-构型　　　　S-构型

　　　　　　　　　　　　　　　$Br>Cl>CH_3>H$　　　$OH>CHO>CH_2OH>H$

　　　　　　　　　　　　　　　(S)-1-氯-1-溴乙烷　　　(R)-甘油醛

　　用 R/S 构型命名法同样可以确定费歇尔投影式的构型,具体方法为:在费歇尔投影式中,若顺序最小的原子或基团位于竖键(即远离观察者),看其余 3 个原子或基团按顺序由高到低排列的方向,若为顺时针排列的为 R-构型,逆时针排列的为 S-构型如图 14.10a 所示;若顺序最小的的原子或基团位于横键(即面对观察者),看其余 3 个原子或基团按顺序由高到低排列的方向,若为顺时针排列的为 S-构型,逆时针排列的为 R-构型如图 14.10b 所示。

顺序:a>b>c>d　　　　　　　　　　　　顺序:a>b>c>d

　　顺时针,R-构型　　逆时针,S-构型　　　　顺时针,S-构型　　逆时针,R-构型

　　　　(a) d在竖线上时的命名方法　　　　　　　　(b) d在横线上时的命名方法

图 14.10　费歇尔投影式的 R/S 构型命名方法

费歇尔投影式 R/S 构型命名实例:

　　H 位于竖键

　　$OH→CHO→CH_2OH$,顺时针,R-构型

　　命名为(R)-甘油醛

　　H 位于横键

　　$Br→C_2H_5→CH_3$,逆时针,R-构型

　　命名为(R)-2-溴丁烷

　　H 位于横键

　　$NH_2→COOH→CH_3$,顺时针,S-构型

　　命名为(S)-丙氨酸

14.2.6　对映体的数目与非对映体

　　有机化合物分子中,随着手性碳原子数目的增加,对映异构体的数目也将随之增加,其

异构现象也更加复杂。

1. 含一个手性碳原子的化合物

含一个手性碳原子的化合物一定是手性分子,有一对对映异构体。乳酸、2-溴丁烷、丙氨酸等均属于此类化合物。

$$CH_3CHCOOH \atop \quad\ \ OH$$
乳酸

$$CH_3CHCH_2CH_3 \atop \quad\ \ Br$$
2-溴丁烷

$$CH_3CHCOOH \atop \quad\ \ NH_2$$
丙氨酸

乳酸是含一个手性碳原子的化合物。肌肉过度疲劳后产生的乳酸具有右旋性,称为右旋乳酸;用乳酸杆菌使葡萄糖发酵后产生的乳酸具有左旋性,称为左旋乳酸,它们是一对对映体。对映体之间的物理性质和化学性质一般都相同,比旋光度的数值也相等,仅旋光方向相反。但在手性条件下,对映体会表现出某些不同的化学性质,如反应速度和产物都有差异。

然而从酸奶中分离得到的乳酸或用传统的方法合成的乳酸却没有旋光性。这是由于这样得到的乳酸是等量的右旋乳酸和左旋乳酸的混合物,它们对偏振光的作用相互抵消,所以没有旋光性。这种含有等量右旋和左旋异构体的混合物,称为外消旋体,用"dl"或"$\pm$"表示。外消旋体和相应的左旋体或右旋体除旋光性不同外,物理性质、化学性质也有差异。在生理作用方面,外消旋体仍各自发挥其左旋体和右旋体的相应效能。

2. 含两个手性碳原子的化合物

(1) 含两个不相同手性碳原子的化合物

含两个不相同的手性碳原子的分子存在两对对映体。例如 2-羟基-3-氯丁二酸为 HOOC—CHOH—CHCl—COOH,分子中的 C_2 与 C_3 是两个不相同的手性碳原子,由于一个手性碳原子可形成一对对映体,因此该化合物应有两对对映异构体,其费歇尔投影式及构型名称如下:

COOH	COOH	COOH	COOH
H——OH	HO——H	H——OH	OH——H
H——Cl	Cl——H	Cl——H	H——Cl
COOH	COOH	COOH	COOH
I	II	III	IV
(2S,3S)	(2R,3R)	(2S,3R)	(2R,3S)

其中 I 和 II 是一对对映体,III 和 IV 是另一对对映体。比较 I 和 III,其分子中 $\overset{*}{C}_3$ 的构型呈对映关系,但 $\overset{*}{C}_2$ 构型却相同,不呈对映关系。像这种含有多个手性碳原子,而分子中只有部分手性结构不呈对映关系的构型异构体称为非对映异构体,简称非对映体。I 和 III、I 和 IV、II 和 III、II 和 IV 都属于非对映体。非对映体的旋光性不同,在物理性质和化学性质上也有差异。

随着手性碳原子数目的增加,其对映异构体的数目也增加。当分子中含有 n 个不相同的手性碳原子时,就可以有 2^n 个对映异构体。

（2）含两个相同手性碳原子的化合物

2,3-二羟基丁二酸（酒石酸 HOOC—CHOH—CHOH—COOH），分子中含有两个相同的手性碳原子，其费歇尔投影式及构型命名如下：

$$
\begin{array}{cccc}
\text{COOH} & \text{COOH} & \text{COOH} & \text{COOH} \\
\text{H}\!-\!\!-\!\text{OH} & \text{HO}\!-\!\!-\!\text{H} & \text{H}\!-\!\!-\!\text{OH} & \text{HO}\!-\!\!-\!\text{H} \\
\text{HO}\!-\!\!-\!\text{H} & \text{H}\!-\!\!-\!\text{OH} & \text{H}\!-\!\!-\!\text{OH} & \text{HO}\!-\!\!-\!\text{H} \\
\text{COOH} & \text{COOH} & \text{COOH} & \text{COOH} \\
\text{I} & \text{II} & \text{III} & \text{IV} \\
(2R,3R) & (2S,3S) & (2R,3S) & (2S,3R)
\end{array}
$$

（实际上应为"2R,3S"）

Ⅰ 和 Ⅱ 互为实物和镜像关系，为一对对映体。Ⅲ 和 Ⅳ 互为实物和镜像关系，似乎也是一对对映体，但如果将 Ⅲ 沿着纸面旋转180°后，即可得到 Ⅳ，它们实际上是同一化合物。若仔细观察 Ⅲ 和 Ⅳ 的构型，就可以发现其分子中存在对称面，可将分子分成互为物像的两部分，且完全重合。

由此表明 Ⅲ 和 Ⅳ 是非手性分子，无对映异构体，无旋光性。这种分子内含有多个手性碳原子，但因存在对称因素而使分子无旋光性的化合物称为内消旋体，通常以"*meso*"表示。上述(2R,3S)-酒石酸即为内消旋酒石酸。内消旋体分子内由于相同手性碳原子的构型相反，它们的旋光方向相反，而旋光角度相等，导致分子内部的旋光性相互抵消，成为非光学活性的化合物。因此，含两个相同手性碳原子的分子只有一对对映体和一个内消旋体。左、右旋酒石酸与内消旋体酒石酸不呈镜像关系，为非对映体。

内消旋体的产生，说明分子具有手性的根本原因在于分子的不对称性，而非分子有无手性碳原子。当分子中含有相同的手性碳原子时，由于有内消旋体的存在，其对映异构体的数目会少于 2^n 个。

14.2.7　对映异构体的生物学意义

生物体中具有重要生理意义的有机化合物，如蛋白质、糖类、核酸、酶，绝大多数都具有手性。这些手性物质的构型及其生物活性有着密切的关系，例如，作为生命基础的蛋白质及其酶的基本单位 α-氨基酸主要是 L-型；天然存在的单糖多为 D-型，对人体有着重要作用的葡萄糖只有右旋异构体才能被人体吸收，因而血浆代用品葡萄糖酐为右旋糖酐。手性药物往往是其中一个对映异构体具有较强的生物活性，而另一对映体则无活性，或者活性很低，有的甚至产生相反的生理作用。例如，D-天门冬素是甜味，而 L-天门冬素则是苦味;右旋维生素 C 具有抗坏血病的作用,而其对映体无效;左旋氯霉素对治疗伤寒等疾病有效,而右旋体则几乎无效。左旋多巴[2-氨基-3-(3,4-二羟基苯基)丙酸]是治疗帕金森病的药物,而它的右旋体不仅无生理作用,而且有毒。

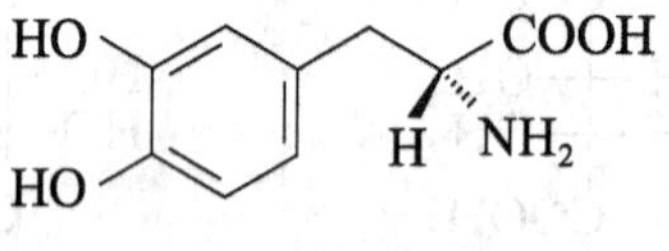

（＋）-Dopa(多巴)　　　　　　　　（－）-Dopa(多巴)

（无生理作用）　　　　　　　　　　（抗帕金森症）

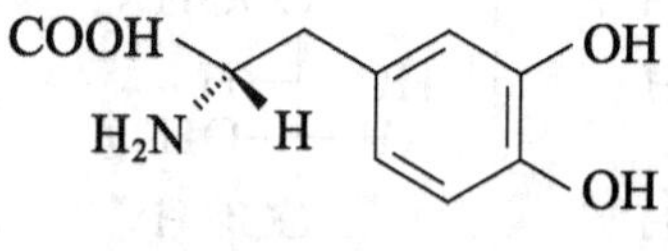

临床上用于治疗心律失常、心绞痛、急性心肌梗塞等的药物——盐酸心得安,其 R-构型的疗效为 S-构型的 $60\sim100$ 倍。

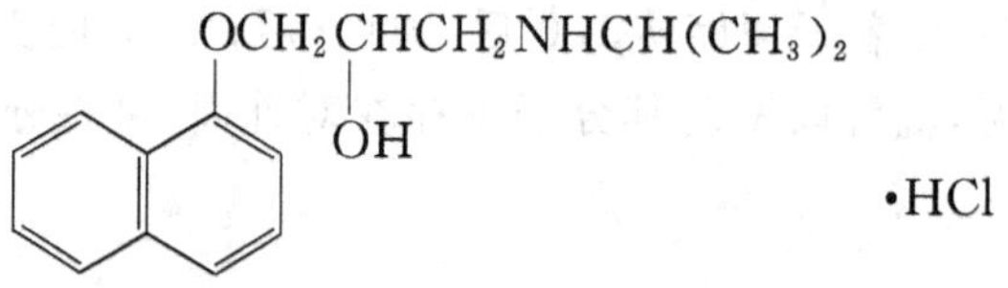

盐酸心得安(proprarolol hydrochloride)

20 世纪 50 年代末期,欧洲曾经发生孕妇因服用酞胺哌啶酮(俗称"反应停"),从而导致胎儿畸形的惨剧(历史上称为"反应停事件")。后经研究发现,药物"反应停"为外消旋体,其中的 R-型异构体起镇静的作用,而 S-型异构体则有致畸作用,故妊娠妇女服用此药后出现了多例畸变胎儿。

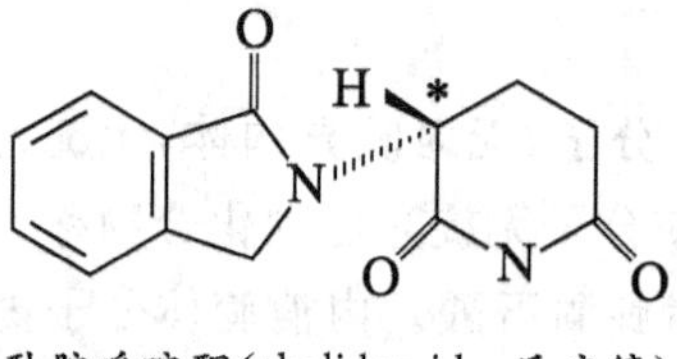

酞胺哌啶酮(thalidomide,反应停)

一对对映体之所以会有如此不同的生物活性,这与生命活动的重要基础物质——生物大分子都具有手性特征有关。药物分子要发挥其药效,就必须与细胞的专一受体靶位相结合,而受体大多为具有手性的蛋白质。因此,药物的活性必须通过与受体分子之间的严格手性匹配和手性识别而实现。只有当药物手性分子完全符合手性受体的靶点时,药物分子才能与受体很好地结合,这时手性药物才能发挥其作用。

14.3　构象异构

在有机化学发展过程中一直认为单键是可以自由旋转的。自发现某些联苯衍生物具有手性以后,才知道单键的旋转在一定条件下会受到阻碍。1936 年以后,研究发现即使很简单的化合物如乙烷中的单键的旋转也不是完全自由的,由此产生了构象的概念。

14.3.1　乙烷的构象

乙烷分子的两个甲基以单键相连,如使一个甲基不动,另一个甲基围绕碳碳单键而转动,则两个甲基上连接的氢原子在空间排列的方式将不断改变,得到无数种不同的构象。

如图 14.11 和图 14.12 所示,构象可以用纽曼(Newman)投影式或锯架(Sawhorse)透视式表示。

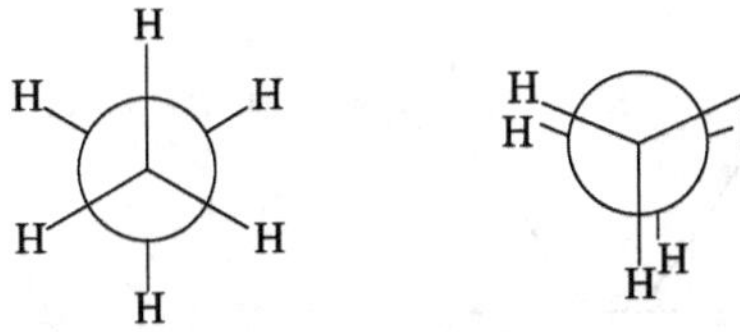

图 14.11 乙烷的 Newman 投影式   图 14.12 乙烷的 Sawhorse 透视式

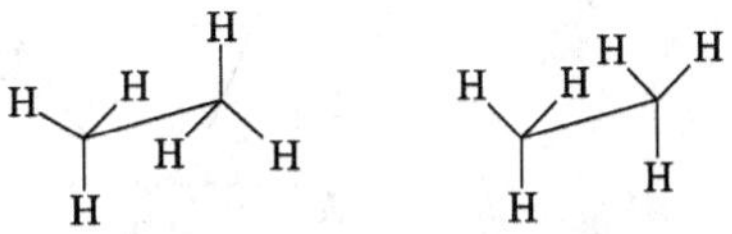

透视式比较直观,所有的原子和键都能看见,但不易画好。投影式是在 C—C 键的延长线上观察,用圆圈表示距眼睛远的一个碳原子,它连接的 3 个氢原子画于圆外,用圆心表示距眼睛近的一个碳原子,它连接的 3 个氢原子通过圆心。Newman 投影式用来表示复杂分子的整体形状是不合适的,但它有明确表示原子围绕某个键的空间排布的特点,特别适合于表示非平面原子的空间排布。

由图 14.11 可见,投影式 I 中甲基上的一个氢原子正好处于另一个甲基的两个氢原子之间,两个甲基上的氢原子相互交叉,所以把这种构象称为交叉式。交叉式中两个不同碳原子上的氢原子彼此距离最远,电子云排斥和范德华排斥力最小,最稳定;投影式 II 中一个甲基上的氢原子正好处于另一个甲基氢原子前面,两个甲基上的氢原子相互重叠,所以把这种构象称为重叠式。重叠式中两个不同碳原子上的氢原子彼此距离最近,电子云排斥和范德华排斥力最大,最不稳定。

实际上,乙烷分子因 C—C 键的旋转,还存在着由交叉式到重叠式的一系列中间状态的构象,如图 14.13 所示。在这些中间状态的构象中,两个不同碳原子上的氢原子彼此距离介于交叉式的最远和重叠式的最近之间,所以它们的稳定性也就介于交叉式和重叠式之间。

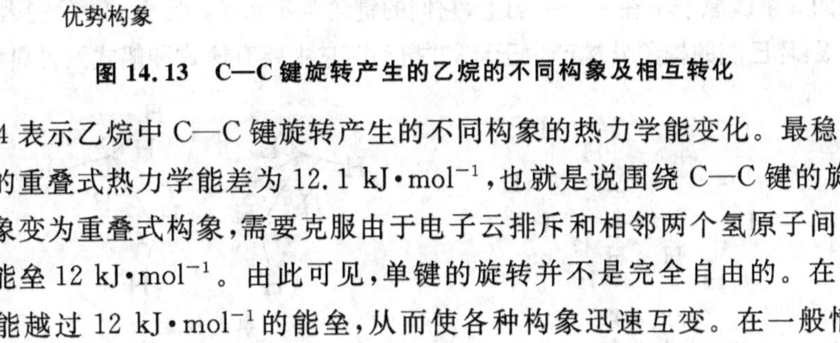

图 14.13 C—C 键旋转产生的乙烷的不同构象及相互转化

图 14.14 表示乙烷中 C—C 键旋转产生的不同构象的热力学能变化。最稳定的交叉式和最不稳定的重叠式热力学能差为 12.1 kJ·mol^{-1},也就是说围绕 C—C 键的旋转,由乙烷的交叉式构象变为重叠式构象,需要克服由于电子云排斥和相邻两个氢原子间的范德华排斥力形成的能垒 12 kJ·mol^{-1}。由此可见,单键的旋转并不是完全自由的。在常温下分子的热运动就能越过 12 kJ·mol^{-1} 的能垒,从而使各种构象迅速互变。在一般情况下($T>$ $-250 ℃$),乙烷的各种构象能迅速相互转化,处于平衡之中。对单个乙烷分子而言,大部分

时间在稳定的构象式上;对一群乙烷分子而言,在某一时刻,绝大多数分子在稳定的构象式上。因此,最稳定的构象在平衡体系中占比最高,称为优势构象。

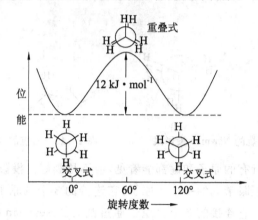

图 14.14　C—C 键旋转产生的乙烷不同构象的热力学能变化

14.3.2　丁烷的构象

丁烷分子中有 3 个 C—C 键,每一个 C—C 键的旋转都产生不同的构象,这里主要讨论丁烷中间 C—C 键旋转产生的 4 种典型构象,用 Newman 投影式表示如下:

对位交叉式	邻位交叉式	部分重叠式	全重叠式
(优势构象)			

显然这 4 种构象的稳定性顺序如下:对位交叉式＞邻位交叉式＞部分重叠式＞全重叠式。一般温度下,正丁烷的各种构象能迅速相互转化,处于平衡之中。其中,最稳定的对位交叉式约占 68%,邻位交叉式约占 32%,而最不稳定的全重叠式是很难存在的。

14.3.3　环己烷的构象

环己烷的 6 个碳原子不在一个平面上,它们的键角为 109.5°。环上 C—C 键因环的刚性结构转动非常有限,环己烷的构象异构产生于环的"扭动",它主要有椅式和船式两种典型构象:

椅式构象
(优势构象)　　　　　　船式构象

　　在椅式构象中,每一个 C—C 键上的原子都处于交叉式构象,其稳定性最高,是环己烷的优势构象。在船式构象中,其中有两个碳碳键(C_2—C_3,C_5—C_6)上的原子处于重叠式构象,这是船式构象不稳定的原因之一。此外,船式构象中船头(C_1)和船尾(C_4)碳原子上的两个氢原子距离特别近,范德华排斥力很大,因而船式构象很不稳定。环己烷最不稳定的构象是半椅式。

　　同样在一定温度下,环己烷的各种构象异构体能通过环的扭动迅速转化,在平衡体系中最稳定的优势构象占比最高。

14.3.4　环己烷衍生物的构象

　　环己烷衍生物是指环己烷分子中一个或几个氢原子被其他原子或基团取代的化合物。环己烷衍生物的构象异构主要讨论取代基在椅式构象的不同位置引起的稳定性差异。环己烷椅式构象中有两种 C—H 键,如下所示,相对于环直立的碳氢键称为竖键或 a 键,相对于环平伏的碳氢键称横键或 e 键,各有 6 个,交替分布在环的上面和下面。

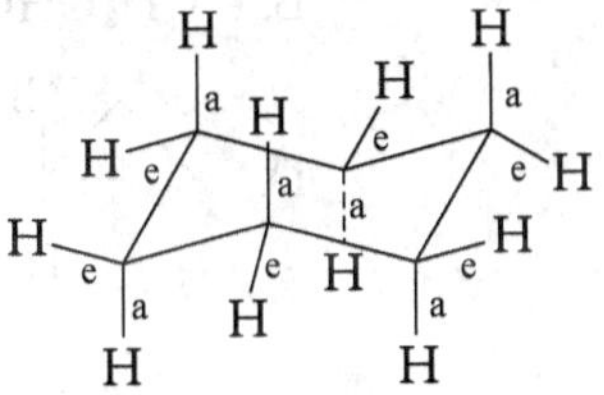

　　环己烷衍生物的取代基处于 a 键和 e 键时有构象异构现象,在 a 键时,体积大的取代基与环同一面的两个竖键氢原子距离较近,斥力较大,较不稳定,因此 a 键取代的构象稳定性不如 e 键取代的稳定;对多个取代基的环己烷衍生物,取代基在 e 键上的越多,构象越稳定。

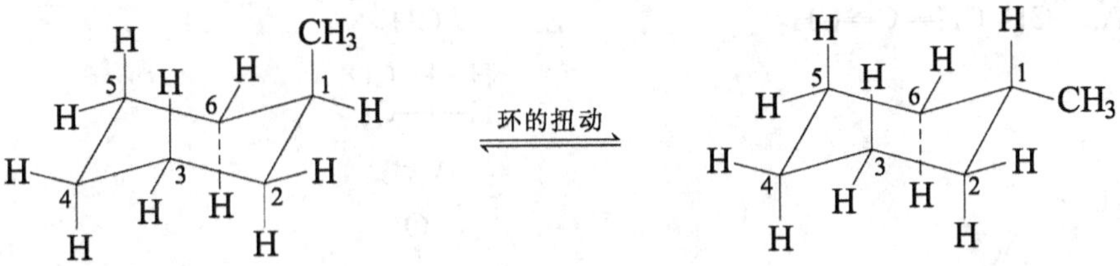

a 键取代的构象　　　　　　　　　　e 键取代的构象
　　　　　　　　　　　　　　　　　（优势构象占 95%）

　　顺反异构、对映异构和构象异构都是因分子中原子或基团在空间的排布不同产生的立体异构;但构象异构是因单键的旋转导致的,而且构象异构体之间可通过单键的旋转迅速互变,且每一种构象异构体停留的时间非常短,不能单独体现这一异构体与其他异构体不同的性质,因而一般将构象异构体视为同一种物质。空间排布一定的顺反异构体和对映异构体间相互不能转化,并表现出与其他异构体不同的性质,如左旋乳酸和右旋乳酸表现出光学活性不同。顺反异构体在性质上的差别可能更大,因此顺反异构体不是同一种物质;对映异构体也不是同一种物质。顺反异构体和对映异构体都不能由单键的旋转产生,统称为构型异构体。

习　题

1. 选择题

(1) 下列化合物具有顺反异构体的是(　　)。

    A. $CH_3CH\!\!=\!\!CH_2$
    B. $(CH_3)_2C\!\!=\!\!CHCH_3$

    C. 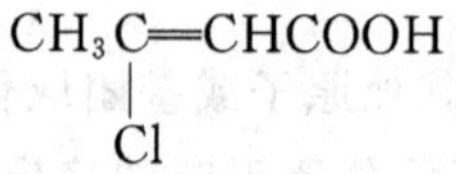 $CH_3\underset{\underset{Cl}{|}}{C}\!\!=\!\!CHCOOH$
    D. 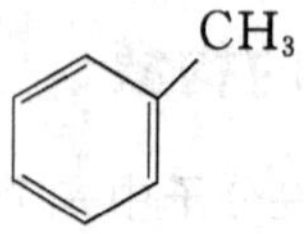 甲苯（CH_3取代苯环）

(2) 下列化合物既能产生旋光异构，又能产生顺反异构的是(　　)。

    A. $(CH_3)_2C\!\!=\!\!CHCH_3$
    B. 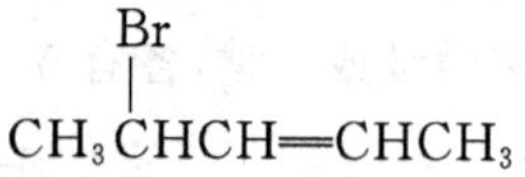 $CH_3CH\underset{\underset{Br}{|}}{C}H\!\!=\!\!CHCH_3$ （Br 在 CH 上）

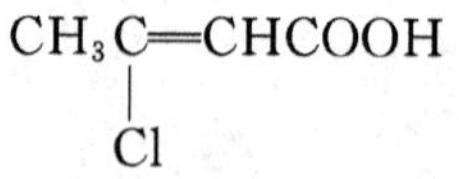

$CH_3\underset{\underset{Br}{|}}{CH}CH\!\!=\!\!CHCH_3$

    C. $CH_3\underset{\underset{Cl}{|}}{C}\!\!=\!\!CHCOOH$
    D. 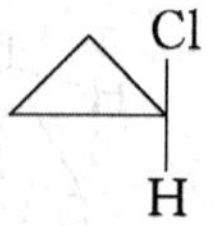 环丙烷（含 Cl、H 取代）

    E. 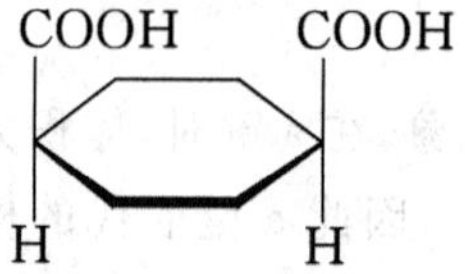 环己烯二羧酸（COOH、H 取代）

(3) 下列化合物中具有旋光性的是(　　)。

    A. $CH_3CH\!\!=\!\!C\!\!=\!\!CH_2$
    B.

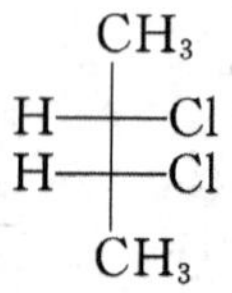

费歇尔投影式：
$$\begin{array}{c} CH_3 \\ H-\!\!-Cl \\ H-\!\!-Cl \\ CH_3 \end{array}$$

    C. $CH_3\underset{\underset{OH}{|}}{CH}CH_2COOH$
    D. 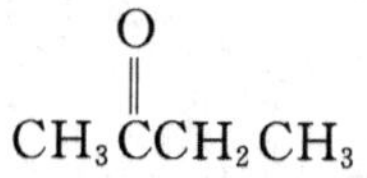 $CH_3\overset{\overset{O}{\|}}{C}CH_2CH_3$

(4) 下列化合物分子中手性碳原子的构型为 S-构型的是(　　)。

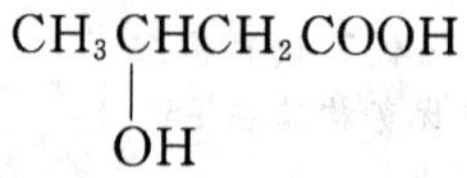

    A. 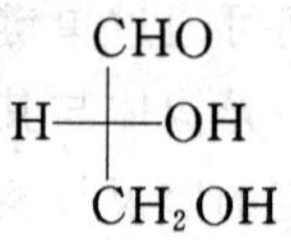 $\begin{array}{c} CHO \\ H-\!\!-OH \\ CH_2OH \end{array}$
    B. $\begin{array}{c} CHO \\ HO-\!\!-CH_2OH \\ H \end{array}$

    C. $\begin{array}{c} COOH \\ H_2N-\!\!-H \\ CH_3 \end{array}$
    D. 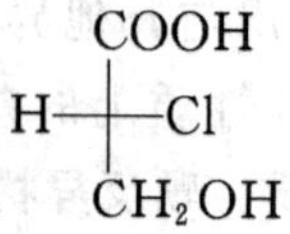 $\begin{array}{c} COOH \\ H-\!\!-Cl \\ CH_2OH \end{array}$

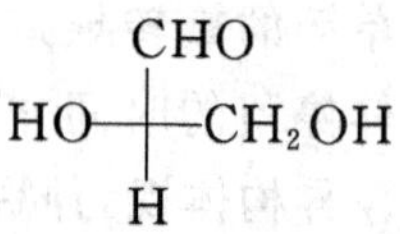

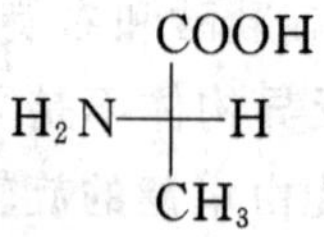

(5) 2-氯-3-溴丁烷可能的旋光异构体数目为(　　)。

    A. 2个
    B. 3个
    C. 4个

D. 5个　　　　E. 6个

(6) 下列异构现象中哪一种不属于构造异构(　　)。

A. 位置异构　　B. 顺反异构　　C. 官能团异构

D. 碳链异构　　E. 互变异构

2. 判断题

(1) 没有 C^* 的分子一定是非手性分子,必无旋光性。　(　　)

(2) 手性分子并不一定都有旋光性。　(　　)

(3) 分子具有旋光性,一定有 C^*。　(　　)

(4) 分子中只有一个 C^*,它一定有旋光性。　(　　)

(5) 分子没有旋光性,就一定无 C^*。　(　　)

3. 下列化合物有顺反异构体吗?如有,写出其顺反异构体并用顺/反构型法和 Z/E 命名法分别标明其构型。

(1) 1-苯基丙烯　　(2) 2-甲基-2-丁烯

(3) 2,3-二氯-2-丁烯　　(4) 1-氯-1,2-二溴乙烯

4. 下列各组化合物中,哪些代表同一化合物,哪些互为对映体?哪些是内消旋体?

(1)

Ⅰ　Ⅱ　Ⅲ　Ⅳ

(2)

Ⅰ　Ⅱ　Ⅲ　Ⅳ

(3)

Ⅰ　Ⅱ　Ⅲ　Ⅳ

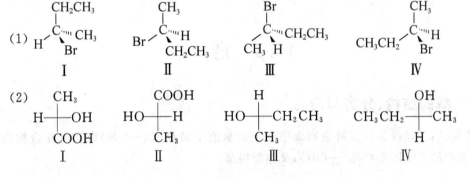

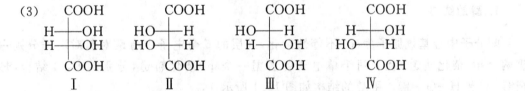

5. 化合物A的分子式为 C_5H_{10},有光学活性,能使 Br_2 的 CCl_4 溶液褪色,但不能使 $KMnO_4$ 的水溶液褪色,请推测A可能的结构式。

第 15 章

醇、酚、醚

醇、酚和醚都是烃的含氧衍生物,可视为水分子中的氢原子被烃基取代所得的化合物。硫与氧同属元素周期表第ⅥA族,含硫有机物与含氧有机物有一些相似的性质,故本章一并讨论硫醇和硫醚。

H—O—H   R—OH   Ar—OH   (Ar)R—O—R′(Ar′)   R—SH   R—S—R′
　水　　　　醇　　　　酚　　　　　　醚　　　　　　　硫醇　　　硫醚

醇、酚和醚均为重要的含氧有机物,有些可直接用于医药行业,有些是合成药物的重要原料。

15.1　醇

15.1.1　醇的结构、分类与命名

脂肪烃、脂环烃或芳烃侧链饱和碳原子上的氢原子被羟基(—OH)取代的化合物称为醇,醇分子中的官能团是羟基(—OH),又称醇羟基。

1. 醇的结构

醇分子中羟基氧原子为 sp³ 不等性杂化,外层的 6 个电子中有两对孤对电子分别占据两个 sp³ 杂化轨道,余下两个单电子各占据一个 sp³ 杂化轨道,分别与 C,H 结合,形成 C—O 和 H—O σ 键。甲醇的结构如图 15.1 所示。

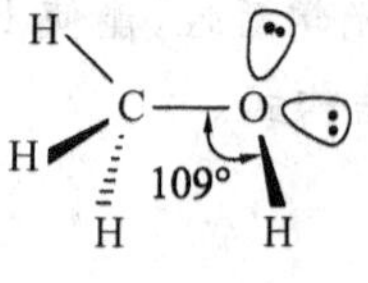

图 15.1　甲醇的结构

2. 醇的分类

根据羟基所连碳原子的类型,醇可以分为伯醇(1°醇)、仲醇(2°醇)和叔醇(3°醇)。

$$R-\underset{\underset{H}{|}}{\overset{\overset{H}{|}}{C}}-OH \qquad R-\underset{\underset{H}{|}}{\overset{\overset{R'}{|}}{C}}-OH \qquad R-\underset{\underset{R''}{|}}{\overset{\overset{R'}{|}}{C}}-OH$$

伯醇 仲醇 叔醇

根据烃基的种类,醇可以分为饱和醇、不饱和醇、脂环醇和芳香醇。

$$CH_3CH_2CH_2OH \qquad CH_2=CHCH_2OH \qquad \text{环戊烷}-OH \qquad \text{苯}-CH_2OH$$

饱和醇 不饱和醇 脂环醇 芳香醇

根据所含羟基的数目,醇可以分为一元醇、二元醇、三元醇等。

$$CH_3CH_2CH_2OH \qquad \underset{\underset{OH}{|}}{CH_2}-\underset{\underset{OH}{|}}{CH_2} \qquad \underset{\underset{OH}{|}}{CH_2}-\underset{\underset{OH}{|}}{CH}-\underset{\underset{OH}{|}}{CH_2}$$

一元醇 二元醇 三元醇

3. 醇的命名

简单一元醇通常用普通命名法命名,将烃基名称置于"醇"之前,省略"基"字称为"某醇"。例如:

$$CH_3CH_2CH_2OH \qquad \underset{\underset{CH_3}{|}}{CH_3CHOH} \qquad \underset{\underset{CH_3}{|}}{CH_3CHCH_2OH} \qquad \underset{\underset{OH}{|}}{CH_3CHCH_2CH_3} \qquad \underset{\underset{CH_3}{|}}{\overset{\overset{CH_3}{|}}{CH_3COH}}$$

正丙醇 异丙醇 异丁醇 仲丁醇 叔丁醇

$$CH_2=CHCH_2OH \qquad \text{环己烷}-OH \qquad \text{苯}-CH_2OH$$

烯丙醇 环己醇 苯甲醇(苄醇)

结构比较复杂的醇则以系统命名法命名。选择包含连有羟基的碳原子的最长碳链为主链,并按主链所含碳原子数目称为"某醇";从离羟基最近的一端开始对主链编号,羟基位次用阿拉伯数字写在"某醇"之前,并用短线隔开;其他取代基的位次、数目和名称按基团次序规则依次写在羟基位次前面。例如:

$$\underset{\underset{OH}{|}}{CH_3CHCH_2CH_3} \qquad \underset{\underset{CH_3}{|}}{\overset{\overset{CH_3}{|}}{CH_3COH}} \qquad \underset{\underset{CH_3}{|} \quad \underset{CH_3}{|}}{CH_3CHCH_2CHOH}$$

2-丁醇 2-甲基-2-丙醇 4-甲基-2-戊醇

$$\text{环己烷}\overset{CH_3}{\underset{OH}{|}} \qquad \text{苯}-CH_2CH_2OH$$

1-甲基环己醇 2-苯基乙醇

不饱和醇则应选择既含有羟基碳原子又含有不饱和键的最长碳链为主链,编号从靠近

羟基的一端开始,书写名称时应标明不饱和键和羟基的位次。例如:

$$CH_3-CH=CHCHCH_2CH_3$$
$$\underset{\substack{|\\CHOH\\|\\CH_3}}{}$$

3-乙基-4-己烯-2-醇

$$\text{(苯环)}-CH=CHCH_2OH$$

3-苯基-2-丙烯醇

多元醇应尽可能选择含有多个羟基在内的最长碳链作为主链,根据羟基的数目和位次分别称为某二醇、某三醇等,并在名称前面依次标明羟基的位次。例如:

$$\underset{\substack{|\\OH\quad\ \ OH}}{CH_2CH_2CH_2}$$

1,3-丙二醇

$$\underset{\substack{|\qquad|\quad|\quad|\\OH\ \ CH_3\ OH\ OH}}{CH_3-CH-CH-CH-CH_2}$$

3-甲基-1,2,4-戊三醇

某些天然醇习惯根据其来源以其俗名命名。例如:

$$\begin{array}{c}CH_2OH\\H-\!\!\!\!-OH\\HO-\!\!\!\!-H\\H-\!\!\!\!-OH\\CH_2OH\end{array}$$

木糖醇

$$\begin{array}{c}CH_2OH\\H-\!\!\!\!-OH\\HO-\!\!\!\!-H\\H-\!\!\!\!-OH\\H-\!\!\!\!-OH\\CH_2OH\end{array}$$

山梨醇

15.1.2 醇的性质

1. 物理性质

直链饱和一元醇中,含 1~4 个碳原子的醇是无色、有特殊气味和辛辣味道的透明液体;含 5~11 个碳原子的醇是具有不愉快气味的黏稠油状液体;含 12 个碳原子以上的直链醇为无色无味的蜡状固体。

链状饱和一元醇的沸点随碳原子数目的增加而升高。碳原子数相同的醇的沸点随支链的增加而降低。例如,含 4 个碳原子的饱和醇,其沸点高低次序为正丁醇>仲丁醇>叔丁醇。低级直链饱和一元伯醇的沸点比相对分子质量相近的烷烃高得多,如甲醇(相对分子质量为 32)的沸点为 64.7 ℃,而乙烷(相对分子质量为 30)的沸点仅为 -88.6 ℃。这是由于醇是极性分子,且液态低级醇分子间可通过氢键缔合。当醇从液态变为气态时,不仅要克服分子间作用力,还必须消耗更多的能量以破坏氢键,所以醇的沸点比相对分子质量相近的烷烃要高得多。

$$\begin{array}{ccccccc}
R & & R & & R & & \\
| & & | & & | & & \\
O & & O & & O & & \\
\diagdown & \diagup & \diagdown & \diagup & \diagdown & \diagup & \\
H & H & H & H & H & H \\
& | & & | & & | & \\
& O & & O & & O & \\
& | & & | & & | & \\
& R & & R & & R &
\end{array}$$

小分子多元醇分子间可以形成更多的氢键,因此分子中所含羟基的数目越多,沸点越高。例如,乙二醇的沸点比相对分子质量相近的丙醇的沸点高 100 ℃。随着相对分子质量的增大,烃基会阻碍氢键的形成,使醇分子间的氢键缔合程度变小,导致其沸点与相应的烃的沸点越来越接近。

醇羟基能与水形成氢键,故低级醇如甲醇、乙醇、丙醇能与水混溶。随着烃基的增大,醇羟基与水形成氢键的能力减弱,醇在水中溶解度随之迅速降低,直至不溶。例如正丁醇在水中的溶解度急剧下降为 7.9 g,正癸醇则几乎不溶于水。

小分子多元醇中羟基数目增多,就有更多的部位与水形成氢键,在水中溶解度相应变大。例如丙三醇(俗称甘油)能与水互溶,吸湿性很强,对皮肤有保湿作用,也是无机盐和某些药物的良好溶剂,广泛应用于药剂和化妆品工业。常见醇的物理常数见表 15.1。

表 15.1　常见醇的物理常数

有机物名称	熔点/℃	沸点/℃	密度/(g·cm^{-3})	溶解度/[g·(100 g 水)$^{-1}$],25 ℃
甲醇	−97.5	64.6	0.791	∞
乙醇	−114.1	78.3	0.789	∞
正丙醇	−124.4	97.2	0.800	∞
异丙醇	−89.5	82.4	0785	∞
正丁醇	−89.5	117.3	0.810	7.9
异丁醇	−108	108	0.802	10.0
仲丁醇	−114.7	99.5	0.806	12.5
叔丁醇	25.5	82.2	0.789	∞
正戊醇	−77.6	138.0	0.814	2.3
正己醇	−47.4	157.6	0.814	0.6
正癸醇	6.0	232.9	0.829	—
正十二醇	24.0	262.0	0.831	—
乙二醇	−12.6	197	1.113	∞
丙三醇	18	290(分解)	1.261	∞

2. 化学性质

醇的化学性质主要发生在官能团羟基上。由于氧原子的电负性较大,O—H 键和 C—O 键都有较强的极性,易发生氧氢键断裂和碳氧键断裂的反应。氧氢键断裂主要表现为醇的弱酸性,可与活泼金属反应放出氢气。碳氧键断裂主要表现为羟基可被其他原子或基团所取代的亲核取代反应。受羟基的影响,α-C 原子上的氢原子易被氧化(脱氢),β-C 原子上的氢原子也可与羟基发生消除反应。

（1）醇的酸性

因氧原子的电负性较大,所以醇羟基上的氢原子具较强的活性,有一定的酸性,能与金属钠缓慢反应放出氢气,并生成醇钠。该反应和水与钠的反应类似,但反应缓慢。

$$H—OH + Na \longrightarrow NaOH + \frac{1}{2}H_2 \uparrow \qquad 反应剧烈$$

$$RO—H + Na \longrightarrow RONa + \frac{1}{2}H_2 \uparrow \qquad 反应缓慢$$

这说明醇的酸性比水弱,绝大多数醇的 pK_a(16~19)比水的 pK_a(15.7)大,其对应共轭碱 RONa 的碱性强于 NaOH,醇钠遇水立即生成原来的醇和氢氧化钠。

$$RONa + H_2O \Longrightarrow ROH + NaOH$$

醇分子中烃基的斥电子诱导效应使羟基 O—H 键的极性减弱,氧原子束缚 H 质子的能力越强,故醇羟基上的氢不如水中的氢活泼。烃基的斥电子能力越强,醇羟基中的氢就越不活泼,醇的酸性就越弱,与碱金属反应的速率就越慢。各类醇与金属钠反应的活性顺序为

$$甲醇 > 伯醇 > 仲醇 > 叔醇$$

(2) 醇的亲核取代反应

醇与氢卤酸作用可使碳氧键断裂,羟基被卤原子取代生成卤代烃。

$$ROH + HX \Longrightarrow RX + H_2O$$

该反应是酸催化下的亲核取代反应,反应速率与醇的结构类型及氢卤酸的种类有关。不同氢卤酸与相同醇的反应相对活性顺序为

$$HI > HBr > HCl$$

不同醇与相同氢卤酸的反应相对活性顺序为

$$烯丙基(苄基)型醇 > 叔醇 > 仲醇 > 伯醇 > 甲醇$$

反应活性最小的 HCl 在没有催化剂存在时只能与叔醇反应,伯醇、仲醇则需在无水氯化锌催化下才能与 HCl 反应。无水氯化锌与浓盐酸混合所得溶液称为卢卡斯(Lucas)试剂,该试剂通常用于鉴别 6 个碳原子以下的伯醇、仲醇和叔醇。这些小分子醇可溶于卢卡斯试剂,而反应生成的卤代烃则难溶于卢卡斯试剂,形成的细小油滴分散于其中,使反应溶液变浑浊,静置后分层,故根据出现浑浊所需时间可鉴别不同类型的醇。一般叔醇与卢卡斯试剂在室温下就能迅速反应,溶液立即变浑浊并分层;仲醇则在数分钟后才会出现浑浊并分层;而伯醇即使在室温下放置一小时也观察不到浑浊,需要加热才能促使反应的发生。

$$(CH_3)_3C—OH + HCl(浓) \xrightarrow{\text{ZnCl}_2} (CH_3)_3C—Cl + H_2O \qquad 立即出现浑浊$$

$$\underset{\overset{|}{\text{OH}}}{CH_3CH_2CHCH_3} + HCl(浓) \xrightarrow{\text{ZnCl}_2} \underset{\overset{|}{\text{Cl}}}{CH_3CH_2CHCH_3} + H_2O \qquad 数分钟后出现浑浊$$

$$CH_3CH_2CH_2CH_2OH + HCl(浓) \xrightarrow[\triangle]{\text{ZnCl}_2} CH_3CH_2CH_2CH_2Cl + H_2O \qquad 加热后出现浑浊$$

6 个碳原子以上的醇不溶于卢卡斯试剂,无论反应是否发生都产生浑浊,此法不能予以鉴别。

(3) 与无机含氧酸的反应

醇与亚硝酸、硝酸和磷酸等无机含氧酸在一定的条件下反应失去水分子可生成无机酸酯。

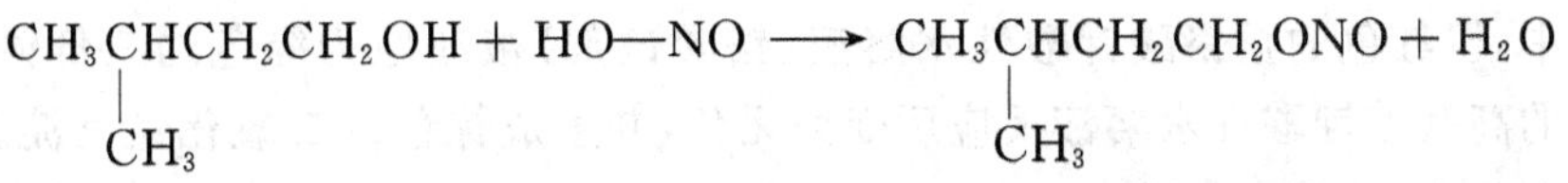

$$CH_3CHCH_2CH_2OH + HO-NO \longrightarrow CH_3CHCH_2CH_2ONO + H_2O$$

（结构式中 CH_3 支链，左右各一）

亚硝酸异戊酯

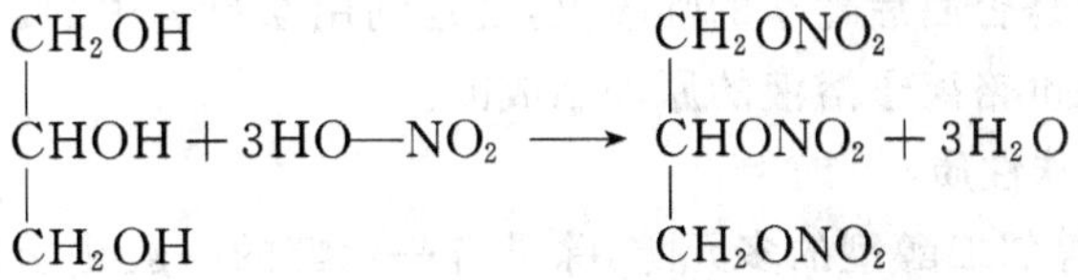

$$\begin{matrix} CH_2OH \\ | \\ CHOH \\ | \\ CH_2OH \end{matrix} + 3HO-NO_2 \longrightarrow \begin{matrix} CH_2ONO_2 \\ | \\ CHONO_2 \\ | \\ CH_2ONO_2 \end{matrix} + 3H_2O$$

三硝酸甘油酯
（硝酸甘油）

亚硝酸异戊酯和硝酸甘油是临床上用作缓解心绞痛及扩张血管的药物。硝化甘油遇热或震动会发生剧烈的爆炸,通常将其与一些惰性材料混合在一起制成炸药。

磷酸与醇反应则可生成三种类型的磷酸酯,这些磷酸酯广泛存在于生物体内,具有重要的生物功能。

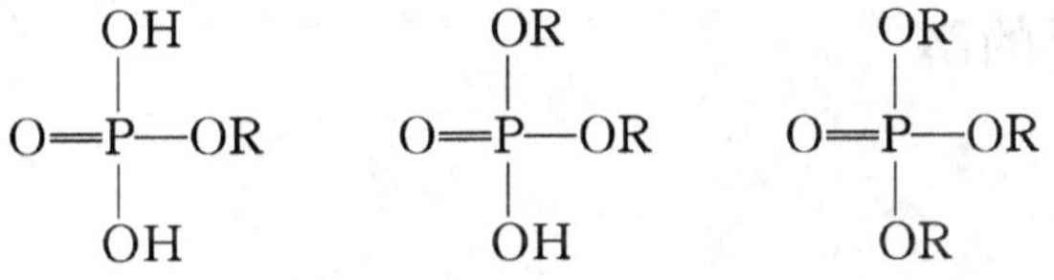

（三个磷酸酯结构式）

磷酸一烷基酯　　　磷酸二烷基酯　　　磷酸三烷基酯

（4）脱水反应

醇在浓硫酸等催化剂存在下受热,可发生脱水反应。

高温条件下,醇主要发生分子内的脱水反应生成烯烃。

$$CH_3CH_2OH \xrightarrow[170\ ℃]{浓\ H_2SO_4} CH_2=CH_2 + H_2O$$

醇分子内的脱水反应是消除反应,当醇分子中有多个 β-H 可供消除时,遵循查伊采夫规则,主要生成双键碳上连有较多烃基的烯烃。

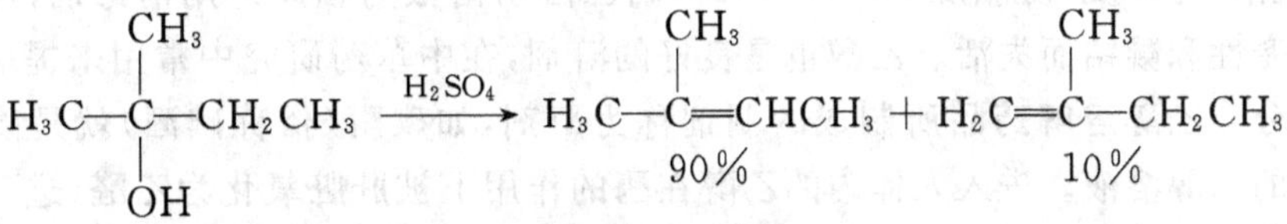

$$\begin{matrix} CH_3 \\ | \\ H_3C-C-CH_2CH_3 \\ | \\ OH \end{matrix} \xrightarrow{H_2SO_4} \underset{90\%}{H_3C-C=CHCH_3} + \underset{10\%}{H_2C=C-CH_2CH_3}$$

低温条件下,醇主要发生分子间的脱水反应生成醚：

$$CH_3CH_2OH + CH_3CH_2OH \xrightarrow[140\ ℃]{浓\ H_2SO_4} CH_3CH_2OCH_2CH_3 + H_2O$$

（5）氧化反应

醇可以被 $K_2Cr_2O_7(Na_2Cr_2O_7)$,$KMnO_4$ 等多种氧化剂氧化。醇的结构不同,氧化所得的产物也不同。伯醇氧化生成醛,醛可继续氧化生成羧酸;仲醇氧化生成酮;叔醇在一般条件下不能被氧化,但在剧烈条件下,会发生碳碳键的断裂,生成小分子氧化产物。

$$CH_3CH_2OH \xrightarrow{K_2Cr_2O_7/H^+} CH_3CHO \xrightarrow{K_2Cr_2O_7/H^+} CH_3COOH$$

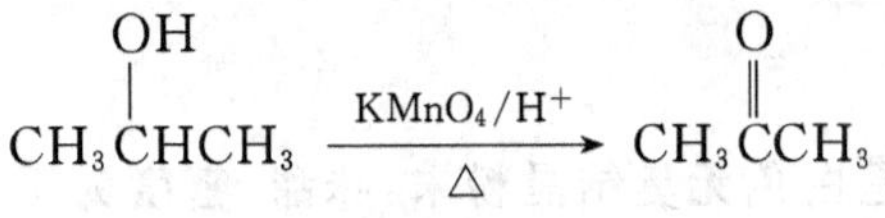

$$\underset{CH_3CHCH_3}{\overset{OH}{|}} \xrightarrow[\triangle]{KMnO_4/H^+} CH_3\overset{O}{\overset{||}{C}}CH_3$$

反应中,橙红色的重铬酸钾酸性水溶液(铬酸试剂)被还原为绿色的三价铬离子溶液;而紫红色的高锰酸钾酸性水溶液反应后变为无色,并生成棕色的二氧化锰沉淀。上述反应可用于鉴别伯醇、仲醇和叔醇。

用于检查驾驶员是否酒后驾车的呼吸仪,就是利用饮料酒中的乙醇可使橙红色的铬酸试剂还原为绿色的三价铬离子溶液的原理制成的。

(6)多元醇的特殊性质

乙二醇、丙三醇等邻二醇型的多元醇,除具有一元醇的一般化学性质外,还具有一些特殊的化学性质。例如丙三醇与新制的硫酸铜溶液反应可生成绛蓝色甘油铜溶液。

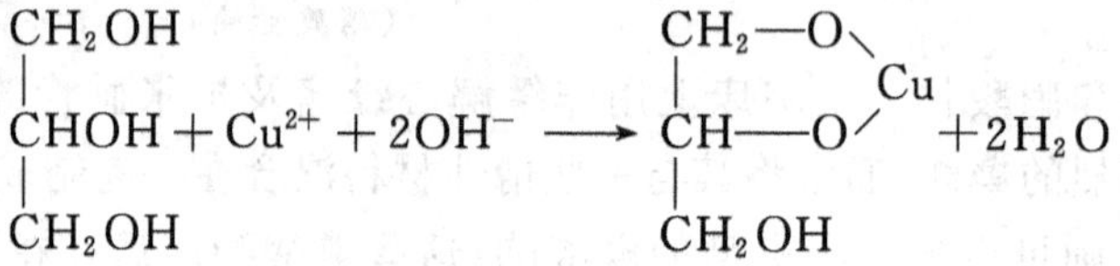

$$\begin{array}{c} CH_2OH \\ | \\ CHOH \\ | \\ CH_2OH \end{array} + Cu^{2+} + 2OH^- \longrightarrow \begin{array}{c} CH_2-O \\ | \quad\quad\quad Cu \\ CH-O \\ | \\ CH_2OH \end{array} + 2H_2O$$

此反应可用于鉴别邻二醇类化合物。

15.1.3 几种重要的醇

1. 甲醇

甲醇俗称木精,最初从木材的干馏液中分离得到。它是无色透明液体,与水和大多数有机溶剂混溶,是常用的有机溶剂和重要化工原料。甲醇摄入体内后的氧化产物甲醛对视网膜有毒,进一步氧化的产物甲酸不能被机体很快利用而潴留在血液中,导致酸中毒。内服少量(10 mL)甲醇可致人失明,多量(30 mL)可致死。

2. 乙醇

乙醇俗称酒精,可通过淀粉发酵而得。它是无色透明液体,有酒的气味和辛辣刺激味道,与水混溶,易挥发,易燃烧。70%~75%的乙醇水溶液为临床外用消毒剂,可使细菌蛋白质脱水变性和凝结而失活。乙醇也是良好的溶剂,在中草药研究中常用来提取中草药中的有效成分。乙醇溶解药品所制成的制剂称为酊剂,如碘酊(俗称碘酒)就是碘和碘化钾(助溶剂)的乙醇溶液。进入人体内的乙醇在酶的作用下被肝脏氧化为乙醛,进一步氧化生成乙酸,生成的乙酸可被体内细胞吸收利用,故人体可承受适量酒精。过量的酒精无法被肝脏转化,会在血液中持续循环,最终引起酒精中毒。

3. 丙三醇

丙三醇俗称甘油,是无臭有甜味的无色黏稠液体,密度为 1.2613 $g \cdot cm^{-3}$,熔点为17.9 ℃,沸点为290 ℃(分解),与水混溶,有很强的吸湿性,可作护肤品中的保湿成分。甘油也是药剂中常用的溶剂,如酚甘油、碘甘油等。甘油栓剂或50%的甘油溶液常用于治疗便秘。

4. 环己六醇

环己六醇又称肌醇,是白色无臭结晶粉末,味甜,密度为 1.752 $g \cdot cm^{-3}$,熔点为225~

227 ℃,易溶于水,不溶于无水乙醚、乙醇和氯仿。肌醇具有降血脂作用,临床上主要用于治疗肝硬化、肝炎、脂肪肝、血液中胆固醇含量过高等。

肌醇　　　甘露醇

5. 甘露醇

甘露醇为无色无臭结晶粉末,略甜,密度为 1.489 g·cm^{-3},熔点为 166～168 ℃,沸点为 290～295 ℃(0.40 kPa),溶于水。临床上用做脱水剂和利尿剂,用于降低颅内压、眼内压、利尿及防治早期急性肾功能不全,也用做药片的赋形剂。

15.2　酚

羟基直接与芳环相连的化合物称为酚,通式为 Ar—OH,其中的—OH 常称为酚羟基,以区别于醇羟基。

15.2.1　酚的结构、分类与命名

1. 酚的结构

以苯酚为例讨论酚的结构。苯酚的结构如图 15.2 所示,酚羟基的氧原子用 sp^2 杂化轨道参与成键。氧原子的两个单电子分处于两个 sp^2 杂化轨道,分别与苯环上一个碳原子的 sp^2 杂化轨道和氢原子的 1s 轨道形成 C—O 和 O—H σ 单键;氧原子的两对孤对电子中有一对占据 sp^2 杂化轨道,另一对孤对电子占据未杂化的 p 轨道,与苯环的大 π 键形成 p-π 共轭体系,p 轨道上电子向苯环转移,增加了苯环上的电子云密度,有利于苯环上亲电取代反应的进行;p-π 共轭效应也增加了碳氧键之间的电子云密度,使碳氧键不易断裂,酚羟基不易被取代;与醇相比,p-π 共轭效应使氧原子上电子云密度降低,导致 O—H 极性增强,氢原子较易离去,因而表现出比醇强的酸性。

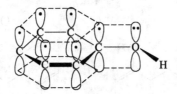

图 15.2　苯酚的结构

2. 酚的分类

根据芳环所连的羟基数目的不同,酚可以分为一元酚、二元酚、三元酚等,通常将二元

及二元以上的酚称为多元酚。

3. 酚的命名

芳环上没有取代基的酚的命名,是在"酚"字前加上芳环的名称作为母体,多元酚称为苯二酚、苯三酚等。

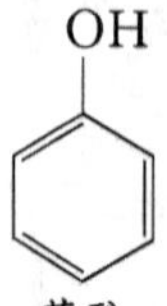

苯酚 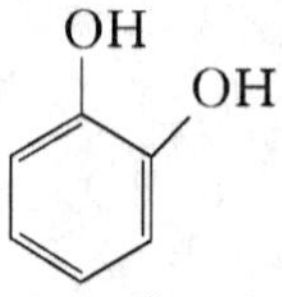   1,2-苯二酚   1,3-苯二酚   1,4-苯二酚
        (邻苯二酚)   (间苯二酚)   (对苯二酚)

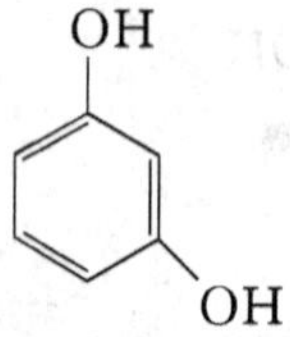

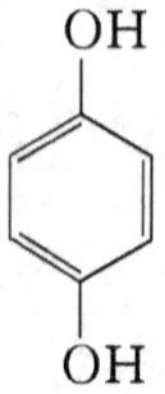

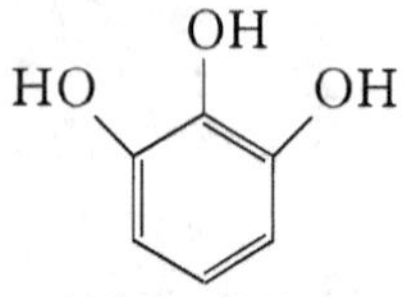

1,2,3-苯三酚   1,2,4-苯三酚   1,3,5-苯三酚
(连苯三酚)   (偏苯三酚)   (均苯三酚)

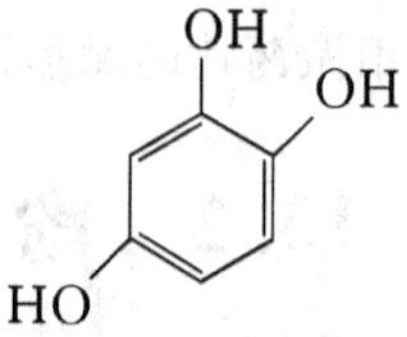

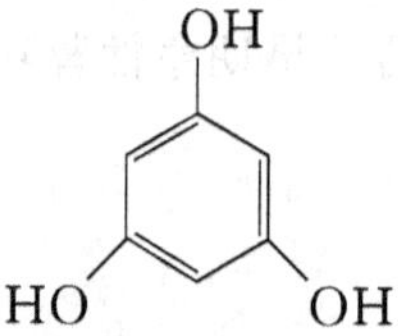

芳环上有取代基的酚的命名,先按照官能团优先次序确定母体。一般将最优官能团(次序中最靠前者)与芳环一起作为母体,其余基团作为取代基。主要官能团优先次序(优先递降排序):—COOH,—SO₃H,—COOR,—COCl,—CONH₂,—CN,—CHO,—CO—,—OH(醇羟基),—OH(酚羟基),—SH,—NH₂,叁键,双键,—R,—OR,—Cl,—NO₂。

芳环上羟基是最优官能团时,以酚为母体,其余为取代基。例如:

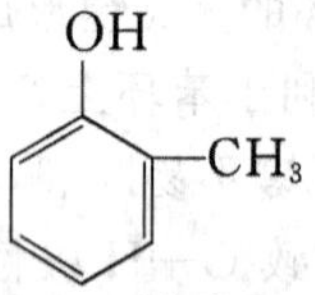

2-甲基苯酚   2,4,6-三硝基苯酚   3-硝基-5-氯苯酚
(邻甲苯酚)   (苦味酸)

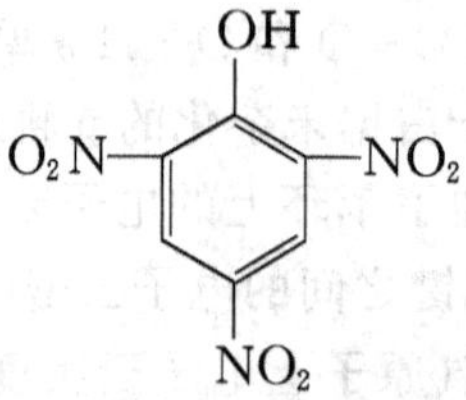

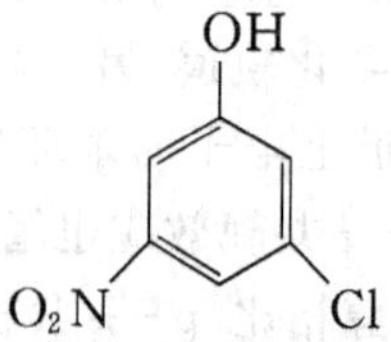

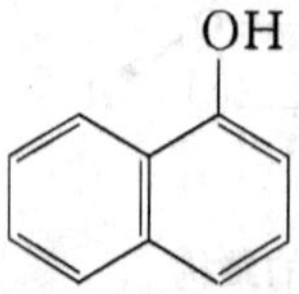

1-萘酚 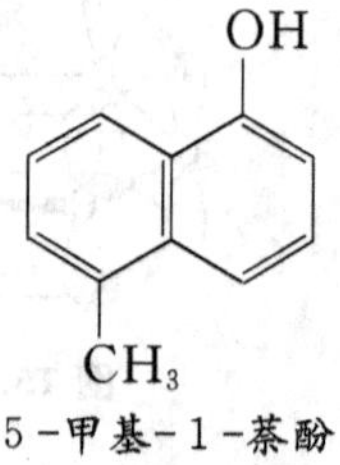   5-甲基-1-萘酚
(α-萘酚)

芳环上羟基不是最优官能团时,以最优官能团为母体,羟基为取代基:

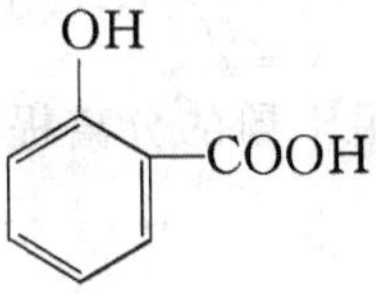

2-羟基苯甲酸
（邻羟基苯甲酸,水杨酸）　　　　4-羟基-2-甲氧基苯甲醛

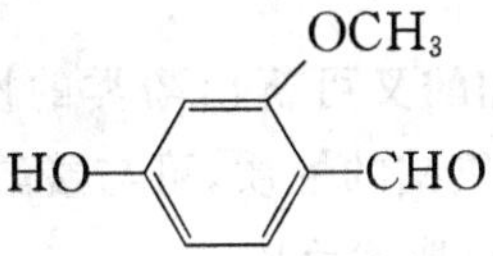

有些酚类化合物习惯用俗名,如上述苦味酸、水杨酸等。

15.2.2　酚的性质

1. 酚的物理性质

室温下,酚大多是无色晶体,极少数烷基酚为高沸点液体。酚分子间可形成氢键,故沸点较高,酚与水分子之间也能形成氢键,在水中有一定的溶解度,且酚羟基越多,其溶解度越大。一些常见酚的物理常数见表 15.2。

表 15.2　常见酚的物理常数

有机物	熔点/℃	沸点/℃	溶解度/[g·(100 g 水)$^{-1}$],25 ℃	pK_a
苯酚	43	181.8	8.2	9.86
邻甲苯酚	30.9	191	2.5	10.20
间甲苯酚	11	201	2.6	10.17
对甲苯酚	35.5	202	2.3	10.01
邻苯二酚	105	245	45	9.4
间苯二酚	110	281	123	9.4
对苯二酚	170	285	6	10.0
α-萘酚	94	279	难溶	9.31
β-萘酚	123	286	0.1	9.55

2. 酚的化学性质

（1）酚的酸性

苯酚具有酸性,可与氢氧化钠溶液反应生成可溶于水的苯酚钠。

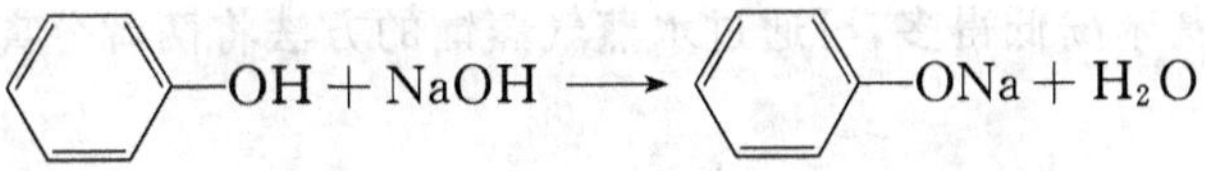

$$\text{—OH} + \text{NaOH} \longrightarrow \text{—ONa} + \text{H}_2\text{O}$$

苯酚是一种弱酸,其酸性比碳酸弱,在苯酚钠溶液中加酸或通入二氧化碳,可析出苯酚晶体。

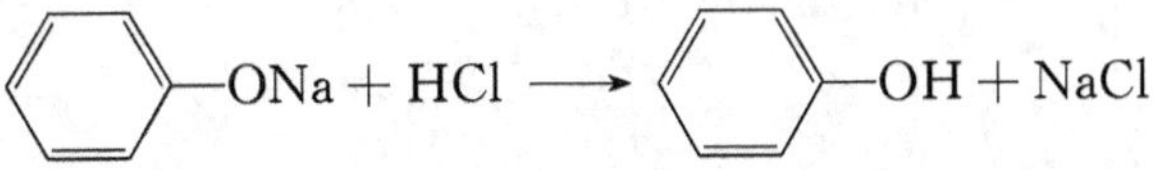

$$\text{—ONa} + \text{HCl} \longrightarrow \text{—OH} + \text{NaCl}$$

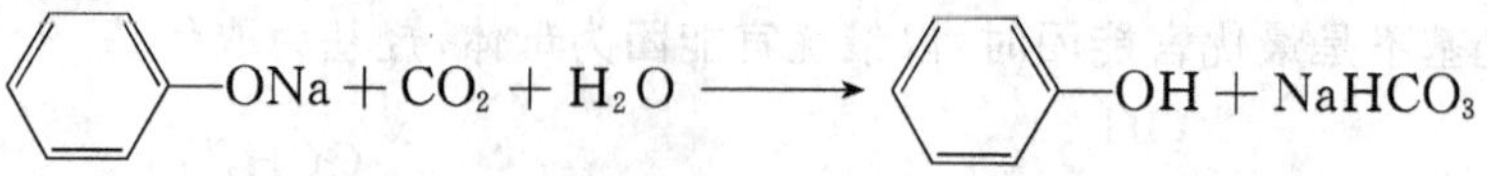

$$\text{C}_6\text{H}_5\text{—ONa} + \text{CO}_2 + \text{H}_2\text{O} \longrightarrow \text{C}_6\text{H}_5\text{—OH} + \text{NaHCO}_3$$

酚溶于碱溶液,加酸又可析出酚类的性质,可用于酚的分离提纯。利用酚能溶于氢氧化钠而不能溶于碳酸氢钠的性质,可与羧酸相区别。

（2）芳环上的亲电取代反应

苯酚分子中羟基与苯环的 p-π 共轭,使苯环上的电子云密度增加,因而比苯更易发生取代、硝化、磺化等反应,主要生成邻位取代和对位取代的产物。

① 卤代反应

室温下,苯酚与溴水可立即反应生成 2,4,6-三溴苯酚白色沉淀。

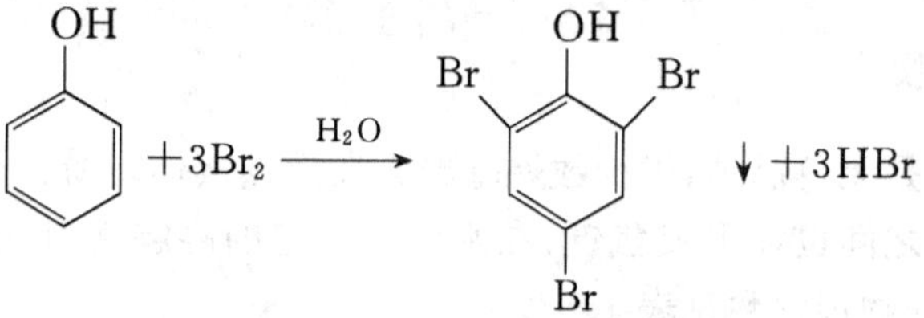

$$\text{PhOH} + 3\text{Br}_2 \xrightarrow{\text{H}_2\text{O}} \text{2,4,6-三溴苯酚} \downarrow + 3\text{HBr}$$

2,4,6-三溴苯酚

该反应非常灵敏,低浓度苯酚溶液也能与溴水生成沉淀,可用于苯酚的定性和定量分析。

例如,用非极性的 CS_2 作溶剂,苯酚与溴反应生成一溴代苯酚。

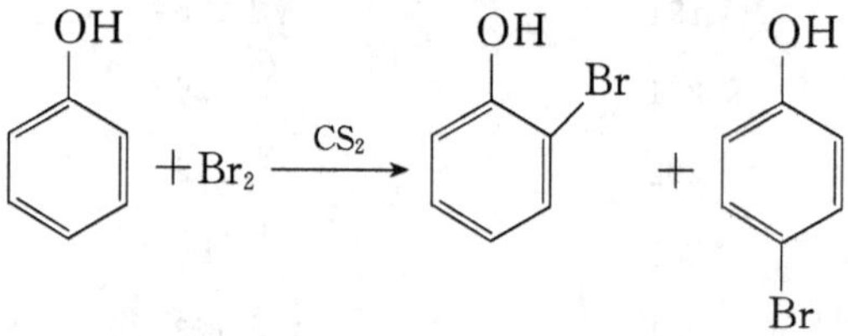

$$\text{PhOH} + \text{Br}_2 \xrightarrow{\text{CS}_2} \text{邻溴苯酚} + \text{对溴苯酚}$$

② 硝化

苯酚比苯易硝化,室温下稀硝酸即可使苯酚硝化得到邻硝基苯酚和对硝基苯酚。

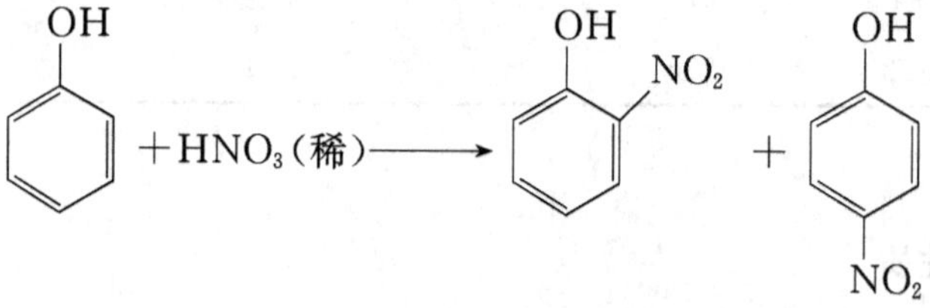

$$\text{PhOH} + \text{HNO}_3(\text{稀}) \longrightarrow \text{邻硝基苯酚} + \text{对硝基苯酚}$$

邻硝基苯酚　　对硝基苯酚

由于邻硝基苯酚可形成分子内氢键,而对硝基苯酚只能形成分子间氢键,因此,邻硝基苯酚的沸点比对硝基苯酚低得多,可通过水蒸气蒸馏的方法将两者分离。

③ 磺化

苯酚与浓硫酸反应,在室温下主要生成邻位一取代产物;在较高温度下(100 ℃)则主要生成对位一取代产物。

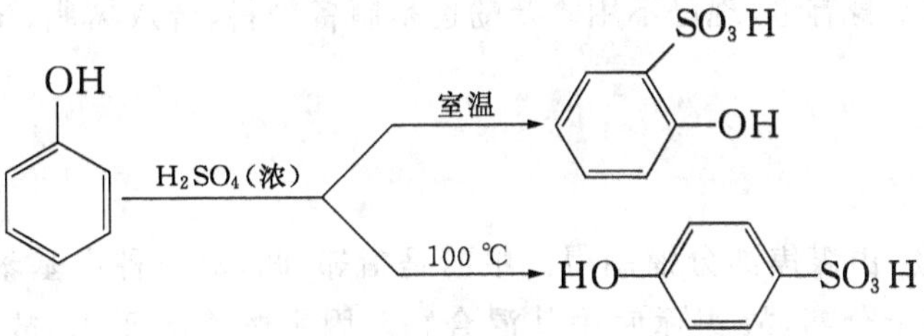

（3）氧化反应

酚具有较强的还原性，易被重铬酸钾、氧化银等强氧化剂氧化生成有色的醌类化合物。

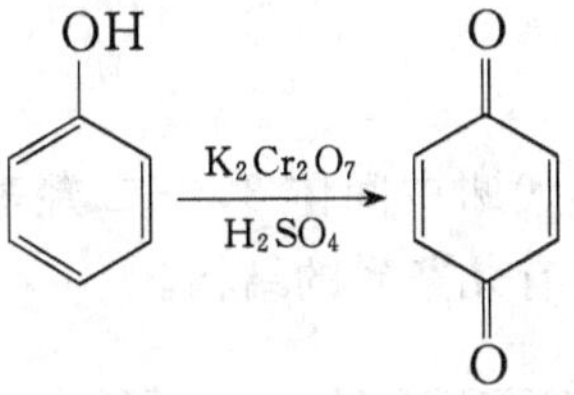

酚也可被空气中的氧气缓慢氧化，因此，酚类化合物在空气中久置后颜色会逐渐加深。

（4）与 $FeCl_3$ 的显色反应

苯酚能与 $FeCl_3$ 溶液发生显色反应。

$$6C_6H_5OH + FeCl_3 \longrightarrow H_3[(C_6H_5O)_6Fe] + 3HCl$$
蓝紫色

多数酚能发生该显色反应，故可用作酚的定性鉴别。不同的酚与 $FeCl_3$ 溶液反应可生成不同颜色的产物，见表 15.3。

表 15.3　常见酚与 $FeCl_3$ 溶液反应所得产物的颜色

	苯酚	间甲苯酚	对甲苯酚	邻苯二酚	间苯二酚	对苯二酚	连苯三酚	α-萘酚	β-萘酚
$FeCl_3$ 溶液	蓝紫色	蓝紫色	蓝色	深绿色暗	蓝紫色	绿色	淡棕红色	紫红色沉淀	绿色沉淀

除酚类外，凡具有烯醇式结构的脂肪族化合物也能与 $FeCl_3$ 溶液发生显色反应。

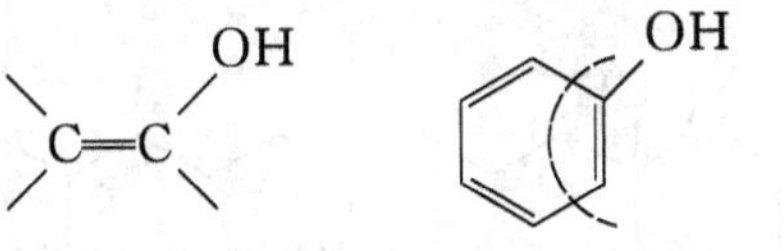

烯醇式结构

15.2.3　几种重要的酚

1. 苯酚

苯酚俗称石碳酸，是无色或白色晶体，有特殊气味，有毒，有强腐蚀性。熔点为 43 ℃，沸点为 181 ℃，易溶于苯、乙醚、乙醇和氯仿等有机溶剂，常温下微溶于水。苯酚能凝固蛋白质，有杀菌作用，在医药上用作消毒剂，30～50 g·L^{-1}的苯酚水溶液可用于外科手术器具的消毒，但由于其本身有毒，现已不用。苯酚也是制备染料、合成树脂、塑料、合成纤维和农药的重要原料。

2. 甲酚

甲酚又称煤酚，由煤焦油分馏制得。甲酚是指邻、间、对三种甲基苯酚的混合物，由于三者沸点相近，难于分离，故实际使用其混合物。因甲酚难溶于水，故常将其配成 470～530 $g \cdot L^{-1}$ 的肥皂溶液，称为煤酚皂溶液或“来苏尔（Lysol）”，临用时加水稀释，可用于消毒家具和地面。

3. 邻苯二酚

邻苯二酚又称儿茶酚。人体代谢中间体 3,4 -二羟基苯丙氨酸[又名多巴（DOPA）]以及常用急救药物肾上腺素中均含有儿茶酚的结构。

DOPA

$R=-CH_3$　肾上腺素

$R=-H$　去甲肾上腺素

$R=-CH(CH_3)_2$　异丙肾上腺素

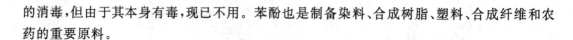

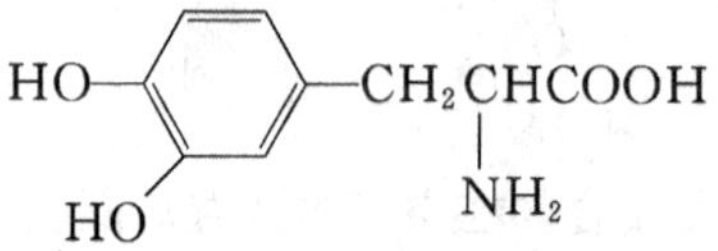

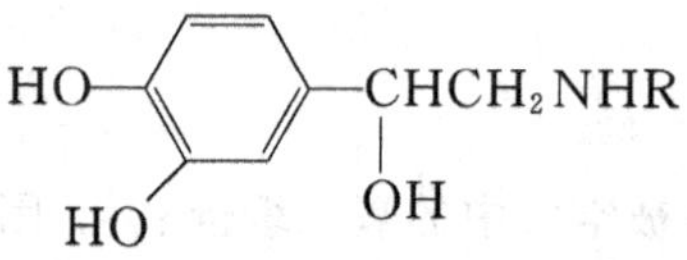

肾上腺素与去甲肾上腺素是体内肾上腺髓质分泌的主要激素，能兴奋交感神经，具有加速心跳、收缩血管、增高血压、放大瞳孔等功能，还能促进肝糖原分解、提高血糖含量、松弛支气管平滑肌，故一般用于支气管哮喘、过敏性休克及其他过敏反应的急救。异丙肾上腺素是人工合成的药物“拟肾上腺素”，商品名喘息定，可用于平喘。

4. 维生素 E

维生素 E 是一种天然存在的酚，广泛分布于植物中，豆类及蔬菜中含量丰富，麦胚油中含量最高。因与动物生殖功能有关，维生素 E 又称生育酚。自然界中的生育酚有 α,β,γ 和 δ 等多种异构体，其中活性最高的是 α -生育酚（即维生素 E），其结构如下：

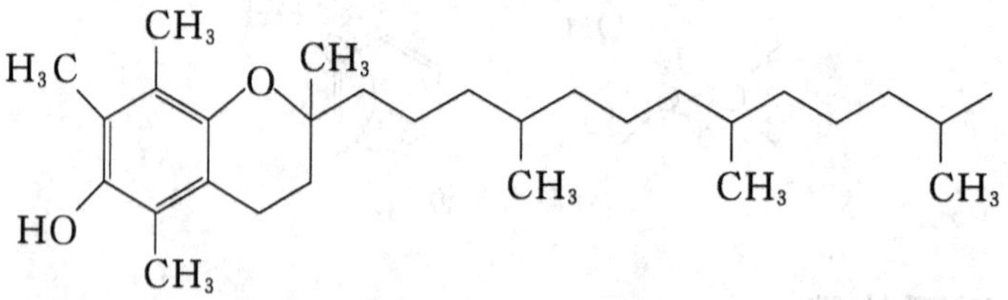

维生素 E

维生素 E 是黄色油状物，熔点为 2.5～3.5 ℃，临床上常用于治疗先兆流产和习惯性流产，也用于治疗痔疮、冻疮、胃及十二指肠溃疡、各种类型的肌痉挛等。近来有观点认为维生素 E 有清除体内因氧化而产生的自由基和抗氧化的功能，从而起到延缓衰老的作用。目前临床上用于预防老年早衰和记忆力减退，也用于预防动脉粥样硬化、神经和皮肤的病变。

15.3　醚

15.3.1　醚的结构、分类与命名

1. 醚的结构

醚可以看作是水分子中的两个氢原子被两个烃基取代的产物,也可以看作是醇或酚中羟基上的氢原子被烃基取代的化合物。醚的官能团为醚键(C—O—C),醚键中的氧为 sp^3 杂化,氧原子外层两个单电子、两对成对电子分别占据这 4 个杂化轨道,其中被单电子占据的两个 sp^3 杂化轨道分别与两个碳原子的 sp^3 杂化轨道重叠,形成两个 C—O σ 键,键角略大于 $109.5°$。甲醚的分子结构如图 15.3 所示。

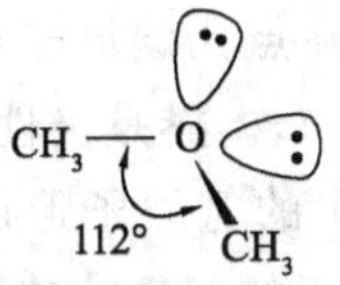

图 15.3　甲醚的结构

2. 醚的分类

根据醚键的两个烃基是否相同,醚通常分为单醚和混醚。两个烃基相同的为单醚,两个烃基不同的为混醚。例如:

$$C_2H_5—O—C_2H_5 \qquad C_6H_5—O—C_6H_5 \qquad CH_3—O—C_2H_5 \qquad C_6H_5—O—C_2H_5$$
　　单醚　　　　　　　　单醚　　　　　　　　混醚　　　　　　　　混醚

3. 醚的命名

结构简单的醚,一般按烃基命名。单醚称为"二某烃基醚",如果氧原子所连烃基为烷基,"二""基"字可以省略;如果是不饱和烃基,"二""基"字不可省略;如果是芳烃基,"二"字不可省略,"基"字可以省略。例如:

$$CH_3OCH_3 \qquad H_2C=CH—O—CH=CH_2 \qquad C_6H_5—O—C_6H_5$$
　　(二)甲醚　　　　　　　二乙烯基醚　　　　　　　二苯醚

混醚的命名则是将两个烃基的名称分别写在"醚"字前。如果两个都是脂肪烃基,一般较优烃基写在后面;如果有一个是芳烃基,则将芳烃基写在前面。例如:

$$CH_3OCH_2CH_3$$
甲乙醚　　　　　　　苯乙醚

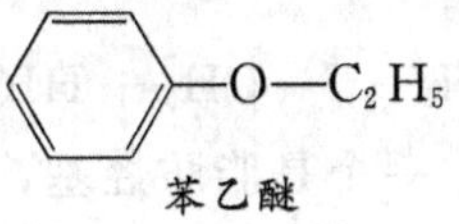

结构比较复杂的醚按系统命名法命名,较小的烃基与氧原子作为"烃氧基",其余部分作为母体。例如:

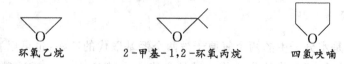

$$CH_3CH_2\underset{\substack{|\\CH_3}}{CH}CH\underset{\substack{|\\OCH_3}}{}CHCH_3$$

4-甲基-2-甲氧基己烷

邻甲氧基甲苯

氧原子与烃基连成环状的环醚,称为"环氧某烃"或按杂环化合物的名称命名。例如:

环氧乙烷   2-甲基-1,2-环氧丙烷   四氢呋喃

15.3.2　醚的性质

1. 醚的物理性质

由于分子间不能形成氢键,醚的沸点比碳原子数相同的醇低得多,如甲醚的沸点只有 -24.9 ℃,而乙醇的沸点则高达 78.5 ℃。醚是极性分子,能溶于许多极性溶剂。醚分子中氧原子有未共用电子对,可与水分子中的氢原子形成氢键,故烃基较小的醚在水中的溶解度比相对分子质量相近的烷烃大。常用的四氢呋喃(THF)分子中的氧原子裸露在环外,容易与水形成氢键,故能与水互溶。

2. 醚的化学性质

醚键很稳定,常温下不易与稀酸、碱、氧化剂、还原剂发生反应,醚是有机反应中常用的溶剂。醚分子中的极性碳氧键和氧原子上的未共用电子对是主要反应位点。

(1) 锌盐的形成

醚键中氧原子有两对未共用电子对,能接受 H^+ 形成锌盐。例如:

$$CH_3CH_2\overset{\cdot\cdot}{—O—}CH_2CH_3 + H_2SO_4(浓) \underset{H_2O}{\overset{}{\rightleftharpoons}} CH_3CH_2\underset{+}{\overset{H}{—O—}}CH_2CH_3 + HSO_4^-$$

锌盐能溶于 H_2SO_4,HCl 等浓的强酸中。锌盐不稳定,遇水易分解为原来的醚,可用于醚的鉴别和分离。

(2) 醚键的断裂

醚与浓的强酸(一般用 HI 或 HBr)共热,醚键断裂,生成卤代烃和醇。

$$R—O—R + HI(浓) \overset{\triangle}{\longrightarrow} RX + ROH$$

混醚与浓 HI 反应,通常是较小的烃基形成碘代物,较大的烃基形成醇。例如:

$$CH_3CH_2CH_2—O—CH_3 + HI(浓) \overset{\triangle}{\longrightarrow} CH_3CH_2CH_2OH + CH_3I$$

若混醚的两个烃基中一个是脂肪烃基,另一个为芳基,醚键断裂时通常脂肪烃基形成碘代物,芳基形成酚类化合物。例如:

$$\text{[苯基]}—O—CH_3 + HI(浓) \overset{\triangle}{\longrightarrow} CH_3I + \text{[苯基]}—OH$$

（3）过氧化物的形成

醚一般不与氧化剂反应，但若长期与空气接触，也会被空气中的氧气缓慢氧化而生成过氧化物。

$$CH_3CH_2—O—CH_2CH_3 + O_2 \longrightarrow CH_3\underset{\underset{O—O—H}{|}}{C}H—O—CH_2CH_3$$

过氧乙醚

醚的过氧化物遇热或受到摩擦易发生爆炸，因而在使用久置的乙醚之前，应先检验是否含有过氧化物。若乙醚中有过氧化物存在，能使湿的碘化钾-淀粉试纸变蓝，也能使 $FeSO_4$-KCNS 混合液显红色。乙醚中存在少量过氧化物时，可用 $FeSO_4$，Na_2SO_3，NaI 等还原剂除去。

15.3.3 冠 醚

冠醚是 20 世纪 60 年代合成得到的有多个重复单元（—OCH_2CH_2—）的大环多醚，由于其结构状似皇冠，故称冠醚。冠醚以"m-冠-n"命名，m 代表环上原子总数，n 代表环上氧原子总数。例如：

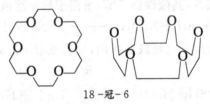

18-冠-6

冠醚的环状结构中有一个空穴，处于环内侧的氧原子上有孤对电子，可与某些特定的金属离子形成配合物。不同的冠醚空穴大小、氧原子数目不同，只能与直径合适的金属离子配位，故冠醚对金属离子有较高的选择性。

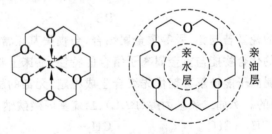

冠醚环的内侧是具有亲水性的多个氧原子，外侧均为亲油性的"—CH_2CH_2—"，所以冠醚还是一种重要的相转移催化剂，可以使只溶于无机相的试剂因其中的金属离子被冠醚配合而转溶于有机相中，从而加快非均相反应的反应速率。

冠醚对特定金属离子的选择性配位也是一种"主-客体"关系，冠醚是主体，金属离子为客体。这种主体（或受体）对客体（或底物）选择性结合并形成具有特定功能的化合物的过程称为选择性分子识别，是酶和受体之间选择性识别的理论依据，对深入研究生命运动有着非常重要的作用。

15.4　硫醇和硫醚

硫和氧在元素周期表中处于同一主族,含硫有机物与含氧有机物的结构、性质相似。如 R—OH 与 R—SH(醇与硫醇),R—O—R′ 与 R—S—R′(醚与硫醚)。

15.4.1　硫醇的结构和性质

硫醇的结构与醇相似,官能团是巯基(—SH)。硫醇的命名也与醇相似,只需在烃基名称与"醇"字之间加上"硫"字即可;命名复杂硫醇时,则将—SH 作为取代基。例如:

$$CH_3CH_2SH \qquad\qquad HSCH_2CH_2OH$$

乙硫醇　　　　　　　2-巯基乙醇

甲硫醇为气体,其他低级硫醇为液体。低级硫醇有毒,并有极难闻的臭味,9 个碳原子以上的硫醇有香气。硫醇分子间、硫醇与水分子间形成氢键的能力均比醇弱得多,因此硫醇的沸点和水溶性都比相应的醇低得多。例如,乙醇沸点为 78.5 ℃,乙硫醇沸点为 37 ℃;乙醇与水互溶,而乙硫醇溶解度(25 ℃)仅为 1.5 $g\cdot(100g \text{ 水})^{-1}$。

硫醇与醇一样具有弱酸性,其酸性强于醇,易溶于稀碱溶液而生成硫醇盐。

$$R—SH + NaOH \longrightarrow RSNa + H_2O$$

硫醇还可以与某些重金属氧化物或盐作用,生成难溶于水的硫醇盐。

$$2RSH + HgO \longrightarrow \begin{matrix} RS \\ \diagdown \\ Hg \downarrow + H_2O \\ \diagup \\ RS \end{matrix}$$

$$2RSH + (CH_3COO)_2Pb \longrightarrow \begin{matrix} RS \\ \diagdown \\ Pb \downarrow + 2CH_3COOH \\ \diagup \\ RS \end{matrix}$$

人体内某些酶中的巯基若与铅、汞等重金属结合,会丧失其正常的生理作用,引起重金属中毒。利用含巯基的化合物能与重金属离子络合的特性,临床上将其作为重金属中毒的解毒剂。体内的重金属离子能被解毒剂优先络合生成稳定、无毒的配合物随尿液或粪便排出体外,达到解毒的目的。例如二巯基丙醇(BAL)、二巯基丙磺酸钠、二巯基丁二酸钠等。

$$\begin{matrix} CH_2—SH \\ | \\ CH—SH \\ | \\ CH_2—OH \end{matrix} + Hg^{2+} \longrightarrow \begin{matrix} CH_2—S \\ | \qquad \diagdown Hg \\ CH—S \diagup \\ | \\ CH_2—OH \end{matrix} + 2H^+$$

二巯基丙醇

硫醇比醇更易氧化,常温下,硫醇能被过氧化氢等氧化剂氧化为二硫化物,空气中的氧气也能氧化硫醇。

$$2RSH \underset{[H]}{\overset{[O]}{\rightleftharpoons}} R—S—S—R$$

生物体内有很多含巯基的物质,如蛋白质中的半胱氨酸、辅酶中的谷胱甘肽及辅酶 A

等,巯基对它们的生理作用有重要影响。巯基与二硫键之间的上述氧化还原反应在生物体内是一个非常重要的生理过程,形成的二硫键对保护蛋白质分子的特殊构型有很重要的作用。

15.4.2　硫醚的结构和性质

硫醚的结构与醚相似,硫醚的命名也与醚相似,在"醚"字之前加上"硫"字即可。例如:

$$CH_3SCH_3 \qquad\qquad CH_3SCH_2CH_3 \qquad\qquad$$

(二)甲硫醚　　　　　　　甲乙硫醚　　　　　　　苯甲硫醚

硫醚为无色液体,有臭味,但不如硫醇强烈。因不能与水形成氢键而不溶于水,可溶于醇和醚。

硫醚与浓的强酸能形成锍盐(与醚生成锌盐类似),锍盐经水稀释可分解为原来的硫醚。

$$R-S-R + H_2SO_4(浓) \underset{H_2O}{\overset{}{\rightleftharpoons}} [R-\overset{+}{\underset{H}{S}}-R]HSO_4^-$$

硫醚比醚更易氧化,可被过氧化氢、三氧化铬等氧化为亚砜,进一步氧化可得砜。

$$CH_3-S-CH_3 \xrightarrow{[O]} CH_3-\underset{O}{\overset{}{S}}-CH_3 \xrightarrow{[O]} CH_3-\overset{O}{\underset{O}{S}}-CH_3$$

二甲亚砜　　　　　　　　二甲砜

二甲亚砜(DMSO)是一种无色液体,沸点为189 ℃,与水互溶,是一种优良的非质子型极性溶剂。二甲亚砜对皮肤有较强的穿透力,能促使药物渗入皮肤,因此可作透皮吸收药物的促渗剂。

习　　题

1. 用系统命名法命名下列化合物。

$$
\begin{array}{ll}
& \overset{CH_3}{|} \\
(1) & CH_3CHCH_2CHOH
\end{array}
\qquad
\begin{array}{ll}
& \overset{CH=CH_2}{|} \\
(2) & CH_3CH_2CHCH_2CHCH_3 \\
& \qquad\qquad\quad |\\
& \qquad\qquad\quad OH
\end{array}
$$

$$
\begin{array}{ll}
& \overset{CH_2CH_3}{|} \\
(3) & C_6H_5CH_2CCH_3 \\
& \qquad\quad |\\
& \qquad\quad OH
\end{array}
\qquad
(4)\ HOCH_2CH_2OH
$$

(5)

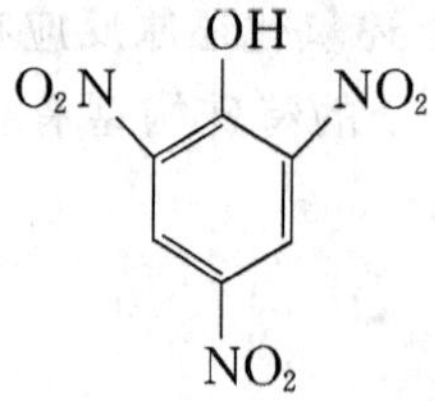

OH
O_2N — (ring) — NO_2

NO_2

(6)

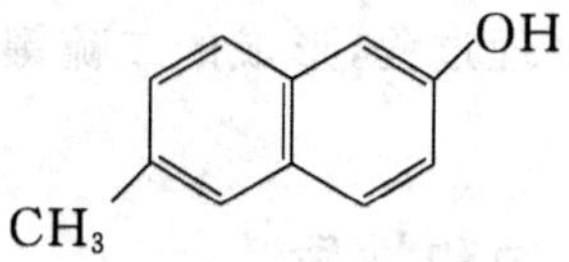

(naphthalene with OH and CH₃)
CH_3 — (naphthalene) — OH

(7) $C_2H_5OCH(CH_3)_2$

(8) 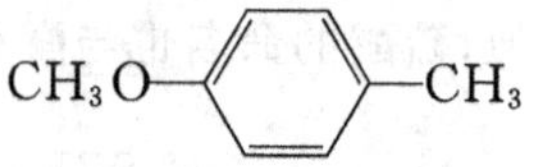 CH_3O — (benzene) — CH_3

(9)

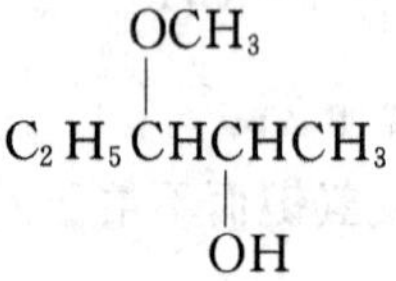

OCH₃
$C_2H_5CHCHCH_3$
       OH

(10) 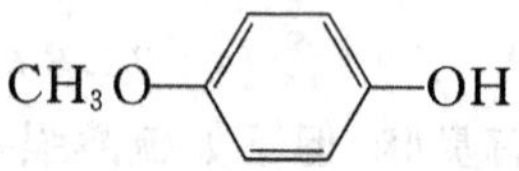 CH_3O — (benzene) — OH

2. 写出下列化合物的结构简式。

(1) 苄醇   (2) 儿茶酚   (3) 1,2-环氧丙烷

(4) 乙硫醚   (5) 2,3-二巯基丙醇   (6) 二甲亚砜(DMSO)

3. 完成下列反应。

(1) $CH_3CH_2CH_2OH + Na \longrightarrow$

(2) 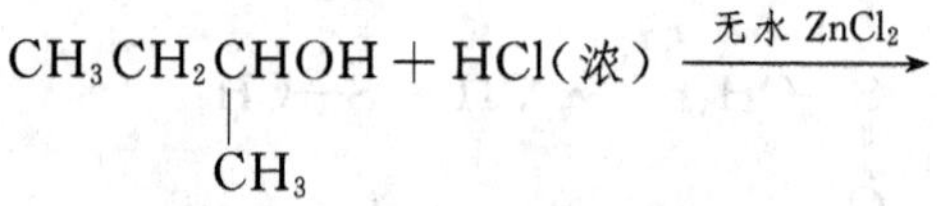 $CH_3CH_2\underset{\underset{CH_3}{|}}{C}HOH + HCl(浓) \xrightarrow{无水\ ZnCl_2}$

(3) $CH_3CH_2CH_2OH \xrightarrow[140\ ℃]{浓\ H_2SO_4}$

(4) 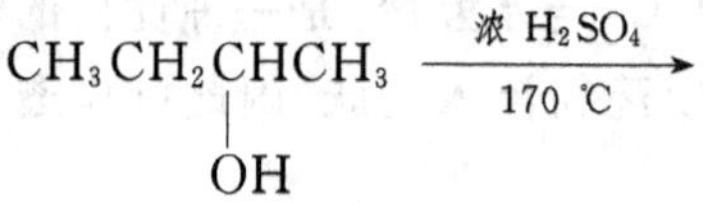 $CH_3CH_2\underset{\underset{OH}{|}}{C}HCH_3 \xrightarrow[170\ ℃]{浓\ H_2SO_4}$

(5) 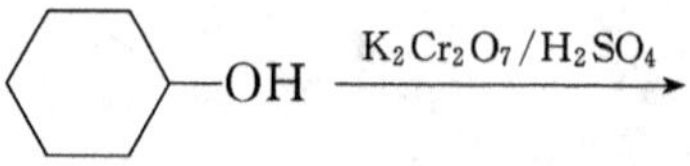 (cyclohexane)—OH $\xrightarrow{K_2Cr_2O_7/H_2SO_4}$

(6) HO—(benzene)—$CH_2OH + NaOH \longrightarrow$

(7)

OH
(benzene)
CH₃

$+ Br_2 \xrightarrow{H_2O}$

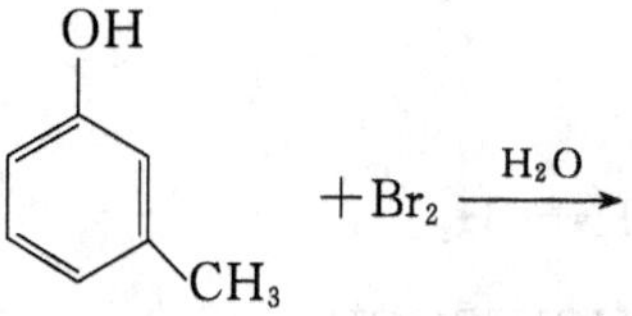

(8) 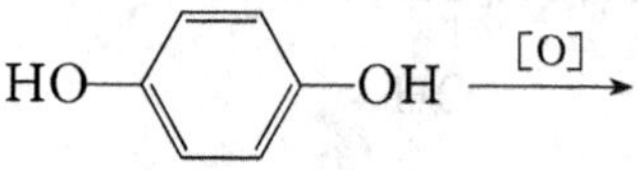 HO—(benzene)—$OH \xrightarrow{[O]}$

(9) 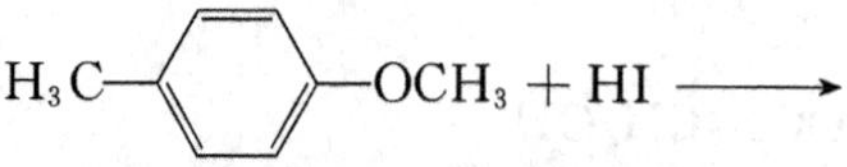 H_3C—(benzene)—$OCH_3 + HI \longrightarrow$

(10)

CH_2—SH
CH—SH $+ Hg^{2+} \longrightarrow$
CH_2—OH

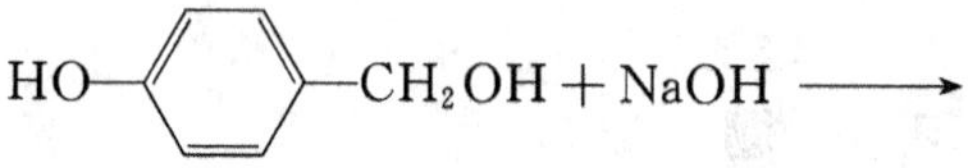

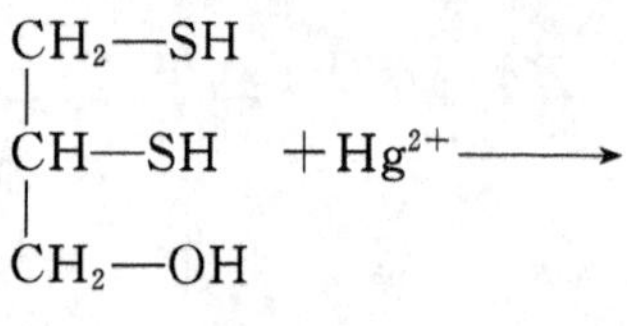

4. 用简便的化学方法鉴别下列各组化合物。

 (1) 正丙醇、丙三醇、苯酚

 (2) 正丁醇、2-丁醇、2-甲基-2-丙醇

5. 将下列各组化合物按要求排序。

 (1) 将化合物丙烷、正丙醇、异丙醇、丙三醇、乙醇按沸点从高到低排序。

 (2) 将化合物苯酚、碳酸、环己醇、正己醇按酸性从强到弱排序。

6. 某化合物 A($C_6H_{14}O$)不能与金属钠反应,能与浓 HI 反应生成化合物 B($C_5H_{12}O$)和 C。化合物 B 与 $K_2Cr_2O_7/H_2SO_4$ 反应生成一种酮 D。B 与浓硫酸共热生成 2-甲基-2-丁烯。试推测化合物 A,B,C,D 的结构,并写出各步反应式。

7. 某化合物 A 的分子式为 C_7H_8O,A 不溶于水和 $NaHCO_3$ 溶液中,但能溶于 NaOH 溶液中,并可与溴水反应生成化合物 B,其分子式为 $C_7H_5OBr_3$。试推测 A 和 B 的结构,并写出有关反应方程式。

第16章

醛、酮、醌

醛、酮、醌的分子结构中都含有与烃基或氢原子相连的羰基（—$\overset{O}{\underset{}{\overset{\|}{C}}}$—），故统称为羰基化合物。羰基化合物不仅是有机化学的重要物质，也是动植物代谢过程中的重要中间体。

16.1 醛和酮

醛是羰基碳原子分别与一个烃基和一个氢原子相连的化合物，可用通式 (H)R—$\overset{O}{\underset{}{\overset{\|}{C}}}$—H 表示，简写为 RCHO，最简单的醛是甲醛（HCHO），醛的官能团是醛基（—$\overset{O}{\underset{}{\overset{\|}{C}}}$—H），简写为"—CHO"。酮是羰基碳原子与两个烃基相连的化合物，可用通式 R—$\overset{O}{\underset{}{\overset{\|}{C}}}$—R′ 表示。酮的官能团是酮基（—$\overset{O}{\underset{}{\overset{\|}{C}}}$—），简写为"—CO—"。

16.1.1 醛和酮的结构

醛、酮中羰基碳原子为 sp² 杂化，碳原子用 3 个 sp² 杂化轨道分别与氧及其他两个原子形成共平面的 3 个 σ 键，键角约为 120°。碳原子中未参与杂化的 p 轨道与氧的另一个含单电子的 p 轨道垂直于 3 个 σ 键所在的平面（羰基平面），彼此侧面平行重叠，形成一个 π 键，π 电子云分布于羰基平面的上、下两侧。因此，羰基的碳氧双键由一个 σ 键和一个 π 键组成如图 16.1a 所示。由于氧元素的电负性比碳大，成键电子云偏向氧原子，因此，羰基的碳氧双键是一个极性基团如图 16.1b 所示。

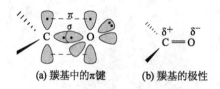

(a) 羰基中的π键   (b) 羰基的极性

图 16.1 羰基结构示意图

16.1.2　醛和酮的分类与命名

根据羰基碳原子是否直接连在芳环上，醛可分为脂肪醛和芳香醛，酮可分为脂肪酮和芳香酮。

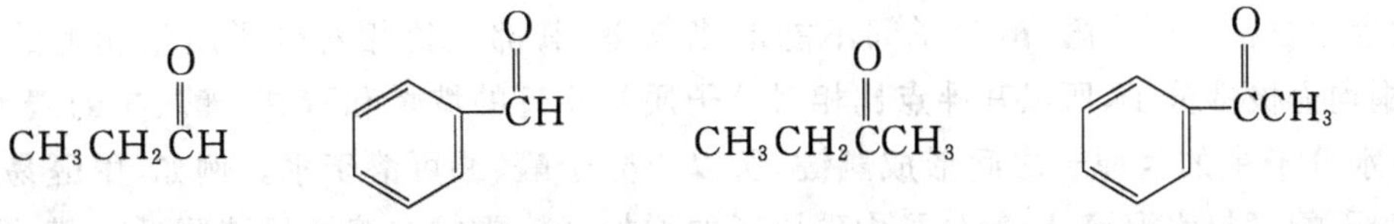

CH_3CH_2CH　　　C_6H_5CH　　　$CH_3CH_2CCH_3$　　　$C_6H_5CCH_3$
（带 O 双键）

脂肪醛　　　　　芳香醛　　　　　脂肪酮　　　　　芳香酮

根据羰基所连烃基是否饱和，脂肪醛、酮又可分为饱和醛、酮和不饱和醛、酮。

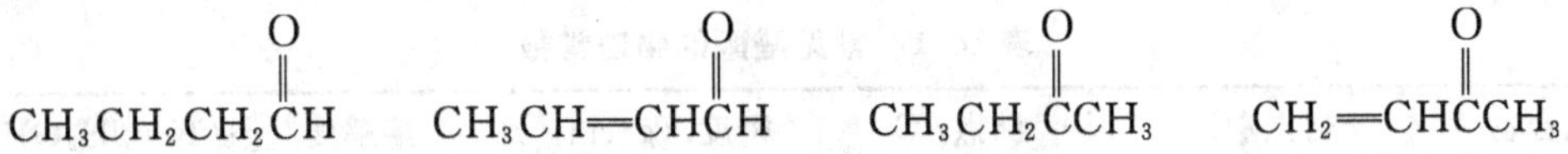

$CH_3CH_2CH_2CH$　　$CH_3CH=CHCH$　　$CH_3CH_2CCH_3$　　$CH_2=CHCCH_3$

饱和醛　　　　　不饱和醛　　　　　饱和酮　　　　　不饱和酮

根据分子中所含羰基的数目，醛、酮可分为一元醛、酮和多元醛、酮。

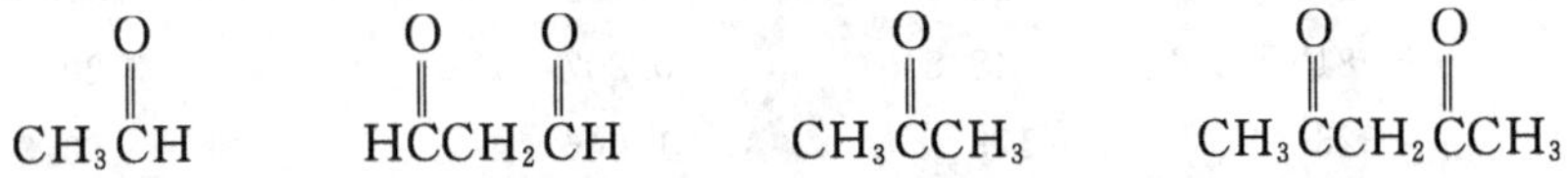

CH_3CH　　$HCCH_2CH$　　CH_3CCH_3　　$CH_3CCH_2CCH_3$

一元醛　　　多元醛　　　一元酮　　　多元酮

根据羰基所连的两个烃基是否相同，一元酮又可分为单酮和混酮。

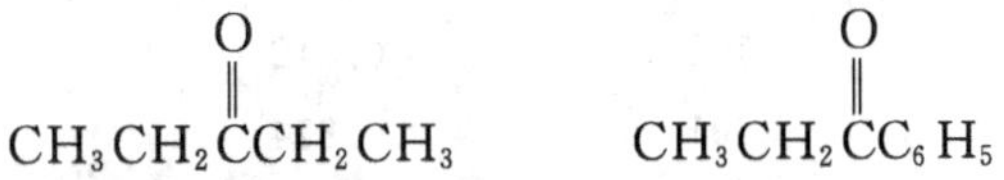

$CH_3CH_2CCH_2CH_3$　　　　$CH_3CH_2CC_6H_5$

单酮　　　　　　　混酮

酮的羰基碳原子如果处于碳环上，则属于环酮。

（环戊酮结构）　　　（环己酮结构）

醛和酮的系统命名原则与醇相似。选择包含羰基碳原子的最长碳链作为主链，称为"某醛"或"某酮"，主链编号从靠近羰基的一端开始，酮基需在母体之前标明位次。芳香醛、酮以脂肪醛或脂肪酮为母体，芳基则作为取代基。环酮则根据环上碳原子数目称为"环某酮"。多元醛、酮可选取含羰基最多的最长碳链作主链，并标明羰基的位次和数目。

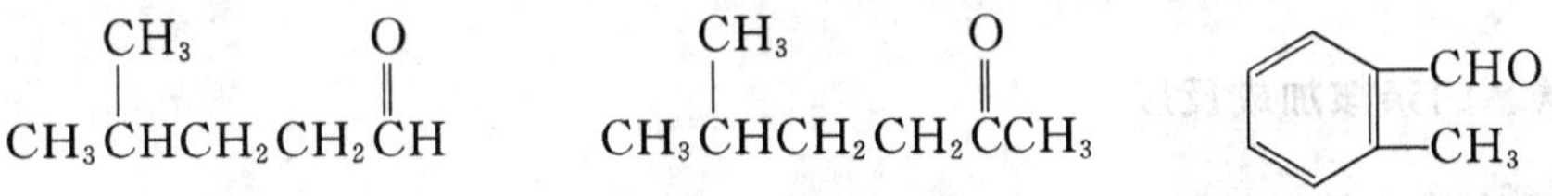

$CH_3CHCH_2CH_2CH$（CH_3 支链）　　　$CH_3CHCH_2CH_2CCH_3$（CH_3 支链）　　　（2-甲基苯甲醛结构 CHO, CH_3）

4-甲基戊醛　　　　　5-甲基-2-己酮　　　　　2-甲基苯甲醛

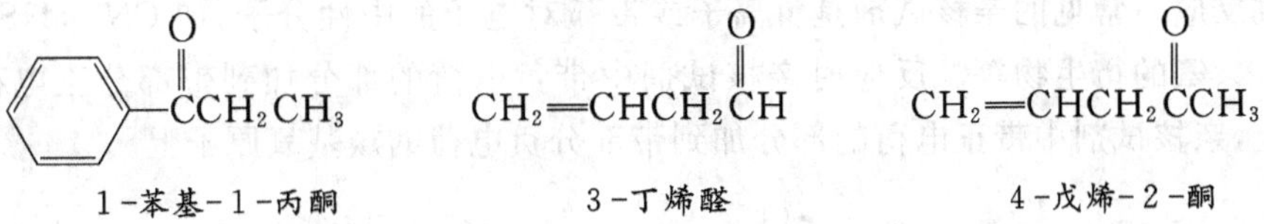

（苯环 CCH_2CH_3）　　　$CH_2=CHCH_2CH$　　　$CH_2=CHCCH_3$

1-苯基-1-丙酮　　　3-丁烯醛　　　4-戊烯-2-酮

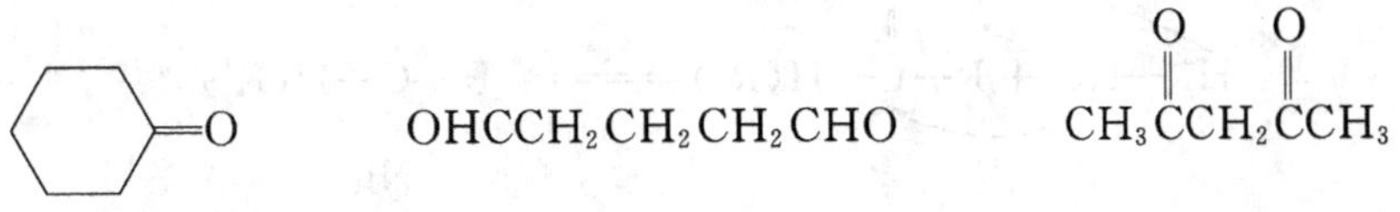

（环己酮结构）　　　$OHCCH_2CH_2CH_2CHO$　　　$CH_3CCH_2CCH_3$

环己酮　　　　　1,5-戊二醛　　　　　2,4-戊二酮

16.1.3　醛和酮的物理性质

　　室温下,甲醛是气体,低级和中级饱和醛、酮为液体,高级脂肪醛、酮和芳香酮多为固体。低级醛具有刺激气味,中级醛、酮和一些芳香醛具有特殊香味,其中有一些可用于化妆品和食用香精。因为醛、酮分子间不能形成氢键,其沸点比相对分子质量相近的醇低,但醛、酮均为极性分子,所以其沸点比相对分子质量相近的烷烃和醚高。醛、酮的羰基氧原子能与水分子中的氢原子之间形成氢键,所以小分子醛、酮可溶于水。例如,甲醛易溶于水,乙醛、丙酮可与水混溶;随着分子中碳原子的增加,醛、酮的水溶性迅速降低。醛、酮均易溶于有机溶剂。一些醛、酮的物理常数见表 16.1。

表 16.1　常见醛酮的物理常数

化合物	熔点/℃	沸点/℃	密度/(g·cm^{-3})	溶解度/[g·(100 gH$_2$O)$^{-1}$]
甲醛	−92	−19.5	0.815	55
乙醛	−123	20.8	0.781	∞
丙醛	−81	48.8	0.807	20
苯甲醛	−26	179	1.046	0.3
丙酮	−95	56.1	0.792	∞
丁酮	−86	79.6	0.805	25.6
2-戊酮	−78	102	0.812	5.5
3-戊酮	−41	101	0.814	4.8
2-己酮	−57	127	0.83	1.6
环己酮	−16	155.7	0.942	微溶
苯乙酮	21	202	1.026	微溶

16.1.4　醛和酮的化学性质

　　醛和酮分子中都有官能团羰基,它们的化学反应主要发生在羰基和 α-C 上的氢原子(与羰基直接相连的碳原子上的活泼氢原子)上。由于醛羰基一端连有氢原子,因此,醛还可以发生一些酮所不能发生的特殊反应。

1. 羰基的亲核加成反应

　　醛、酮的羰基是极性碳氧双键,带部分正电荷的羰基碳易受到亲核试剂的进攻而发生亲核加成反应。常见的亲核试剂是负离子或带孤对电子的中性分子,如 CN$^-$,HSO$_3^-$,R$^-$,以及醇、水、氨的衍生物等。反应时亲核试剂中带负电荷的部分加到带部分正电荷的羰基碳原子上,亲核试剂中带正电荷的部分加到带部分负电荷的羰基氧原子上。

$$H^+ - Nu^- + R - \overset{\overset{\displaystyle O}{\|}}{C} - H(R') \rightleftharpoons R - \underset{\underset{\displaystyle Nu}{|}}{\overset{\overset{\displaystyle OH}{|}}{C}} - H(R')$$

（1）与氢氰酸的反应

醛、脂肪族甲基酮和 8 个碳原子以下的环酮都能与氢氰酸（HCN）反应，生成 α-羟基腈（也称 α-氰醇）。例如：

$$\overset{O}{\overset{\|}{R-C}}-H(CH_3) + HCN \rightleftharpoons R-\overset{OH}{\overset{|}{\underset{|}{\underset{CN}{C}}}}-H(CH_3)$$

其他脂肪酮和芳香酮很难与 HCN 发生亲核加成反应。

醛、酮与氢氰酸的反应具有重要的合成意义，通过此反应，能将醛、酮转化成其他化合物，如 α-羟基酸等。例如：

$$CH_3-\overset{O}{\overset{\|}{C}}-CH_3 \xrightarrow{HCN} CH_3-\overset{OH}{\overset{|}{\underset{|}{\underset{CH_3}{C}}}}-CN \xrightarrow{H^+/H_2O} CH_3-\overset{OH}{\overset{|}{\underset{|}{\underset{CH_3}{C}}}}-COOH$$

（2）与饱和亚硫酸氢钠的反应

醛、脂肪族甲基酮和 8 个碳原子以下的环酮能与亚硫酸氢钠的饱和溶液反应，生成 α-羟基磺酸钠。

$$\overset{O}{\overset{\|}{R-C}}-H(CH_3) + NaHSO_3 \rightleftharpoons R-\overset{OH}{\overset{|}{\underset{|}{\underset{SO_3Na}{C}}}}-H(CH)_3 \downarrow$$

α-羟基磺酸钠不溶于饱和亚硫酸氢钠溶液，可从溶液中析出，所以该反应可用于鉴定醛、脂肪族甲基酮和 8 个碳原子以下的环酮。α-羟基磺酸钠与稀酸或稀碱共热，又可分解为原来的醛和甲基酮，因此，该反应也可用于醛和脂肪族甲基酮的分离和提纯。

醛、酮的亲核加成反应的难易，与醛、酮的结构有关。一般来讲，醛比酮活泼，脂肪族醛、酮比芳香族醛、酮活泼，甲醛最活泼。醛、酮发生亲核加成反应的活性顺序如下：

$$H-\overset{O}{\overset{\|}{C}}-H > R-\overset{O}{\overset{\|}{C}}-H > Ar-\overset{O}{\overset{\|}{C}}-H > R-\overset{O}{\overset{\|}{C}}-CH_3 > R-\overset{O}{\overset{\|}{C}}-R' > Ar-\overset{O}{\overset{\|}{C}}-CH_3 >$$

$$Ar-\overset{O}{\overset{\|}{C}}-Ar'$$

（3）与醇的反应

在酸（干燥 HCl）催化下，醛能与醇发生亲核加成反应生成半缩醛。半缩醛不稳定，在酸催化下，与另一分子醇进一步反应，生成缩醛。

$$R-\overset{O}{\overset{\|}{CH}} + H-OR' \underset{干燥\ HCl}{\rightleftharpoons} R-\overset{OH}{\overset{|}{CH}}-OR' \underset{干燥\ HCl}{\overset{R'OH}{\rightleftharpoons}} R-\overset{OR'}{\overset{|}{CH}}-OR'$$

半缩醛　　　　　　缩醛

缩醛的结构似醚，性质也与醚相似，对碱及氧化剂稳定。在稀酸作用下，缩醛又可分解成原来的醛和醇。有机合成中常利用此反应保护醛基，以免醛基被同时加成或氧化。

酮也能生成半缩酮和缩酮,但比较困难。

（4）与氨的衍生物的反应

醛、酮与氨的衍生物（如伯胺、羟胺、肼、苯肼、2,4-二硝基苯肼、氨基脲等）发生亲核加成反应,所得加成产物不稳定,会立即发生分子内脱水反应,生成含碳氮双键的稳定化合物。反应可用下列通式表示,其中 H_2N-Y 表示氨的衍生物。

$$\overset{\overset{O}{\|}}{-C-} + H-\overset{H}{\underset{|}{N}}-Y \rightleftharpoons -\overset{\overset{OH}{|}}{\underset{|}{C}}-\overset{H}{\underset{|}{N}}-Y \xrightarrow{-H_2O} -C=N-Y$$

氨的衍生物因可与醛、酮这类羰基化合物发生加成反应,常被称为羰基试剂。常见羰基试剂与醛、酮反应的产物名称和结构式见表 16.2。

表 16.2　氨的衍生物及其与醛酮反应的产物

氨的衍生物		产物	
名称	结构式	结构式	名称
伯胺	H_2N-R''	$\underset{(R')H}{\overset{R}{\diagdown}}C=N-R''$	亚胺,希夫碱
羟胺	H_2N-OH	$\underset{(R')H}{\overset{R}{\diagdown}}C=N-OH$	肟
肼	H_2N-NH_2	$\underset{(R')H}{\overset{R}{\diagdown}}C=N-NH_2$	腙
苯肼	$H_2N-NH-\bigcirc$	$\underset{(R')H}{\overset{R}{\diagdown}}C=N-NH-\bigcirc$	苯腙
2,4-二硝基苯肼	$H_2N-NH-\bigcirc\langle{}^{O_2N}_{NO_2}$	$\underset{(R')H}{\overset{R}{\diagdown}}C=N-NH-\bigcirc\langle{}^{O_2N}_{NO_2}$	2,4-二硝基苯腙
氨基脲	$H_2N-NH-\overset{\overset{O}{\|}}{C}-NH_2$	$\underset{(R')H}{\overset{R}{\diagdown}}C=N-NH-\overset{\overset{O}{\|}}{C}-NH_2$	缩氨脲

反应的最终产物肟、苯腙、2,4-二硝基苯腙等都是具有一定熔点的有色晶体,常用于醛、酮的鉴别。

2. α-H 的反应

与羰基等不饱和基团直接相连的碳原子称为 α-C,α-C 上的氢原子称为 α-H。醛、酮中 α-H 由于受羰基的吸电子诱导效应的影响而比较活泼,有一定的酸性,能发生卤代反应和羟醛缩合反应。

（1）卤代反应

在强碱作用下，含 $\alpha-H$ 的醛、酮与卤素（Cl_2，Br_2，I_2）作用，$\alpha-H$ 被卤素取代，生成 α-卤代醛、酮。含 3 个 $\alpha-H$ 的乙醛和甲基酮（都含有"$CH_3CO—$"结构）与 X_2 的 NaOH 溶液发生卤代反应，可生成三卤代醛、酮。三卤代醛、酮在碱溶液中不稳定，三卤代 $\alpha-C$ 与羰基碳之间的碳碳键容易断裂，生成羧酸钠和卤仿（三卤甲烷），故该反应又称卤仿反应。如果所用试剂是碘的碱溶液，则生成碘仿，称为碘仿反应。

$$(H)R{-}\overset{\overset{\textstyle O}{\|}}{C}{-}CH_3 \xrightarrow{I_2,OH^-} (H)R{-}\overset{\overset{\textstyle O}{\|}}{C}{-}O^- + CHI_3 \downarrow$$

含有"$CH_3CH(OH)—$"结构的醇，首先被碘的氢氧化钠溶液氧化成含"$CH_3CO—$"结构的乙醛或甲基酮，因此也能发生碘仿反应。

$$(H)R{-}\overset{\overset{\textstyle OH}{|}}{C}H{-}CH_3 \xrightarrow{I_2,OH^-} (H)R{-}\overset{\overset{\textstyle O}{\|}}{C}{-}CH_3 \xrightarrow{I_2,OH^-} (H)R{-}\overset{\overset{\textstyle O}{\|}}{C}{-}O^- + CHI_3 \downarrow$$

碘仿是有特殊气味的难溶于水的淡黄色晶体。因此，碘仿反应可用来鉴别含有"$CH_3CO—$"和"$CH_3CH(OH)—$"结构的醛、酮和醇。

（2）羟醛缩合反应

在稀碱溶液中，两分子含 $\alpha-H$ 的醛可相互作用，一分子醛的 $\alpha-C$ 和 $\alpha-H$ 分别进攻另一分子醛的羰基碳原子和羰基氧原子，生成既含有羟基又含有醛基的 β-羟基醛。生成的 β-羟基醛分子中的 $\alpha-H$ 受到羟基和羰基的双重影响，更加活泼，稍受热即可发生分子内脱水生成 α,β-不饱和醛。

β-羟基醛　　　　　　　　α,β-不饱和醛

上述从醛开始到生成 α,β-不饱和醛的整个反应称为羟醛缩合反应。

含有 $\alpha-H$ 的酮也能发生羟醛缩合反应，但反应速率很慢。

3. 氧化和还原反应

（1）氧化反应

醛分子中羰基碳原子连有氢原子，因此醛有较强的还原性，易被氧化成羧酸，甚至可被托伦试剂等弱氧化剂氧化。酮的羰基碳原子上没有氢原子，不能被弱氧化剂氧化，可用此性质的差异对醛和酮加以鉴别。

① 与托伦（Tollens）试剂的反应

托伦试剂是由新制的氢氧化银（硝酸银与氢氧化钠反应）溶解在氨水中制成的 $[Ag(NH_3)_2]^+$ 溶液。醛与托伦试剂共热，被氧化成羧酸，$[Ag(NH_3)_2]^+$ 则被还原成金属银紧密附着于试管内壁，形成光亮的银镜，称为银镜反应。脂肪醛和芳香醛都能被托伦试剂氧化。

$$R-\overset{\displaystyle O}{\underset{\displaystyle \|}{C}}-H + 2Ag(NH_3)_2{}^+ + 3OH^- \xrightarrow{\triangle} R-\overset{\displaystyle O}{\underset{\displaystyle \|}{C}}-O^- + 2Ag\downarrow + 4NH_3 + 2H_2O$$

② 与菲林(Fehling)试剂和本尼迪特(Benedict)试剂的反应

菲林试剂是由硫酸铜溶液和酒石酸钾钠的氢氧化钠溶液反应所得的深蓝色配合物溶液,其中起氧化作用的是 Cu^{2+}。脂肪醛与菲林试剂共热,被氧化成羧酸,Cu^{2+} 则被还原为砖红色的氧化亚铜沉淀。菲林试剂与甲醛共热,Cu^{2+} 被还原为铜。菲林试剂不能氧化芳香醛,可用于鉴别脂肪醛和芳香醛。

$$R-\overset{\displaystyle O}{\underset{\displaystyle \|}{C}}-H + 2Cu^{2+} + 5OH^- \xrightarrow{\triangle} R-\overset{\displaystyle O}{\underset{\displaystyle \|}{C}}-O^- + Cu_2O\downarrow + 3H_2O$$

本尼迪特试剂是由硫酸铜溶液和柠檬酸钠的碳酸钠溶液反应所得的深蓝色配合物溶液,其中起氧化作用的也是 Cu^{2+}。脂肪醛与本尼迪特试剂共热,被氧化成羧酸,Cu^{2+} 则被还原为砖红色的氧化亚铜沉淀。本尼迪特试剂与甲醛共热,Cu^{2+} 被还原为铜。本尼迪特试剂也不能氧化芳香醛,故可用于鉴别脂肪醛和芳香醛。

由于本尼迪特试剂比菲林试剂更稳定,临床上常用本尼迪特试剂检测糖尿病人尿液中的葡萄糖。

(2) 还原反应

醛、酮都可以发生还原反应,反应条件或还原剂不同,其还原产物也不同。

① 催化加氢还原

在 Ni,Pd,Pt 等金属催化剂作用下,醛、酮加氢还原生成相应的伯醇或仲醇。

$$R-\overset{\displaystyle O}{\underset{\displaystyle \|}{C}}H \xrightarrow[Ni]{H_2} R-CH_2-OH$$

$$R-\overset{\displaystyle O}{\underset{\displaystyle \|}{C}}-R' \xrightarrow[Ni]{H_2} R-\overset{\displaystyle OH}{\underset{\displaystyle |}{C}}H-R'$$

不饱和醛、酮中的碳碳双键、碳碳三键在此条件下也会被还原。

$$\text{（环己烯基）}-\overset{\displaystyle O}{\underset{\displaystyle \|}{C}}-CH_3 \xrightarrow[Ni]{H_2} \text{（环己基）}-\overset{\displaystyle OH}{\underset{\displaystyle |}{C}}H-CH_3$$

② 金属氢化物还原

硼氢化钠($NaBH_4$)和氢化铝锂($LiAlH_4$)是还原醛、酮最常用的试剂。它们还原醛、酮时有较高的选择性,只对羰基加氢还原,分子中的碳碳双键、碳碳三键等不被还原。

$$C_6H_5-CH=CHCHO \xrightarrow{NaBH_4} C_6H_5-CH=CHCH_2OH$$

肉桂醛   肉桂醇

③ 克莱门森(Clemmensen)还原

醛、酮与锌汞齐一起共热,羰基可被还原成亚甲基,此反应称为克莱门森还原,仅适用于对酸稳定的醛、酮。

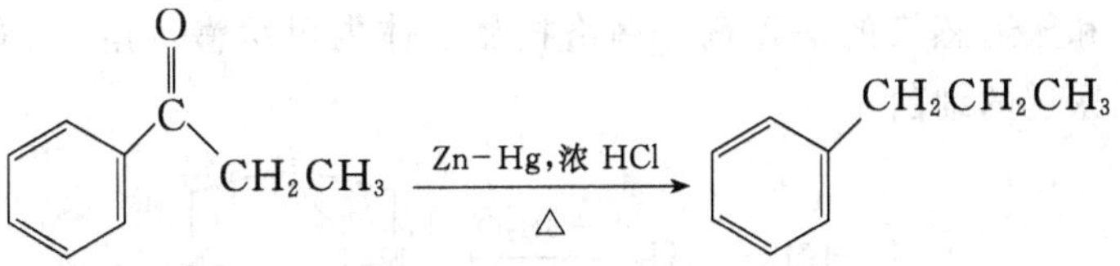

④ 沃尔夫–凯西纳（Wolff–Kishner）–黄鸣龙还原

用高沸点的二缩乙二醇或三甘醇作溶剂，醛、酮与水合肼、浓碱一起在常压下回流，羰基也可被还原成亚甲基。此法称为沃尔夫–凯西纳–黄鸣龙还原法，对酸不稳定的醛、酮可采用此法将羰基还原为亚甲基。

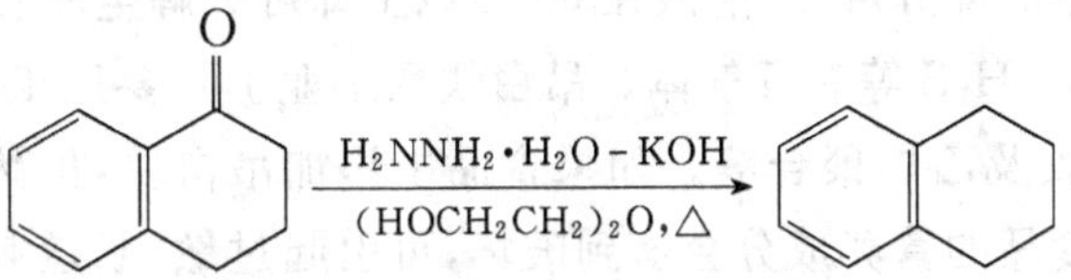

（3）歧化反应

在浓碱作用下，不含 $\alpha - H$ 的醛分子间发生歧化反应，一分子醛被氧化为羧酸，一分子醛被还原为伯醇，该反应称为康尼查罗（Cannizzaro）反应。

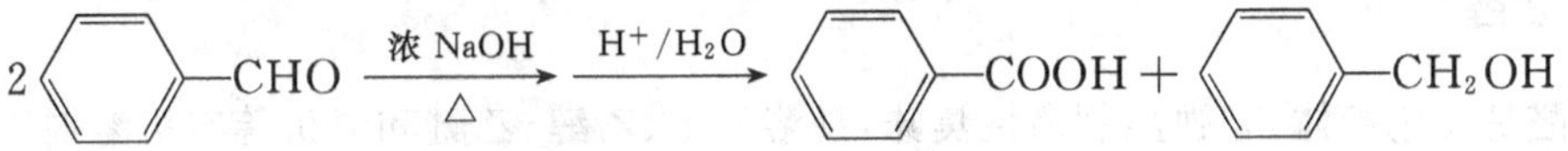

$$2HCHO \xrightarrow[\triangle]{\text{浓 NaOH}} \xrightarrow{H^+/H_2O} HCOOH + CH_3OH$$

康尼查罗反应也可发生在两种不同的无 $\alpha - H$ 的醛之间，称为交叉歧化反应，但产物较复杂。若其中一种是甲醛，由于其强还原性，总是被氧化，而另一种醛则被还原成醇。

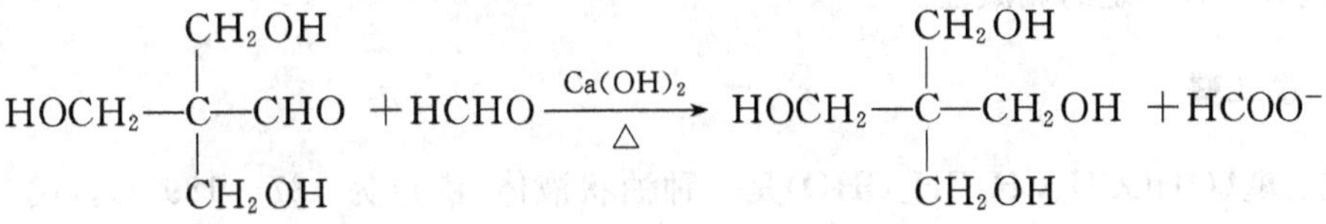

4. 与希夫试剂的反应

将 SO_2 通入粉红色的品红水溶液中，直至恰好褪色，所得溶液称为希夫（Schiff）试剂，又名品红亚硫酸试剂。醛可与希夫试剂反应生成紫红色物质，加入硫酸后，由甲醛生成的紫红色物质颜色不褪，而其他醛生成的颜色褪去。反应灵敏，且由于酮与希夫试剂不发生该反应，因此该反应可用于醛和酮的鉴别，也可以鉴别甲醛和其他醛。

16.1.5 重要的醛和酮

1. 甲醛

甲醛是无色气体，有强烈刺激性气味，对眼鼻等有刺激作用。甲醛易溶于水，40％的甲醛水溶液商品名为福尔马林（Formalin），因其有凝固蛋白质、硬化组织等作用，是一种有效的消毒剂和防腐剂，常用作外科器械和污染物的消毒剂及保存解剖标本的防腐剂。

甲醛溶液与氨作用，生成环六亚甲基四胺（乌洛托品，Urotropine）。乌洛托品在临床上曾用作治疗肾脏和尿道感染的消毒剂。乌洛托品在体内可缓慢水解,生成少量甲醛,经尿道排出时可杀灭尿道的细菌。

$$HCHO + 4NH_3 \xrightarrow{-6H_2O}$$

HCHO 和 NaHSO$_3$ 在一定条件下通过亲核加成反应可制得甲醛的亚硫酸氢钠加成物,工业上称为甲醛合次硫酸钠或次硫酸氢钠甲醛,俗称吊白块(雕白粉)。吊白块是易溶于水的半透明白色晶体,遇酸即分解,水溶液在 60 ℃以上即可分解生成有害物质,120 ℃以上可分解产生 HCHO,SO$_2$,H$_2$S 等有毒气体。吊白块在工业上主要用于生产靛蓝染料、还原染料等,也用于合成橡胶及乙烯聚合等。如果食品中添加吊白块,虽然会有增白、防腐、增加食品韧性等作用,但食品的营养成分会遭到破坏,可引起过敏、肠道刺激等疾病,甚至致癌。由于吊白块分解产生的甲醛能使蛋白质凝固,引起肺水肿、肝肾充血及血管周围水肿,故食品加工中严禁添加吊白块。

2. 乙醛

乙醛是无色液体,有强烈刺激性臭味,易溶于水、乙醇、乙醚和氯仿等有机溶剂。

乙醛在酸催化下可聚合成三聚乙醛。三聚乙醛是无色液体,有催眠作用,在体内无蓄积作用,是相对安全的安眠药。

将氯气通入乙醛,可制得三氯乙醛。10%的三氯乙醛水溶液在临床上用作催眠药和镇静药,但对胃有一定的刺激性。

3. 戊二醛

戊二醛(OHCCH$_2$CH$_2$CH$_2$CHO)是一种油状液体,沸点为 187~189 ℃。戊二醛有两个活泼的醛基,可用来交联含有氨基的蛋白质,如将酶蛋白固定于含有氨基的固定相,用于固定电子显微镜的标本和免疫检验。戊二醛是一种广谱杀菌消毒剂,可杀灭肝炎病毒等。

4. 丙酮

丙酮是无色液体,易挥发,有香味,能够与水及大多数有机溶剂混溶,也能溶解多种有机物,是常用的有机溶剂。医学检验中常用丙酮作组织脱水剂。

糖尿病人由于体内的新陈代谢不正常,会代谢产生过量的酮体(丙酮、β-羟基丁酸、β-丁酮酸三者的统称),并经尿液排出,故通过检查尿液中的丙酮含量可帮助判断糖尿病人的病情。临床上检查尿液中丙酮的方法有两种:一种是向尿液中滴加亚硝酰铁氰化钠(Na$_2$[Fe(CN)$_5$NO])溶液和氨水溶液,如有丙酮存在,尿液显鲜红色;另一种方法是利用碘仿反应,向尿液中滴加碘的氢氧化钠溶液,如有黄色碘仿生成,表明尿液中存在丙酮。

5. 樟脑

樟脑的化学名称为 2-莰酮,是一种脂环族酮类化合物。樟脑为无色半透明或白色晶体,有穿透性的樟木香味,密度为 0.990 g·cm^{-3},熔点为 178～179 ℃,沸点为 209 ℃,易挥发,常温下即可缓慢升华。清凉油、十滴水、强心药等药物均含有樟脑的成分。樟脑在日常生活中常被用于驱虫防蛀等,其结构式为

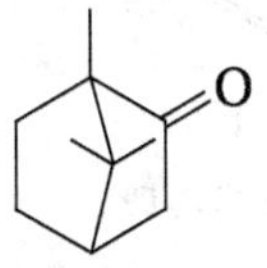

樟脑(2-莰酮)

16.2　醌

醌广泛存在于自然界中,多种动物和植物的色素、染料(如茜素)和指示剂(如酚酞)、生物体内具有重要生理作用的辅酶 Q 和维生素 K 等都含有醌的基本结构。

16.2.1　醌的结构与命名

醌类化合物分子中含有共轭环己二烯二酮的醌型结构,该结构没有芳香性,主要有邻位和对位两种形式。例如:

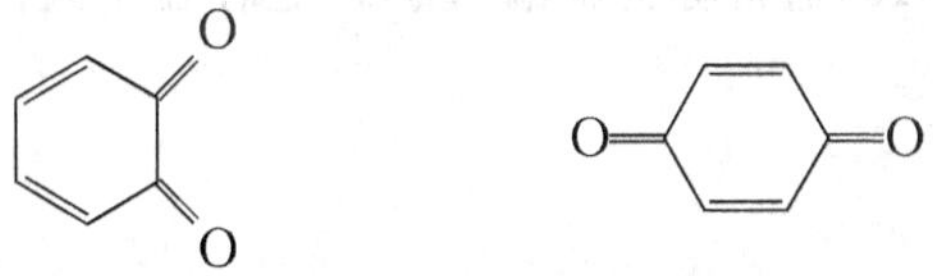

醌类化合物可根据它们还原后生成酚的种类分为苯醌、萘醌、蒽醌和菲醌。醌类化合物一般都有颜色。醌类化合物命名时需注明两个羰基的位次。例如:

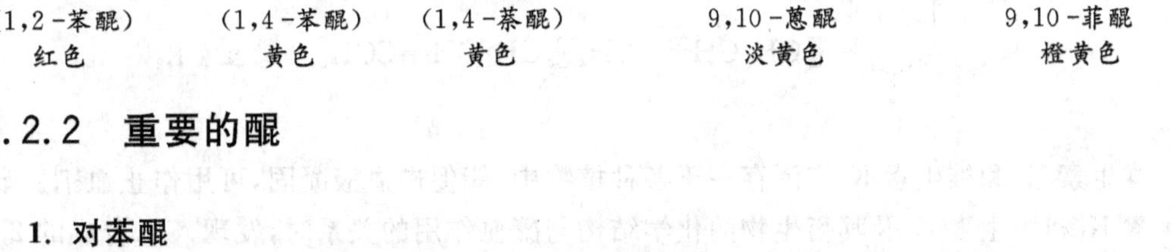

邻苯醌　　　　对苯醌　　　　α-萘醌
(1,2-苯醌)　　(1,4-苯醌)　　(1,4-萘醌)　　　9,10-蒽醌　　　9,10-菲醌
红色　　　　　黄色　　　　　黄色　　　　　　淡黄色　　　　　橙黄色

16.2.2　重要的醌

1. 对苯醌

对苯醌为黄色晶体,熔点为 115.7 ℃,有毒,对皮肤有腐蚀性,能溶于醇或醚。苯醌与对苯二酚在乙醇溶液中混合,析出深绿色晶体。

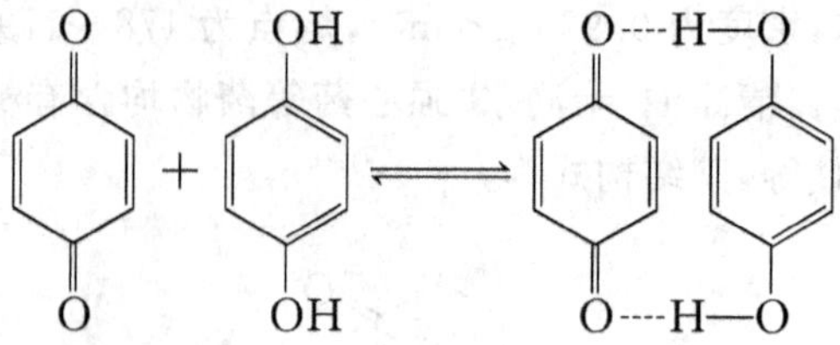

对苯醌　　对苯二酚　　　　醌氢醌
　　　　　　　　　　　　　（深绿色晶体）

2. 泛醌

泛醌又称为辅酶 Q,是 2,3 -二甲氧基- 1,4 -苯醌的衍生物,广泛存在于需氧生物体内,充当氧化还原过程的氧化剂。其结构式如下:

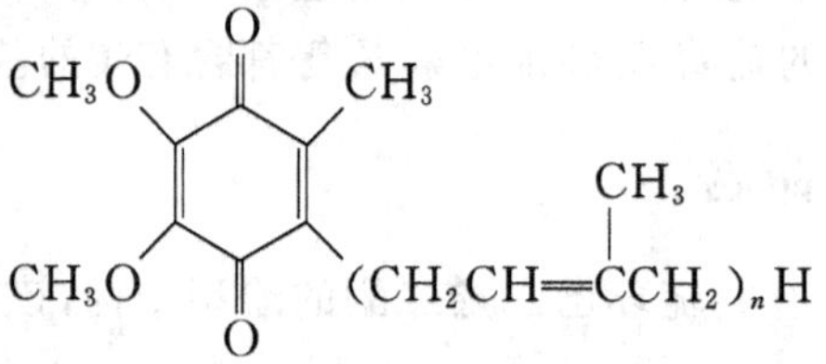

人体中辅酶 Q 的 $n=10$,通常称为辅酶 Q_{10},广泛存在于人体各种细胞的线粒体内,是呼吸链中的重要递氢体。

3. 维生素 K

维生素 K_1 和维生素 K_2 都是 α -萘醌的衍生物,其结构式如下:

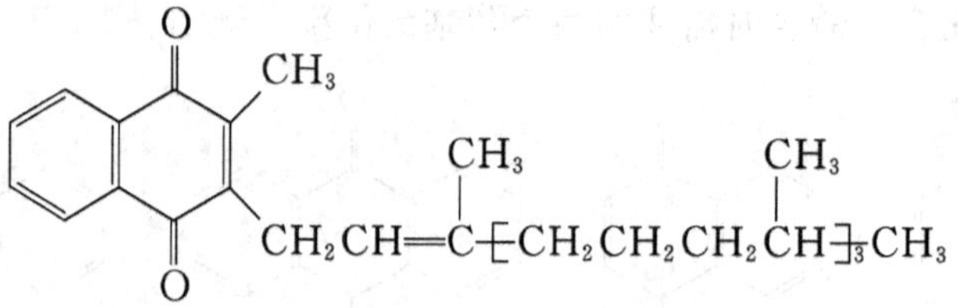

维生素 K_1

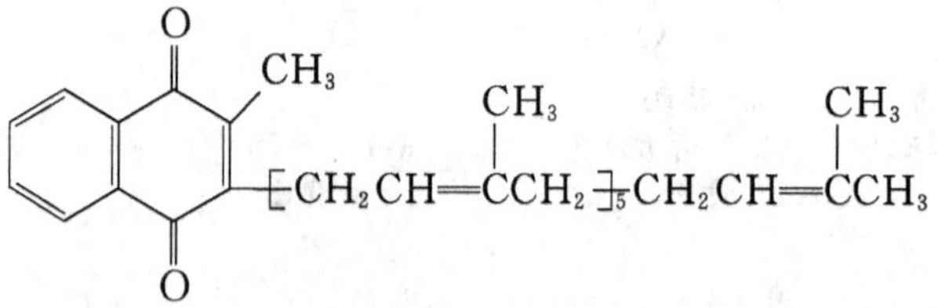

维生素 K_2

维生素 K_1 和维生素 K_2 广泛存在于各种植物中,能促进血液凝固,可用作止血剂。研究维生素 K_1 和维生素 K_2 及其衍生物的化学结构与凝血作用的关系时,发现人工合成的 2 -甲基- 1,4 -萘醌具有更强的凝血作用,故称为维生素 K_3。由于维生素 K_3 为脂溶性化合物,医药上一般使用它和亚硫酸氢钠的加成产物亚硫酸氢钠甲萘醌。

2-甲基-1,4-萘醌
（维生素 K_3）

亚硫酸氢钠甲萘醌

习　题

1. 命名下列各化合物。

(1) $(CH_3)_2CHCH_2CHO$

(2)

(3) HO—／CH_3O＼—CHO

(4)

(5) $CH_3CH=CH-CH$
       ‖
       O

(6) $CH_2=CH-C-CH_2CH_3$
                ‖
                O

(7)

(8)

2. 写出下列各化合物的结构式。

(1) α-溴代丙醛　　　　(2) 肉桂醛　　　　　　　(3) 环己基甲醛

(4) 间氯苯乙酮　　　　(5) 4-甲基-3-戊烯-2-酮　(6) 1,3-环己二酮

3. 完成下列反应并写出主要产物。

(1)　$CH_3\overset{O}{\overset{\|}{C}}CH_3 + HCN \longrightarrow$

(2)　$CH_3\overset{O}{\overset{\|}{C}}CH_2CH_3 + NaHSO_3 \longrightarrow$

(3)　$CH_2=CHCHO + 2CH_3CH_2OH \longrightarrow$

(4)　$CH_3CHO + H_2N-NH-$ 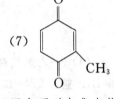 $\longrightarrow$

(5) $2CH_3CH_2CHO \xrightarrow[\triangle]{稀\ OH^-}$

(6) $—COCH_3 + NaOH + I_2 \longrightarrow$

(7) $CH_3CH═CHCHO \xrightarrow{NaBH_4}$

(8) $—COCH_2CH_3 \xrightarrow[浓\ HCl]{Zn-Hg}$

(9) $CH_3CH_2CHO + [Ag(NH_3)_2]^+ \xrightarrow{\triangle}$

(10) $—CHO + HCHO \xrightarrow{浓\ NaOH}$

4. 试选用适当试剂，用简便的化学方法鉴别下列各组化合物。

(1) 甲醛、乙醛、丙酮

(2) 乙醛、苯甲醛、苯乙酮

(3) 2-戊酮、3-戊酮、环戊酮

5. 下列化合物中，哪些能发生碘仿反应？哪些能与饱和亚硫酸氢钠反应？

(1) CH_3CH_2OH　　(2) $CH_3CH_2\overset{OH}{\overset{|}{C}}HCH_2CH_3$　　(3) $CH_3\overset{O}{\overset{\|}{C}}H$

(4) $CH_3CH_2\overset{O}{\overset{\|}{C}}H$　　(5) $CH_3\overset{O}{\overset{\|}{C}}C_6H_5$　　(6) $CH_3CH_2\overset{O}{\overset{\|}{C}}CH_3$

(7) $CH_3CH_2\overset{O}{\overset{\|}{C}}CH_2CH_3$

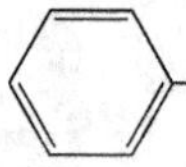

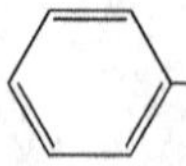

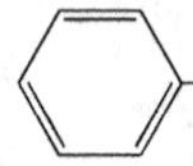

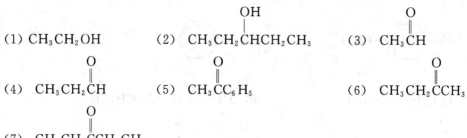

6. 下列化合物中，哪些能发生羟醛缩合反应？哪些能发生歧化反应？

(1) 2,2-二甲基丁醛　(2) 2-甲基丙醛　(3) 对羟基苯甲醛　(4) 3-乙基戊醛

7. 化合物 A 的分子式为 $C_5H_{12}O$，氧化后得分子式为 $C_5H_{10}O$ 的化合物 B，B 能与 2,4-二硝基苯肼反应，B 与碘的氢氧化钠溶液共热可生成黄色沉淀。A 与浓硫酸共热得分子式为 C_5H_{10} 的化合物 C，C 经酸性高锰酸钾溶液氧化得丙酮和乙酸。试写出 A，B，C 的结构，并写出有关反应式。

第 17 章

羧酸及其衍生物

　　分子中含有羧基的化合物称为羧酸。羧基（—COOH）是羧酸的官能团，一元羧酸的通式为 RCOOH 或 ArCOOH。

　　羧酸分子中羧基上的羟基被其他原子或基团取代所得的化合物称为羧酸衍生物，主要包括酰卤、酸酐、酯和酰胺等。其中酰胺中含有氮元素，在含氮有机化合物一章中将对其进行讨论。

　　羧酸分子中烃基上的氢原子被其他原子或基团取代所得的化合物称为取代羧酸，按取代基的种类可分为卤代酸、羟基酸、羰基酸、氨基酸等。

　　羧酸、羧酸衍生物、取代羧酸广泛存在于动植物中，与人类的生活和生命活动密切相关。许多化合物在生物体的代谢过程中发挥着重要作用，有些羧酸和取代羧酸本身就具有生理活性，还有许多化合物被用作合成药物的原料或中间体。

17.1　羧　酸

17.1.1　羧酸的分类与命名

1. 羧酸的分类

　　按与羧基直接相连的烃基类型，羧酸可分为脂肪族羧酸和芳香族羧酸；按烃基是否饱和，脂肪族羧酸可分为饱和羧酸和不饱和羧酸；按羧酸分子中所含的羧基数目，羧酸又可分为一元羧酸、二元羧酸、三元羧酸等，二元及二元以上的羧酸统称为多元羧酸。

2. 羧酸的命名

　　某些羧酸最初来自天然产物，常根据其来源命名，如蚁酸、醋酸、安息香酸、草酸等。许多高级一元羧酸最初从脂肪水解得到，又称为高级脂肪酸。

　　羧酸的系统命名法与醛相似：

　　① 饱和脂肪族一元羧酸命名时，选择含羧基碳原子的最长碳链作主链，按主链碳原子数目称为"某酸"。从羧基碳原子开始将主链碳原子编号，也可从羧基相邻碳原子开始依次用希腊字母（$\alpha, \beta, \gamma, \cdots, \omega$）将主碳链编号。取代基位次及名称按基团次序规则写在"某酸"之前。

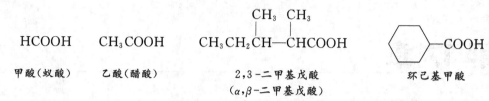

甲酸(蚁酸)　　　乙酸(醋酸)　　　2,3-二甲基戊酸　　　　环己基甲酸
　　　　　　　　　　　　　　　　　(α,β-二甲基戊酸)

② 不饱和脂肪酸命名时,应选择包含重键和羧基碳原子的最长碳链作主链,按主链碳原子数目称为"某烯(炔)酸",把重键的位次写在"某烯(炔)酸"之前。

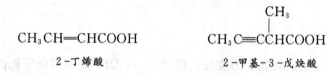

2-丁烯酸　　　　　　　　　　　2-甲基-3-戊炔酸

③ 脂肪族二元羧酸命名时,选择含有两个羧基碳原子的最长碳链为主链,按主链碳原子数目称为"某二酸",取代基位次和名称按基团次序规则写在"某二酸"之前。

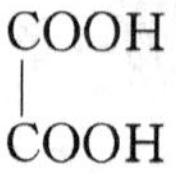

$$\begin{array}{ccc} COOH & CH_2COOH & CH_2COOH & CHCOOH \\ | & | & | & \| \\ COOH & CH_2COOH & CH_3-CHCOOH & CHCOOH \end{array}$$

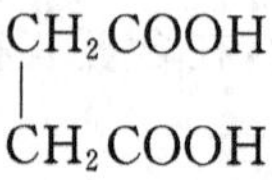

乙二酸　　　　丁二酸　　　　2-甲基丁二酸 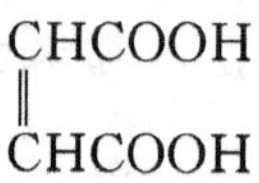　　　丁烯二酸
(草酸)　　　　(琥珀酸)

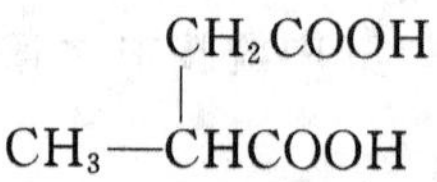

④ 芳香族羧酸命名时,以芳香烃基为取代基、脂肪族羧酸为母体。如羧基直接与苯环相连,则以苯甲酸为母体,环上其他基团作为取代基。

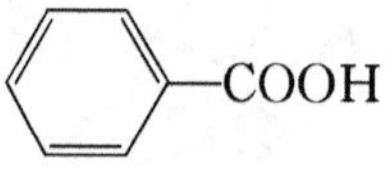

苯甲酸(安息香酸) 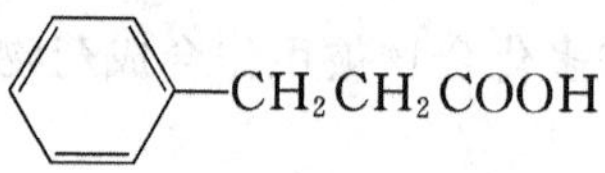　　　　　　　　3-苯基丙酸

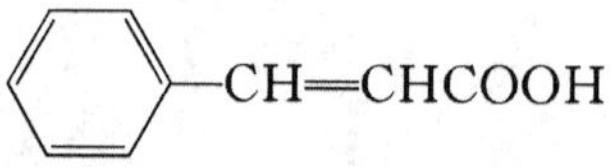

3-苯基丙烯酸(肉桂酸) 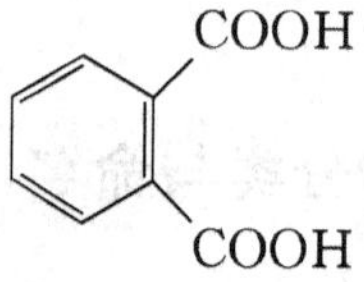　　　　　邻苯二甲酸

17.1.2　羧酸的结构

羧酸的官能团为羧基,其中羰基碳原子为 sp² 杂化,4 个未成对电子分别占据 3 个 sp² 杂化轨道和一个未参与杂化的 p 轨道。3 个 sp² 杂化轨道分别与烃基的碳原子(甲酸中为氢原子)、羰基的氧原子及羟基的氧原子形成 3 个共平面的 σ 键,键间夹角约为 120°。羰基碳原子未杂化的 p 轨道与羰基氧原子上的 p 轨道侧面平行重叠形成 π 键,羟基氧原子上的一对未共用电子对所在的 p 轨道与之形成 p-π 共轭体系(如图 17.1 所示)。p-π 共轭使羟基氧原子电子云密度降低,氧氢键极性增强,这有利于氢质子的解离,因此羧酸呈现明显的酸性;p-π 共轭也使羧基中羰基碳原子上电子云密度增加,使羰基不易发生亲核加成反应。

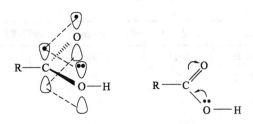

图 17.1　羧酸的结构

17.1.3　羧酸的物理性质

常温下,10 个碳原子以下的饱和一元羧酸是液体,具有刺激性气味或恶臭。10 个碳原子以上的羧酸为无味的蜡状固体。饱和脂肪二元酸及芳酸为结晶状固体。

低级羧酸的羧基与水分子间氢键的缔合作用很强,在水中溶解度较大,例如 1~4 个碳原子的羧酸可与水互溶;其他饱和一元羧酸随烃基的增大,其水溶性迅速降低。11 个碳原子以上的羧酸基本不溶于水,脂肪族一元羧酸一般都能溶于乙醇、乙醚、氯仿等有机溶剂。多元羧酸可溶于水;芳香酸微溶于水。甲酸与水的缔合如图 17.2 所示。

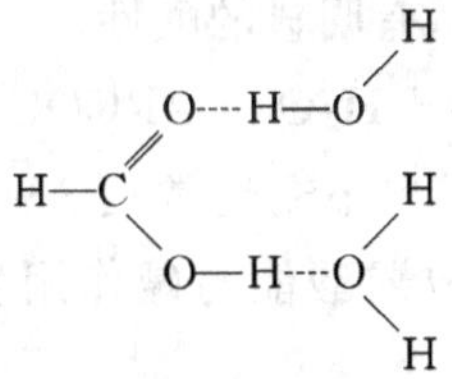

图 17.2　甲酸与水的缔合示意图

饱和一元羧酸的沸点随相对分子质量的增大而升高,且比相对分子质量相近的醇高。这主要是因为羧酸分子间能通过氢键缔合成更稳定的环状二聚体(如图 17.3 所示)。

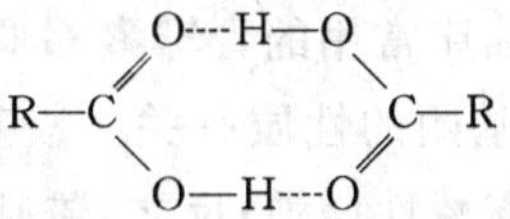

图 17.3　羧酸二聚体结构示意图

饱和一元羧酸的熔点随分子中碳原子数目的增加呈锯齿状升高,含偶数碳原子的羧酸比相邻的两个含奇数碳原子的羧酸的熔点高。脂肪族二元羧酸熔点比相对分子质量相近的一元羧酸高得多。

常见一元羧酸的物理常数见表 17.1。

表 17.1　常见一元羧酸的物理常数

化合物	熔点/℃	沸点/℃	密度/(g·cm^{-3})	溶解度/[g·(100 gH$_2$O)$^{-1}$],25 ℃
甲酸(蚁酸)	8.4	100.7	1.220	∞
乙酸(醋酸)	16.6	117.9	1.049	∞
丙酸(初油酸)	−20.8	140.99	0.992	∞

化合物	熔点/℃	沸点/℃	密度/(g·cm⁻³)	溶解度/[g·(100 gH₂O)⁻¹],25 ℃
丁酸(酪酸)	−4.26	165.53	0.959	∞
戊酸(缬草酸)	−33.83	186.05	0.939	3.7
己酸(羊油酸)	−3	205	0.875	0.968
辛酸(亚羊脂酸)	16	239	0.862	0.068
癸酸(羊脂酸)	31	269	0.853	0.015
十六酸(软脂酸)	63	398	0.841	0.0007
十八酸(硬脂酸)	71.5	360(分解)	0.840	0.00029
苯甲酸(安息香酸)	122.4	249	1.321	0.34

17.1.4　羧酸的化学性质

1. 酸性

羧酸在水溶液中能离解出质子,有明显的酸性。

$$RCOOH + H_2O \rightleftharpoons RCOO^- + H_3O^+$$

羧酸一般为弱酸,饱和一元羧酸的 pK_a 通常在 $3\sim5$ 之间,其酸性比盐酸、硫酸等无机酸弱得多,但比碳酸($pK_a = 6.3$)强,故羧酸能与碱作用生成盐,与 Na_2CO_3,$NaHCO_3$ 作用放出 CO_2。

$$RCOOH + NaOH \longrightarrow RCOONa + H_2O$$

$$RCOOH + NaHCO_3 \longrightarrow RCOONa + H_2O + CO_2\uparrow$$

羧酸的钾、钠和铵盐通常易溶于水,故制药时常将含羧基但不溶于水的药物制成水溶性盐,以利于配成注射液。例如,临床常用的青霉素 G 即为青霉素的钠盐。

羧酸的酸性强弱与羧基所连基团的性质有关。羧基与吸电子基相连,则羧基中 O—H 键的电子云偏向氧,极性增强,羧酸酸性增强;反之,羧基与供电子基相连,羧酸酸性减弱。

脂肪族饱和一元羧酸中,烷基有微弱的给电子诱导效应,能使羧酸酸性减弱。甲酸没有烷基,故酸性最强。例如甲酸、乙酸和丙酸的 pK_a 分别为 3.77,4.76,4.88,酸性依次减弱;碘乙酸、溴乙酸、氯乙酸和氟乙酸的 pK_a 分别为 3.12,2.94,2.86,2.66,酸性依次增强。

芳香族羧酸的酸性一般弱于甲酸,但强于饱和一元羧酸,如甲酸、苯甲酸和乙酸的 pK_a 分别为 3.77,4.17,4.76。苯基是吸电子基,但苯环的大 π 键与羧基形成共轭体系,电子云向羧基偏移,使苯甲酸离解出质子的能力比甲酸差,故而苯甲酸的酸性比甲酸弱。

二元羧酸的酸性一般比饱和一元羧酸的强,且两个羧基相距愈远,酸性愈弱。例如乙二酸的 pK_{a1} 为 1.23,丙二酸为 2.83。

2. 羧基中羟基的取代反应

羧酸分子中羧基上的羟基可被卤原子、烃氧基、酰氧基、氨基等其他原子或基团取代,生成酰卤、酯、酸酐和酰胺等羧酸衍生物。

（1）酰卤的生成

羧酸与氯化亚砜、PX_3 或 PX_5 等作用，羧羟基被卤原子取代生成酰卤。

$$R-\overset{\overset{\displaystyle O}{\|}}{C}-OH + SOCl_2 \longrightarrow R-\overset{\overset{\displaystyle O}{\|}}{C}-Cl + SO_2\uparrow + HCl\uparrow$$

$$3R-\overset{\overset{\displaystyle O}{\|}}{C}-OH + PCl_3 \longrightarrow 3R-\overset{\overset{\displaystyle O}{\|}}{C}-Cl + H_3PO_3\uparrow$$

$$R-\overset{\overset{\displaystyle O}{\|}}{C}-OH + PCl_5 \longrightarrow R-\overset{\overset{\displaystyle O}{\|}}{C}-Cl + POCl_3 + HCl$$

实验室常用氯化亚砜与羧酸反应制备酰氯，副产物 SO_2 和 HCl 均为气体，反应中即可逸出，便于产物的分离提纯。

（2）酯的生成

在无机酸的催化作用下，羧酸与醇反应生成酯和水，称为酯化反应。酯化反应是可逆的，在同样条件下，酯和水也可反应生成羧酸和醇，称为酯的水解反应。

$$R-\overset{\overset{\displaystyle O}{\|}}{C}-OH + R'-OH \underset{\triangle}{\overset{H^+}{\rightleftharpoons}} R-\overset{\overset{\displaystyle O}{\|}}{C}-OR' + H_2O$$

为使平衡向生成酯的方向移动以提高酯的产量，可增加某一反应物的用量（羧酸或醇），或把反应产物不断分离除去（如采用分水装置除水等）。

如用含有同位素 ^{18}O 的乙醇与醋酸进行酯化反应，发现 ^{18}O 存在于生成的酯分子中。

$$CH_3-\overset{\overset{\displaystyle O}{\|}}{C}-OH + H-^{18}OCH_2CH_3 \rightleftharpoons CH_3-\overset{\overset{\displaystyle O}{\|}}{C}-^{18}OCH_2CH_3 + H_2O$$

这说明酸催化下的酯化反应，是羧基上的羟基被醇分子中的烃氧基取代的结果，也即是由羧酸分子中的羟基与醇分子中羟基上的氢原子结合生成了水。

（3）酸酐的生成

除甲酸外的其他饱和一元羧酸在脱水剂（如五氧化二磷、乙酸酐、乙酰氯等）存在下加热，发生分子间脱水反应生成酸酐。

$$CH_3\overset{\overset{\displaystyle O}{\|}}{C}-OH + HO-\overset{\overset{\displaystyle O}{\|}}{C}CH_3 \overset{P_2O_5}{\underset{\triangle}{\longrightarrow}} CH_3\overset{\overset{\displaystyle O}{\|}}{C}-O-\overset{\overset{\displaystyle O}{\|}}{C}CH_3 + H_2O$$

某些二元羧酸受热，分子内失水形成具有五元环或六元环的环状酸酐。

（4）酰胺的生成

羧酸与氨或胺作用先生成铵盐，不稳定的铵盐受热可脱水生成酰胺。

$$CH_3COOH \xrightarrow{NH_3} CH_3COONH_4 \rightleftharpoons CH_3\overset{\overset{\displaystyle O}{\|}}{C}NH_2 + H_2O$$

$$RCOOH \xrightarrow{HNR_2'} RCOONH_2R_2' \rightleftharpoons R\overset{\overset{\displaystyle O}{\|}}{C}NR_2' + H_2O$$

3. α-H 的卤代反应

羧酸分子中 α-C 上的氢原子受羧基吸电子诱导效应的影响,有一定的活性,但由于羧基中 p-π 共轭作用使其活性比醛、酮的 α-H 活性弱,故羧酸需在少量红磷的催化下,α-H 才能被卤代生成 α-卤代酸。

$$CH_3COOH + Br_2 \xrightarrow[\text{或 PBr}_3]{\text{红磷}} \underset{\overset{\displaystyle |}{Br}}{CH_2COOH} + HBr$$

羧酸的 α-H 发生卤代反应时,控制卤素的用量和反应条件,可以控制生成一元或多元卤代酸。

$$CH_3COOH \xrightarrow{Cl_2}{P} ClCH_2COOH \xrightarrow{Cl_2}{P} Cl_2CHCOOH \xrightarrow{Cl_2}{P} Cl_3CCOOH$$

α-卤代酸能被多种亲核试剂取代生成各种 α-取代酸,是重要的反应中间体。例如:

$$
\underset{\overset{\displaystyle |}{X}}{R\text{—}CH\text{—}COOH}
\begin{cases}
\xrightarrow{OH^-} \underset{\overset{\displaystyle |}{OH}}{R\text{—}CH\text{—}COOH} & \alpha\text{-羟基酸}\\[2em]
\xrightarrow{NH_3} \underset{\overset{\displaystyle |}{NH_2}}{R\text{—}CH\text{—}COOH} & \alpha\text{-氨基酸}\\[2em]
\xrightarrow{CN^-} \underset{\overset{\displaystyle |}{CN}}{R\text{—}CH\text{—}COOH} \xrightarrow{H_3O^+} \underset{\overset{\displaystyle |}{COOH}}{R\text{—}CH\text{—}COOH}
\end{cases}
$$

4. 脱羧反应

羧酸分子中的羧基脱去二氧化碳的反应,称为脱羧反应,可用下列通式表示:

$$A\overset{\overset{\displaystyle O}{\|}}{\text{—}C}\text{—}OH \xrightarrow{\triangle} A\text{—}H + CO_2 \quad (A:各种基团)$$

饱和一元羧酸一般不易脱羧,但脂肪酸的 α-C 上含有硝基、卤素、氰基、酰基和不饱和键等吸电子基团时,容易发生脱羧反应。

$$Cl_3CCOOH \xrightarrow{50\ ℃} CHCl_3 + CO_2\uparrow$$

生物体内的羧酸是在脱羧酶的作用下直接脱羧的。

$$R\overset{\overset{\displaystyle O}{\|}}{\text{—}C}\text{—}OH \xrightarrow{\text{脱羧酶}} R\text{—}H + CO_2$$

5. 二元羧酸受热时的特殊反应

乙二酸、丙二酸受热时,易发生脱羧反应生成少 1 个碳原子的一元羧酸。

$$HOOC—COOH \xrightarrow{\triangle} HCOOH + CO_2$$

$$HOOC—CH_2—COOH \xrightarrow{\triangle} CH_3COOH + CO_2$$

丁二酸、戊二酸受热时,易发生脱水反应生成稳定的五元、六元环状酸酐。

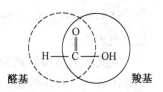

更长碳链的二元羧酸受热时发生分子间脱水生成高分子链状聚酸酐。

17.1.5　重要的羧酸

1. 甲酸

甲酸(HCOOH)俗名蚁酸,存在于蜂类、某些蚁类及某些毛虫的分泌物中,也存在于如荨麻、松针等植物中。甲酸为有强刺激性气味的无色液体,对皮肤有腐蚀性。12.5 g·L^{-1} 的甲酸水溶液称为蚁精,可用于治疗风湿症。甲酸也可作消毒剂或防腐剂。

甲酸分子中同时含有羧基和醛基的结构,因此,甲酸既具有羧酸的性质,也具有醛的某些性质(如还原性),可被托伦试剂、本尼迪特试剂及其他氧化剂氧化,生成二氧化碳和水。

2. 乙酸

乙酸(CH_3COOH)俗名醋酸,是食醋的主要成分,在食醋中的质量浓度约为 $60\sim80\ g\cdot L^{-1}$。纯净乙酸是有强烈刺激性气味的无色液体,低于熔点(16.6 ℃)时为冰状固体,又称为冰醋酸。乙酸可与水混溶,也能溶于其他有机溶剂。

乙酸是重要的化工原料,也是制药工业的基本原料。$5\sim20\ g\cdot L^{-1}$ 的乙酸稀溶液在医药上用作消毒防腐剂,用于因烫伤、灼伤感染的创面清洗。乙酸在硫酸催化下与过氧化氢反应可制得过氧乙酸。过氧乙酸是一种广谱杀菌剂,$2\sim5\ g\cdot L^{-1}$ 稀溶液可杀灭各种细菌、病毒和芽孢等。

3. 乙二酸

乙二酸(HOOC—COOH)俗名草酸,常以草酸盐的形式存在于许多植物的细胞壁中。草酸为无色晶体,有毒,易溶于水和乙醇,不溶于乙醚等有机溶剂。草酸具有还原性,能被高锰酸钾氧化,反应可定量进行,因此在分析化学上常用草酸标定高锰酸钾溶液的浓度。

4. 丁二酸

丁二酸($HOOCCH_2CH_2COOH$)俗名琥珀酸,无色晶体,熔点为 183 ℃,沸点为 235 ℃(分解),溶于水,微溶于乙醇、乙醚、甘油和丙酮。丁二酸存在于许多植物体内,在动物的脑、肌肉和尿液中亦存在,是人体糖代谢的中间产物,医药上用作抗痉挛、祛痰剂和利尿剂。

5. 苯甲酸

苯甲酸(C_6H_5COOH)俗名安息香酸,无味白色结晶,熔点为 122.4 ℃,不溶于冷水,易溶于热水,能溶于乙醇、氯仿、乙醚等有机溶剂,能升华。苯甲酸及其钠盐有防腐抑菌作用,常用作食品、饮料和药物的防腐剂。

6. 2,4-己二烯酸

2,4-己二烯酸($CH_3CH=CHCH=CHCOOH$)俗名山梨酸,一般产品为两个双键均为反式结构的异构体,白色针状晶体,熔点为 134.5 ℃,难溶于水,易溶于乙醇、乙醚。山梨酸有较强的防腐杀菌作用,其钾盐具有很强的抑制腐败菌和霉菌的作用,且毒性很低,现已成为世界上食品工业中主要的防腐抗菌剂。

7. 高级脂肪酸

软脂酸、硬脂酸、油酸、亚油酸、亚麻酸和花生四烯酸均为高级脂肪酸,是动植物油脂的重要组成成分。

软脂酸的结构简式为 $CH_3(CH_2)_{14}COOH$,化学名称是十六酸;硬脂酸的结构简式为 $CH_3(CH_2)_{16}COOH$,化学名称是十八酸。两者均为饱和高级脂肪酸,白色固体,无臭无味,不溶于水,易溶于有机溶剂,医药上用作乳膏、搽剂、栓剂等的基质。

油酸的结构简式为 $CH_3(CH_2)_7CH=CH(CH_2)_7COOH$,化学名称是 9 -十八碳烯酸,是不饱和高级脂肪酸,常温下为油状液体,不溶于水,易溶于有机溶剂。橄榄油、菜籽油、棉籽油及牛脂、豚脂等都含有油酸的甘油酯。在人体中,油酸和软脂酸是组成脂肪的主要成分。

亚油酸的结构简式为 $CH_3(CH_2)_4CH=CHCH_2CH=CH(CH_2)_7COOH$,化学名称为 9,12 -十八碳二烯酸,是不饱和高级脂肪酸,无色至淡黄色液体,密度为 $0.9025\ g\cdot cm^{-3}$,熔点为 $-5\ ℃$,不溶于水,易溶于有机溶剂。大豆、核桃、芝麻、棉籽、葵花籽等植物油中都含有亚油酸的甘油酯。工业上亚油酸可用于制肥皂及乳化剂等,医药上用于治疗血脂过高和动脉硬化等症。

亚麻酸的结构简式为 $CH_3CH_2CH=CHCH_2CH=CHCH_2CH=CH(CH_2)_7COOH$,化学名称为 9,12,15 -十八碳三烯酸。$\alpha$ -亚麻酸(双键全部为顺式结构的亚麻酸)是构成细胞膜和生物酶的基础物质,对人类健康有重要的作用。α -亚麻酸具有降血脂的作用,可预防心脑血管病。

花生四烯酸结构简式为 $CH_3(CH_2)_4(CH=CHCH_2)_3CH=CH(CH_2)_3COOH$,化学名称为 5,8,11,14 -二十碳四烯酸。花生四烯酸存在于苔藓、海藻和其他植物中,也存在于猪、牛的肾上腺体和肝脏中。与亚油酸、亚麻酸相比,花生四烯酸具有更强的降血脂作用,对预防心血管疾病、糖尿病和肿瘤等有重要功效。花生四烯酸在人体内能转化为前列腺素(PG)。

亚油酸、亚麻酸和花生四烯酸均为不饱和高级脂肪酸。多数脂肪酸在人体内都能合成,只有亚油酸、亚麻酸和花生四烯酸等多双键不饱和脂肪酸在人体内不能合成,或是合成的量远不能满足人体需要,必须额外从食物中摄取,因此被称为营养必需脂肪酸。

17.2　取代羧酸

羧酸分子中烃基上的氢原子被其他原子或基团取代所得的化合物称为取代羧酸。卤代酸、羟基酸、羰基酸和氨基酸是比较重要的几种取代羧酸。取代羧酸分子中含有羧基和其他官能团,除具有羧酸及各官能团的性质外,还存在一些因官能团相互影响而产生的一些特殊性质。本节主要讨论羟基酸和羰基酸,氨基酸将在蛋白质一章中讨论。

17.2.1　羟基酸

1. 羟基酸的分类与命名

羟基酸分为醇酸和酚酸。羟基直接连在饱和碳原子上的羟基酸称为醇酸;羟基直接连在芳环上的羟基酸称为酚酸。

醇酸命名时以羧酸为母体,羟基为取代基,选择含羟基和羧基在内的最长碳链为主链,称为"羟基某酸",从距羟基最近的羧基端开始编号,取代基位次用阿拉伯数字或 $\alpha,\beta,\gamma,\cdots$ 表示。酚酸中羧基为主官能团,与芳环一起作为母体,酚羟基为取代基。羟基酸也常根据其在自然界的来源以其俗名命名。

$$\underset{\substack{\mathrm{OH}\\|}}{\mathrm{CH_3CHCOOH}}$$

2-羟基丙酸
（α-羟基丙酸）
（乳酸）

$$\underset{\substack{\mathrm{OH}\\|}}{\mathrm{HOOCCHCH_2COOH}}$$

2-羟基丁二酸
（苹果酸）

$$\underset{\substack{\mathrm{OH\ \ OH}\\|\ \ \ \ |}}{\mathrm{HOOCCH-CHCOOH}}$$

2,3-二羟基丁二酸
（酒石酸）

$$\underset{\substack{|\\ \mathrm{COOH}}}{\overset{\substack{\mathrm{OH}\\|}}{\mathrm{HOOCCH_2-CCH_2COOH}}}$$

3-羧基-3-羟基戊二酸
（柠檬酸或枸橼酸）

邻羟基苯甲酸
（水杨酸）

3,4,5-三羟基苯甲酸
（没食子酸）

2. 羟基酸的物理性质

常温下，醇酸为晶体或黏稠状液体。醇酸由于分子中的羧基和羟基都能与水分子形成氢键，在水中的溶解度较大。酚酸均为晶体，其水溶性与分子中亲水性的羧基和羟基数目有关，数目越多，水溶性越好。例如水杨酸微溶于水，而没食子酸则易溶于水。

3. 羟基酸的化学性质

羟基酸具有羧酸和醇（或酚）两种性质，此外，由于分子中羧基和羟基相互影响，羟基酸还表现出一些特殊的性质。

（1）酸性

羟基酸分子中的羟基具有吸电子诱导效应，因而醇酸的酸性比相应的羧酸强。醇酸中羟基与羧基相距越远，诱导效应越弱，酸性越弱。例如，β-羟基酸的酸性就比α-羟基酸弱。

酚酸中羟基在苯环上的位置也会影响其酸性强弱。例如，在羟基苯甲酸的3个异构体中，邻羟基苯甲酸的酸性最强，且远强于苯甲酸，间羟基苯甲酸的酸性则仅略强于苯甲酸，而对羟基苯甲酸的酸性反而比苯甲酸弱。这可能是分子中诱导效应和共轭效应共同作用的结果。

（2）氧化反应

羟基酸的羟基由于受到羧基的影响，与醇相比更容易被氧化。例如α-羟基酸可以被稀硝酸或托伦试剂氧化生成α-酮酸，醇则不能被它们氧化。

$$\underset{\substack{\mathrm{OH}\\|}}{\mathrm{CH_3-CH-COOH}} \xrightarrow{\text{托伦试剂}} \underset{\substack{\mathrm{O}\\\|}}{\mathrm{CH_3-C-COOH}}$$

生物体内的羟基酸的氧化是在酶的作用下进行的。

（3）脱水反应

羟基酸受热易脱水，脱水方式及所得产物取决于羟基和羧基的相对位置。

α-羟基酸受热时，分子间羧基和羟基交叉脱水，生成六元环的交酯。

$$R-\overset{\overset{\displaystyle O}{|}}{CH}\ \ \boxed{O-H}\qquad \boxed{HO}\ \ \overset{\overset{\displaystyle O}{\|}}{C} \xrightarrow{\ \triangle\ } \quad (环状二酯)$$

β-羟基酸受热时,分子内脱水生成 α,β-不饱和羧酸。

$$RCH\!\!-\!\!CH\!\!-\!\!COOH \xrightarrow{\ \triangle\ } RCH\!=\!\!CH\!-\!\!COOH$$
$$\boxed{OH\quad H}\qquad\qquad\qquad\quad \overset{|}{O}$$

γ-或 δ-羟基酸受热时,分子内脱水生成 γ-或 δ-内酯。

$$\begin{array}{l}{}_{\alpha}CH_2\!\!-\!\!\overset{\overset{\displaystyle O}{\|}}{C}\!\!-\!\!\boxed{OH}\\ {}_{\beta}CH_2\!\!-\!\!CH_2O\!\!-\!\!\boxed{H}\\ \qquad\quad {}_{\gamma}\end{array} \xrightarrow{\ \triangle\ } \quad {}_{\gamma\text{-内酯}}$$

羟基和羧基相隔 4 个以上碳原子的羟基酸受热时,分子间脱水酯化生成链状聚酯。

17.2.2 羰基酸

1. 羰基酸的分类与命名

羰基酸是分子中同时含有羧基和羰基的化合物。羰基在碳链中间的是酮酸,在碳链一端的是醛酸。酮酸根据分子中羰基与羧基的相对位置可又分为 α-酮酸、β-酮酸和 γ-酮酸等。其中,α-酮酸和 β-酮酸是生物体内糖、脂肪和蛋白质代谢的中间产物,具有重要的生理意义。

羰基酸命名时,选择包含羰基碳原子和羧基碳原子在内的最长碳链为主链,称"某醛酸"或"某酮酸"。酮基需用阿拉伯数字或希腊字母标明位次。

$$\underset{\text{丙醛酸}}{HCCH_2COOH}\qquad\qquad \underset{\substack{2\text{-丁酮酸}\\(\alpha\text{-丁酮酸})}}{CH_3CH_2CCOOH}\qquad\qquad \underset{\substack{3\text{-丁酮酸}\\(\beta\text{-丁酮酸})}}{CH_3CCH_2COOH}$$

2. 羰基酸的化学性质

羰基酸既有羧酸的性质,如成盐、成酯等,也有羰基化合物的性质,如与羰基试剂亲核加成等。此外,羰基酸还具有由于两种官能团相互影响而产生的一些特殊性质。

(1) 酸性

羰基有吸电子诱导效应,所以酮酸的酸性比相应的羧酸强,如丙酮酸的酸性($pK_a=$ 2.5)强于丙酸($pK_a=4.87$)。

(2) 脱羧反应

α-酮酸与稀硫酸共热,生成少一个碳原子的醛,并放出二氧化碳。

$$R-\overset{\overset{\displaystyle O}{\|}}{C}-COOH \xrightarrow[\triangle]{稀\ H_2SO_4} R-\overset{\overset{\displaystyle O}{\|}}{C}-H + CO_2\uparrow$$

β-酮酸与稀硫酸微热,生成少一个碳原子的酮,并放出二氧化碳。β-酮酸室温下不稳定,比 α-酮酸更易发生脱羧反应。

$$R-\overset{\overset{\displaystyle O}{\|}}{C}-CH_2-COOH \xrightarrow[微热]{稀\ H_2SO_4} R-\overset{\overset{\displaystyle O}{\|}}{C}-CH_3 + CO_2\uparrow$$

生物体内的丙酮酸在缺氧情况下,发生脱羧反应生成乙醛,然后还原为乙醇,因此水果开始腐烂时常产生酒味。

（3）氧化反应

α-酮酸极易被氧化,如 α-酮酸与托伦试剂反应可生成银镜。

$$R-\overset{\overset{\displaystyle O}{\|}}{C}-COOH + 2[Ag(NH_3)_2]^+ + OH^- \longrightarrow R-\overset{\overset{\displaystyle O}{\|}}{C}-O^- + 2Ag\downarrow + 2NH_4^+ + CO_2\uparrow + 2NH_3$$

17.2.3　重要的羟基酸与羰基酸

1. 乳酸

乳酸的系统命名为 2-羟基丙酸,因最初来源于酸牛奶而得名。人在剧烈运动时,肌肉中的糖原分解成乳酸,同时放出能量,以供运动所需。产生的大量乳酸蓄积于肌肉,会使人感到肌肉酸胀。休息后,一部分乳酸转化为糖原,另一部分进一步代谢后排出体外。

乳酸是无色黏稠液体,熔点为 18 ℃,吸湿性强,与水、乙醇、乙醚互溶,不溶于氯仿和油脂。乳酸有消毒防腐作用。乳酸钙是治疗佝偻病、肺结核等缺钙病的辅助药物。乳酸钠在临床上用作酸中毒的解毒剂。许多食品与饮料中都含有乳酸。

2. 柠檬酸

柠檬酸也称枸橼酸,其系统命名为 3-羧基-3-羟基戊二酸。天然柠檬酸存在于柠檬、柑橘、山楂、乌梅等果实中。柠檬酸是三大营养物质代谢的中间产物。无水柠檬酸为无色晶体,熔点为 153 ℃,易溶于水、乙醇和乙醚,有强烈酸味,是配制果汁、果酱、水果糖和罐头等常用的调味剂。柠檬酸钠是白色晶体,易溶于水,有抗凝血和利尿作用。

3. 水杨酸

水杨酸又称柳酸,其系统命名为邻羟基苯甲酸,因存在于水杨树皮中而得名。水杨酸为白色晶体,熔点为 159 ℃,微溶于冷水,能溶于乙醇和乙醚中,加热可升华。

水杨酸兼具羧酸和酚的一般性质。例如,其有酸性,能成盐、成酯,易氧化,与三氯化铁溶液作用显紫红色,与溴的水（或四氯化碳）溶液作用发生亲电取代反应。

水杨酸有杀菌作用,是重要的外用杀菌剂,其酒精稀溶液可治疗因霉菌感染而引起的皮肤病。水杨酸具有解热镇痛作用,因对胃肠有刺激,不宜内服。医药上将其制成钠盐或酰化成酯类药物乙酰水杨酸。

乙酰水杨酸又称阿司匹林(Aspirin),可由水杨酸与乙酐在磷酸存在下共热制得。

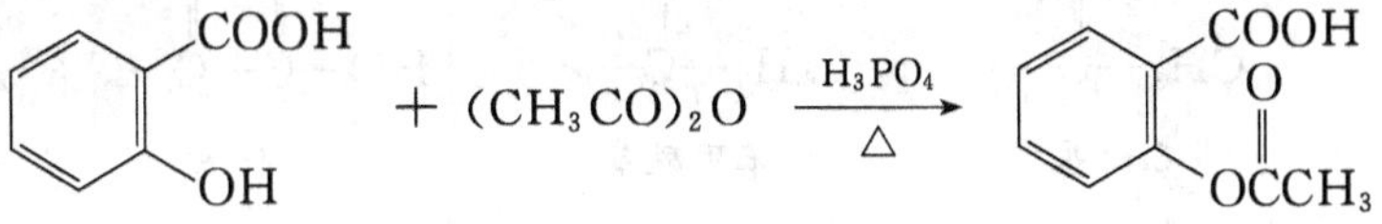

$$\text{水杨酸} + (CH_3CO)_2O \xrightarrow[\triangle]{H_3PO_4} \text{乙酰水杨酸}$$

乙酰水杨酸
(阿司匹林)

阿司匹林是白色结晶,熔点为 134 ℃,无臭、微带酸味,微溶于水,溶于乙醇、乙醚和氯仿中。阿司匹林在潮湿空气中会缓慢水解成水杨酸和醋酸,故应密闭贮藏。阿司匹林具有解热、镇痛、抗血栓及抗风湿的作用,刺激性较水杨酸小,可内服。

4. 丙酮酸

丙酮酸在常温下是无色液体,有刺激性臭味,沸点为 165 ℃,易溶于水、乙醇和乙醚。丙酮酸是体内糖、脂肪、蛋白质代谢的中间产物。体内的丙酮酸在转氨酶的作用下可转化为丙氨酸,具有重要的生理作用。

5. β-丁酮酸

β-丁酮酸又称乙酰乙酸,是生物体内脂肪代谢的中间产物。β-丁酮酸、β-羟基丁酸和丙酮三者在医学上统称为酮体,均为人体中脂肪不能完全代谢为二氧化碳和水时的中间产物。正常情况下,酮体能进一步分解,故健康人血液中只含微量酮体。糖尿病患者的血液和尿中酮体含量因代谢障碍而增加,血液的 pH 降低,会引发酸中毒,严重时可致昏迷、死亡。糖尿病的临床诊断除了要检验血液中葡萄糖的含量外,还要检查尿中丙酮含量。

酮体在体内的转化可用下式表示:

$$\underset{CH_3CHCH_2COOH}{\overset{OH}{|}} \xrightleftharpoons[还原酶]{[O]} \underset{CH_3CCH_2COOH}{\overset{O}{\|}} \xrightarrow{脱羧酶} \underset{CH_3CCH_3}{\overset{O}{\|}}$$

17.3 羧酸衍生物

羧酸分子的羧基上的羟基被其他原子或基团取代所得的化合物称为羧酸衍生物,常用通式 RCOL 表示,主要包括酰卤、酸酐、酯和酰胺等。酰胺将在含氮有机化合物一章中进行讨论。

$$\underset{酰卤}{\overset{O}{R-\overset{\|}{C}-X}} \qquad \underset{酸酐}{\overset{O \quad\quad O}{R-\overset{\|}{C}-O-\overset{\|}{C}-R}} \qquad \underset{酯}{\overset{O}{R-\overset{\|}{C}-OR'}} \qquad \underset{酰胺}{\overset{O}{R-\overset{\|}{C}-NH_2(R')}}$$

酰卤、酯、酸酐和酰胺分子中都含有酰基($R-\overset{\overset{O}{\|}}{C}-$),故统称为酰基化合物。

酰基可看作是羧酸分子中去掉羧基中的羟基后余下的基团,所以酰基的命名是将相应羧酸的名称“某酸”改为“某酰基”。例如：

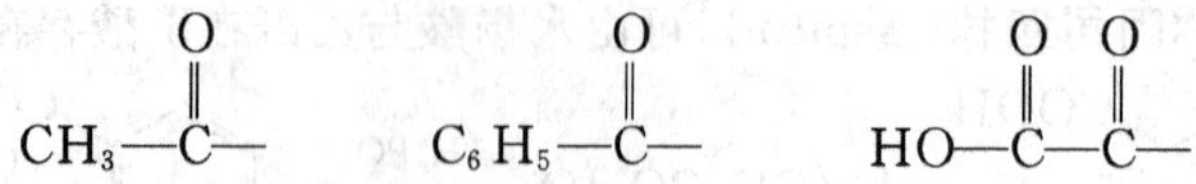

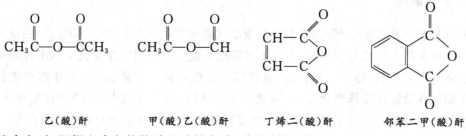

乙酰基　　苯甲酰基　　草酰基

17.3.1　羧酸衍生物的命名

酰卤命名时，根据酰基及卤素名称命名为“某酰卤”。例如：

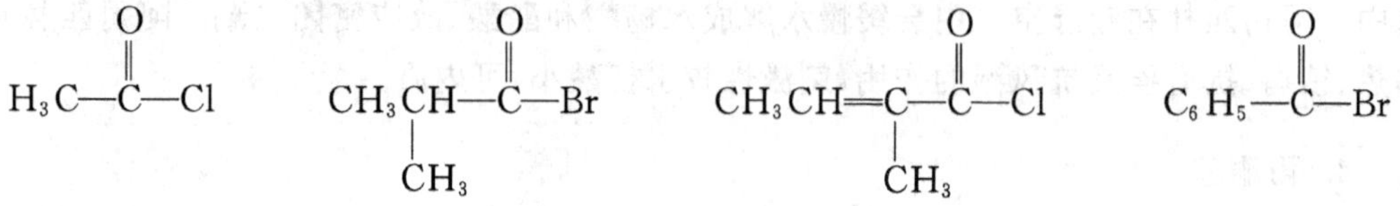

乙酰氯　　2-甲基丙酰溴　　2-甲基-2-丁烯酰氯　　苯甲酰溴

酸酐命名时，根据生成酸酐的羧酸名称命名为“某(酸)酐”或“某(酸)某(酸)酐”。相同羧酸形成的酸酐属于简单酸酐，称为“某(酸)酐”；不同羧酸形成的酸酐属于混合酸酐，称为“某(酸)某(酸)酐”，简单的羧酸写在前面、复杂的羧酸写在后面。例如：

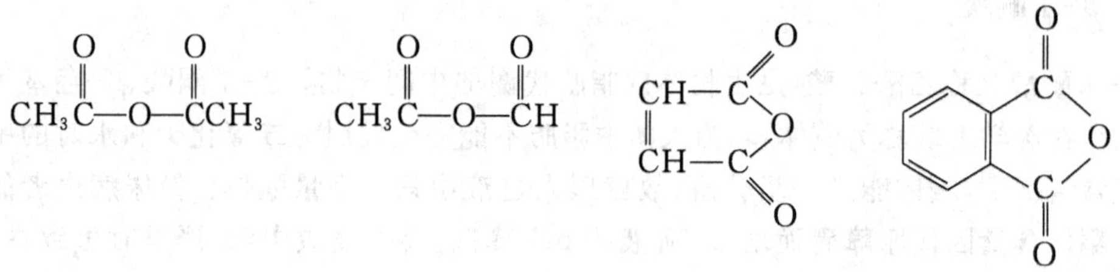

乙(酸)酐　　甲(酸)乙(酸)酐　　丁烯二(酸)酐　　邻苯二甲(酸)酐

酯命名时，根据生成它的羧酸和醇的名称，称为“某酸某酯”。例如：

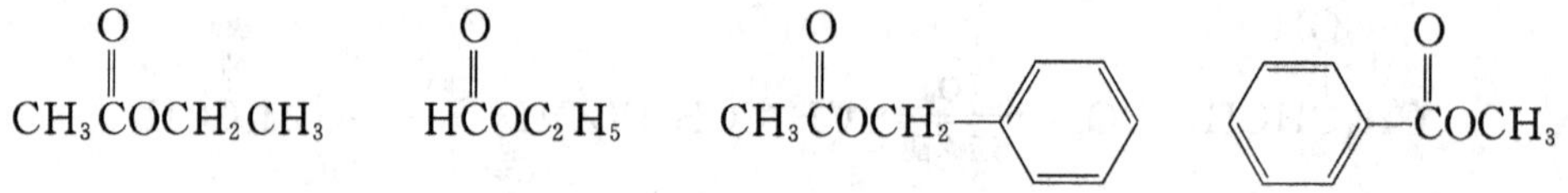

乙酸乙酯　　甲酸乙酯　　乙酸苯甲酯(乙酸苄酯)　　苯甲酸甲酯

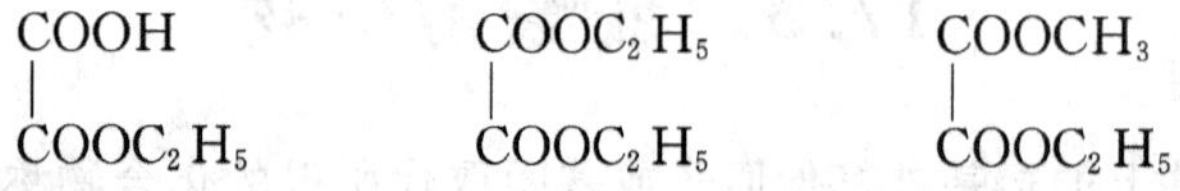

乙二酸氢乙酯　　乙二酸二乙酯　　乙二酸甲乙酯

17.3.2　羧酸衍生物的物理性质

低级的酰卤和酸酐都是有刺激性气味的无色液体，高级酰卤和酸酐为固体。低级的酯为易挥发的无色液体，通常都有水果香味，可作为食品或化妆品中的香料。

酰卤、酸酐和酯的沸点比相对分子质量相近的羧酸的沸点低，因为它们分子间不能形成氢键。

酰卤和酸酐不溶于水。酯在水中溶解度很小，但能溶于有机溶剂。低级酯能溶解多种有机化合物，如乙酸乙酯就是常用的有机溶剂。

17.3.3　羧酸衍生物的化学性质

羧酸衍生物分子中都含有酰基,酰基中的羰基碳原子带有少量正电荷,易受亲核试剂的进攻,发生亲核取代反应,如与水、醇、氨(胺)等发生水解、醇解、氨解反应。羧酸衍生物的亲核取代反应可用以下通式表示。

$$\underset{\underset{\overset{\parallel}{O}}{}}{R-C-L} + HNu \longrightarrow \underset{\underset{\overset{\parallel}{O}}{}}{R-C-Nu} + HL$$

羧酸衍生物发生亲核取代反应的活性次序为酰卤＞酸酐＞酯＞酰胺。

1. 水解反应

羧酸衍生物与水作用,分子中的卤原子、酰氧基、烃氧基和氨基(或烃氨基)被水分子中的羟基取代,生成羧酸。此类反应称为水解反应。

$$R-\overset{\overset{\displaystyle O}{\parallel}}{C}-X + H-OH \longrightarrow R-\overset{\overset{\displaystyle O}{\parallel}}{C}-OH + HX$$

$$R-\overset{\overset{\displaystyle O}{\parallel}}{C}-O-\overset{\overset{\displaystyle O}{\parallel}}{C}-R + H-OH \longrightarrow 2R-\overset{\overset{\displaystyle O}{\parallel}}{C}-OH$$

$$R-\overset{\overset{\displaystyle O}{\parallel}}{C}-OR' + H-OH \underset{}{\overset{H^+}{\rightleftharpoons}} R-\overset{\overset{\displaystyle O}{\parallel}}{C}-OH + R'OH$$

低级酰卤遇水迅速发生剧烈反应。酸酐在冷水中反应较慢,加热时才迅速反应。酯和酰胺的水解更困难,需要酸或碱催化并加热回流。

2. 醇解反应

羧酸衍生物与醇作用生成酯,此类反应称为醇解反应。

$$R-\overset{\overset{\displaystyle O}{\parallel}}{C}-X + H-OR' \longrightarrow R-\overset{\overset{\displaystyle O}{\parallel}}{C}-OR' + HX$$

$$R-\overset{\overset{\displaystyle O}{\parallel}}{C}-O-\overset{\overset{\displaystyle O}{\parallel}}{C}-R + H-OR' \longrightarrow R-\overset{\overset{\displaystyle O}{\parallel}}{C}-OR' + R-\overset{\overset{\displaystyle O}{\parallel}}{C}-OH$$

$$R-\overset{\overset{\displaystyle O}{\parallel}}{C}-OR' + H-OR'' \rightleftharpoons R-\overset{\overset{\displaystyle O}{\parallel}}{C}-OR'' + R'OH$$

酯在酸或碱存在下的醇解反应是可逆的,反应过程中不断除去生成的醇可促使反应向生成新酯的方向进行。在该反应中,酯分子中的烷氧基与醇分子中的烷氧基互换生成另一种酯和另一种醇,故也称为酯交换反应。

医药上常利用酯交换反应将易得或药用价值较小的酯转变成药用价值较大的酯。

例如：

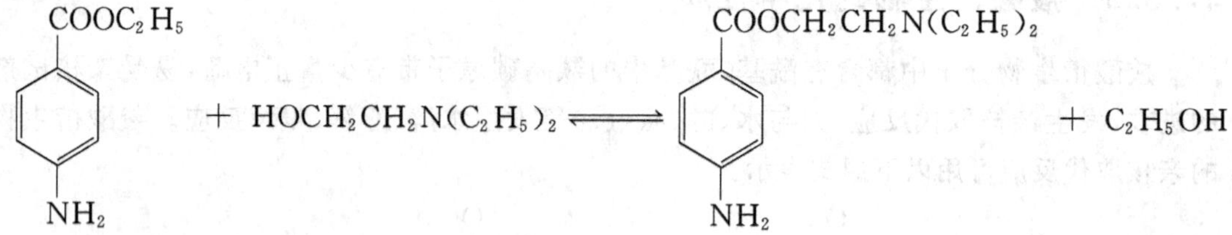

对氨基苯甲酸乙酯　　　二乙氨基乙醇　　　　　　　普鲁卡因（局部麻醉剂）

3. 氨解反应

羧酸衍生物与氨（或胺）作用生成酰胺,此类反应称为氨解反应。

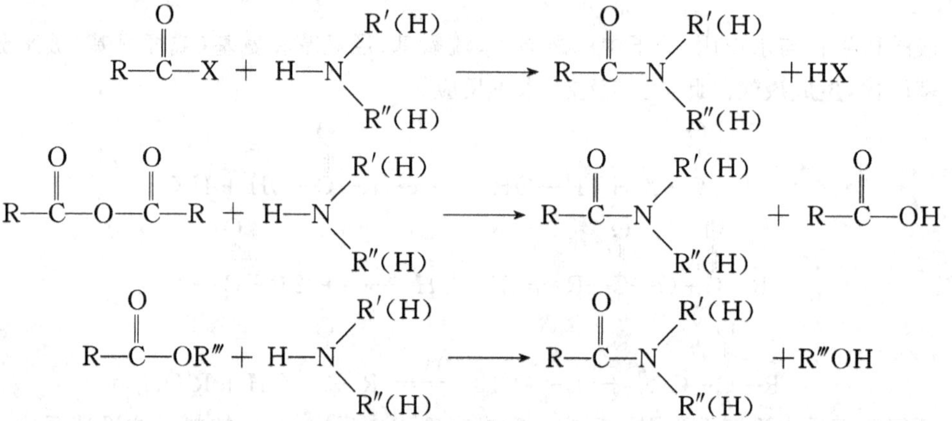

酰卤的氨解反应剧烈,须在低温条件下进行。酸酐的氨解反应迅速,但比酰卤缓和。酯的氨解比水解容易,无需酸或碱催化即可进行。酰胺难以发生氨解反应。

羧酸衍生物的水解、醇解和氨解也可以分别看作是水分子中的一个氢原子、醇羟基上的一个氢原子、氨（胺）分子中氮原子上的一个氢原子被酰基取代,即在水、醇和氨（或胺）分子中引入了酰基,所以这些反应也称为酰化反应。酰卤、酸酐和酯由于在酰化反应中提供了酰基,都被称为酰化试剂。酰氯和酸酐的反应活性大,故乙酰氯和醋酐是有机合成中常用的酰化试剂。酰化反应在药物合成中有重要意义,某些药物分子中引入酰基后,可增加其脂溶性、改善体内吸收、降低毒性、延长或提高药物疗效。例如,对羟基苯胺有退热镇痛作用,但毒性较大,临床不能直接应用。而乙酰化后的对羟基乙酰苯胺（扑热息痛）,毒性降低,是临床上常用一种解热镇痛药。

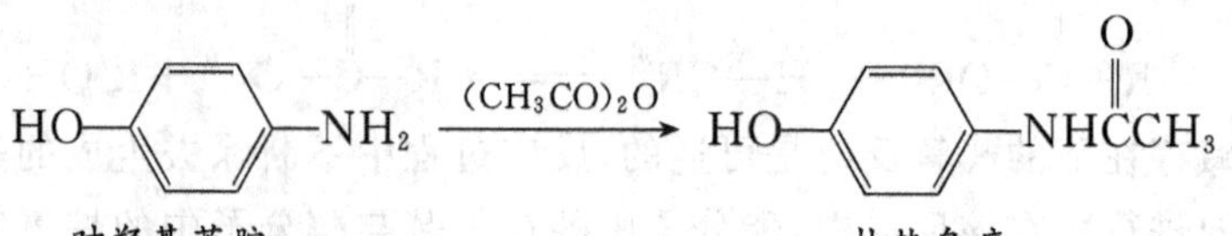

对羟基苯胺　　　　　　　　　　　　　　扑热息痛

17.3.4　重要的羧酸衍生物

1. 乙酰氯

乙酰氯为无色有刺激性气味的液体,沸点为 52 ℃。乙酰氯是有机合成中最常用的酰化试剂,其化学性质非常活泼,遇空气中水分即可剧烈水解生成乙酸和氯化氢,后者吸收空气中的水分而呈白雾。

2. 乙酐

乙酐俗名醋酐,是无色有刺激性气味的液体,沸点为 140 ℃。乙酐也是常用的乙酰化剂,可在冷水中逐渐水解为乙酸。乙酐主要用于合成醋酸纤维,也用于合成染料、香料和药物等。

3. α-甲基丙烯酸甲酯

α-甲基丙烯酸甲酯是无色易挥发的透明液体,有特殊臭味,沸点为 100 ℃。在引发剂(如过氧化苯甲酰)作用下,能聚合生成无色透明的聚甲基丙烯酸甲酯。

$$n\,CH_2{=}\underset{CH_3}{\overset{}{C}}{-}COOCH_3 \xrightarrow[90\sim100\ ℃]{引发剂} {\Big[}CH_2{-}\underset{CH_3}{\overset{COOCH_3}{C}}{\Big]}_n$$

聚甲基丙烯酸甲酯

聚甲基丙烯酸甲酯俗称有机玻璃,无色透明,质硬不脆,强度大,耐老化,有优良的光学性能,可用于制造棱镜、透镜等光学仪器。在医疗上,可用于制造隐形眼镜、人工角膜、人工颅骨、口腔外科材料等。

习　题

1. 写出下列化合物的名称或结构式。

(1) $CH_3CHCH_2\overset{O}{\overset{\|}{C}}{-}OH$　　(2) 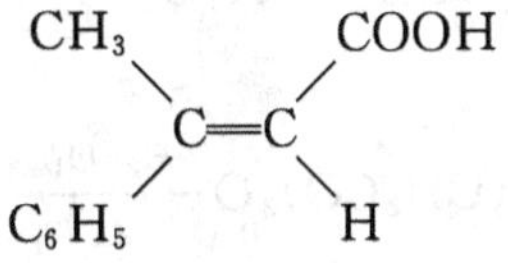 $\underset{C_6H_5}{\overset{CH_3}{}}C{=}\underset{H}{\overset{COOH}{}}$　　(3) 邻苯二甲酸结构

(4) $HO{-}\text{(苯环)}{-}COOH$　　(5) $CH_3{-}\text{(苯环)}{-}\overset{O}{\overset{\|}{C}}{-}Cl$　　(6) 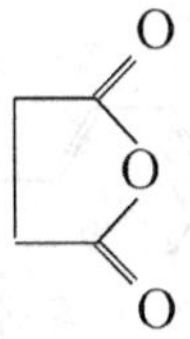 丁二酸酐结构

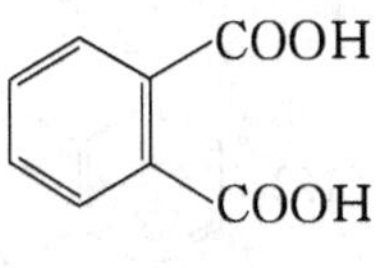

(7) $CH_3\overset{O}{\overset{\|}{C}}{-}O{-}\overset{O}{\overset{\|}{C}}CH_2CH_3$　　(8) $CH_3\overset{O}{\overset{\|}{C}}{-}O{-}CH_2CH_2CH_3$　　(9) 乳酸

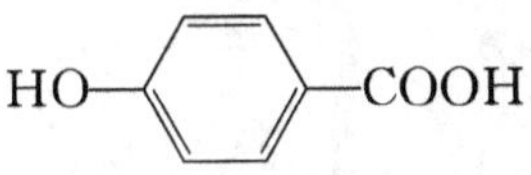

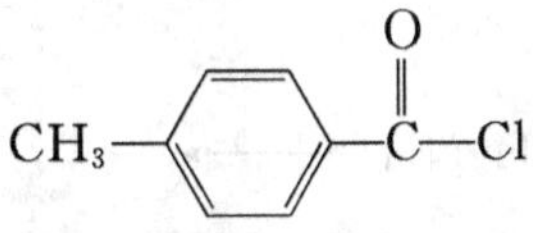

(10) 草酸　　　　　　　　(11) 柠檬酸　　　　　　　(12) 乙酐

(13) 乙酰水杨酸　　　　　(14) α-甲基丙烯酸甲酯　　(15) β-丁酮酸

2. 完成下列反应式。

(1) 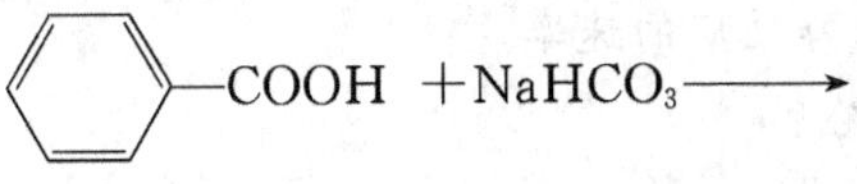 $\text{(苯环)}{-}COOH + NaHCO_3 \longrightarrow$

(2) $CH_3CH_2\overset{\displaystyle O}{\overset{\displaystyle \|}{C}}OH + PCl_5 \longrightarrow$

(3) $\overset{\displaystyle O}{\overset{\displaystyle \|}{C}}{-}^{18}OH + CH_3OH \xrightarrow[\triangle]{H_2SO_4}$

(4) $CH_3CH_2\overset{\displaystyle O}{\overset{\displaystyle \|}{C}}{-}OH \xrightarrow[\triangle]{P_2O_5}$

(5) $-CH_2{-}\overset{\displaystyle O}{\overset{\displaystyle \|}{C}}{-}OH + Br_2 \xrightarrow{P}$

(6) $HOOC{-}CH_2{-}COOH \xrightarrow{\triangle}$

(7) $\begin{array}{l} CH_2CH_2COOH \\ | \\ CH_2CH_2COOH \end{array} \xrightarrow[\triangle]{Ba(OH)_2}$

(8) $CH_3\overset{\displaystyle OH}{\overset{\displaystyle |}{C}}HCOOH \xrightarrow{\triangle}$

(9) $CH_3\overset{\displaystyle OH}{\overset{\displaystyle |}{C}}HCH_2COOH \xrightarrow{\triangle}$

(10) $CH_3{-}\overset{\displaystyle O}{\overset{\displaystyle \|}{C}}{-}CH_2COOH \xrightarrow{\triangle}$

(11) $-CH_2{-}\overset{\displaystyle O}{\overset{\displaystyle \|}{C}}{-}OCH_3 + H_2O \xrightarrow[\triangle]{OH^-}$

(12) $+ (CH_3CO)_2O \xrightarrow[\triangle]{H_3PO_4}$

(13) $-\overset{\displaystyle O}{\overset{\displaystyle \|}{C}}Cl + CH_3NH_2 \longrightarrow$

3. 用化学方法鉴别下列各组化合物。

(1) 甲酸、乙酸、苯甲酸

(2) 苄醇、对甲苯酚、苯甲酸

(3) 水杨酸、水杨酸甲酯、乙酰水杨酸

4. 按指定性质将下列化合物由大到小排序。

(1) 甲酸、乙酸、苯甲酸、乙二酸、乙醇、苯酚、碳酸的酸性

(2) 乙酸酐、乙酸乙酯、乙酰氯、乙酰胺与乙醇反应的速率

5. 何谓酮体? 有哪些方法可以检查酮体的存在?

6. 有分子式均为 $C_3H_6O_2$ 的 3 种化合物 A,B,C,其中 A 能与 $NaHCO_3$ 溶液作用放出 CO_2,而 B 和 C 则不能。B 和 C 在 NaOH 溶液中加热均可发生水解,B 的水解溶液蒸馏出来的液体能发生碘仿反应,而 C 的则不能。试写出 A,B,C 的结构式及各步反应式。

7. 有一分子式为 $C_5H_{10}O_2$ 的未知化合物 A,酸性水解生成酸 B 和醇 C。用 PBr_3 处理 C,生成溴代烷 D,D 用 KCN 处理,则生成 E,酸性条件下水解 E 可生成酸 B。试推测 A,B,C,D,E 的结构,并写出各步反应式。

第18章

含氮有机化合物

含氮有机化合物是指分子中含碳氮键的化合物。含氮有机物广泛分布于自然界,种类较多,其中很多与生物体的生命过程密切相关。例如人体内的蛋白质、核酸、血红素、B族维生素、胆碱、乙酰胆碱、多巴胺和去甲肾上腺素等都属于含氮有机物,很多天然药物和人工合成药物也都是含氮有机物。含氮有机物根据官能团不同可分为硝基化合物、胺、酰胺、重氮化合物、偶氮化合物、腈等。本章主要讨论胺、重氮化合物、偶氮化合物及酰胺。

18.1　胺

胺可视为氨分子中一个或几个氢原子被烃基所取代的衍生物,胺类化合物广泛存在于生物体内,有重要的生理作用。

18.1.1　胺的结构、分类与命名

1. 胺的结构

胺分子的结构与氨相似,氮原子采取 sp^3 杂化,3 个单电子占据的 sp^3 杂化轨道分别与氢原子的 1s 轨道或碳原子的 sp^3 杂化轨道形成 3 个 σ 键,另一个 sp^3 杂化轨道被一对未共用电子对所占据,故胺分子呈三角锥形。胺的结构如图 18.1a 所示。

苯胺虽然不是平面分子,但两个 N—H 键的夹角为 113.9°,说明 N 原子已接近 sp^2 杂化,其未共用电子对占据的 sp^3 杂化轨道具有更多的 p 轨道的成分,可与苯环上的大 π 电子形成 p-π 共轭,导致苯胺分子几乎呈平面,其化学性质与脂肪胺有所不同。苯胺的结构如图 18.1b 所示。

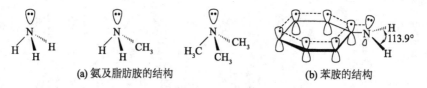

(a) 氨及脂肪胺的结构　　　　　　　　　(b) 苯胺的结构

图 18.1　胺的结构

2. 胺的分类

根据分子中与氮原子直接相连的烃基种类不同,胺可分为脂肪胺和芳香胺。

根据分子中所含氨基数目不同,胺可分为一元胺、二元胺、三元胺等,二元以上的胺称为多元胺。

根据分子中氮原子直接相连的烃基数目不同,胺可分为伯胺(1°胺)、仲胺(2°胺)和叔胺(3°胺)。

$$RNH_2 \qquad\qquad R_2NH \qquad\qquad R_3N$$

伯胺(一级胺,1°胺)　　　仲胺(二级胺,2°胺)　　　叔胺(三级胺,3°胺)

其中"—NH₂"称为氨基、"—NH—"称为亚氨基、" —N— "称为次氨基。

铵离子中的 4 个氢原子全部被烃基取代的衍生物称为季铵类化合物,包括季铵盐和季铵碱。

$$R_4N^+Cl^- \qquad\qquad R_4N^+OH^-$$

季铵盐　　　　　　季铵碱

3. 胺的命名

(1) 简单的胺命名时以胺为母体,烃基为取代基,称为"某胺"。取代基不同时,按次序规则排列,合并相同取代基。简单二元胺称为"某二胺",并注明氨基所在位置。例如:

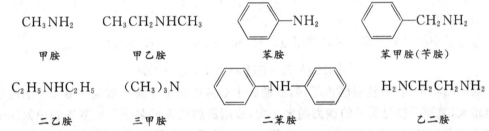

$$CH_3NH_2 \qquad CH_3CH_2NHCH_3$$

甲胺　　　　　甲乙胺　　　　　　苯胺　　　　　　苯甲胺(苄胺)

$$C_2H_5NHC_2H_5 \qquad (CH_3)_3N$$

$$H_2NCH_2CH_2NH_2$$

二乙胺　　　　　三甲胺　　　　　　二苯胺　　　　　　乙二胺

(2) 氮原子上同时连有芳香烃基和脂肪烃基时,以芳香胺为母体,与 N 相连的脂肪烃基为取代基,之前冠以"N -"。例如:

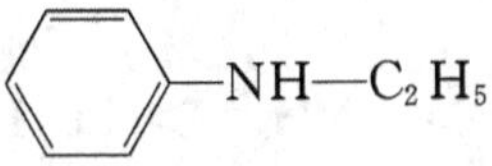

N-乙基苯胺 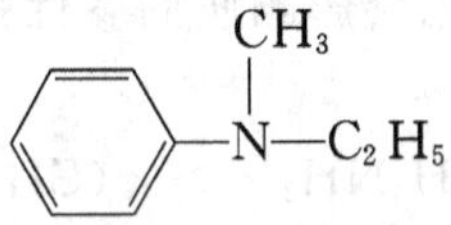　　　　　N-甲基-N-乙基苯胺 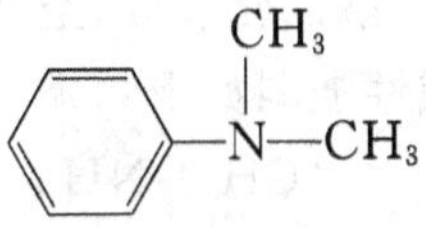　　　　　N,N-二甲基苯胺

(3) 结构复杂的胺命名时,以烃基为母体,氨基为取代基。例如:

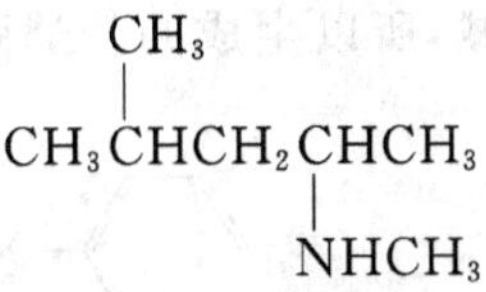

2-甲基-4-甲氨基戊烷 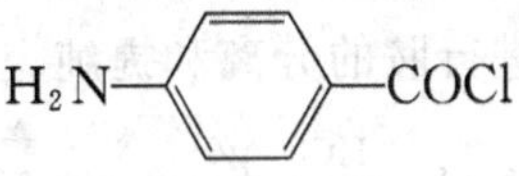　　　　　对氨基苯甲酰氯

(4) 季铵类化合物命名时,与无机化合物的命名相似,称为"某化某铵"。例如:

$$[(CH_3)_3N^+C_2H_5]Cl^- \qquad [(CH_3)_4N^+]OH^-$$

氯化三甲基乙基铵　　　　　氢氧化四甲铵

注意区别氨、胺及铵字的用法,在表示基时,如氨基、亚氨基,则用"氨"字;表示 NH₃ 的烃基衍生物时用"胺";而季铵类化合物则用"铵"。

18.1.2 胺的性质

1. 物理性质

甲胺、二甲胺、三甲胺和乙胺等低级胺常温下为气体,丙胺至十一胺为液体,十二及以上胺为固体。胺分子中 N—H 键的极性很大,能与水形成氢键,6 个碳原子以下的低级脂肪胺能溶于水,但随着烃基的增大,胺在水中的溶解度迅速下降,高级胺难溶或不溶于水。

胺是极性分子,其沸点高于非极性的相对分子质量相近的烷烃。由于氮的电负性不如氧大,胺比相应的醇和羧酸的沸点要低。伯胺或仲胺的分子间能形成氢键,叔胺因氮原子上没有氢原子而不能形成分子间氢键,所以相对分子质量相同的脂肪胺中伯胺的沸点最高,仲胺次之,叔胺最低。

低级脂肪胺有鱼腥味,1,4-丁二胺(腐胺)和 1,5-戊二胺(尸胺)均有毒、有恶臭味。芳香胺也有特殊气味,极毒,易通过消化道、呼吸道、皮肤被吸收而引起严重的恶心、视力不清、皮疹和精神不安等。3,4-二甲基苯胺、联苯胺、β-萘胺等芳香胺有致癌作用。

2. 化学性质

(1) 碱性

胺分子中的氮原子有一对未共用电子对,能接受质子,因此胺具有碱性。

$$R—NH_2 + H—OH \Longleftrightarrow R\overset{+}{N}H_3 + OH^-$$

胺的结构不同,碱性强弱也不同,脂肪胺中烃基的供电子诱导效应使氮原子上电子云密度增大,氮原子接受质子的能力随之变大,故脂肪胺的碱性强于氨。芳香胺中氮原子上的未共用电子对能与芳环形成 p-π 共轭体系,氮原子上电子云偏向芳环,氮原子接受质子的能力随之减弱,所以苯胺的碱性弱于氨,氮原子上连有两个或三个芳环,碱性更弱。除电子效应外,溶剂化效应、空间效应也会影响胺的碱性强弱,综合这三种效应,常见胺在水溶液中的碱性强弱如下:

$$(CH_3)_2NH \quad > \quad CH_3NH_2 \quad > \quad (CH_3)_3N \quad > \quad NH_3 \quad > \quad C_6H_5NH_2$$

| pK_b | 3.27 | 3.38 | 4.21 | 4.76 | 9.40 |

季铵碱是离子型化合物,其碱性很强,与氢氧化钠、氢氧化钾相当。

碱性的胺能与酸反应生成盐。由于胺是弱碱,所以生成的盐遇强碱又能释放出游离胺。利用此性质可进行胺的分离和提纯。

氯化苯铵   苯胺盐酸盐(盐酸苯胺)

常利用胺能成盐的性质,将难溶于水的胺类药物制成相应的盐,以提高它们的水溶性和稳定性。例如,难溶于水且不稳定的局部麻醉药普鲁卡因,常制成盐酸盐用于肌肉注射。

$$H_2N-\!\!\!\bigcirc\!\!\!-COOCH_2CH_2N(C_2H_5)_2 \xrightarrow{HCl} H_2N-\!\!\!\bigcirc\!\!\!-COOCH_2CH_2N(C_2H_5)_2 \cdot HCl$$

普鲁卡因   盐酸普鲁卡因

（2）酰化反应

伯胺、仲胺与酰基化试剂反应，分子中氮原子所连接的氢原子可被酰基取代，该反应称为胺的酰基化反应。常用的酰化剂有乙酰氯、乙酸酐等。叔胺因氮原子上没有氢原子而不发生酰化反应。

$$R-\underset{\underset{H(R')}{|}}{\overset{\overset{H}{|}}{N}} + CH_3\overset{\overset{O}{\|}}{C}Cl \longrightarrow CH_3\overset{\overset{O}{\|}}{C}-\underset{\underset{H(R')}{|}}{N}-R + HCl$$

$$\bigcirc\!\!\!-NH_2 + CH_3\overset{\overset{O}{\|}}{C}O\overset{\overset{O}{\|}}{C}CH_3 \longrightarrow \bigcirc\!\!\!-NH-\overset{\overset{O}{\|}}{C}CH_3 + CH_3COOH$$

乙酰苯胺

乙酰苯胺有退热作用，曾被用作退热药物（退热冰），但因其毒性较大，现临床上已经改用其衍生物对羟基乙酰苯胺（扑热息痛），其结构式如下：

$$HO-\!\!\!\bigcirc\!\!\!-NHCOCH_3$$

扑热息痛

（3）与亚硝酸的反应

结构不同的胺与亚硝酸反应，现象不同，产物也不同。亚硝酸不稳定，反应中一般由亚硝酸钠与盐酸或硫酸作用产生。

① 伯胺

脂肪族伯胺与 HNO_2 反应，生成极不稳定的脂肪族重氮盐，室温下立即分解放出氮气，并生成醇、烯烃等混合物。该反应定量放出氮气，因此，可用于伯胺的定性和定量分析。

$$RNH_2 \xrightarrow{NaNO_2, HCl} R\overset{+}{N}\!\!\equiv\!\!NCl^- \longrightarrow N_2 + 醇与烯烃的混合物$$

芳香伯胺在 $0\sim5\ ℃$ 的低温条件下与亚硝酸反应生成芳香族重氮盐，该反应称为重氮化反应。室温下，生成的重氮盐分解放出氮气。

$$\bigcirc\!\!\!-NH_2 \xrightarrow[0\sim5\ ℃]{NaNO_2, HCl, H_2O} \bigcirc\!\!\!-\overset{+}{N_2}Cl^- \xrightarrow[室温]{H_2O} \bigcirc\!\!\!-OH + N_2\uparrow + HCl$$

氯化重氮苯

② 仲胺

脂肪族或芳香仲胺与亚硝酸作用，都得到难溶于水的黄色油状液体或固体 N-亚硝基胺（简称亚硝胺）。

$$(CH_3)_2NH \xrightarrow{NaNO_2, HCl, H_2O} (CH_3)_2N\!\!-\!\!N\!\!=\!\!O$$

二甲胺   N-亚硝基二甲胺

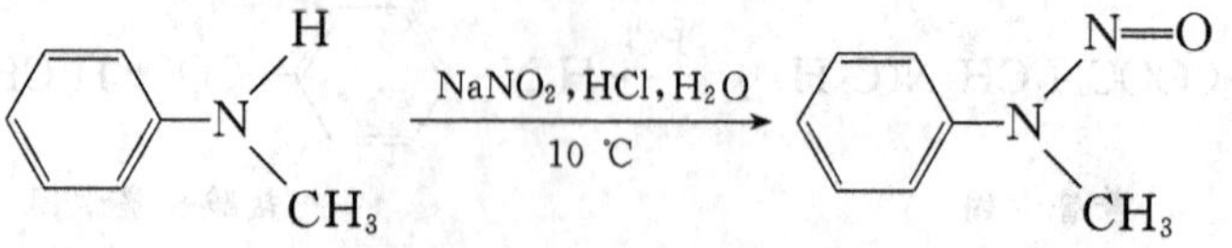

N-甲基苯胺 $\xrightarrow[10\ ℃]{NaNO_2,HCl,H_2O}$ N-甲基-N-亚硝基苯胺

N-亚硝基胺有强烈的致癌作用,可诱发多种组织和器官的肿瘤。自然界中存在的亚硝胺并不多,但是食物中的亚硝酸盐(如防腐剂和着色剂)遇胃酸产生的亚硝酸与体内代谢生成的仲胺类化合物反应会生成 N-亚硝基胺,频繁食用含有这类添加剂的食品对人体健康不利。实验证明维生素 C 能还原亚硝酸盐,因此多吃新鲜蔬菜、水果可抑制 N-亚硝基胺的体内合成,起到一定的防癌作用。

③ 叔胺

脂肪族叔胺与亚硝酸盐作用生成可溶于水的亚硝酸盐,遇碱分解为原来的叔胺。芳香族叔胺与亚硝酸作用,发生芳环的亲电取代反应,生成对位亚硝基取代产物,若对位已有取代基,则生成邻位取代产物。

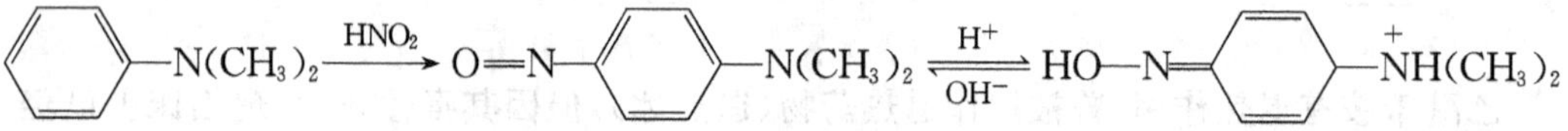

$\text{—N(CH}_3)_2 \xrightarrow{HNO_2} O=N\text{—}\text{—N(CH}_3)_2 \underset{OH^-}{\overset{H^+}{\rightleftharpoons}} HO\text{—N=}\text{—}\overset{+}{N}H(CH_3)_2$

N,N-二甲基-4-亚硝基苯胺
绿色片状结晶　　　　　　　　　　黄色结晶

(4)芳胺中芳环上的取代反应

芳胺分子中的氨基是活化苯环的邻、对位定位基,故芳环上容易发生亲电取代反应。例如,向苯胺的水溶液中滴加溴水,立即生成2,4,6-三溴苯胺白色沉淀。该反应灵敏且可定量进行,可用于芳胺的定性和定量分析。

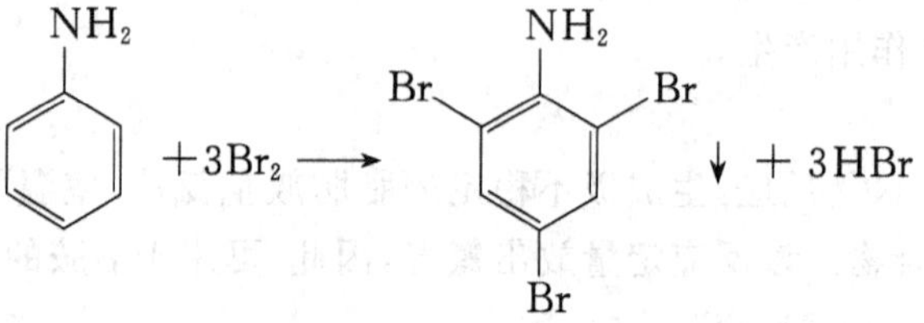

$\text{(苯胺)} + 3Br_2 \longrightarrow \text{(2,4,6-三溴苯胺)} \downarrow + 3HBr$

2,4,6-三溴苯胺

18.1.3　重要的胺及其衍生物

1. 苯胺

苯胺存在于煤焦油中,密度为 $1.0216\ \text{g·cm}^{-3}$,熔点为 $-6.2\ ℃$,沸点为 $184.4\ ℃$,微溶于水,易溶于有机溶剂,能与乙醇、乙醚、苯混溶。纯净的苯胺为无色油状液体,久置后或暴露于空气中易被氧化而变为棕色。苯胺是重要的有机合成原料,用于制备染料、药物、橡胶硫化促进剂等。苯胺有毒,可透过皮肤或通过呼吸进入人体,引起溶血性贫血和肝肾损害。

2. 胆碱

胆碱是一种碱性较强的季铵碱,因最初发现于胆汁而得名。胆碱广泛存在于生物体内,尤其是动物的脑组织和蛋黄中含量较多,是卵磷脂的组成部分。胆碱是吸湿性较强的白色结晶,易溶于水和乙醇,不溶于乙醚和氯仿等。胆碱参与体内的脂肪代谢,有抗脂肪肝的作用,临床上用其衍生物氯化胆碱治疗脂肪肝和肝硬化。乙酰胆碱是胆碱与乙酸作用所得的化合物,是体内重要的神经递质,有传递神经冲动的作用,与人的记忆有密切关系。

$$[HOCH_2CH_2N(CH_3)_3]^+OH^- \qquad\qquad [HOCH_2CH_2N(CH_3)_3]^+Cl^-$$

胆碱　　　　　　　　　　　　　　　　氯化胆碱

$$[CH_3COOCH_2CH_2N(CH_3)_3]^+OH^-$$

乙酰胆碱

3. 多巴胺

多巴胺是肾上腺素及去甲肾上腺素合成的前体,也是人体内重要的中枢神经传导物质。某些中、老年人因为中枢神经系统缺少多巴胺,会引起头和四肢不受控制的抖动,即"帕金森氏症"。多巴胺能增强心肌收缩,加快心率,促使血压升高,改善微循环,尤其适合治疗伴有心收缩力减弱的休克。多巴胺不易透过血脑屏障,对中枢神经几乎无副作用。

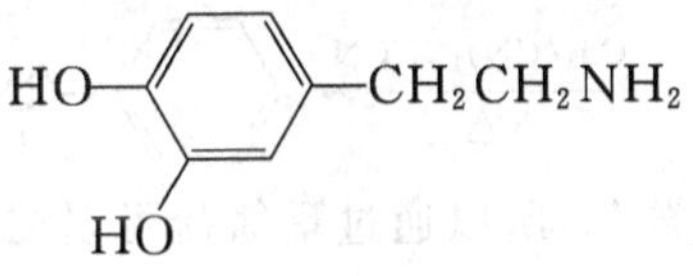

$$HO- -CH_2CH_2NH_2$$
$$HO$$

多巴胺

5. 新洁尔灭

常温下,新洁尔灭(系统名称为溴化二甲基十二烷基苄基铵,也称苯扎溴铵)是微黄色黏稠液,具有强吸湿性,易溶于水和醇。新洁尔灭是具有长链烷基的季铵盐,水溶液呈碱性,是阳离子型表面活性剂,有较强的杀菌、去垢能力。临床上用于皮肤、器皿及手术器械的消毒。

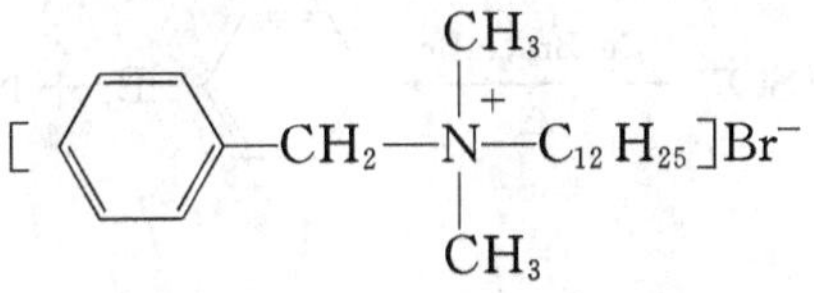

$$\left[-CH_2-\overset{\overset{CH_3}{|}}{\underset{\underset{CH_3}{|}}{N^+}}-C_{12}H_{25} \right]Br^-$$

溴化二甲基十二烷基苄基铵(新洁尔灭)

18.2　重氮化合物和偶氮化合物

重氮化合物和偶氮化合物分子中都含有"—N_2—"官能团,"—N_2—"两端都与烃基相连的称为偶氮化合物,官能团是偶氮基"—N≡N—";"—N_2—"只有一端与烃基相连的称为重氮化合物,官能团是重氮基"—$\overset{+}{N}$≡N"。例如:

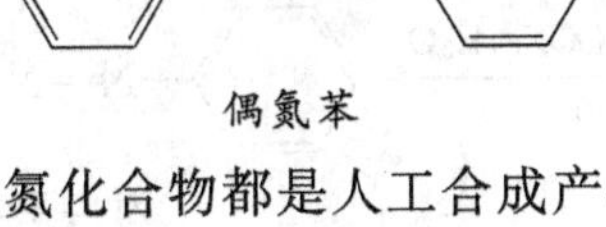

$$-N=N- \qquad\qquad -\overset{+}{N}=NCl^-$$

偶氮苯 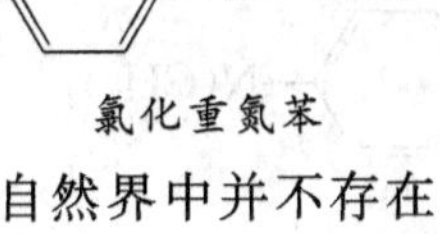　　　　　　　　　　　　　　氯化重氮苯

偶氮化合物和重氮化合物都是人工合成产物,自然界中并不存在。脂肪族重氮盐极不

稳定,无实用价值,通常所谓的重氮盐都是指芳香族重氮盐。

重氮基正离子有强吸电子效应,碳氮键的极性很强,重氮盐的化学性质非常活泼,发生的化学反应主有两类:取代反应(放氮反应)和偶联反应(不放氮反应)。

18.2.1　取代反应(放氮反应)

重氮盐的重氮基在一定条件下可被其他原子或基团取代,同时放出氮气。

1. 被羟基取代

重氮盐与强酸的水溶液共热,重氮基被羟基取代生成酚,同时放出氮气。

$$\text{C}_6\text{H}_5-\text{N}_2^+\text{HSO}_4^- + \text{H}_2\text{O} \xrightarrow[\triangle]{\text{H}_2\text{SO}_4} \text{C}_6\text{H}_5-\text{OH} + \text{N}_2\uparrow + \text{H}_2\text{SO}_4$$

2. 被氰基取代

重氮盐与氰化亚铜的氰化钾溶液共热,重氮基被氰基取代,并放出氮气。

$$\text{C}_6\text{H}_5-\text{N}_2^+\text{HSO}_4^- \xrightarrow[\triangle]{\text{Cu}_2(\text{CN})_2,\text{KCN}} \text{C}_6\text{H}_5-\text{CN} + \text{N}_2\uparrow + \text{KHSO}_4$$

氰基经水解可进一步生成羧基,所以通过重氮盐可以在芳环上引入羧基。

3. 被卤原子取代

重氮盐与氢卤酸(一般为盐酸和氢溴酸)浓溶液在相应的卤化亚铜催化下共热,重氮基可被卤原子取代,放出氮气。

$$\text{C}_6\text{H}_5-\text{N}_2^+\text{Cl}^- \xrightarrow[\triangle]{\text{Cu}_2\text{Cl}_2,\text{HCl}} \text{C}_6\text{H}_5-\text{Cl} + \text{N}_2\uparrow$$

$$\text{C}_6\text{H}_5-\text{N}_2^+\text{HSO}_4^- \xrightarrow[\triangle]{\text{Cu}_2\text{Br}_2,\text{HBr}} \text{C}_6\text{H}_5-\text{Br} + \text{N}_2\uparrow + \text{H}_2\text{SO}_4$$

4. 被氢原子取代

重氮盐与次磷酸(H_3PO_2)或乙醇等还原剂反应,重氮基被氢原子取代,同时放出氮气。

$$\text{C}_6\text{H}_5-\text{N}_2^+\text{HSO}_4^- + \text{H}_3\text{PO}_2 + \text{H}_2\text{O} \longrightarrow \text{C}_6\text{H}_6 + \text{N}_2\uparrow + \text{H}_2\text{SO}_4 + \text{H}_3\text{PO}_3$$

这是有机合成中常用的除去芳环上氨基或硝基的方法。

18.2.2　偶联反应(不放氮反应)

在合适的条件下,重氮盐与芳胺或酚作用可生成偶氮化合物,该反应称为偶联反应。重氮基的两个氮原子反应后以偶氮基的形式保留在产物的分子中,不会放出氮气。

$$\text{C}_6\text{H}_5-\text{N}_2^+\text{Cl}^- + \text{C}_6\text{H}_5-\text{N}(\text{CH}_3)_2 \xrightarrow[0\,℃]{\text{CH}_3\text{COONa},\text{H}_2\text{O}} \text{C}_6\text{H}_5-\text{N}=\text{N}-\text{C}_6\text{H}_4-\text{N}(\text{CH}_3)_2$$

对二甲氨基偶氮苯(黄色)

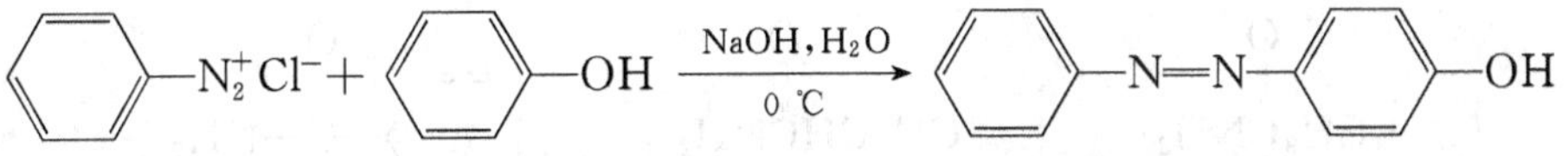

对羟基偶氮苯(红色)

重氮盐与芳胺的偶联反应通常在中性或弱酸中进行,与酚的偶联在弱碱中进行。

重氮盐与芳胺或酚的偶联反应,同时受电子效应和空间效应的影响,取代反应一般发生在氨基或酚羟基的对位。若对位已连有其他取代基,则发生在氨基或酚羟基的邻位,一般不可能发生在间位。

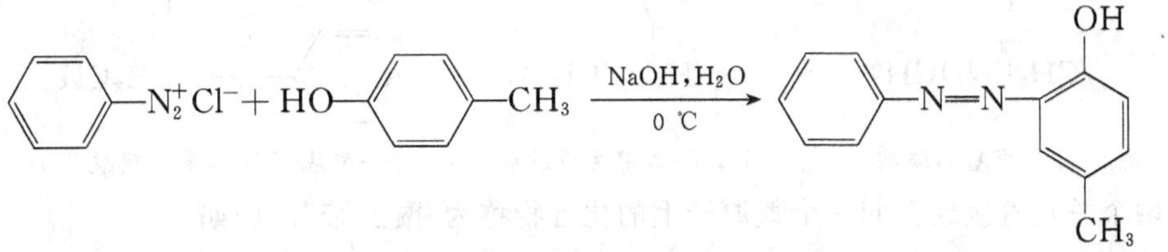

重氮盐通过偶联反应所生成的芳香族偶氮化合物性质稳定,一般都具有鲜艳的颜色,且颜色种类齐全,被广泛用于纺织品、塑料、皮革等的染色及印花工艺中,所以偶氮化合物又称为偶氮染料。近年来不少偶氮染料已被禁用,因为经这些被禁偶氮染料染色的服装或其他消费品在使用中会发生复杂的反应,产生致癌芳胺,被人体吸收后在体内发生一系列活化作用,使人体正常细胞的 DNA 的结构与功能发生改变。

有些偶氮化合物会随着溶液 pH 的改变而发生颜色的变化,可作酸碱指示剂。例如甲基橙(4′-二甲氨基偶氮苯-4-磺酸钠)就是分析化学中常用的酸碱指示剂,其变色范围的 pH 为 3.1～4.4,颜色变化是不同 pH 条件下结构发生变化所致。甲基橙在 pH＞4.4 时显黄色,在 pH＜3.1 时显红色,在 pH 介于 3.1～4.4 时,显橙色。

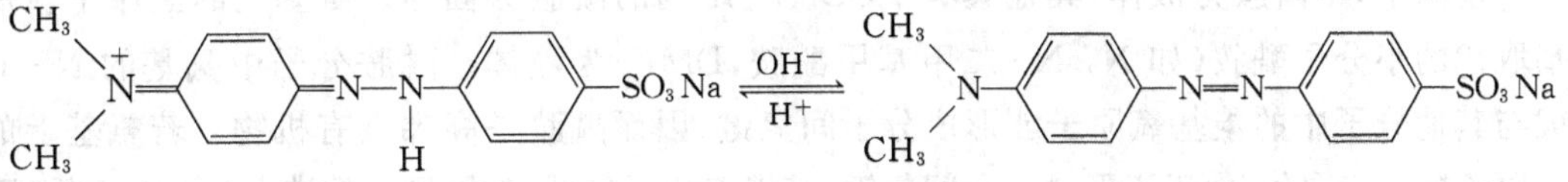

醌型(红色)　　　　　　　　　橙色　　　　　　　　　苯型(黄色)

pH＜3.1　　　　　　　　3.3＜pH＜4.4　　　　　　pH＞4.4

18.3　酰胺及其衍生物

18.3.1　酰胺的结构与命名

酰胺是羧酸分子中羧基所连的羟基被氨基或烃氨基取代后的衍生物。

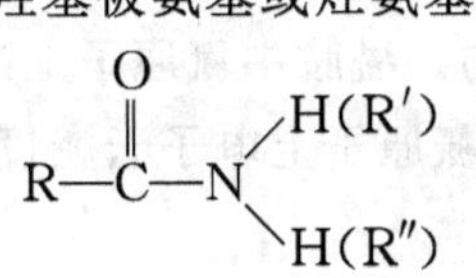

命名氮原子上无取代基的简单酰胺时,只需在酰基名称后面加上"胺"字,称为"某酰胺"。例如:

$$
\underset{乙酰胺}{CH_3\overset{\displaystyle O}{\overset{\|}{C}}NH_2} \qquad \underset{2-甲基丙酰胺}{CH_3\underset{\displaystyle CH_3}{\overset{\displaystyle O}{\underset{|}{\overset{\|}{C}H}}CNH_2}} \qquad \underset{苯甲酰胺}{\overset{\displaystyle O}{\overset{\|}{C}}-NH_2}
$$

命名氮原子上有取代基的酰胺时,与 N 相连的取代基名称前冠以"N-",写在"某酰胺"前面。例如:

$$
\underset{N-甲基乙酰胺}{CH_3\overset{\displaystyle O}{\overset{\|}{C}}NHCH_3} \qquad \underset{N,N-二甲基甲酰胺}{H\overset{\displaystyle O}{\overset{\|}{C}}N(CH_3)_2} \qquad \underset{N-甲基-N-乙基苯甲酰胺}{\overset{\displaystyle O}{\overset{\|}{C}}-\underset{\displaystyle}{N}\overset{\displaystyle CH_3}{\underset{\displaystyle CH_2CH_3}{}}}
$$

两个酰基直接连在同一个氮原子上的化合物称为"酰亚胺"。例如:

$$
\underset{丁二酰亚胺}{} \qquad \underset{邻苯二甲酰亚胺}{}
$$

18.3.2　酰胺的性质

1. 酰胺的物理性质

室温下,甲酰胺为液体,其他具有 $RCONH_2$ 结构的酰胺为固体。氨基上的氢原子被烷基取代的小分子酰胺(如 N,N-二甲基甲酰胺,DMF)为液体。酰胺分子中氨基的 N—H 键与其他分子中的羰基氧原子能形成分子间氢键,因而酰胺是高沸点有机物。若氨基上的氢原子被烃基取代,由于不形成分子间氢键,其沸点相对较低,如甲酰胺的沸点为 210.5 ℃,而 N,N-二甲基甲酰胺的沸点仅为 153 ℃。

酰胺也能与水分子缔合,低级酰胺溶于水,随着相对分子质量的增加,酰胺在水中溶解度迅速减小。N,N-二甲基甲酰胺既能与水混溶,又能与许多有机溶剂混溶,是优良的极性非质子溶剂。

2. 酰胺的化学性质

(1) 酰胺的酸碱性

酰胺是近似中性的含氮有机物。酰胺中氮原子上的孤对电子与羰基形成 p-π 共轭,氮上电子云偏向电负性较大的氧,使氮原子上电子云密度降低,削弱了其接受质子的能力,因而碱性较弱。

$$
\underset{R}{\overset{\displaystyle O}{\overset{\|}{C}}}\quad \ddot{N}H_2
$$

酰亚胺分子中氮原子与两个吸电子的酰基直接相连,氮原子上电子云密度降低更多,N—H 键极性加大,使 H 原子的活性加大,有一定的弱酸性,能与强碱作用生成稳定的盐。例如:

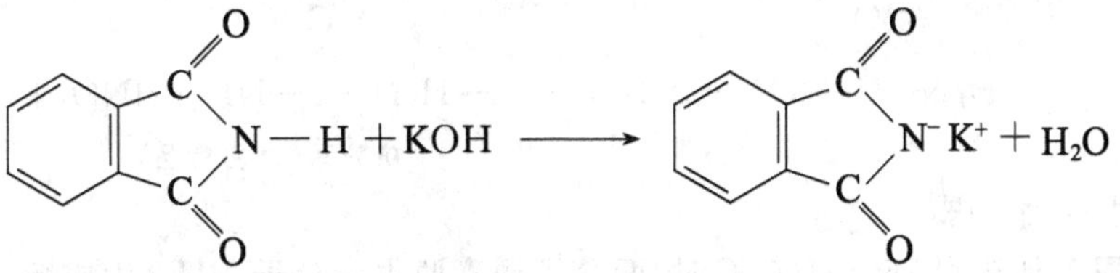

（2）酰胺的水解

酰胺通常难以水解,在酸或碱催化下,加热回流,可促进酰胺的水解。

$$R\text{—}\overset{\underset{\|}{O}}{C}\text{—}NH_2 + H_2O + HCl \xrightarrow{\triangle} RCOOH + NH_4Cl$$

$$R\text{—}\overset{\underset{\|}{O}}{C}\text{—}NH_2 + H_2O + NaOH \xrightarrow{\triangle} RCOONa + NH_3\uparrow$$

生物体内的蛋白质、多肽等均为含有酰胺键的大分子化合物,它们可在各种酰胺键水解酶的催化下水解成易被吸收的小分子化合物。

（3）酰胺与亚硝酸的反应

氮原子上连有两个氢原子的酰胺,与亚硝酸反应生成羧酸并定量放出氮气。

$$RCONH_2 + HNO_2 \longrightarrow RCOOH + N_2\uparrow + 2H_2O$$

18.3.3 酰胺衍生物

1. 碳酰胺

碳酰胺又称尿素或脲,可看作是碳酸分子中两个羟基被氨基取代的酰二胺。

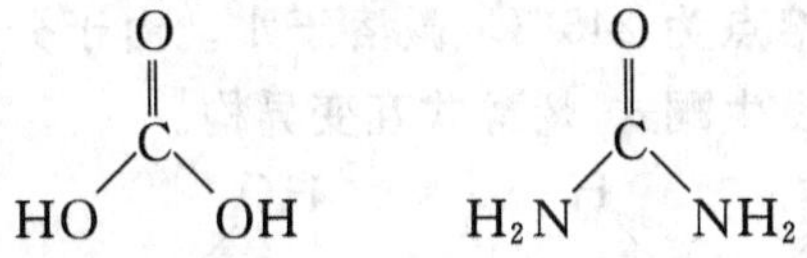

尿素是哺乳动物体内蛋白质的最终代谢产物之一,可随尿液排出体外,健康成人每天排出的尿素约为 30 g。体内的尿素主要是在肝脏由氨与二氧化碳结合而得,肝脏如有实质性病变,因难以转化成尿素而使氨在体内蓄积,可造成高氨血症与肝昏迷。尿素具有降低眼内压和颅内压的作用,可用于治疗急性青光眼和脑外伤引起的脑水肿等。尿素是重要的氮肥,也是合成塑料和药物的重要原料。

尿素为无色长棱形结晶,熔点为 132~133 ℃,能溶于水或乙醇,不溶于乙醚。

尿素分子具有酰胺的基本结构,具有一般酰胺的性质,如能发生水解反应、能与硝酸反应放出氮气等。由于尿素分子中羰基直接与两个氨基相连,又使尿素具有与酰胺不同的特性。

（1）弱碱性

尿素具有弱碱性,水溶液不能使石蕊试纸变色。尿素与强酸(如硝酸、草酸等)作用生成难溶于水和浓酸的盐。利用该性质可将尿素从尿液中分离出来。

$$H_2N-\overset{\overset{\displaystyle O}{\|}}{C}-NH_2 + HNO_3 \longrightarrow H_2N-\overset{\overset{\displaystyle O}{\|}}{C}-NH_2 \cdot HNO_3 \downarrow$$

硝酸脲(白色结晶)

（2）生成缩二脲

固体尿素加热到 150～160 ℃时,两分子尿素脱去一分子 NH_3,生成缩二脲。

$$H_2N-\overset{\overset{\displaystyle O}{\|}}{C}-NH_2 + H-NH-\overset{\overset{\displaystyle O}{\|}}{C}-NH_2 \xrightarrow{150～160\ ℃} H_2N-\overset{\overset{\displaystyle O}{\|}}{C}-NH-\overset{\overset{\displaystyle O}{\|}}{C}-NH_2 + NH_3 \uparrow$$

缩二脲

缩二脲是无色针状结晶,难溶于水,但易溶于碱溶液。在缩二脲的稀碱溶液中加入微量稀硫酸铜溶液,即呈现紫红色,这一显色反应称为缩二脲反应。分子中含有两个或两个以上相邻酰胺键的化合物均能发生缩二脲反应,该反应可用于此类有机物(如蛋白质、多肽等)的分析鉴定。

2. 丙二酰脲

尿素与丙二酰氯或丙二酸二乙酯作用可生成丙二酰脲。

$$\text{（反应式图）} \xrightarrow{CH_3CH_2ONa} \text{（丙二酰脲结构）} + 2CH_3CH_2OH$$

丙二酰脲

丙二酰脲是无色结晶,熔点为 245 ℃,微溶于水。由于分子中含有一个活泼亚甲基和两个酰亚胺基,丙二酰脲易发生酮式-烯醇式互变异构。

$$\text{（酮式结构）} \rightleftharpoons \text{（烯醇结构）}$$

酮式结构   烯醇结构

烯醇结构中 3 个活泼羟基在水溶液中均可解离出 H^+,其酸性($25\ ℃,pK_a=3.98$)强于醋酸($25\ ℃,pK_a=4.75$),故又称巴比妥酸。

巴比妥酸本身无药理活性,而其亚甲基上的两个氢原子被烃基取代后的衍生物具有抑制中枢神经的作用,总称巴比妥类药物,临床上曾用作镇静剂和安眠药。巴比妥类药物有成瘾性,过量服用可危及生命。

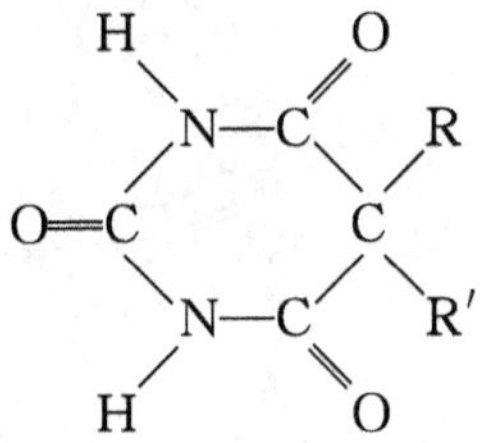

R＝R′＝C₂H₅ 的结构对应：

$$R=R'=C_2H_5 \qquad 巴比妥$$
$$R=C_2H_5 \quad R'=C_6H_5 \qquad 苯巴比妥$$
$$R=C_2H_5 \quad R'=CH_2CH_2CH(CH_3)_2 \qquad 异戊巴比妥$$
$$R=CH_2CH=CH_2 \quad R'=CH(CH_3)CH_2CH_2CH_3 \qquad 司可巴比妥$$

习　题

1. 写出下列化合物的名称或结构式。

(1) $(CH_3CH_2)_2NH$

(2) 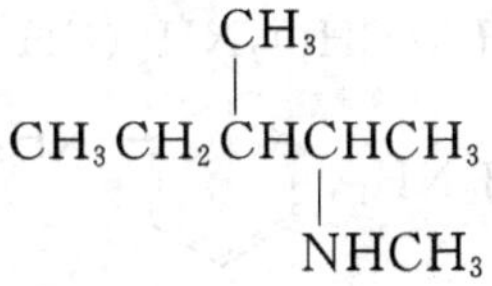 $CH_3CH_2CHCHCH_3$ （上方 CH_3，下方 $NHCH_3$）

(3) $H_3C-\!\!\!\!\bigcirc\!\!\!\!-NHC_2H_5$

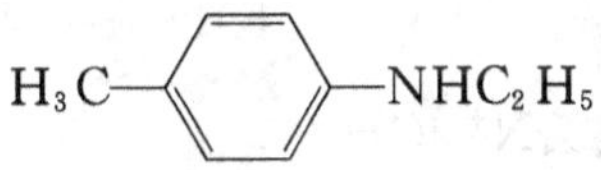

(4) $[(CH_3)_2N(C_2H_5)_2]^+Br^-$

(5) 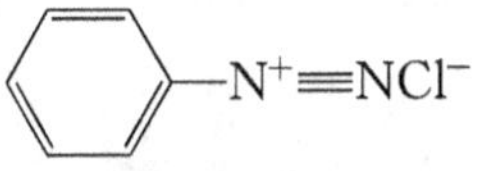 $\bigcirc\!\!\!-N^+\!\!\equiv\!\!NCl^-$

(6) 氢氧化四甲铵

(7) DMF

(8) 邻苯二甲酰亚铵

(9) 尿素（脲）

(10) 巴比妥酸

2. 完成下列反应式。

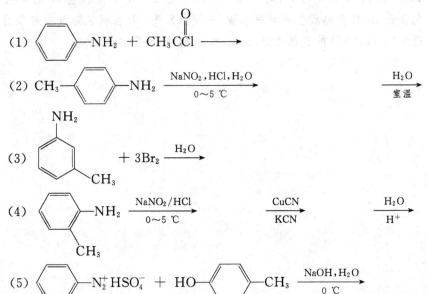

(1) $\bigcirc\!\!\!-NH_2 + CH_3\overset{O}{\underset{}{C}}Cl \longrightarrow$

(2) $CH_3-\!\!\!\!\bigcirc\!\!\!\!-NH_2 \xrightarrow[0\sim5\,^\circ\!C]{NaNO_2,\,HCl,\,H_2O} \xrightarrow[室温]{H_2O}$

(3) （3-甲基苯胺）$+ 3Br_2 \xrightarrow{H_2O}$

(4) （邻甲基苯胺）$-NH_2 \xrightarrow[0\sim5\,^\circ\!C]{NaNO_2/HCl} \xrightarrow[KCN]{CuCN} \xrightarrow[H^+]{H_2O}$

(5) $\bigcirc\!\!\!-N_2^+HSO_4^- + HO-\!\!\!\!\bigcirc\!\!\!\!-CH_3 \xrightarrow[0\,^\circ\!C]{NaOH,\,H_2O}$

(6)

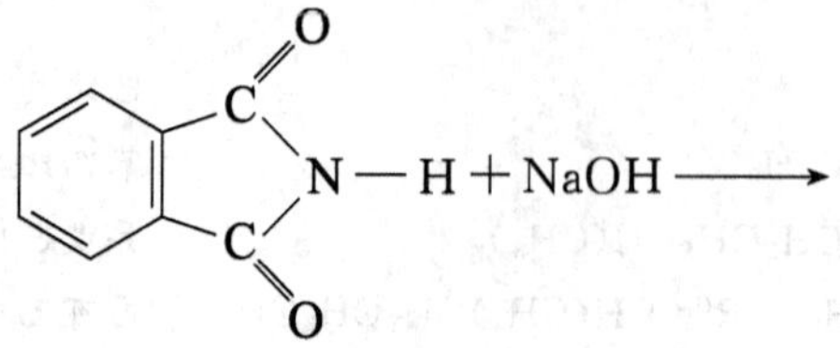

$+ NaOH \longrightarrow$

(7)

$\longrightarrow$

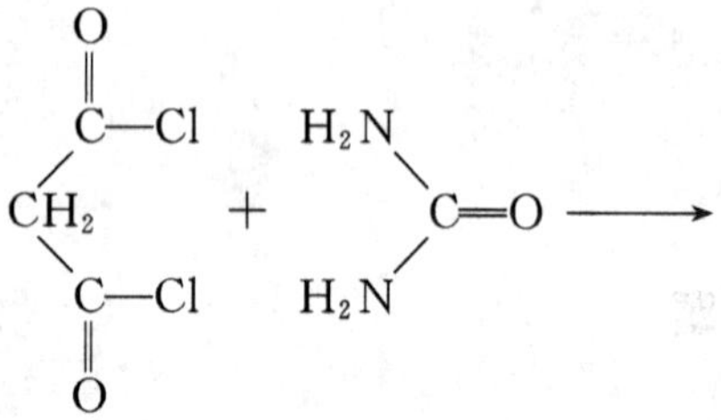

3. 比较下列各组化合物的碱性。

(1) NH_3，CH_3NH_2，$(CH_3)_2NH$，$(CH_3)_3N$

(2) NH_3，$CH_3CH_2NH_2$，

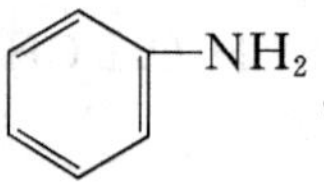

$，[(CH_3)_4N^+]OH^-$

(3) CH_3CONH_2，

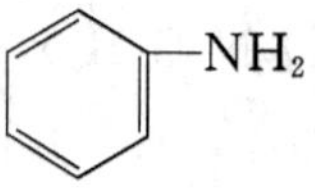

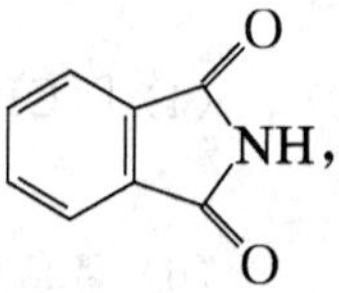

4. 用化学方法鉴别下列各组化合物。

(1) 苯胺、苯酚、苯甲酸、苯甲醚

(2) 邻甲苯胺、N-甲基苯胺、N,N-二甲基苯胺

5. 化学式为 C_7H_9N 的碱性化合物 A，与 $NaNO_2/HCl$ 在 0～5 ℃反应生成化学式为 $C_7H_7N_2Cl$ 的化合物 B，B 受热后生成对甲苯酚，并放出氮气。B 在碱性溶液中与苯酚作用，生成化学式为 $C_{13}H_{12}N_2O$ 的有色化合物 C。试推测 A，B，C 的结构式。

第 19 章

杂环化合物与生物碱

19.1　杂环化合物

有非碳原子参与环构成的环状有机物称为杂环化合物（heterocyclic compound）。环中的非碳原子称为杂原子，常见的杂原子为氮、氧、硫等。环醚、内酯、交酯、环状酸酐、内酰胺等化合物中虽含有杂原子，但它们的性质与相应的开链化合物相似，一般不将它们作为杂环化合物进行讨论。杂环化合物的环在结构上与芳香环相似，是一个符合"$4n+2$"规则的闭合共轭体系，具有一定程度的芳香性，因而又称为芳杂环。

杂环化合物的种类繁多，其数量约占已知有机物总数的 1/3 以上。自然界中广泛存在的叶绿素、血红素、核酸中的碱基、维生素 B、生物碱、生物色素、香料和抗生素等都含有杂环结构，许多合成药物和生物模拟材料等也含有杂环结构。

19.1.1　杂环化合物的分类与命名

杂环化合物可按环的数目不同分为单杂环和稠杂环。单杂环按环的大小分为五元杂环和六元杂环；稠杂环包括由苯环与单杂环稠合而成的苯稠杂环和由单杂环互相稠合而成的杂稠杂环。常见杂环化合物的结构和名称见表 19.1。

表 19.1　常见杂环化合物的结构和名称

杂环种类		重要杂环					
单杂环	五元杂环	呋喃 furan	噻吩 thiophene	吡咯 pyrrole	噻唑 thiazole	吡唑 pyrazole	咪唑 imidazole
	六元杂环	吡啶 pyridine	哒嗪 pyridazine	嘧啶 pyrimidine	吡嗪 pyrazine	吡喃 pyran	
稠杂环		喹啉 quinoline	异喹啉 isoquinoline	吲哚 indole	吖啶 acridine	嘌呤 purine	

　　杂环化合物的命名比较复杂,我国使用音译法,即按英文的读音,用同音汉字加上"口"字旁命名。杂环的编号,一般从杂原子开始(个别例外)顺环编号,并注明取代基的位置、数目和名称,杂环母体及取代杂环化合物的编号原则如下。

　　(1)当环上只有一个杂原子时,杂原子的编号为1。有时以希腊字母编号,与杂原子相邻的碳原子为 α 位,其次为 β 位和 γ 位。例如:

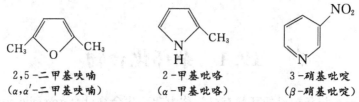

2,5-二甲基呋喃　　　　2-甲基吡咯　　　　3-硝基吡啶
(α,α'-二甲基呋喃)　　(α-甲基吡咯)　　(β-硝基吡啶)

　　(2)当环上有两个相同的杂原子时,连接氢原子或取代基的杂原子编号为1,并使另一个杂原子的编号尽可能的小。例如:

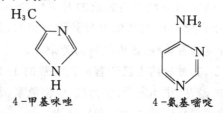

4-甲基咪唑　　　　4-氨基嘧啶

　　(3)当环上有不相同的杂原子时,按 O,S,N 的顺序编号,并使另一个杂原子的编号尽可能小。例如:

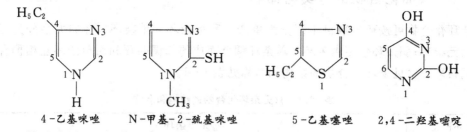

4-乙基咪唑　　N-甲基-2-巯基咪唑　　5-乙基噻唑　　2,4-二羟基嘧啶

　　(4)特殊编号,如异喹啉、嘌呤等。例如:

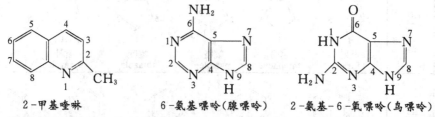

2-甲基喹啉　　6-氨基嘌呤(腺嘌呤)　　2-氨基-6-氧嘌呤(鸟嘌呤)

　　(5)某些杂环可能有互变异构现象,为了区别各异构体,常在母体前用大写斜体"H"标明一个或多个氢原子所在的位置。例如:

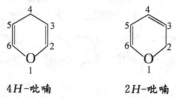

4H-吡喃　　　　2H-吡喃

　　(6)还可将杂环作为取代基,以含官能团的侧链为母体进行命名。例如:

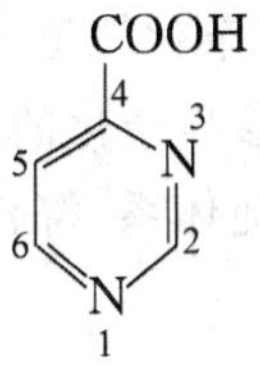

4-嘧啶甲酸 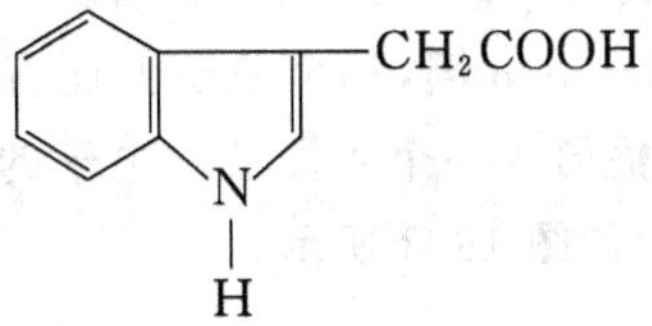　　　　　　　3-吲哚乙酸 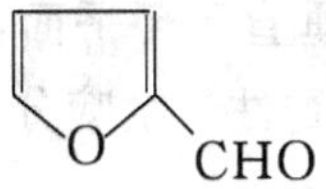　　　　　　2-呋喃甲醛(糠醛)

19.1.2　单杂环化合物的结构与芳香性

1. 五元单杂环的结构与芳香性

呋喃、噻吩、吡咯这 3 个五元杂环化合物分子中,碳原子与杂原子处在同一个平面上,都是以 sp^2 杂化轨道形成 σ 键,每个碳原子有一个未参与杂化的含单电子的 p 轨道,而杂原子的 p 轨道中有一对孤电子,这 5 个 p 轨道侧面平行重叠,形成一环状离域的大 π 键,离域 π 电子数符合 $4n+2$ 规则,故具有芳香性(如图 19.1 所示)。

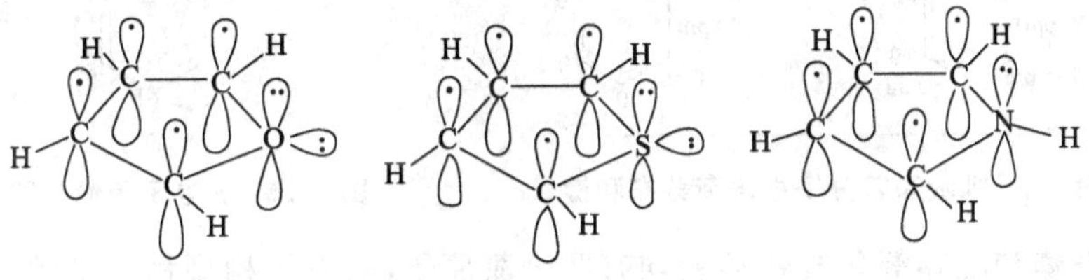

呋喃　　　　　　　噻吩　　　　　　　吡咯

图 19.1　呋喃、噻吩、吡咯的结构示意图

这个闭合大 π 键不同于苯,它是在 5 个 p 轨道上分布着 6 个 π 电子,电子离域的结果使氮原子上的 π 电子云密度降低,而环上碳原子的电子云密度升高,其中 α-位电子云密度比 β-位高(以吡咯为例,如图 19.2 所示)。因此,这类杂环易发生亲电取代反应。

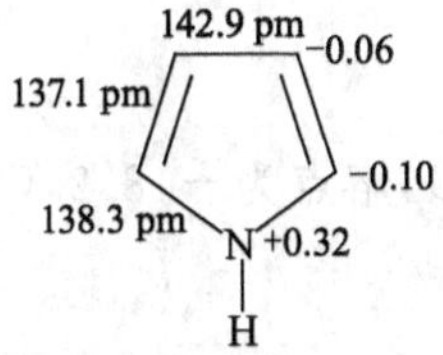

图 19.2　吡咯的电荷分布和键长

吡唑、咪唑和噻唑等唑类化合物可以看作吡咯和噻吩环上 2-位和 3-位的 CH 换成了氮原子,这个氮原子也是用 sp^2 杂化轨道成键,未参与杂化的 p 轨道中有一个电子,参与形成环状共轭体系,而在 sp^2 杂化轨道中有一对孤对电子,未参与成键。所以吡唑、咪唑和噻唑环 π 电子数也符合 $4n+2$ 规则,具有一定芳香性。

2. 六元单杂环的结构与芳香性

吡啶的分子式为 C_5H_5N,可以看作是苯环上的一个 CH 原子团被氮原子置换而生成的六元杂环化合物。吡啶的结构与苯相似,氮原子和 5 个碳原子处于同一平面上,环上的碳原

子都以 sp^2 杂化轨道相互重叠形成 C—C σ 键,氮原子则以不等性 sp^2 杂化轨道与相邻碳原子的 sp^2 杂化轨道相互重叠形成 C—N σ 键,每个原子上还有一个未参与杂化的 p 轨道(含 1 个电子)垂直于环平面,相互重叠形成一个六原子六电子的闭合共轭体系,符合 $4n+2$ 规则,具有芳香性。吡啶分子的结构如图 19.3 所示。

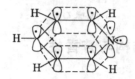

图 19.3　吡啶的结构示意图

在吡啶分子中,由于氮原子的电负性比碳原子大,环上电子云向氮原子偏移,碳原子电荷密度较低,使吡啶的亲电取代反应比苯难。吡啶环上电子云密度不平均分布(如图 19.4、图 19.5 所示),反应部位主要发生在 β-位上。

图 19.4　吡啶和苯分子中电荷分布和键长　　　图 19.5　π 电子云的交替极化

嘧啶、哌嗪和吡嗪等化合物环上均有两个氮原子,其电子构型都与吡啶中的氮原子相同,均以 sp^2 杂化轨道成键,各有一对孤对电子占据一个 sp^2 杂化轨道。环中 π 电子数符合 $4n+2$ 规则,具有芳香性。

19.1.3　杂环化合物的性质

1. 吡咯

(1) 吡咯的物理性质

吡咯为无色液体,沸点为 131 ℃,熔点为 −18.2 ℃,有特殊香甜味,不溶于水,与乙醇和乙醚混溶。

(2) 吡咯的化学性质

① 酸碱性

吡咯分子中,氮原子上的孤对电子参与了闭合大 π 键的形成,氮原子上的电子云密度降低,接受质子的能力很差,其碱性($pK_b=13.6$)比苯胺($pK_b=9.40$)还弱,氮原子上电子云密度降低使 N—H 键的极性增加,氢原子能以 H^+ 的形式解离,显示弱酸性($pK_a=17.5$),能与固体氢氧化钾共热成盐:

② 芳环上的亲电取代反应

吡咯比苯更容易发生卤代、硝化、磺化反应,也能进行傅-克反应,取代基主要进入 α-位。因为吡咯遇强酸时易发生聚合等反应,故不能直接用强酸进行硝化、磺化等反应,需要采用较温和的非质子性试剂进行反应。例如:

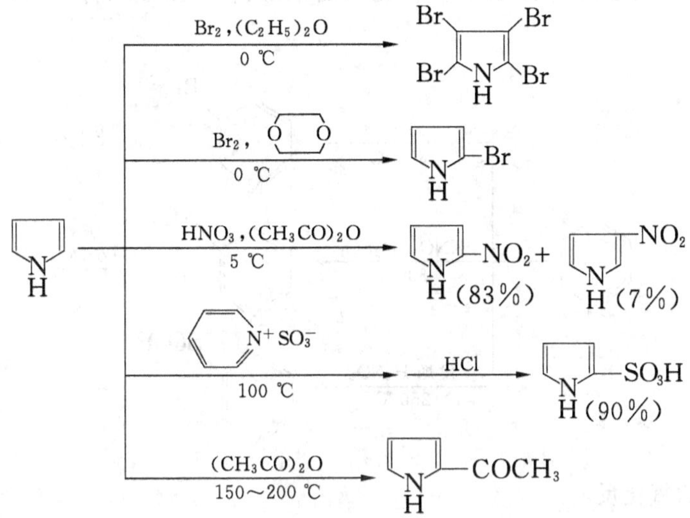

此外,吡咯易氧化,在空气中因氧化而迅速变黑,不易发生加成反应。浓盐酸浸过的松木片遇到吡咯的蒸气时会显红色,可用于吡咯及其衍生物的检验。

2. 吡啶

(1) 吡啶的物理性质

吡啶是具有特殊臭味的无色液体,沸点为 115.5 ℃。吡啶分子中 N 上的孤对电子能与水形成氢键,故能与水以任意比例互溶。

(2) 吡啶的化学性质

① 碱性和亲核性

吡啶中氮原子能接受 H$^+$,能与强酸和路易斯酸结合成盐。吡啶($pK_b=8.8$)的碱性比氨($pK_b=4.75$)弱,比苯胺($pK_b=9.3$)略强。

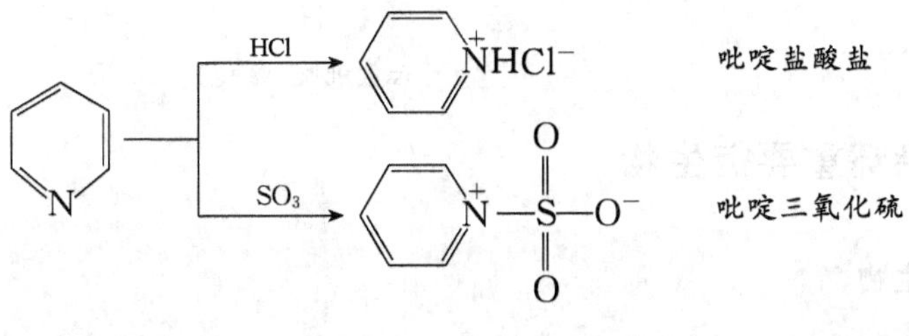

吡啶与三氧化硫生成的吡啶三氧化硫是一种温和的非质子磺化剂,可用于对酸敏感的化合物的反应,如吡咯的磺化。

吡啶与叔胺相似,氮原子上的孤电子对可以进攻卤代烷中碳原子,反应生成季铵盐,具有良好的亲核性。

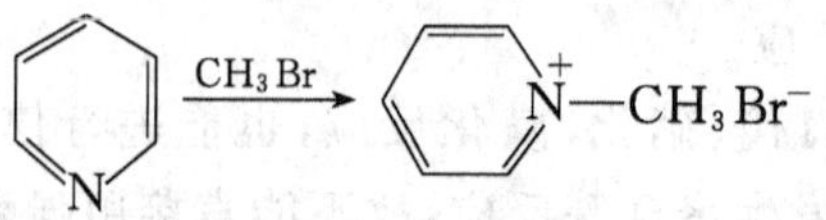

② 芳环上的亲电取代反应

吡啶芳环上可发生亲电取代反应,但比苯困难,只有在强烈条件下才能进行,取代基主要进入 β-位。

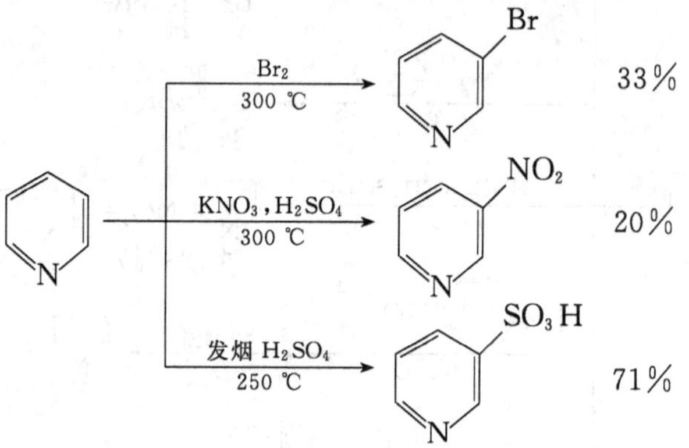

③ 侧链上的氧化反应

吡啶的烷基侧链,与烷基苯一样,在强氧化剂如 $KMnO_4$ 作用下,含 α-H 的烷基侧链容易被氧化,生成吡啶甲酸。

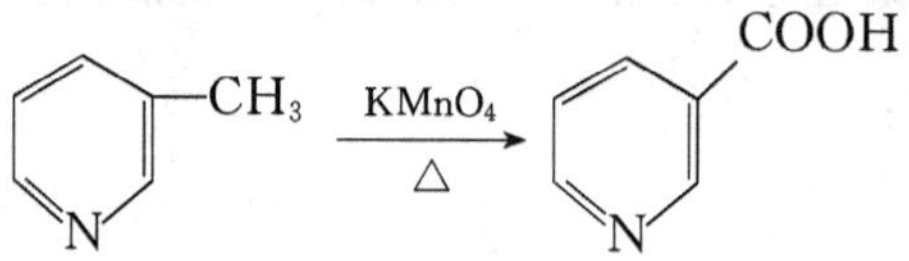

β-吡啶甲酸(烟酸)

④ 还原反应

吡啶的加氢还原比苯容易,加氢后生成六氢吡啶,后者具有脂肪族仲胺的结构,碱性($pK_b = 2.8$)比吡啶强。

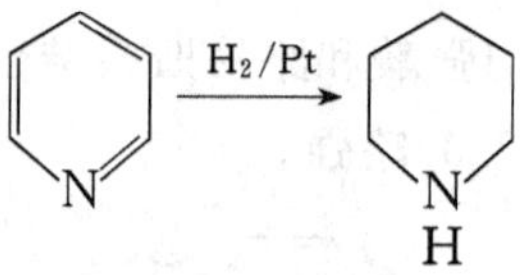

六氢吡啶(哌啶)

19.1.4 单杂环重要衍生物

1. 吡咯衍生物

(1) 卟吩

卟吩(porphine)是由 4 个吡咯环的 α-碳原子通过次甲基相连而成的复杂共轭体系,呈平面结构,有芳香性,其取代物称为卟啉(porphyrin)。卟吩分子中的 4 个氮原子可分别以共价键及配位键与金属离子结合,形成叶绿素、血红素、维生素 B_{12} 等。

（2）血红素

血红素（heme 或 haem）是高等动物体内输送氧的物质，与蛋白质结合成血红蛋白存在于红细胞中。用盐酸水解血红蛋白，即可得氯化血红素。血红素分子中含有卟吩环，卟吩环中氮原子结合亚铁离子，4 个吡咯环的 β-位还连有不同的取代基。

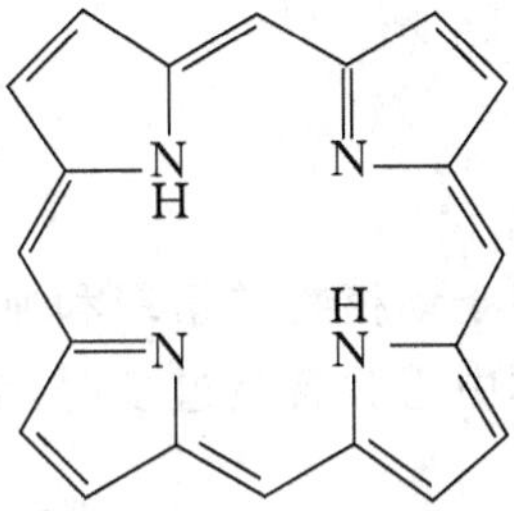

卟吩 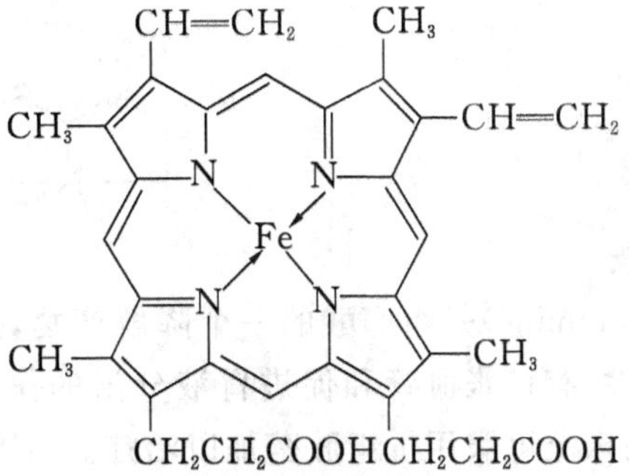　　　　　　　　　　　　　　　　　血红素

2. 咪唑、噻唑及其衍生物

含有两个杂原子的五元杂环称为唑。咪唑是含有两个氮原子的五元杂环，噻唑是含有一个氮原子和一个硫原子的五元杂环，它们都是平面型分子，结构式如下：

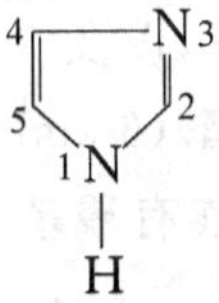

咪唑 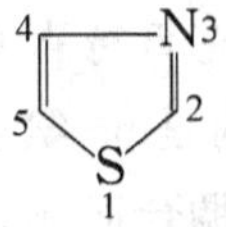　　　　　　　　　噻唑

咪唑为无色晶体，熔点为 90 ℃，沸点为 256 ℃。咪唑可与水形成氢键，故易溶于水。咪唑 3-位上的氮原子能与质子结合，显碱性，能与强酸生成稳定的盐。同时，咪唑也有微弱的酸性，N—H 键上的氢原子可被金属置换成盐。在生理 pH（～7.4）条件下，咪唑以质子化状态（酸型）和未质子化的中性状态（中性型）同时存在：

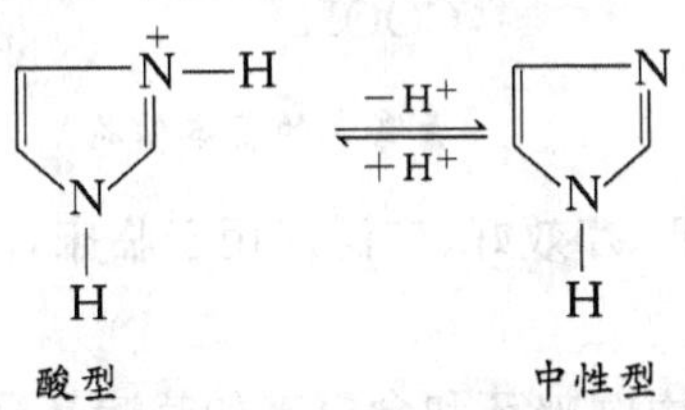

酸型　　　　　　　　　　中性型

酸型和中性型咪唑存在于酶的活性位置上，起着酸和碱的作用。例如，在酶活性部位的组氨酸分子中的咪唑环既可作为碱接受质子，又可作为酸给出质子。

噻唑为无色、有臭味的液体，沸点为 117 ℃，易溶于水，有弱碱性，对氧化剂、还原剂稳定。

咪唑和噻唑的衍生物在生物体内和医药上都很重要。例如，咪唑的衍生物组氨酸是人体必需氨基酸之一，是许多酶和功能蛋白质的重要组成部分；维生素 B_1、青霉素是噻唑的衍生物。下面介绍一些重要的咪唑和噻唑的衍生物。

（1）盐酸左旋咪唑

盐酸左旋咪唑（levamisole hydrochloride）是白色针状结晶，熔点为 225～230 ℃，易溶于水、丙酮和乙醇，微溶于氯仿。盐酸左旋咪唑是一种广谱驱虫药，对蛔虫、钩虫及蛲虫都有较好的驱除作用，对丝虫成虫和微丝蚴也有较强作用，也是一种非特异性免疫调节剂。其结构式为

$$ \text{Ph} \quad \begin{array}{c} N \longrightarrow S \\ \end{array} \cdot HCl $$

（2）组胺

组胺（histamine）是组氨酸的一个降解产物，广泛存在于动植物的组织和血液中，具有强的生理活性，有扩张血管和促进胃液分泌的作用。人体中组胺含量过多时，会发生各种过敏反应，临床上可服用抗组胺药加以治疗。

$$ \begin{array}{c} HN \diagdown N \\ \end{array} \text{—CH}_2\text{CHCOOH} \quad \xrightarrow[\text{酶}]{-CO_2} \quad HN \diagdown N \text{—CH}_2\text{CH}_2\text{NH}_2 $$

组氨酸（histidine）　　　　　　　　　　组胺

（3）青霉素

天然的青霉素（penicillin）有青霉素 G，F，X，K，以及二氢青霉素 F、3-戊烯青霉素和顶芽孢菌素 7 种，它们的基本结构是 6-氨基青霉烷酸（6-aminopenicillanic acid），由 β-内酰胺环（A 环）和氢化噻唑环（B 环）稠合而成，3-位上连有羧基，6-位上连有酰氨基。各种青霉素的区别在于取代基 R 的不同。

$$ \begin{array}{c} O \\ \| \\ R\text{—C—NH} \end{array} \quad \begin{array}{c} S \quad CH_3 \\ A \quad B \quad CH_3 \\ N \\ O \quad COOH \end{array} $$

R＝$C_6H_5CH_2$　　青霉素 G

R＝$C_6H_5\overset{|}{\underset{NH_2}{C}H}$　　氨苄青霉素

青霉素的基本结构

青霉素有抑菌作用，毒性低，疗效好，广泛应用于临床，但个别病人会有严重过敏反应。

（4）维生素 B_1

维生素 B_1（vitamin B_1）是由噻唑环和含氨基的嘧啶环通过亚甲基（—CH_2—）连接而成的化合物，医药上称为硫胺素（thiamine），但常用的是其盐酸盐，结构式为

$$ \begin{array}{c} CH_2 \quad Cl^- \quad CH_3 \\ N \diagdown \qquad \overset{+}{N} \diagup \\ H_3C \diagup N \quad \overset{+}{N}H_3 Cl^- \quad S \quad CH_2CH_2OH \end{array} $$

维生素 B_1

维生素 B_1 为白色晶体，易溶于水，对酸稳定，遇碱分解，在植物中分布很广，主要存在于种子的外皮和胚芽中。米糠、麦麸、酵母、瘦肉、白菜中也含有丰富的维生素 B_1。当机体缺

乏维生素 B_1 时，糖代谢受阻，其代谢的中间产物丙酮酸和乳酸在组织中积累，使机体尤其是神经组织的能量来源发生障碍，从而影响神经组织的正常功能，导致多发性神经炎、脚气病及食欲不振。临床上，常用维生素 B_1 作为辅助药物治疗上述疾病。

3. 吡啶的衍生物

（1）维生素 PP

烟酸（β-吡啶甲酸）和烟酰胺（β-吡啶甲酰胺）统称为维生素 PP(vitamin PP)，存在于酵母、肉类、谷物和花生中，属于 B 族维生素。它们都是白色晶体，能溶于热水和乙醇，对酸、碱和热稳定。人、植物和某些细菌可将色氨酸转变成烟酸，烟酸在体内可转变成烟酰胺。维生素 PP 参与体内氧化还原过程，促进新陈代谢，能保持神经组织的健康，对中枢神经和交感神经系统有维护作用。缺乏维生素 PP 时，会出现神经营养障碍，易患癞皮病。烟酸能扩张血管，并有降低血浆中胆固醇和脂肪的作用，但大剂量服用时对人的胃和皮肤有一定的副作用。

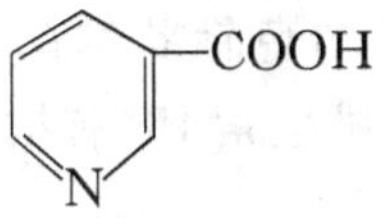

烟酸 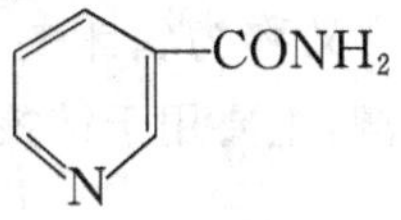　　　　　　　　　　烟酰胺

（2）辅酶 NAD 及辅酶 NADP

烟酰胺腺嘌呤二核苷酸(nicotinamide adenine dinucleotide, NAD)常称为辅酶 I；烟酰胺腺嘌呤二核苷磷酸酯（nicotinamide adenine dinucleotide phosphate，NADP）常称为辅酶 II。NAD 和 NADP 都是脱氢酶的辅酶，参与机体内的生物氧化还原过程，主要是通过烟酰胺结构的变化来促进反应中的电子转移。

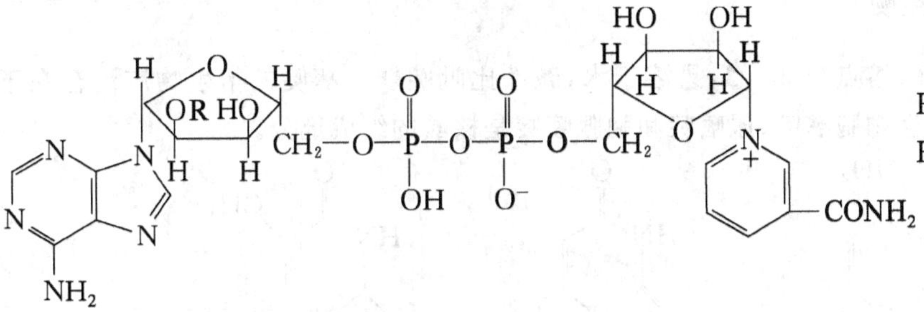

R＝H　　　 NAD
R＝PO_3H_2　 NADP

（3）维生素 B_6

维生素 B_6(vitamin B_6)包括吡哆醇、吡哆醛和吡哆胺，广泛存在于鱼、肉、谷物和蔬菜中，均为无色晶体，对酸较稳定，在碱性溶液中易被破坏，对光敏感，与三氯化铁作用呈红色。维生素 B_6 在体内经磷酸化作用转变为磷酸吡哆醛和磷酸吡哆胺，磷酸吡哆醛和磷酸吡哆胺作为辅酶参与生物体中转氨基作用。磷酸吡哆醛是自然界中最具多样性的一种辅酶，它参与蛋白质代谢的某些过程，如脱羧、脂肪代谢、能量代谢、中枢神经系统活动以及血红蛋白的生物合成。

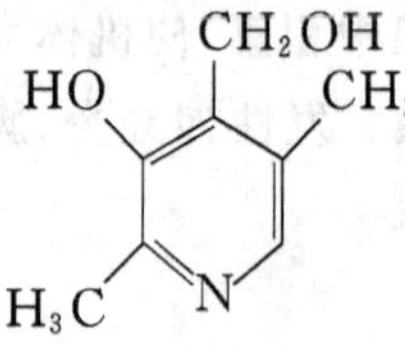

吡哆醇 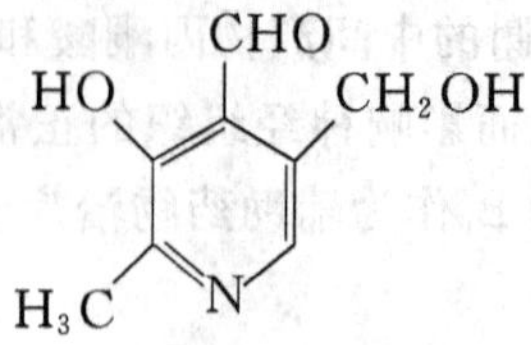   吡哆醛 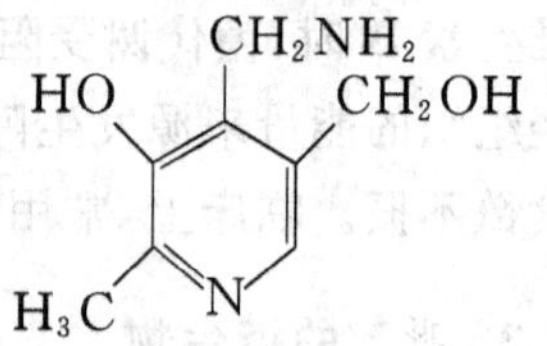   吡哆胺

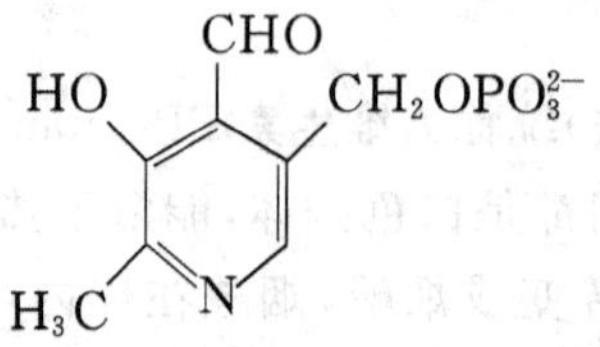

磷酸吡哆醛 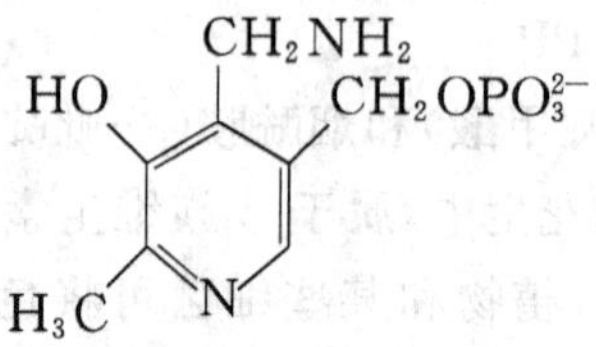   磷酸吡哆胺

人体缺乏维生素 B_6，也能引起像烟酸缺乏一样的病症。临床上常用维生素 B_6 治疗妊娠、放射病及抗癌药所致的呕吐、脂溢性皮炎等。

（4）异烟肼

异烟肼(isoniazide)又称为雷米封（remifon），为白色针状结晶或粉末，熔点为 170～173 ℃，易溶于水和乙醇，主要用于结核病的治疗，对维生素 PP 有拮抗作用，长期服用时应补充维生素 PP。

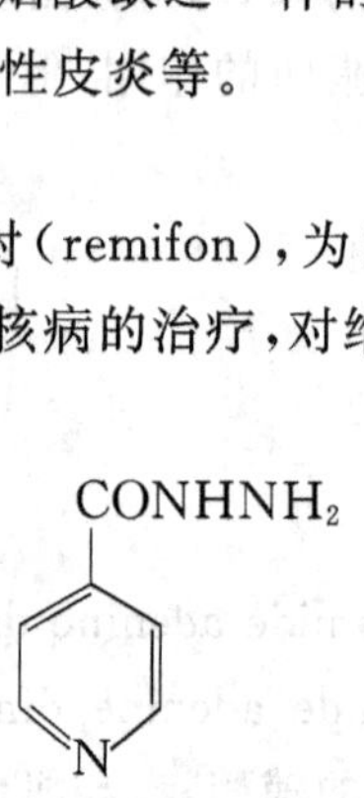

CONHNH₂

异烟肼

4. 嘧啶及其衍生物

嘧啶是无色晶体，熔点为 22 ℃，易溶于水，碱性比吡啶弱。嘧啶的衍生物广泛存在于自然界，其重要的衍生物胞嘧啶、尿嘧啶和胸腺嘧啶是核酸的组成部分。

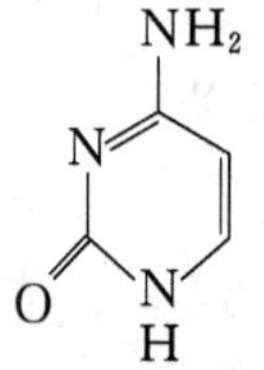

胞嘧啶(C)   尿嘧啶(U)   胸腺嘧啶(T)
（4-氨基-2-氧嘧啶）   （2,4-二氧嘧啶）   （5-甲基-2,4-二氧嘧啶）

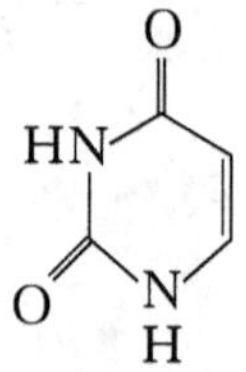

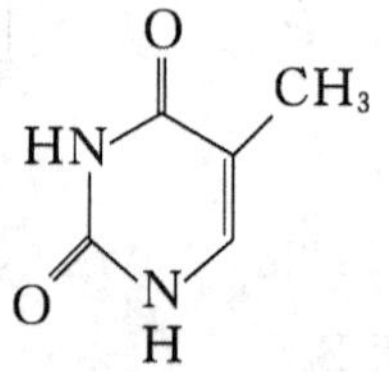

这些嘧啶衍生物可以产生酮式和烯醇式互变异构现象，例如尿嘧啶的互变异构如下：

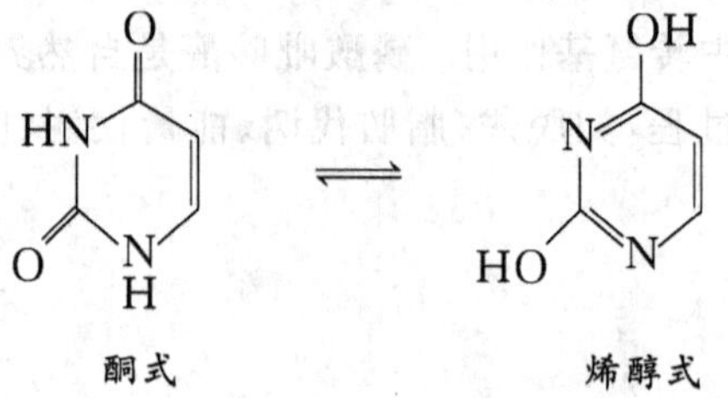

酮式   烯醇式

19.1.5　稠杂环化合物

1. 吲哚及其衍生物

吲哚由苯环和吡咯环稠合而成,为无色结晶,熔点为 52 ℃,不溶于水,溶于有机溶剂。它与 β-甲基吲哚都具有粪臭味,共存于粪中。纯的吲哚在极稀时有花的香气,可用作香料。

天然产物中,存在很多含有吲哚环的生物碱,大多有重要生理活性。β-吲哚乙酸是一种植物生长调节剂。色氨酸是人体必需的一种氨基酸。色胺和 5-羟色胺存在于哺乳动物的脑组织中,与中枢神经系统的功能有关。

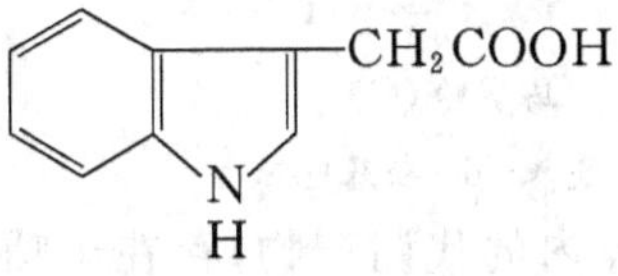

β-吲哚乙酸

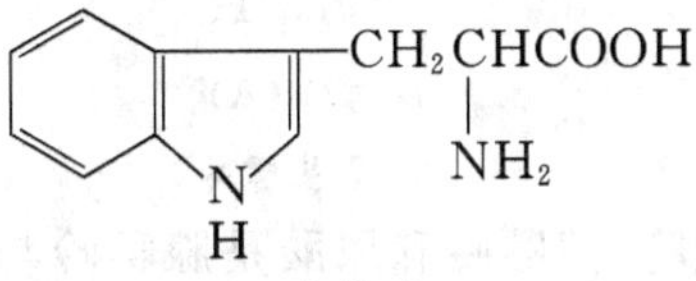

色氨酸

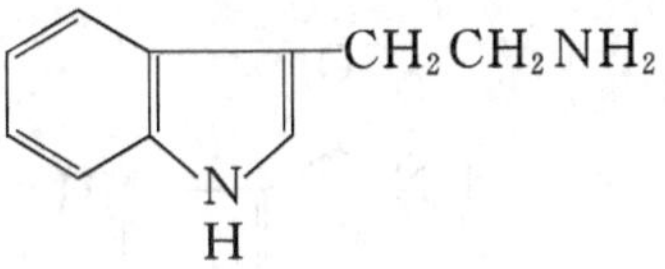

色胺

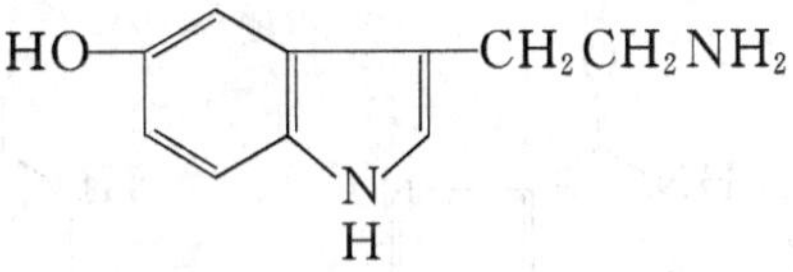

羟色胺

2. 喹啉和异喹啉衍生物

喹啉和异喹啉由苯环和吡啶环在不同位置上稠合而成,都存在于煤焦油中。它们是许多生物碱的母体。奎宁是传统的抗疟药,存在于金鸡纳树皮中。许多合成的抗疟药就是以奎宁的结构为基础设计和筛选出来的,例如氯喹。

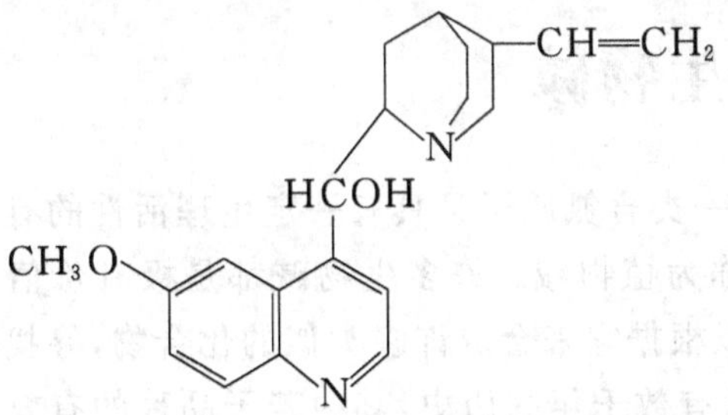

奎宁

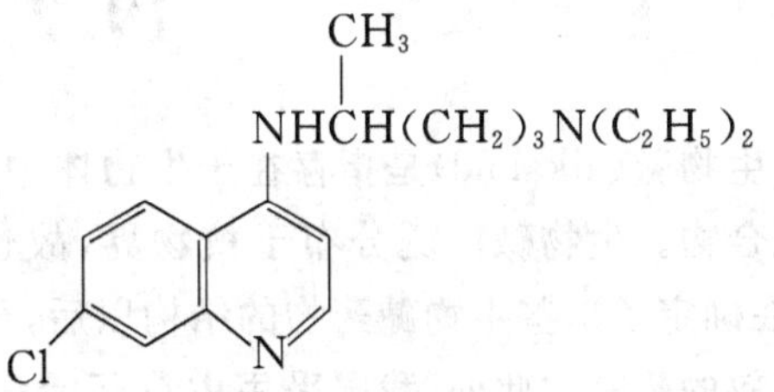

氯喹

异喹啉族生物碱包括吗啡生物碱,例如罂粟碱。

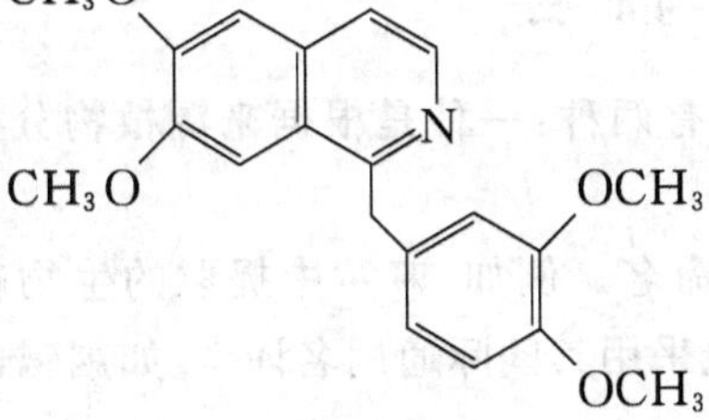

罂粟碱

3. 嘌呤及其衍生物

嘌呤是由咪唑和嘧啶两个杂环稠合而成的无色晶体,熔点为 217 ℃,易溶于水,可溶于乙醇。嘌呤本身不存在于自然界中,它的衍生物却分布很广。嘌呤衍生物中腺嘌呤、鸟嘌呤为核酸的组成部分。

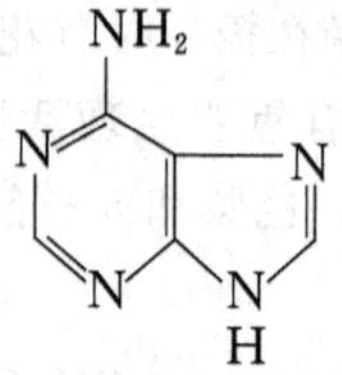

腺嘌呤(A)
(6-氨基嘌呤)

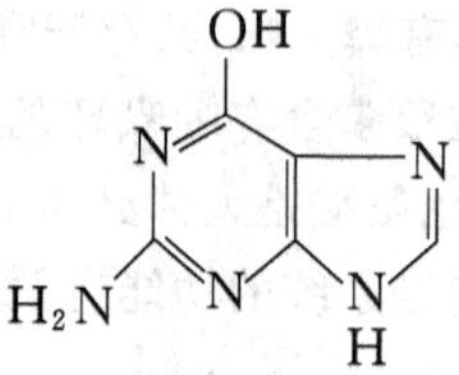

鸟嘌呤(G)
(2-氨基-6-羟基嘌呤)

次黄嘌呤、黄嘌呤和尿酸是腺嘌呤与鸟嘌呤在体内的代谢产物,存在于哺乳动物的尿和血中。

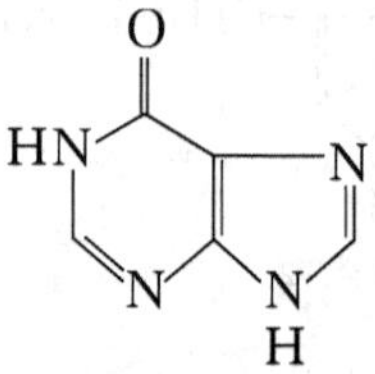

次黄嘌呤
(6-氧嘌呤)

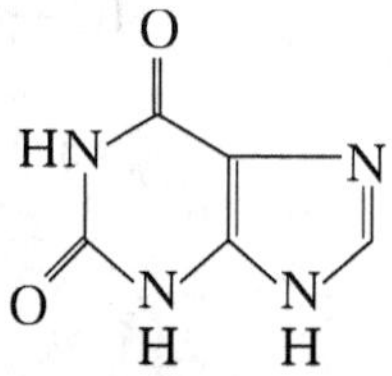

黄嘌呤
(2,6-二氧嘌呤)

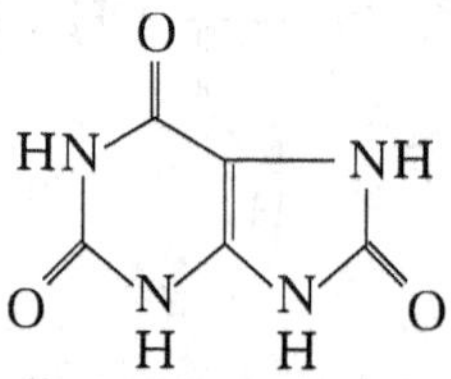

尿酸
(2,6,8-三氧嘌呤)

健康人每天尿酸的排泄量为 0.5～1 g,代谢不正常时,尿中尿酸含量过高,会形成尿结石。当血中的尿酸含量过高时,可沉积在关节处,形成痛风石。

19.2　生物碱

生物碱(alkaloid)是指存在于生物体中的一类含氮原子且具有一定生理活性的有机碱性化合物。生物碱广泛分布于植物界,故也称为植物碱。许多生物碱都是极有价值的药物,在确定了这些生物碱药物的结构以后,可以根据它来合成许多类似的化合物,寻找新的更有效的药物。此外,我国采用中草药治病已有数千年的历史,其中若干品种的有效成分就是生物碱。因此,生物碱化学对发展民族医药学尤为重要。

19.2.1　生物碱的分类与命名

生物碱常见的分类方法有两种:一种是根据来源植物分类,另一种是根据生物碱中的杂环分类。

生物碱一般根据其来源命名。例如,麻黄中提取的生物碱叫麻黄碱,烟草中提取的生物碱叫烟碱等;有些生物碱也采用其国际通用名译音,如烟碱也叫尼古丁。

19.2.2 生物碱的一般性质

1. 物理性质

大多数生物碱为结晶性固体,只有极少数为液体,一般都有苦味和旋光性。生物碱大多难溶于水而易溶于有机溶剂。

2. 化学性质

(1) 酸碱性

多数生物碱具有碱性,与酸反应可生成盐,其盐与强碱作用后可使生物碱重新游离出来。由于生物碱大多不溶于水,在医药上常把生物碱制成盐来使用。

(2) 旋光性

大多数生物碱具有旋光性,多数为左旋体,但小檗碱、罂粟碱等则无旋光性。生物碱的生理活性与其旋光性密切相关,如左旋莨菪碱的散瞳作用远大于右旋莨菪碱,仅左旋去甲乌药碱具有强心作用。

19.2.3 重要的生物碱

1. 麻黄碱(麻黄素)

麻黄是我国特产,4000 年前即已入药。它含有多种生物碱,其中主要存在的是两种麻黄碱,分别为 D-(−)-麻黄碱和 L-(+)-伪麻黄碱,它们的结构式如下:

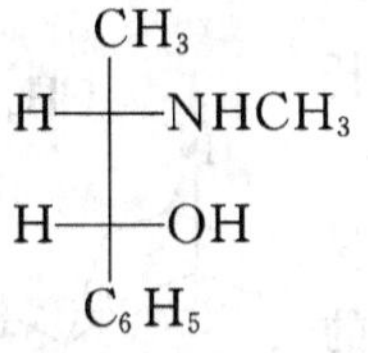

CH_3 CH_3

H—NHCH₃   H—NHCH₃

H—OH   HO—H

C_6H_5 C_6H_5

D-(−)-麻黄碱   L-(+)-伪麻黄碱

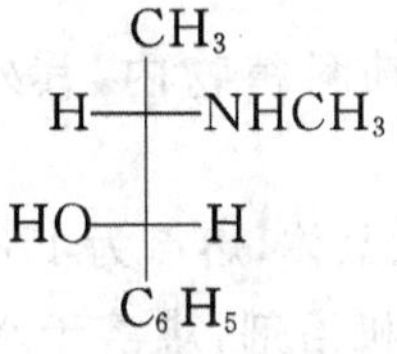

$[\alpha]_D^{20} = -6.3°$ $[\alpha]_D^{20} = +51°$

m. p. 38 ℃   m. p. 118 ℃

它们是非对映体,一般常用的麻黄碱是指 D-(−)-麻黄碱。在临床上常用盐酸麻黄碱(亦称盐酸麻黄素)治疗气喘等症。

2. 烟碱

烟草中含有十多种生物碱,其中重要的是烟碱和新烟碱,其结构式如下:

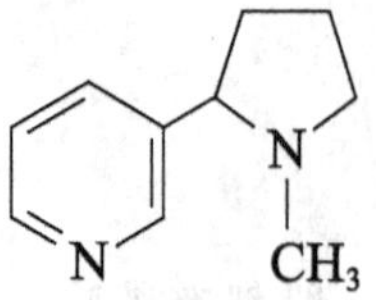

烟碱
$[\alpha]_D^{20} = -169°$
b. p. 246℃

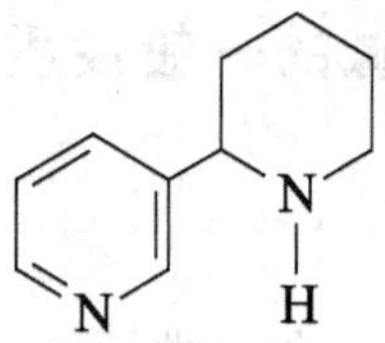

新烟碱
$[\alpha]_D^{20} = -83.1°$
b. p. 272℃

烟碱和新烟碱均是微黄色的液体,生理效应也基本相同,少量有兴奋中枢神经、增高血压的作用,大量会抑制中枢神经系统,使心脏麻痹致死,不能药用。

3. 小檗碱

小檗碱又名黄连素,在自然界分布很广,主要从黄柏、黄连、三颗针和古山龙中提取。它属于异喹啉生物碱,是一种季铵类化合物。

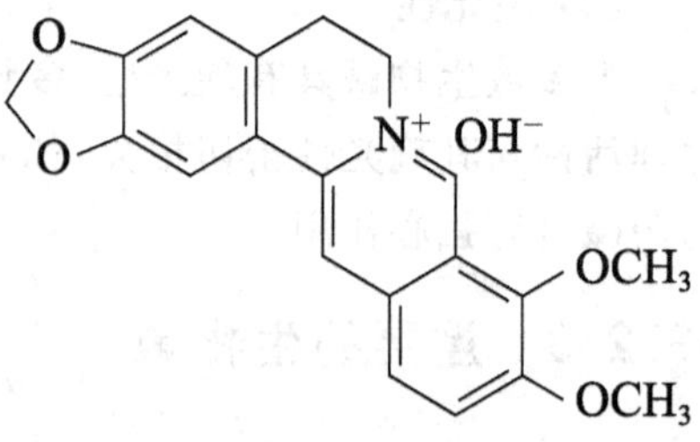

小檗碱为黄色针状晶体,熔点为 145 ℃,味甚苦,游离的小檗碱可溶于水,难溶于有机溶剂。常用的盐酸黄连素易溶于沸水,冷水中溶解度较小。盐酸黄连素对痢疾杆菌、葡萄球菌和链球菌等有明显抑制作用,临床上常用于治疗痢疾、胃肠炎等,无耐药性和副作用。

小檗碱(黄连素)

4. 莨菪碱

莨菪碱存在于茄科植物内,其外消旋体即"阿托品"。

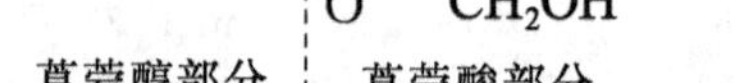

阿托品为长柱状晶体,熔点为 118 ℃,无旋光性,易溶于乙醇、氯仿等有机溶剂,难溶于水。医疗上常用的硫酸阿托品$[(C_{17}H_{22}NO_3)_2 \cdot H_2SO_4 \cdot H_2O]$是含一分子结晶水的白色结晶性粉末,易风化,遇光易变质,故应避光保存。临床上用作抗胆碱药,能抑制唾液、汗腺等多种腺体的分泌。硫酸阿托品还用于缓解平滑肌的痉挛、治疗胃和十二指肠溃疡,也作为有机磷农药中毒的解毒剂。

莨菪醇部分　莨菪酸部分
莨菪碱

习　题

1. 判断题

(1) 吡啶是六元环,吡咯是五元环,所以吡啶的碱性比吡咯强。　　　　　　　　　　(　　)

(2) 吡咯的碱性比苯胺弱，这是因为吡咯氮原子上只连1个氢原子，而苯胺分子氮原子上连2个氢原子。 (　　)

(3) 吡啶环中氮原子电负性大于碳原子，故亲电取代反应首先发生在α-位。 (　　)

(4) 吡啶还原加氢产物哌啶的碱性比吡啶弱。 (　　)

(5) 吡咯亲电取代反应较苯容易进行，因为吡咯环上有氮原子。 (　　)

(6) 吡咯和吡啶上的氮原子都是sp^2杂化，均与其他碳原子形成等电子的共轭体系。 (　　)

(7) 生物碱是一类含氮元素、具有生理活性的有机碱性化合物。 (　　)

2. 命名下列各杂环化合物。

(1) 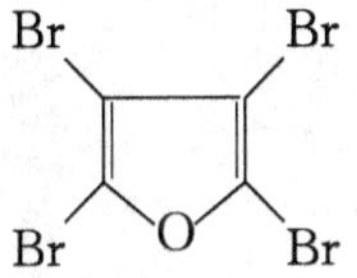
(2) 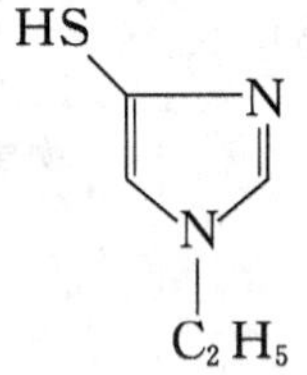
(3) 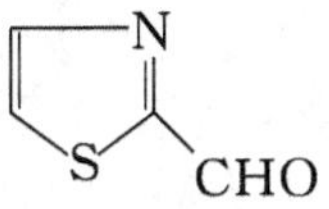
(4) 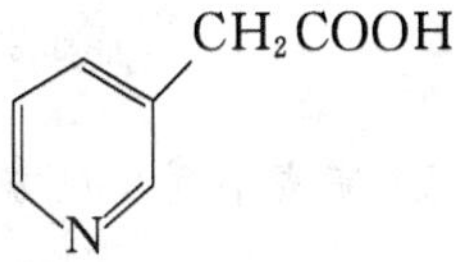

(5) 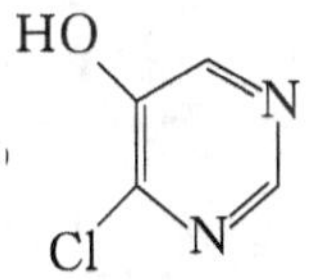
(6) 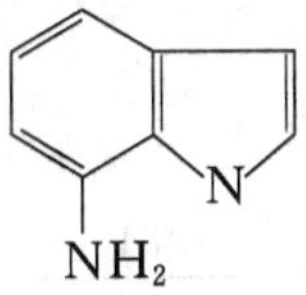
(7) 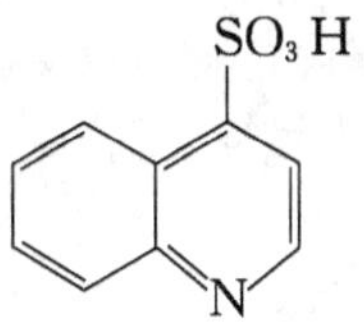
(8) 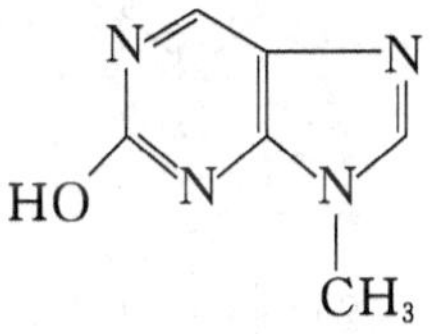

3. 写出下列化合物的结构式。

(1) 8-羟基喹啉　　(2) 4-羟基-5-氟嘧啶　　(3) 糠醛

(4) 6-巯基嘌呤　　(5) β-吡啶甲酰胺　　(6) 3-吲哚甲酸乙酯

4. 下列化合物的分子结构中含有哪些杂环母核？

(1) 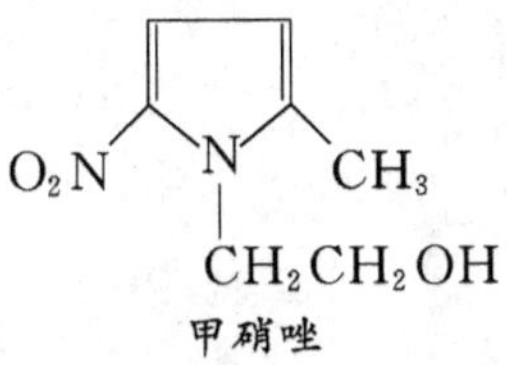
甲硝唑

(2) 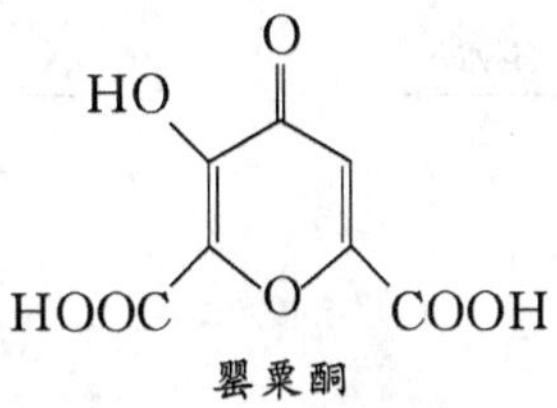
罂粟酮

(3) 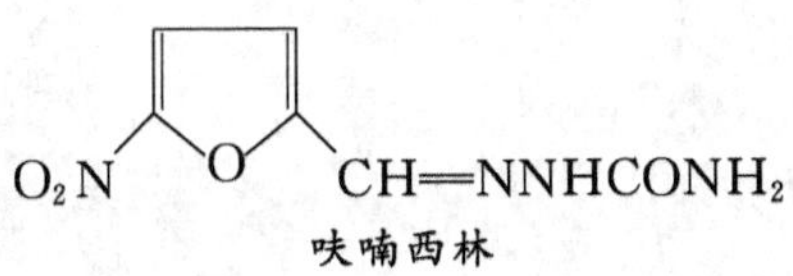
呋喃西林

(4) 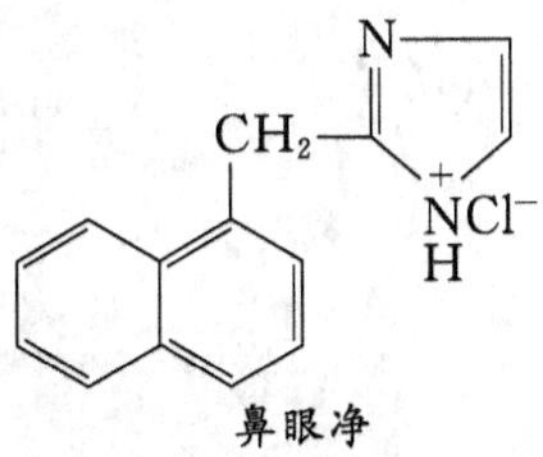
鼻眼净

(5)

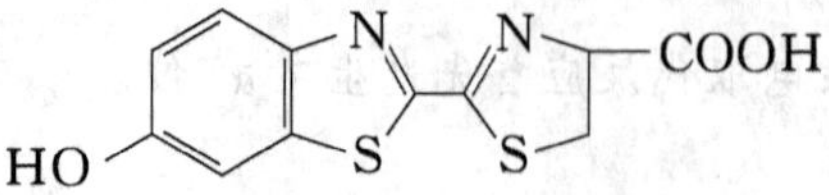

HO——（苯并噻唑）——（噻唑啉）—COOH

荧光素

(6)

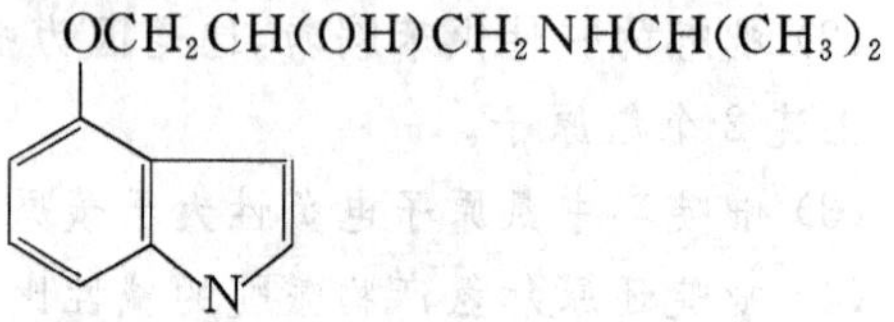

OCH₂CH(OH)CH₂NHCH(CH₃)₂

心复宁

(7)

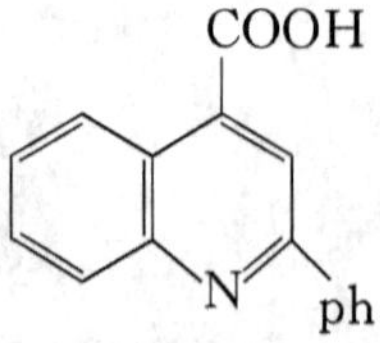

COOH

（喹啉）—ph

辛可芬

(8)

H_3C——N（嘌呤骨架）N—CH_3

O

O

N—CH_3

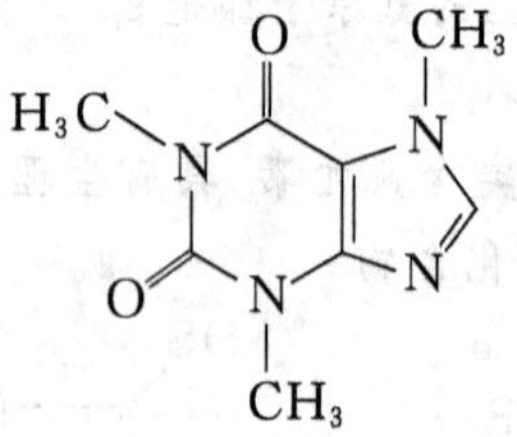

咖啡因

5. 完成下列反应方程式。

(1) 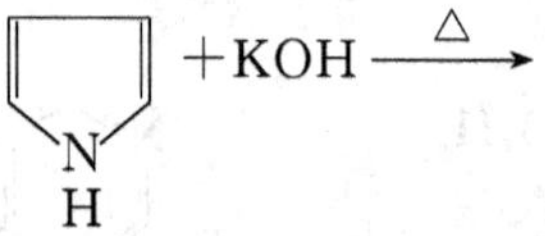
$$\text{（吡咯）} \quad \underset{H}{\overset{}{N}} \text{H} + KOH \xrightarrow{\triangle}$$

(2)
$$\text{（3-甲基吡啶）} \xrightarrow[\triangle]{KMnO_4} \xrightarrow[\triangle]{NH_3}$$

(3)
$$\text{（吡啶）} \xrightarrow[\triangle]{\text{浓 } H_2SO_4/HgSO_4}$$

(4)
$$\text{（吡啶）} \xrightarrow[\triangle]{H_2/Ni} \xrightarrow{CH_3I}$$

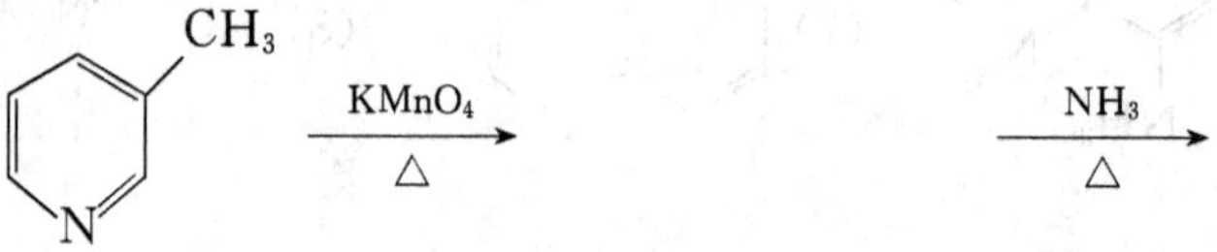

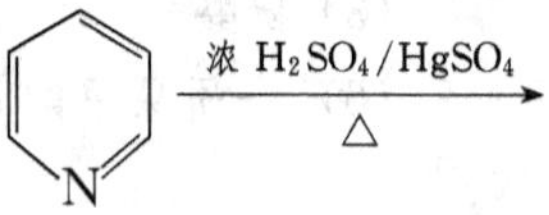

第 20 章

糖类化合物

糖类（saccharide）是自然界分布最广泛的一类有机化合物，占植物干重的 80% 左右，与日常生活密切相关。绿色植物的根、茎、叶和果实中的葡萄糖、果糖、蔗糖、淀粉和纤维素，哺乳动物乳汁中的乳糖、肝脏和肌肉中的糖原，都是糖类。糖类作为生物体和人体的重要组成成分，具有多种生理功能。此外，糖还是生物体内的重要信息物质，它与细胞间的相互作用、表面识别、免疫活性及血型特异性等有重要关系。

糖类化合物都是由 C，H，O 三种元素组成，由于最初发现一些糖类化合物都符合通式 $C_m(H_2O)_n$，其中氢、氧原子个数之比恰与水分子中的相同，故将糖类化合物称为"碳水化合物（carbohydrate）"。后来发现，有些化合物如鼠李糖（分子式为 $C_6H_{12}O_5$），按其结构和性质应属糖类，却不符合通式 $C_m(H_2O)_n$，而有些化合物如醋酸（CH_3COOH）、甲醛（$HCHO$）等，分子式虽符合上述通式，但其结构和性质却与糖类完全不同。因此，将糖类称为"碳水化合物"并不严谨，但由于习惯，目前仍常沿用此名称。

从结构上看，糖类化合物是指多羟基醛、多羟基酮或能水解成多羟基醛、酮的化合物。糖类根据其能否水解及水解后生成分子数的多少，可分为三类：

(1) 单糖　指不能水解成更小分子的糖类，如葡萄糖和果糖；

(2) 低聚糖或寡糖　指能水解成几个（一般指 2～10 个）单糖分子的糖类，其中最主要的是能水解成两分子单糖的二糖，如麦芽糖、蔗糖和乳糖；

(3) 多糖　指能水解成许多单糖分子的糖类，如淀粉、纤维素和糖原。

20.1　单　糖

20.1.1　单糖的分类与结构

1. 单糖的分类

单糖的种类很多，按其结构中羰基种类可分为醛糖（aldose）和酮糖（ketose）两类；按分子中碳原子数目，单糖又分为丙糖、丁糖、戊糖及己糖等。最简单的单糖是二羟基丙醛（甘油醛）和二羟基丙酮（甘油酮），它们是糖代谢的中间产物。碳原子数相同的醛糖和酮糖互为同分异构体。

$$
\begin{array}{cc}
\text{CHO} & \text{CH}_2\text{OH} \\
\mid & \mid \\
\text{CHOH} & \text{C}\!=\!\text{O} \\
\mid & \mid \\
\text{CH}_2\text{OH} & \text{CH}_2\text{OH}
\end{array}
$$

甘油醛（丙醛糖）　　　　甘油酮（丙酮糖）

2. 单糖的结构

除二羟基丙酮外，单糖都含有手性碳原子，存在对映异构现象。例如，丁醛糖有 2 个手性碳原子，4 个对映异构体；己醛糖有 4 个手性碳原子，8 对对映异构体等。酮糖比相同碳原子数的醛糖少一个手性碳原子，故对映异构体的数目比相应的醛糖少，如己酮糖只有 4 对对映异构体。

单糖的开链结构式可以用费歇尔投影式表示：将碳链竖直，羰基放在最上。为书写方便，手性碳上的氢可略去，羟基则以一短横线表示。还可用"△"代表醛基、用"○"表示羟甲基。例如右旋葡萄糖的结构式可表示为

$$
\begin{array}{c}
\text{CHO} \\
\text{H}\!-\!\!\text{OH} \\
\text{HO}\!-\!\!\text{H} \\
\text{H}\!-\!\!\text{OH} \\
\text{H}\!-\!\!\text{OH} \\
\text{CH}_2\text{OH}
\end{array}
\quad\equiv\quad
\begin{array}{c}
\text{CHO} \\
\\
\\
\\
\\
\text{CH}_2\text{OH}
\end{array}
\quad\equiv\quad
\begin{array}{c}
\triangle \\
\\
\\
\\
\\
\bigcirc
\end{array}
$$

右旋葡萄糖

单糖立体异构体的构型，习惯上以甘油醛为标准，用 D/L 构型标记法标记。规定凡是单糖分子中编号最大的手性碳原子的构型与 D-甘油醛相同者为 D-型（OH 在投影式右边），与 L-甘油醛相同者为 L-型（OH 在投影式左边）。图 20.1 列出了含有 3～6 个碳原子的 D-型醛糖的费歇尔投影式的简写式、旋光性及名称。

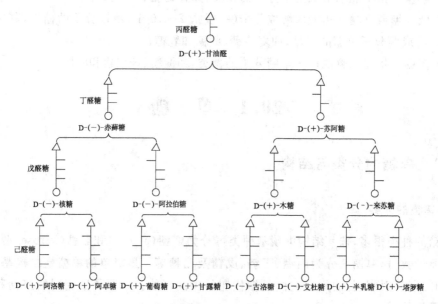

图 20.1　D-型醛糖

　　自然界存在的单糖大多为 D-型,并以戊糖和己糖最为普遍。例如,D-核糖、D-葡萄糖、D-甘露糖、D-半乳糖、D-果糖等。其中 D-葡萄糖是最重要、最常见的单糖,也是许多低聚糖及多糖的组成成分。

3. 单糖的环状结构和表示方法

(1) 单糖的环状结构和变旋光现象

　　葡萄糖的开链结构可以说明它的许多反应,但不能解释另外一些实验现象。例如,1 mol 葡萄糖只消耗 1 mol 甲醇(在干燥 HCl 存在下)即可反应生成缩醛。D-葡萄糖在不同条件下结晶:从乙醇中得到熔点 146 ℃、$[\alpha]_D^t$ 为 +112° 的 D-葡萄糖晶体;从吡啶中析出熔点 150 ℃、$[\alpha]_D^t$ 为 +18.7° 的 D-葡萄糖晶体。上述任何一种结晶的新配制水溶液在放置过程中比旋光度都会逐渐变化,直至达到 +52.5° 的恒定值。糖的晶体在水溶液中比旋光度自行改变最终达到定值的现象称为变旋光现象(mutarotation)。实验现象说明葡萄糖的开链结构不能完全代表其结构。

　　经进一步研究证实,晶体葡萄糖以环状结构存在。醛可以与醇生成半缩醛的反应,葡萄糖分子中碳链的弯曲使醛基与 C_5 上的羟基的空间位置接近,容易相互作用形成稳定的六元环状半缩醛结构。

　　在形成环状结构时,开链葡萄糖的羰基碳原子 C_1 变成一个新的手性碳原子,导致新生成的半缩醛羟基有两种构型:半缩醛羟基在右边的称为 α-型,在左边的称为 β-型。

m. p. 146 ℃

$[\alpha]_D = +112°$

α-D-(+)-葡萄糖

　　　　　　$[\alpha]_D = +52.7°$

D-(+)-葡萄糖

m. p 150 ℃

$[\alpha]_D = +18.7°$

β-D-(+)-葡萄糖

　　葡萄糖的这两种环状结构,分别称为 α-D-(+)-葡萄糖和 β-D-(+)-葡萄糖。二者在结构上的差别只是 C_1 构型(或一个手性碳原子的构型)不同,其余手性碳原子构型完全相同,互称为差向异构体(epimer)。由于葡萄糖的差向异构体位于 C_1 上,故又称为端基异构体或异头物(anomer),属于非对映体。

　　α-D-葡萄糖和 β-D-葡萄糖的晶体溶于水中,两种环状结构之间通过开链结构相互转化,逐渐达到动态平衡。在互变平衡混合物中,α-D-(+)-葡萄糖约为 36%,β-D-(+)-葡萄糖约为 64%,开链醛式含量很少,不足 0.1%。由于 α-或 β-D-葡萄糖溶于水后,其相对含量在互变平衡体系中不断变化直至一定值,所以溶液的比旋光度也随互变平衡的进程而变化,最后达到定值。在互变过程中,分子中手性碳原子数目发生变化,这就是产生变旋光现象的原因。大多数单糖在水中都存在环状半缩醛结构和开链结构之间的互变平衡,因此变旋光现象是它们的共性。

(2)单糖环状结构的哈沃斯式和构象式

① 葡萄糖的哈沃斯式

用费歇尔投影式表示糖的环状结构时,不仅氧桥键拉得很长,而且也无法将手性碳原子上各原子或基团的空间关系表示清楚。为此,诺贝尔奖获得者哈沃斯(Haworth)提出了改进写法,被称为哈沃斯式,克服了上述缺点。

为了说明单糖环的形状,通常把含氧的六元环单糖看成吡喃的衍生物,称为吡喃糖(glycopyranose);含氧的五元环单糖看成呋喃的衍生物,称为呋喃糖(glycofuranose)。葡萄糖通常以吡喃糖的形式存在,两种环状结构的葡萄糖的哈沃斯式表示如下:

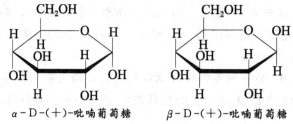

α-D-(+)-吡喃葡萄糖　　　β-D-(+)-吡喃葡萄糖

现以 D-葡萄糖为例说明由费歇尔投影式改写成哈沃斯式的过程。如图 20.2 所示,先将开链式(Ⅰ)顺时针旋转 90°成水平状得(Ⅱ)式,再将碳链从 C_1 到 C_6 按顺时针弯折成(Ⅲ)式。为了使 C_5 上的羟基更靠近醛基,将 C_4—C_5 间 σ 键旋转得到(Ⅳ)式。当 C_5 羟基上的氧原子分别从羰基碳原子平面上方(弯箭头 a 的方向)生成环状半缩醛时,得到 α-D-(+)-吡喃葡萄糖的哈沃斯式;从平面下方(弯箭头 b 的方向)生成环状半缩醛时,得到 β-D-(+)-吡喃葡萄糖的哈沃斯式。

在哈沃斯透视式中,通常略去碳原子,并使成环的 6 个原子处于同一平面。习惯上将环平面与纸面垂直,环中氧原子处于纸平面后的右上方,C_2 和 C_3 处于纸平面前方,用粗线表示。由于上述 D-葡萄糖是按顺时针方向弯折碳链,因此,费歇尔投影式中处在右边的羟基写在哈沃斯式环平面的下面,反之写在环平面的上面。D-构型的糖 C_6 羟甲基在环平面的上面。

在哈沃斯式中,D-型醛糖 C_1 上的半缩醛羟基(或 D 型酮糖 C_2 上的半缩酮羟基)与—CH_2OH 处于环平面同侧的称为 β-型,异侧的称为 α-型。

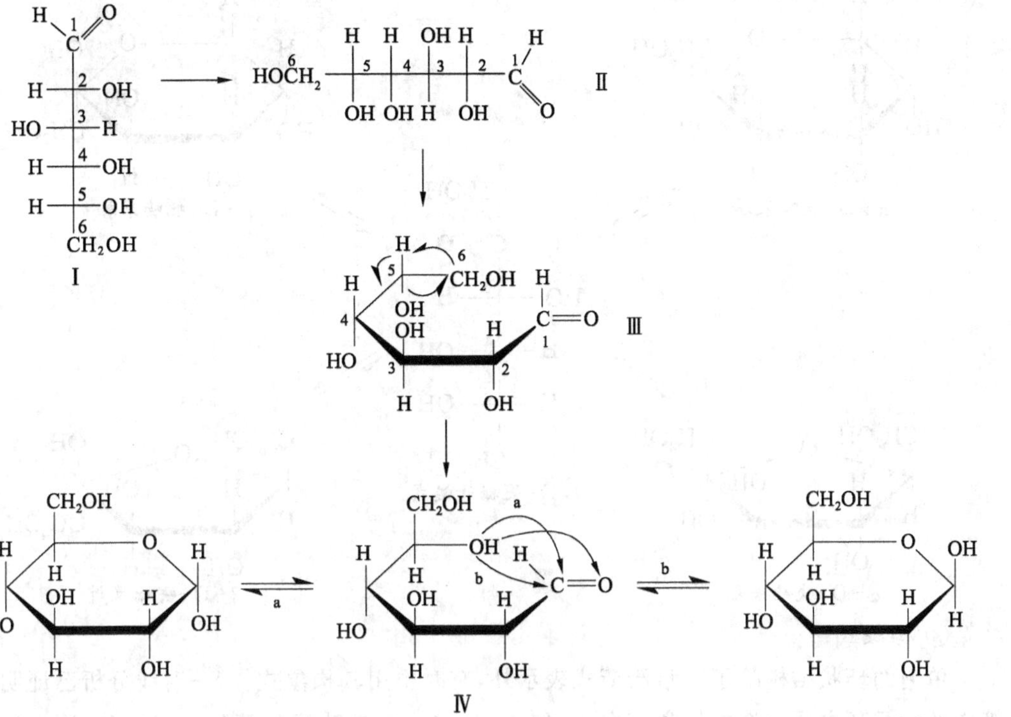

α-D-(+)-吡喃葡萄糖　　β-D-(+)-吡喃葡萄糖

图 20.2 葡萄糖的费歇尔投影式改写成哈沃斯式的过程

为简化哈沃斯结构式的书写，常省略环上氢原子。如无需强调 C_1 的构型或表示为二者的混合物时，可将 C_1 上的氢原子和羟基并列写出，或者用“～～～”或虚线连接 C_1 与羟基。

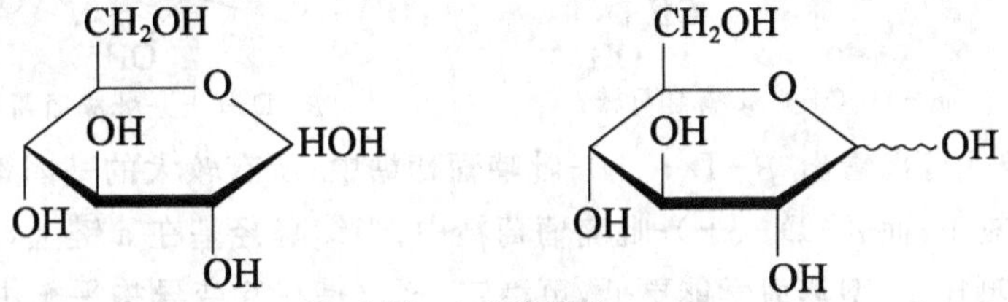

D-(+)-吡喃葡萄糖

② 果糖的哈瓦斯式

果糖(fructose)分子式为 $C_6H_{12}O_6$，属于 D 型己酮糖。其具有左旋光性，比旋光度 $[\alpha]_D^t$ 为 $-92°$，常称为 D-(-)-果糖。

游离态的果糖由 C_6 上的羟基与酮基结合形成六元吡喃环状半缩酮。结合态的果糖由 C_5 上的羟基与酮基结合形成五元呋喃环状半缩酮。上述两种环状结构都有各自的 α-型和 β-型异构体。在水溶液中，通过开链结构形成含有 5 种结构的互变异构平衡体系。

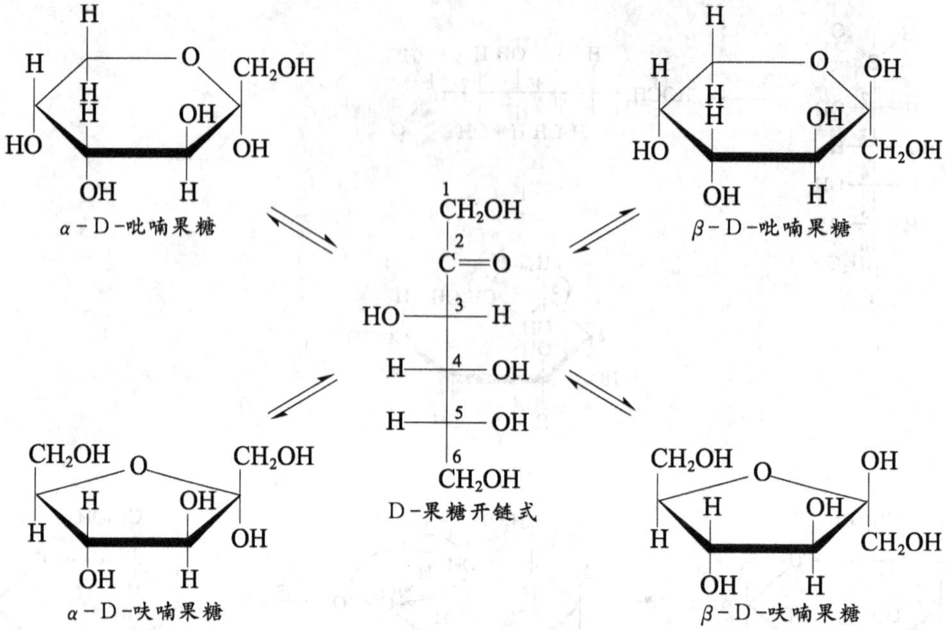

α-D-吡喃果糖

β-D-吡喃果糖

D-果糖开链式

α-D-呋喃果糖

β-D-呋喃果糖

③ 构象式

单糖的环状结构除了用哈沃斯式表示外,有时也用其构象式。X-射线分析已证明吡喃糖中的六元环主要以椅式构象存在,例如 α-D-(+)-吡喃葡萄糖和 β-D-(+)-吡喃葡萄糖的优势构象式如下:

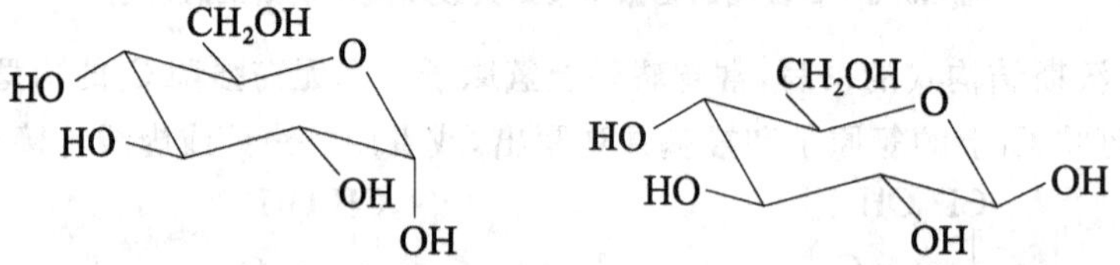

α-D-(+)-吡喃葡萄糖

β-D-(+)-吡喃葡萄糖

从它们构象式可以看出,β-D-(+)-吡喃葡萄糖中,所有较大的基团都在 e 键上,相互距离较远,斥力较小;而 α-D-(+)-吡喃葡萄糖中,半缩醛羟基在 a 键上,其余较大基团在 e 键上,因此 β-型比 α-型热力学能更低,更稳定,这也是在互变异构平衡中 β-D-(+)-吡喃葡萄糖的含量较高的原因。可见,用构象式表示糖的结构,能更清楚了解结构和性质间的关系。

20.1.2 单糖的性质

1. 单糖的物理性质

单糖通常是无色晶体,有甜味,易溶于水,难溶于乙醇,不溶于醚。除二羟基丙酮外,单糖都具有旋光性,比旋光度是鉴别糖的重要物理常数。

2. 单糖的化学性质

单糖是含羟基、羰基的多官能团化合物,故具有羟基和羰基的化学性质。由于溶液中还存在环状与开链结构的互变平衡,所以单糖的反应既可按环状又可按开链结构进行。

(1) 单糖在稀碱溶液中的差向异构化反应

在稀碱溶液中,D-葡萄糖、D-甘露糖和D-果糖可以通过烯二醇中间体进行相互转化,如图 20.3 所示。由于与羰基相连的 α-C 上的氢原子有一定酸性,在碱性条件下互变异构形成烯二醇。烯二醇羟基上的氢也有明显酸性,当 C_1—OH 上的氢原子从双键两个方向进攻 C_2,可分别得到 D-葡萄糖(按 a 指示方向)和 D—甘露糖(按 b 指示方向);当 C_2—OH 上的氢原子进攻 C_1 时则得到果糖(按 c 指示方向)。其中 D-葡萄糖、D-甘露糖二者在结构上的差别只是一个手性碳原子(C_2 位)的构型不同,其余手性碳原子构型完全相同,互为差向异构体,差向异构体间的转化称为差向异构化(epimerism)。

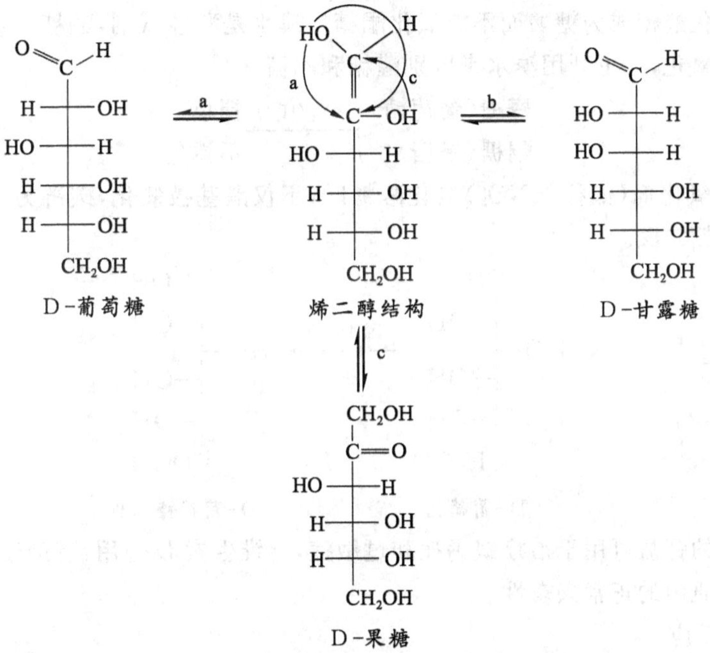

图 20.3　D-葡萄糖、D-甘露糖和 D-果糖通过烯二醇结构的相互转化

生物体在酶的催化下也能进行上述的转变。

(2) 脱水反应(糖类的显色反应)

单糖与浓酸作用下,可以发生分子内脱水,生成糠醛或其衍生物。例如:

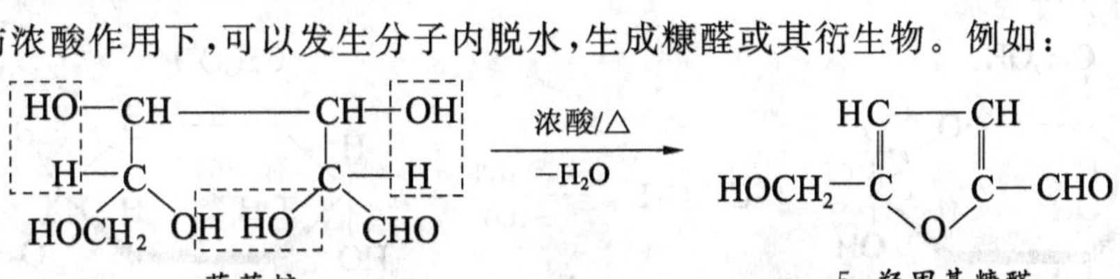

生成的糠醛及其衍生物可与酚或芳胺类化合物反应生成有色产物。

若用浓 H_2SO_4 作脱水剂,然后再与 α-萘酚反应,则可得紫色产物。所有糖都发生此反应,称为莫里许(Molisch)反应,是检验糖类的通用方法。

若在浓盐酸作用下,加热脱水,然后再与间苯二酚反应,则可得红色产物,称为谢里瓦诺夫(Seliwanoff)反应。由于酮糖比对醛糖显色快,此反应常用于区别醛糖和酮糖。

(3) 氧化反应

单糖中的醛糖和酮糖都能被弱氧化剂托伦试剂、菲林试剂和本尼迪特试剂氧化。酮糖之所以能被氧化,是因为上述3种弱氧化剂都是碱性试剂,酮糖首先发生差向异构化而转变成醛糖。凡能与弱氧化剂发生氧化还原反应的糖称为还原糖,故所有的单糖都是还原糖。

$$还原糖 \begin{cases} \xrightarrow{\text{托伦试剂}} Ag\downarrow(银镜)+氧化产物 \\ \xrightarrow[\text{或本尼迪特试剂}]{\text{菲林试剂}} Cu_2O\downarrow(砖红色)+氧化产物 \end{cases}$$

糖尿病患者由于血液中葡萄糖含量很大,以至出现于尿中。临床上可用本尼迪特试剂来检验尿中的葡萄糖含量,帮助诊断糖尿病。

溴水能氧化醛糖成为糖酸而不能氧化酮糖。溴水是酸性试剂,酮糖不会发生差向异构化为醛糖而被氧化,故可利用溴水来区别醛糖和酮糖。

$$\begin{matrix} 醛糖(葡萄糖) \\ 酮糖(果糖) \end{matrix} \Bigg\} \xrightarrow{Br_2/H_2O} \begin{matrix} 褪色 \\ 不褪色 \end{matrix}$$

若用较强氧化剂(如稀 HNO_3)氧化醛糖时,不仅醛基被氧化,碳链另一端的羟甲基也被氧化而生成糖二酸。

$$\underset{\text{D-葡萄糖}}{\begin{array}{c} CHO \\ |\\ -OH \\ HO- \\ -OH \\ -OH \\ CH_2OH \end{array}} \xrightarrow{\text{稀 } HNO_3} \underset{\text{D-葡萄糖二酸}}{\begin{array}{c} COOH \\ -OH \\ HO- \\ -OH \\ -OH \\ COOH \end{array}}$$

葡萄糖酸的钙盐可用于治疗缺钙症和过敏症,与维生素 D 合用,有助于骨质的形成,并能维护神经和肌肉的正常兴奋性。

(4) 成苷反应

成苷反应是环状结构单糖的重要化学反应。单糖环状结构中的半缩醛(酮)羟基与含羟基、氨基、巯基等有活泼氢原子的化合物发生脱水反应,生成具有缩醛(酮)结构的产物,称为糖苷(glycoside),也称甙或配糖体。常把这类反应称为成苷反应,糖分子中的半缩醛(酮)羟基称为苷羟基。

α-D-吡喃葡萄糖 + CH_3OH $\xrightarrow[-H_2O]{\text{干}HCl}$ α-D-甲基吡喃葡萄糖苷

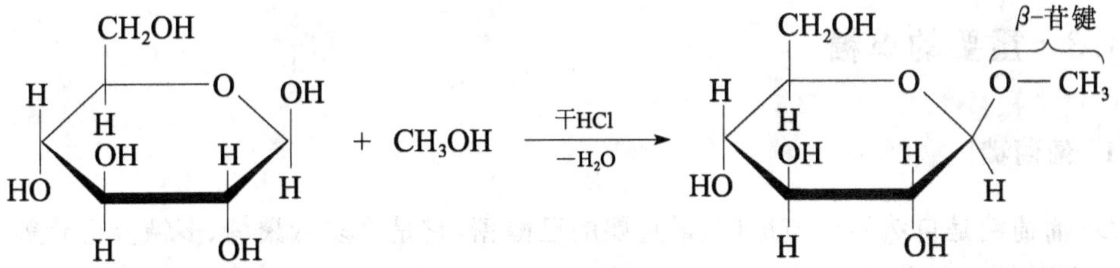

β-D-吡喃葡萄糖 $\quad$ β-D-甲基吡喃葡萄糖苷

糖苷由糖和非糖两部分组成。糖的部分称为糖基,非糖部分称为配基或苷元。通过氧原子把糖和配基连接起来的化学键称为氧苷键或糖苷键。除氧苷键外,在糖和配基之间还可以通过氮原子、硫原子或碳原子相连,分别称为氮苷键、硫苷键、碳苷键等。

糖苷的化学性质与缩醛相似,在中性或碱性条件下比较稳定,但在稀酸或酶的作用下,苷键容易水解,得到相应的糖和配基。由于糖苷分子中没有半缩醛(酮)羟基,不能再转变成开链结构,因此糖苷无还原性和变旋光现象。

糖苷类化合物广泛存在于自然界中,许多是有生物活性的中草药的有效成分。例如,具有止痛作用的水杨苷是 β-D-葡萄糖和水杨醇生成的苷,存在于白杨和柳树皮中;具有止咳作用的苦杏仁苷存在于苦杏仁及桃树根中,在体内被酶水解后,可放出 HCN,故有毒性。

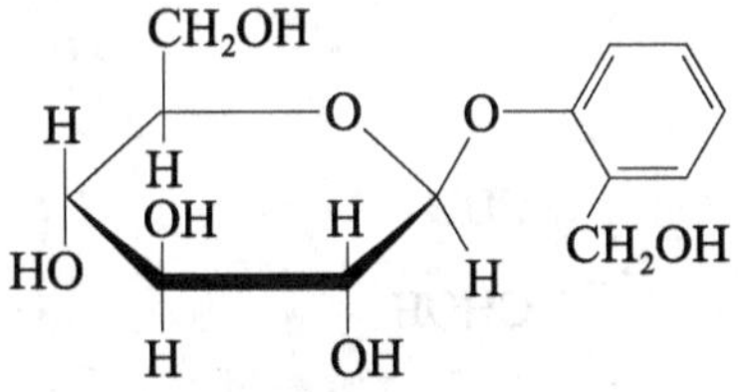

水杨苷 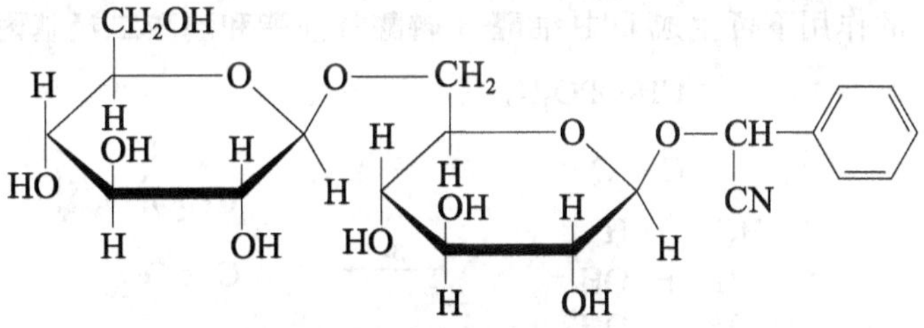 $\qquad$ 苦杏仁苷

(5)成脎反应

醛糖或酮糖与过量苯肼加热生成不溶于水的二苯腙黄色结晶,称为糖脎(osazone)。糖脎形成时苯肼只与 C_1 和 C_2 作用,故 C_3,C_4,C_5 构型相同的 D-葡萄糖、D-甘露糖和 D-果糖与苯肼作用,得到同一种糖脎——D-葡萄糖脎。

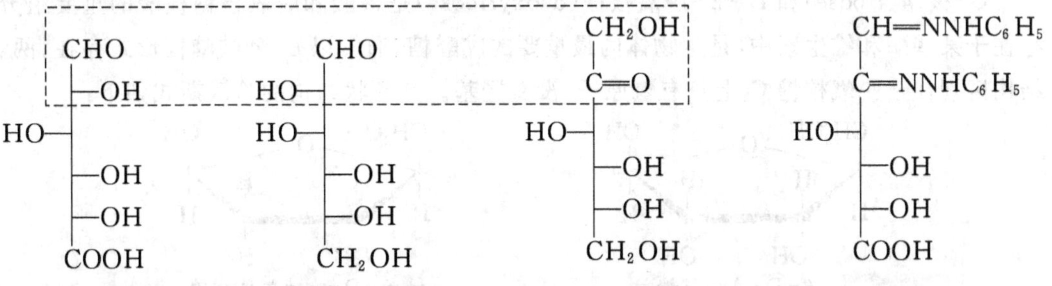

D-葡萄糖 $\qquad$ D-甘露糖 $\qquad$ D-果糖 $\qquad$ 葡萄糖脎

不同糖形成糖脎所需时间不同,脎的熔点也不同,利用成脎反应可进行糖的定性鉴别。

20.1.3　重要的单糖

1. 葡萄糖

D–葡萄糖是自然界分布最广、最重要的己醛糖,它是许多低聚糖、多糖及糖苷等的组成成分。葡萄糖为无色结晶,易溶于水,难溶于乙醇、乙醚,其甜度相当于蔗糖的 70%。游离态的葡萄糖常见于植物果实、蜂蜜、动物血液、淋巴液及尿液中。D–葡萄糖的水溶液具有右旋光性,其含量测定也可使用旋光法。

人体血液中的葡萄糖称为血糖,正常值为 $3.8 \sim 6.1$ mmol·L^{-1}。血糖过高时,葡萄糖将随尿排出,故糖尿病人尿糖含量比正常人高。

2. 果糖

果糖是自然界含量最丰富的己酮糖。以游离态广泛存在于水果和蜂蜜中,是最甜的一种糖。

6-磷酸果糖、1,6-二磷酸果糖是糖代谢中的重要中间体。体内的 1,6-二磷酸果糖在酶的作用下可生成 D-甘油醛-3-磷酸甘油酯和磷酸二羟基丙酮。

$$
\begin{array}{c}
CH_2OPO_3H_2 \\
| \\
C=O \\
HO-|-H \\
H-|-OH \\
H-|-OH \\
| \\
CH_2OPO_3H_2
\end{array}
\quad \xrightarrow{\text{酶}} \quad
\begin{array}{c}
CH_2OPO_3H_2 \\
| \\
C=O \\
| \\
CH_2OH
\end{array}
\quad + \quad
\begin{array}{c}
CHO \\
| \\
CHOH \\
| \\
CH_2OPO_3H_2
\end{array}
$$

　　　1,6-二磷酸果糖　　　　　　　　二羟基丙酮磷酸酯　　　　　D-甘油醛-3-磷酸酯

3. D–核糖和 D–2–脱氧核糖

D–核糖(ribose)和 D–2–脱氧核糖(deoxyribose)是核酸和脱氧核糖核酸的重要组分,存在于某些酶和维生素中,是生物体内最重要的戊醛糖,通常以 β-型呋喃糖形式存在,两者结构区别在于脱氧核糖 C_2 上只有氢原子,没有羟基。其环状结构的哈沃斯式如下:

$$
\beta-D-\text{呋喃核糖} \qquad\qquad \beta-D-\text{呋喃脱氧核糖}
$$

4. D–半乳糖

半乳糖(Galactose)是许多低聚糖和多糖的重要组分。例如,哺乳动物乳汁中的乳糖就是半乳糖和葡萄糖结合生成的二糖。脑苷脂以及多种糖蛋白中也含有半乳糖。

半乳糖为无色晶体,水溶液的比旋光度 $[\alpha]_D$ 为 $+80°$。在酶催化下,体内半乳糖经 C_4-差

向异构化可转化为葡萄糖。

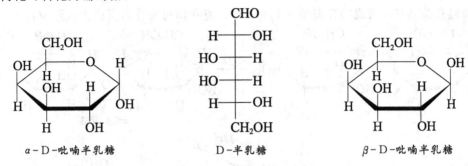

α-D-吡喃半乳糖　　　　D-半乳糖　　　　β-D-吡喃半乳糖

5. 氨基糖

氨基糖(aminosugar)是醛糖分子中的 2-位羟基被氨基取代的糖。其中以氨基葡萄糖和氨基半乳糖最常见,其环状结构的哈沃斯式如下:

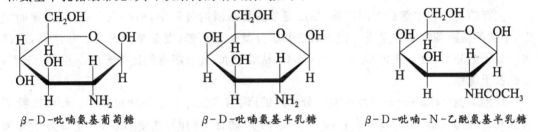

β-D-吡喃氨基葡萄糖　　　β-D-吡喃氨基半乳糖　　　β-D-吡喃-N-乙酰氨基半乳糖

氨基糖以及 N-乙酰氨基己糖常以结合态存在于糖蛋白及蛋白多糖中,链霉素也含有氨基葡萄糖组分。海洋中许多甲壳动物及昆虫外壳的主要成分之一———甲壳素,就是 N-乙酰氨基葡萄糖的聚合物。

20.2　二　糖

最常见的低聚糖是二糖。重要的二糖有蔗糖、麦芽糖、乳糖和纤维二糖等,它们的分子式为 $C_{12}H_{22}O_{11}$,可看作是两分子单糖脱水所形成的糖苷,二糖水解以后可生成两分子单糖。由于两分子单糖脱水成苷的方式不同,所生成的二糖性质也不同,故二糖可分为还原性二糖和非还原性二糖。

20.2.1　还原性二糖

还原性二糖是由一分子单糖的半缩醛羟基和另一分子单糖的醇型羟基脱水而成的。这样形成的二糖分子中,还保留一个半缩醛羟基,在水溶液中可以互变成开链式结构和 α,β 两种端基异构体。因此,还原性二糖具有与一般单糖相似的性质:变旋光现象、成脎反应和还原性。正因为这类二糖具有还原性,能还原托伦试剂、菲林试剂和本尼迪特试剂等弱氧化剂,故称为还原性二糖。

1. 麦芽糖和纤维二糖

麦芽糖和纤维二糖都是由两分子葡萄糖彼此以 C_1 和 C_4 通过 1,4-苷键形成的还原性二糖。麦芽糖中成苷的半缩醛羟基是 α -型的,所成的苷键称 α-1,4-苷键。纤维二糖中成苷的半缩醛羟基是 β -型,所成的苷键是 β-1,4-苷键。麦芽糖可看作由下列方式形成:

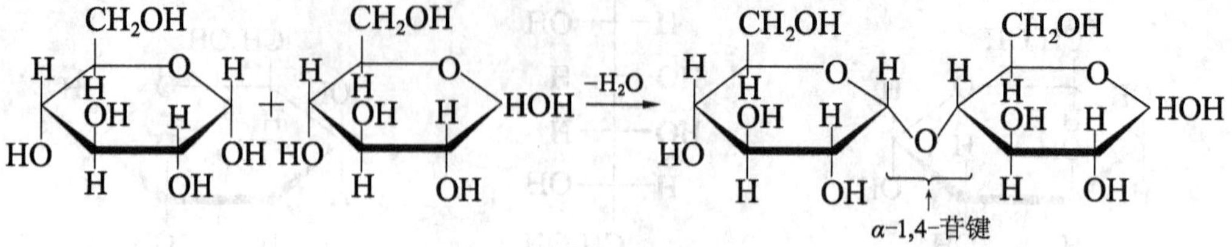

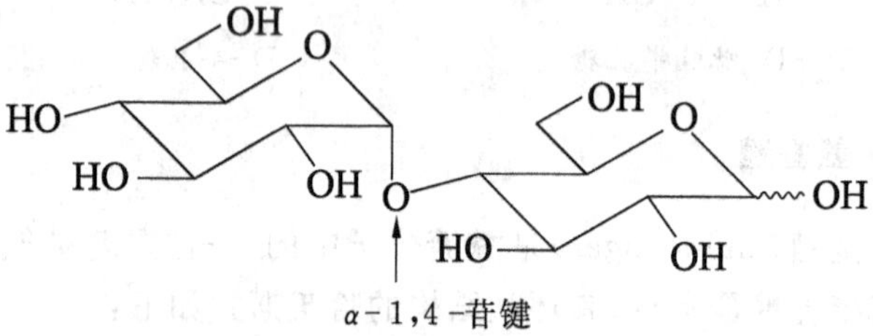

α-1,4-苷键

α-1,4-苷键

麦芽糖是淀粉水解的中间产物,在用淀粉发酵制酒的过程中,由存在于麦芽(发芽的大麦)中的淀粉酶催化水解生成。饴糖的主要成分就是麦芽糖,麦芽糖为无色针状结晶,通常含一分子结晶水,分子式为 $C_{12}H_{22}O_{11} \cdot H_2O$,易溶于水,其水溶液的比旋光度 $[\alpha]_D^t$ 为 $+137°$,甜味次于蔗糖。

纤维二糖(cellobiose)是纤维素部分水解的产物,广泛存在于各种植物中。纤维二糖不能被麦芽糖酶水解,但能被苦杏仁酶(专一水解 β-糖苷键的酶)水解,说明它由二分子葡萄糖经 β-1,4-苷键结合而成。由于人体内缺乏水解 β-1,4-苷键的酶,故纤维二糖不能为人体消化吸收。

纤维二糖为白色晶体,熔点为 $225\,℃$,可溶于水,分子中有半缩醛羟基,是还原性二糖。固态纤维二糖是 β-型,其结构式如下所示:

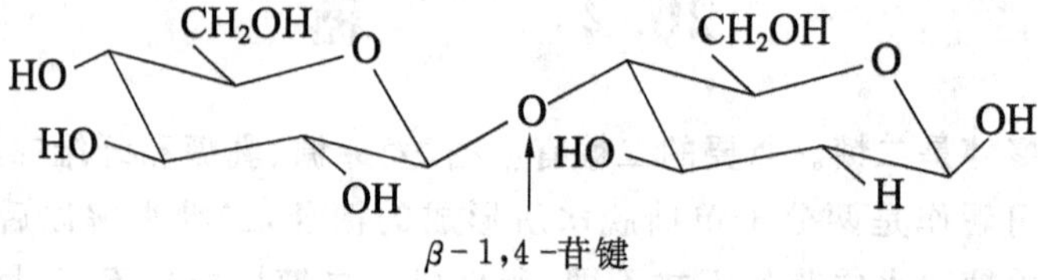

β-1,4-苷键

β-(+)-纤维二糖

2. 乳糖

乳糖(lactose)存在于哺乳动物的乳汁中,人乳中含 $5\% \sim 8\%$,牛奶中含 $4\% \sim 6\%$。乳糖当用苦杏仁酶水解时,生成等量的 D-葡萄糖和 D-半乳糖。D-半乳糖的半缩醛羟基与 D-葡萄糖 C_4—OH 失水生成的二糖即为乳糖。由于乳糖分子中葡萄糖部分仍保留着半缩醛羟基,故乳糖也是还原性糖。其水溶液存在变旋光现象,α-型和 β-型与开链醛式达到平衡时,$[\alpha]_D^t$ 为 $+55°$。乳糖的结构式如下:

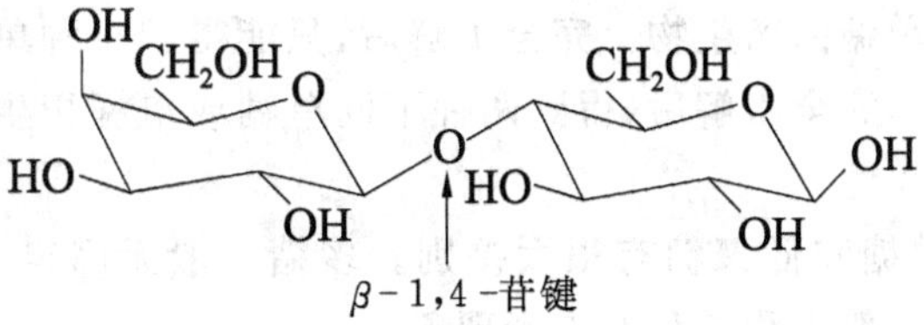

$$\beta-1,4-苷键$$
$$\beta-(+)-乳糖$$

乳糖因来源较少,甜味弱,一般不作营养品。在制药工业中,常利用其吸湿性小的特点作为药物的稀释剂以配制片剂及散剂。

20.2.2　非还原性二糖

非还原性二糖是由两分子单糖均以其半缩醛羟基脱水而成的,这样的二糖分子中不再存在半缩醛羟基,也就不能互变成开链式,因而没有变旋光现象,不成脎且无还原性(不与托伦试剂、菲林试剂和本尼迪特试剂反应)。

蔗糖(sucrose)的分子式为 $C_{12}H_{22}O_{11}$,是植物中分布最广的二糖,在甘蔗和甜菜中含量较高,是日常生活和工业上使用最多的甜味剂。纯蔗糖为无色晶体,易溶于水,难溶于乙醇和乙醚中,$[\alpha]_D^t$ 为 $+66.5°$。

研究证明,蔗糖既能被 α-糖苷酶水解又能被 β-糖苷酶水解,说明它是由葡萄糖和果糖通过 $\alpha-1,2-$或 $\beta-1,2-$糖苷键连接而成的二糖。其结构式如下:

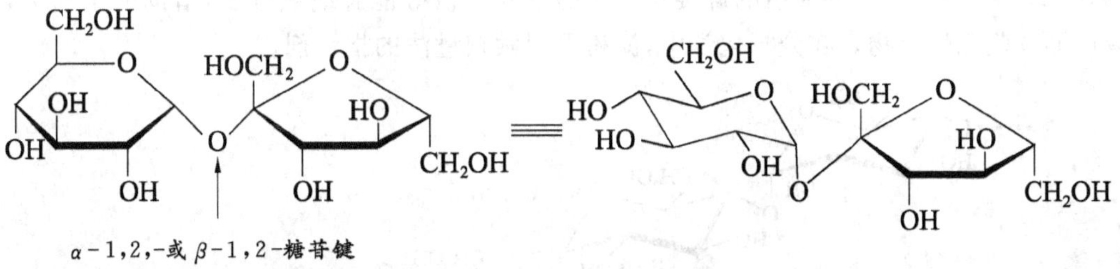

$\alpha-1,2-,$或 $\beta-1,2-$糖苷键

因此,蔗糖的化学名称既可称为 $\alpha-D-(+)-$吡喃葡萄糖基-$\beta-D-(-)-$呋喃果糖苷,也可称为 $\beta-D-(-)-$呋喃果糖基-$\alpha-D-(+)-$吡喃葡萄糖苷。蔗糖分子中没有半缩醛羟基,故不具还原性,也无变旋光现象,是非还原性二糖。

蔗糖是右旋糖,水解后生成等物质的量的葡萄糖和果糖的混合物,$[\alpha]_D$ 为 $-19.75°$,与水解前的旋光方向相反。因此,工业上把蔗糖的水解称为转化,产物称为转化糖。蜂蜜中含有大量的转化糖,它比单独的葡萄糖和蔗糖更甜。

$$C_{12}H_{22}O_{11} \quad + \quad H_2O \quad \xrightarrow{转化酶} \quad C_6H_{12}O_6 \quad + \quad C_6H_{12}O_6$$

D-蔗糖　　　　　　　　　　　　　　　　　　　D-葡萄糖　　　　　D-果糖

$[\alpha]_D^t=+66.7°$　　　　　　　　　　　　　$[\alpha]_D^t=+52.5°$　　　$[\alpha]_D^t=-92°$

转化糖
$[\alpha]_D^t=-19.75°$

20.3　多　糖

多糖是一类天然高分子化合物。在稀酸或酶催化下,多糖可水解得到一系列中间产物,最终产物是单糖或单糖的衍生物。完全水解后,只能得到一种单糖的多糖称为均多糖,如淀粉、糖原、纤维素等;完全水解后,得到两种不同单糖或单糖衍生物的多糖称为杂多糖,如透明质酸、肝素等。

多糖在性质上与单糖和低聚糖有很大差别。多糖一般无固定熔点,难溶于水,少数能在水中形成胶体溶液,一般无甜味和变旋光现象。

20.3.1　淀　粉

淀粉(starch)广泛分布于植物界,是人类获取糖类的主要来源,也是重要的工业原料。淀粉是白色无定形粉末。天然淀粉可分为直链淀粉(amylose)和支链淀粉(amylopectin)两类。前者存在于淀粉的内层,后者存在于淀粉的外层,组成淀粉的皮质。其比例随作物品种不同而变化。例如,稻米中直链淀粉约 17%,支链淀粉约 83%,而糯米中几乎完全是支链淀粉,绿豆淀粉几乎都是直链淀粉。两种淀粉水解的最终产物都是 D-葡萄糖。

1. 直链淀粉

直链淀粉不易溶于冷水,在热水中有一定的溶解度。通常由 $250\sim300$ 个 D-葡萄糖以 α-1,4-苷键连接而成,呈线型直链,支链很少。由于 α-1,4-苷键的氧原子有一定的键角,因此,直链淀粉的链状分子具有规则的螺旋状空间排列,每一周螺旋约含 6 个葡萄糖单位(如图 20.4 所示)。直链淀粉的螺旋状结构的空穴中恰好能容纳碘分子,借助分子间力,二者可形成蓝色配合物。在分析化学中,淀粉可用做碘量法的指示剂。

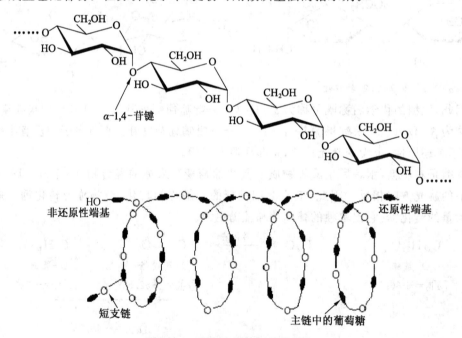

图 20.4　直链淀粉的螺旋状结构

2. 支链淀粉

支链淀粉不溶于热水,但可膨胀成糊状。其相对分子质量因来源不同而异,约含 6000～

40000 个 D-葡萄糖单位。在支链淀粉中,由 20～25 个葡萄糖单位以 α-1,4-苷键结合成短支链,这些支链再通过 α-1,6-苷键与主链相连,从而形成多分支链状结构(如图 20.5 所示)。支链淀粉遇碘呈紫红色。

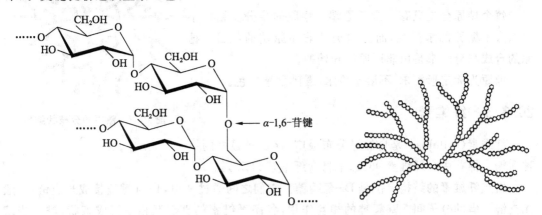

图 20.5　支链淀粉的分支链状结构

淀粉在酸催化下逐步水解,先生成糊精、麦芽糖,最终完全水解为 D-葡萄糖。在体内,淀粉先经淀粉酶催化水解成麦芽糖,后者再经麦芽糖酶催化水解成葡萄糖供机体利用。

$$(C_6H_{10}O_5)_n \longrightarrow (C_6H_{10}O_5)_m \longrightarrow C_{12}H_{22}O_{11} \longrightarrow C_6H_{12}O_6$$

　　　　淀粉　　　　　　　　糊精　　　　　　麦芽糖　　　　葡萄糖

3. 环糊精

淀粉经环糊精葡萄糖转移酶处理生成环糊精(cyclo-dextrin,CD),常见的有 α,β,γ 三种,它们分别是 6,7,8 个 D-吡喃葡萄糖通过 α-1,4-苷键形成的环状低聚糖。环糊精为晶体,具有旋光性,无半缩醛羟基,因而无还原性。环糊精对酸比较稳定,通常淀粉酶很难将其水解,其分子形状与无底的圆筒状桶相似,如图 20.6 所示。作为"主体",环糊精结构内腔空间可以容纳某些"客体"形成环糊精包合

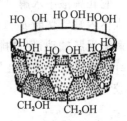

图 20.6　α-环糊精的结构示意图

物(inclusion complex)。这些客体既可以是具有疏水性的某些大小合适的非极性分子,也可以是分子中的非极性部分。主客体通过分子间作用力结合,有一定的稳定性。环糊精包合物可改变被包合的化合物的理化性质,如溶解性、气味、颜色等。近年来,环糊精已广泛用于食品、医药、农药、化妆品及化学分析等,也是目前研究人工酶作用的模型之一。

20.3.2　糖　原

糖原(glycogen)是人和动物体内储存的多糖,主要存在于肝脏和肌肉中,有肝糖原和肌糖原之分。糖原是人体活动所需能量的主要来源,糖原的合成与分解是糖代谢的重要内容。

糖原的结构与支链淀粉相似,也由 D-葡萄糖通过 α-1,4-苷键结合形成直链,又以 α-1,6-苷键连接形成分支,但分程度更高,支链更多、更短,每条短支链约含 12～18 个葡萄

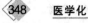

糖单位。糖原相对分子质量在 $10^5 \sim 10^7$ 之间,由数万个葡萄糖组成,属于高分子多分支多糖,糖原的结构如图 20.7 所示。

每个糖原分支只有一个还原端。糖原的多分支结构不仅增大了糖原的水溶性,而且增加了非还原端的数目。糖原的合成与分解都是由非还原端开始的。

糖原为无定形粉末,不溶于冷水,遇碘呈紫红色。

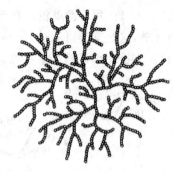

图 20.7　糖原的分枝状结构

20.3.3　纤维素

纤维素(cellulose)是自然界分布最广、存在量最多的一种多糖。棉花中含纤维素 98%,木材含纤维素约 50%。

组成纤维素的结构单位是 D-葡萄糖。它们之间通过 β-1,4-苷键连接成长直链,一般无支链。借助分子间羟基氢键的相互作用,各条纤维素的直链互相平行成束状,进一步绞扭成绳索状。

天然纤维素约由 8000~10000 个葡萄糖单位组成,通常为白色微晶形,不溶于水,无还原性。它在稀酸中水解可得纤维二糖,在高温、高压下水解的最终产物为 D-葡萄糖。

人体内缺乏切断 β-1,4-苷键的酶,不能将纤维素分解为葡萄糖后加以利用,但纤维素具有刺激胃肠蠕动,促进排便及保持胃肠道微生物平衡等作用。

纤维素是重要的工业原料,除用于纺织、造纸外,还可用来生产火药、人造丝、玻璃纸、电影胶片等。

习　　题

1. 根据下列名称写出化合物的结构式。

(1) D-葡萄糖　(2) L-葡萄糖　(3) L-半乳糖　(4) D-甘露糖

2. 下面是 8 个单糖的结构式,按要求回答下列问题。

```
  CHO            CHO            CHO            CHO
  │              │              │              │
  CH₂            │              │              │
  │              │              │              │
  │              │              │              │
  │              │              │              │
  CH₂OH          CH₂OH          CH₂OH          CH₂OH
   A              B              C              D
```

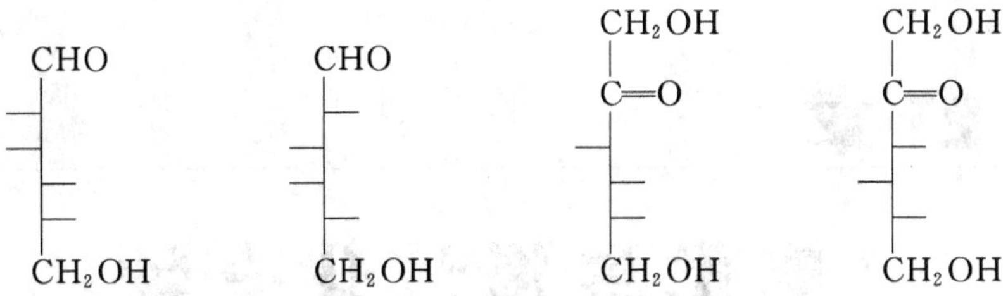

CHO　　　CHO　　　CH₂OH　　　CH₂OH
$\quad$ C=O $\quad$ C=O
CH₂OH　　CH₂OH　　CH₂OH　　　CH₂OH
　E　　　　　F　　　　　G　　　　　H

(1) 分别写出上述 8 个单糖的 D/L 构型与名称 _____ ;

(2) 互为对映异构体的是 _____ ;

(3) 互为非对映异构体的是 _____ ;

(4) 互为差向异构体的是 _____ 。

3. 写出 D-半乳糖与下列试剂的反应产物。

(1) HNO_3　(2) Br_2/H_2O　(3) CH_3OH/HCl(干)　(4) $NaBH_4$　(5) 苯肼(过量)

4. 用化学方法区别下列化合物。

(1) 葡萄糖与蔗糖　　(2) 半乳糖与果糖　　(3) 纤维素与淀粉　　(4) 麦芽糖、蔗糖、淀粉

5. 某己醛糖是 D-葡萄糖的差向异构体,用硝酸氧化生成内消旋糖二酸,试推导该己醛糖的结构式。

6. 化合物 A($C_9H_{18}O_6$)无还原性,经水解生成化合物 B 和 C。B($C_6H_{12}O_6$)有还原性,可被溴水氧化,也能与苯肼作用生成葡萄糖脎。C(C_3H_8O)可发生碘仿反应。请写出 A,B,C 的结构式(糖用构象式表示)。

7. 指出下述各个二糖中糖苷键的类型。

(1) 纤维二糖

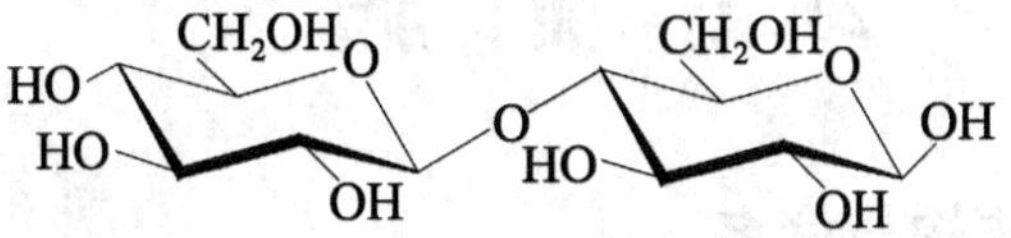

(2) 龙胆二糖

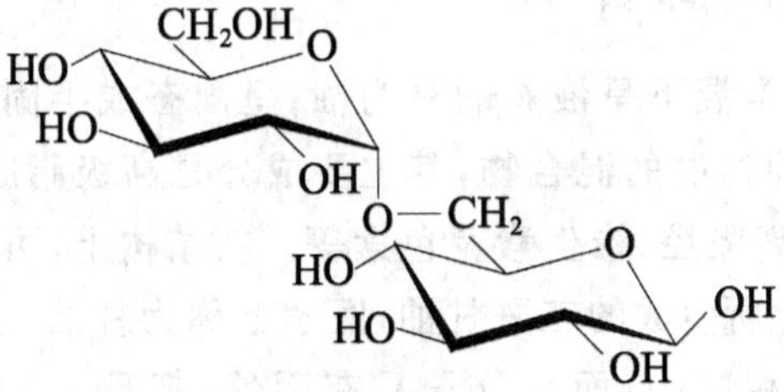

(3) 异麦芽二糖

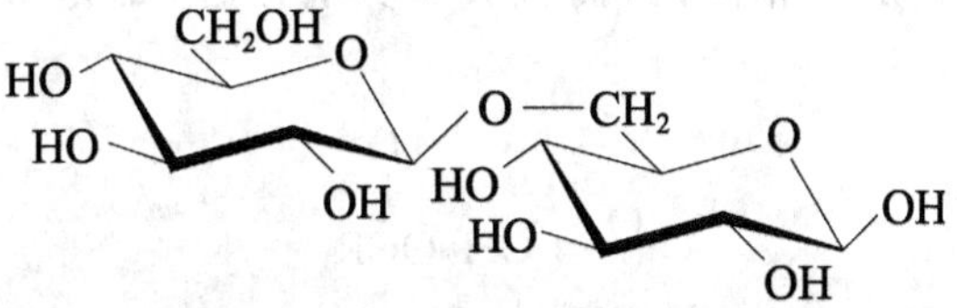

(4) 海带二糖

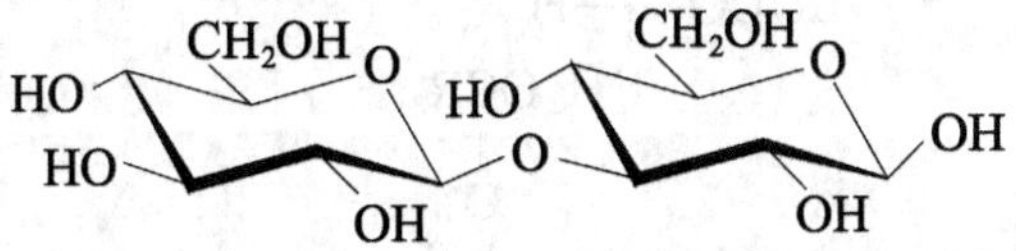

8. 列表比较麦芽糖、乳糖、蔗糖、纤维二糖的组成单糖名称、糖苷键类型、有无还原性和变旋光现象。

第 21 章

脂类与甾族化合物

脂类是广泛存在于动植物体内的一类天然有机化合物,主要包括油脂和类脂两大类。类脂是结构及理化性质与油脂类似的物质,如磷脂、糖脂、甾醇等。脂类化合物具有一些共同特征,如难溶于水而易溶于丙酮、乙醚、氯仿等有机溶剂,具有酯的结构或成酯的可能。

脂类在生物体内具有重要的生理功能,是维持生物体正常生命活动不可缺少的物质。油脂是体内重要的能源物质,也是维生素 A,D,E,K 等许多生物活性物质的良好溶剂,可促进它们在体内吸收。皮下和器官周围的脂肪具有维持体温恒定、保护内脏及关节免受机械振动和冲击的功能。磷脂、糖脂与蛋白质结合可构成各种生物膜。

甾族化合物在人体的代谢、生长、发育和生殖过程中都是必不可少的物质。例如,肾上腺皮质激素就是一类甾族化合物,它对调节人体电解质和糖的代谢有很大的作用,人体中的胆固醇、胆酸、性激素等都属于甾族化合物。

21.1　油　脂

21.1.1　油脂的组成、结构与命名

油脂是油和脂肪的总称,把常温下呈液态的称为油,呈固态或半固态的称为脂肪。由动物和植物中得到的油脂是多种物质的混合物,其主要成分是高级脂肪酸的甘油酯,此外还含少量游离脂肪酸、高级醇、高级烃、维生素及色素等。在结构上,可将油脂看作是一分子甘油与三分子高级脂肪酸酯化所生成的三酰甘油,医学上称为甘油三酯。天然油脂中的三个高级脂肪酸的酰基链是不相同的,而且分子具有手性,都是 L－构型。其结构通式如下:

$$
\begin{array}{c}
 \overset{\displaystyle O}{\|} \\
CH_2OCR_1 \\
R_2CO\overset{\displaystyle\|}{}-C-H \\
CH_2OCR_3 \\
\underset{\displaystyle O}{\|}
\end{array}
$$

三酰甘油(甘油三酯)

在以上所示结构中,R_1,R_2,R_3 完全相同时,该油脂为单三脂酰甘油;R_1,R_2,R_3 不完全

相同时,该油脂为混三脂酰甘油。

天然油脂是各种三酰甘油的混合物。在天然油脂中已发现的脂肪酸有几十种,一般含 12～20 之间的偶数碳原子的直链饱和脂肪酸和不饱和脂肪酸。饱和脂肪酸以软脂酸和硬脂酸在动物脂肪中含量最多。不饱和脂肪酸主要有油酸、亚油酸、亚麻酸和花生四烯酸等。除此之外,还有来自鱼油和海食品中的二十碳五烯酸(EPA)和二十二碳六烯酸(DHA)。

大多数天然存在的不饱和脂肪酸中的双键是顺式构型,高等植物中不饱和脂肪酸含量高于饱和脂肪酸。油脂中常见的脂肪酸见表 21.1。

表 21.1　油脂中常见的脂肪酸

分类	习惯名称	系统名称	结构式
饱和脂肪酸	月桂酸 (lauric acid)	十二碳酸 (dodecanoic acid)	$CH_3(CH_2)_{10}COOH$
	软脂酸 (palmitic acid)	十六碳酸 (hexadecanoic acid)	$CH_3(CH_2)_{14}COOH$
	硬脂酸 (stearic acid)	十八碳酸 (octadecanoic acid)	$CH_3(CH_2)_{16}COOH$
不饱和脂肪酸	油酸 (oleic acid)	9-十八碳烯酸 (9-octadecenoic acid)	$CH_3(CH_2)_7CH{=}CH(CH_2)_7COOH$
	亚油酸 linoleic acid	9,12-十八碳二烯酸 9,12-octadecdienoic acid	$CH_3(CH_2)_4(CH{=}CHCH_2)_2(CH_2)_6COOH$
	α-亚麻酸 α-linolenic acid	9,12,15-十八碳三烯酸 9,12,15-octadectrienoic acid	$CH_3CH_2(CH{=}CHCH_2)_3(CH_2)_6COOH$
	γ-亚麻酸 γ-linolenic acid	6,9,12-十八碳三烯酸 6,9,12-octadectrienoic acid	$CH_3(CH_2)_4(CH{=}CHCH_2)_3(CH_2)_3COOH$
	花生四烯酸 arachidonic acid	5,8,11,14-二十碳四烯酸 5,8,11,14-eicosabutenoic acid	$CH_3(CH_2)_4(CH{=}CHCH_2)_4(CH_2)_2COOH$
	EPA	5,8,11,14,17-二十碳五烯酸 5,8,11,14,17-eicosapentaenoic acid	$CH_3CH_2(CH{=}CHCH_2)_5(CH_2)_2COOH$
	DHA	4,7,10,13,16,19-二十二碳六烯酸 4,7,10,13,16,19-docosahexenoic acid	$CH_3CH_2(CH{=}CHCH_2)_6CH_2COOH$

多数脂肪酸在人体内均能合成,只有亚油酸、亚麻酸、花生四烯酸等是人体不能合成的,必须由食物供给,故称为人体必需脂肪酸。多烯脂肪酸对于心血管疾病的防治有重要作用。居住在北极圈内的爱斯基摩人的膳食以鱼、肉为主,脂肪和胆固醇摄入量都很高,但冠心病、糖尿病的发生率和死亡率都远低于其他地区的人群。经研究发现,鱼油中富含的 EPA 和 DHA 有降低胆固醇、增加高密度脂蛋白的作用,而高密度脂蛋白被称为血管"清道夫",可清除沉积在血管壁上的胆固醇。此外,EPA 和 DHA 还有抑制血小板凝聚、降低血粘度和扩张血管等作用。

脂肪酸的名称常用俗名,如硬脂酸、油酸。脂肪酸的系统命名法与一元羧酸的系统命名法基本相同,不同之处是脂肪酸的碳原子有 3 种编码体系,脂肪酸碳原子的 3 种编码体系如下所示:

$$CH_3\ CH_2\ CH_2\ CH_2\ CH_2\ CH_2\ CH_2\ CH_2\ CH_2\ CH_2\ CH_2\ CH_2\ CH_2\ COOH$$

Δ 编码体系	14	13	12	11	10	9	8	7	6	5	4	3	2	1
ω 编码体系	1	2	3	4	5	6	7	8	9	10	11	12	13	14
希腊字母	ω	···									δ	γ	β	α

Δ 编码体系从脂肪酸羧基碳原子开始计数编号;ω 编码体系是从脂肪酸的烃基端的甲基碳原子开始计数编号;希腊字母编号规则与羧酸的命名原则相同,离羧基最近的碳原子为 α-碳原子,离羧基最远的甲基碳原子称为 ω-碳原子。

例如:亚麻酸 $CH_3CH_2CH=CHCH_2CH=CHCH_2CH=CH(CH_2)_7COOH$

Δ 编码体系的系统命名为 $\Delta^{9,12,15}$-十八碳三烯酸,简写为 $18:3\Delta^{9,12,15}$。

ω 编码体系的系统命名为 $\omega^{3,6,9}$-十八碳三烯酸,简写为 $18:3\omega^{3,6,9}$。

单三酰甘油命名时,根据脂肪酸的名称称为"三某脂酰甘油"或"甘油三某脂酸酯";混三酰甘油用 α,β 和 α′ 标明脂肪酸的位次。 例如:

$$CH_2-O-\overset{\overset{\textstyle O}{\|}}{C}-(CH_2)_{16}CH_3$$
$$CH-O-\overset{\overset{\textstyle O}{\|}}{C}-(CH_2)_{16}CH_3$$
$$CH_2-O-\overset{\overset{\textstyle O}{\|}}{C}-(CH_2)_{16}CH_3$$

三硬脂酰甘油

(甘油三硬脂酸酯)

$$\alpha\ CH_2-O-\overset{\overset{\textstyle O}{\|}}{C}-(CH_2)_{16}CH_3$$
$$\beta\ CH-O-\overset{\overset{\textstyle O}{\|}}{C}-(CH_2)_{14}CH_3$$
$$\alpha'\ CH_2-O-\overset{\overset{\textstyle O}{\|}}{C}-(CH_3)_7CH=CH(CH_2)_7CH_3$$

α-硬脂酰-β-软脂酰-α′-油酰甘油

(甘油-α-硬脂酸-β-软脂酸-α′-油酸酯)

另外,IUPAC 及国际生物化学联合会(IUB)的生物化学命名委员会(Commission on Biochemical Nomenclature,CBN)建议采用下列原则:

$$\begin{matrix} CH_2OH & 1 \\ HO-C-H & 2 \\ CH_2OH & 3 \end{matrix} \Big\} \text{立体专一编号}$$

按上面的编号方式,2 号碳原子上的羟基一定要放在左边,碳原子编号自上而下不能颠倒。这种编号称为立体专一编号(stereo-specific numbering),常用 Sn 表示,写在化合物名称的前面。 根据这一原则,甘油-α-硬脂酸-β-软脂酸-α′-油酸酯应书写和命名为下列形式:

$$CH_3(CH_2)_{14}-\overset{\overset{\textstyle O}{\|}}{C}-O-CH\begin{matrix}CH_2-O-\overset{\overset{\textstyle O}{\|}}{C}-(CH_2)_{16}CH_3\\ \\ CH_2-O-\overset{\overset{\textstyle O}{\|}}{C}-(CH_2)_7CH=CH(CH_2)_7CH_3\end{matrix}$$

Sn-1-硬脂酰-2-软酯酰-3-油酰甘油

21.1.2 油脂的性质

1. 油脂的物理性质

纯净的油脂是无色、无臭、无味的中性物质,相对密度比水小,不溶于水,易溶于乙醚、氯仿、丙酮、苯及热乙醇中。油脂的熔点和沸点与组成甘油酯的脂肪酸的结构有关,脂肪酸的链越长越饱和,油脂的熔点越高;脂肪酸的链越短越不饱和,油脂的熔点则越低。天然油脂都是混合物,故没有恒定的沸点和熔点。

2. 油脂的化学性质

（1）水解与皂化

油脂在酸、碱或酶的作用下,可发生水解反应。其中油脂在氢氧化钠(或氢氧化钾)条件下水解,得到高级脂肪酸的钠盐(或钾盐)和甘油。高级脂肪酸的钠盐(或钾盐)就是肥皂,故把油脂在碱性溶液中水解的反应称为皂化(saponification)。

$$
\begin{array}{l}
CH_2-O-\overset{O}{\overset{\|}{C}}-R_1 \\
| \\
CH-O-\overset{O}{\overset{\|}{C}}-R_2 +3NaOH \longrightarrow R_1COONa+R_2COONa+R_3COONa+ \\
| \\
CH_2-O-\overset{O}{\overset{\|}{C}}-R_3
\end{array}
\quad
\begin{array}{l}
CH_2-OH \\
| \\
CH-OH \\
| \\
CH_2-OH
\end{array}
$$

1 g 油脂完全皂化所需氢氧化钾的质量(单位 mg)称为皂化值(saponification number)。根据皂化值的大小,可以判断油脂中所含脂肪酸的平均相对分子质量。皂化值越大,脂肪酸的平均相对分子质量越小。皂化值是衡量油脂质量的指标之一。常见油脂的皂化值见表 21.2。

表 21.2　几种油脂皂化值和碘值的范围

油脂名称	皂化值/mg	碘值/g	油脂名称	皂化值/mg	碘值/g
乳油	210～230	26～28	豆油	189～195	127～138
猪油	195～203	46～70	棉籽油	190～198	105～114
牛油	190～200	30～48	红花油	188～194	140～156
橄榄油	187～196	79～90	亚麻油	187～195	170～185

（2）加成

含不饱和脂肪酸的油脂分子中的碳碳双键可以与氢气、碘等进行加成。

加氢:含不饱和脂肪酸较多的油脂,可以通过催化加氢使油脂的不饱和程度降低,液态的油就能转化为半固态和固态的脂肪,这种加氢反应称为"油脂的硬化"。当油脂含不饱和脂肪酸较多时,容易氧化变质,经氢化后的油脂不易被氧化,而且因熔点提高,有利于贮存和运输。

目前我国油脂硬化的原料以棉籽油、菜油为主。氢化程度较低的主要用于生产人造奶油或作猪油的代用品。

加碘:油脂的不饱和程度可用碘值来定量衡量。100 g 油脂所吸收的碘的质量(单位 g)称为碘值(iodine number)。碘值越大,油脂的不饱和程度也越大。常见天然油脂的碘值见表 21.2。

(3) 酸败

油脂经长期贮存,逐渐变质,便会产生难闻的气味,这种变化称为油脂的酸败。引起油脂酸败的原因主要有两个:

一是由于空气中的氧使油脂氧化生成过氧化物,再分解成低级醛、酮、酸等。

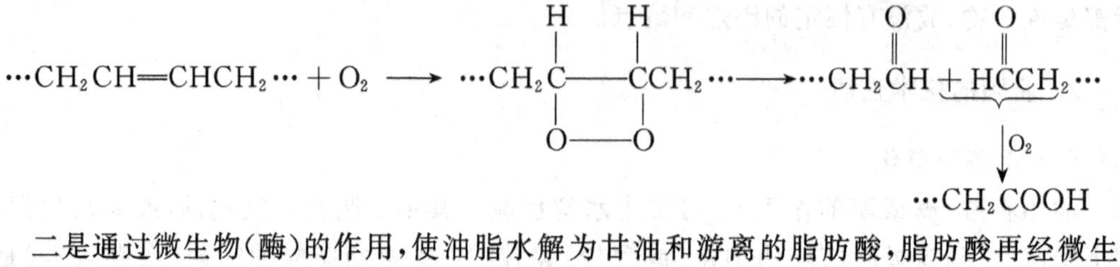

$$\cdots CH_2CH=CHCH_2\cdots + O_2 \longrightarrow \cdots CH_2\overset{\overset{H}{|}}{\underset{\underset{O-O}{|}}{C}}\overset{\overset{H}{|}}{\underset{}{C}}CH_2\cdots \longrightarrow \cdots CH_2\overset{\overset{O}{\|}}{C}H + H\overset{\overset{O}{\|}}{C}CH_2\cdots$$

$$\Big\downarrow O_2$$

$$\cdots CH_2COOH$$

二是通过微生物(酶)的作用,使油脂水解为甘油和游离的脂肪酸,脂肪酸再经微生物作用,进一步氧化和分解,生成一些有特殊气味的小分子化合物。在有水、光、热及微生物条件下,油脂很容易发生这些反应。因此,油脂应贮存在干燥、不见光的密封容器内,放在阴凉的地方,也可以加入少量维生素 E 等抗氧化剂。植物油脂不像动物油脂那样易发生酸败,就是因为植物油脂中含有天然维生素 E。

21.2 类　脂

21.2.1 磷　脂

磷脂(phospholipid)是含有一个磷酸基团的类脂化合物,广泛分布于脑和神经组织以及植物的种子和果实中。磷脂存在于绝大多数细胞膜中,是细胞膜特有的主要组分,而在细胞的其他部分含量则很少。

磷脂彻底水解可以得到多元醇、脂肪酸、磷酸和含氮有机碱。按照与磷酸酯化的醇不同,可得到多种磷脂,主要为两种:甘油磷脂和神经磷脂(又叫鞘磷脂)。

1. 甘油磷脂

甘油磷脂(glycerophosphatide)又称为磷酸甘油酯。在结构上,甘油磷脂可看作是磷脂酸的衍生物。磷脂酸的结构通式如下:

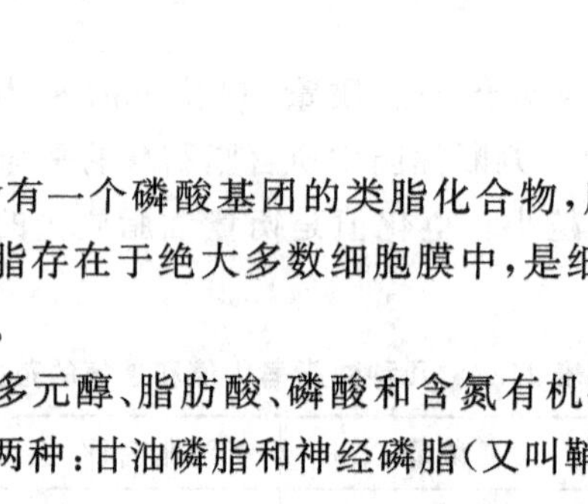

磷脂酸

天然磷脂酸中,通常 R_1 为饱和脂肪烃基,R_2 为不饱和脂肪烃基,C_2 是手性碳原子,磷脂酸有一对对映体,从自然界中得到的磷脂酸都属于 L(或 R)-构型。

最常见的甘油磷脂是卵磷脂(lecithin)和脑磷脂(cephalin)。卵磷脂是磷脂酸中磷酸和胆碱所形成的酯;脑磷脂则是磷脂酸中磷酸和乙醇胺(胆胺)所形成的酯。

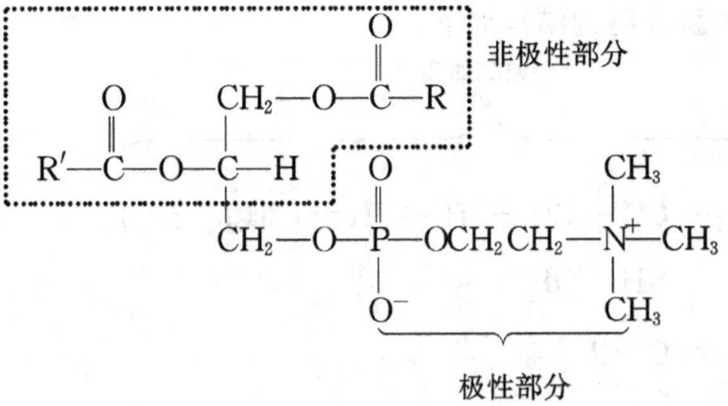

卵磷脂和脑磷脂的结构中,均包含有极性和非极性部分,它们和肥皂、洗涤剂具有相似的结构,也是良好的乳化剂。正是由于这种结构特点,磷脂类化合物在细胞膜中起着重要的生理作用。卵磷脂组分的胆碱与人体脂肪代谢有密切关系,能促进油脂迅速生成卵磷脂,可以防止脂肪在肝内大量存积。胆碱和卵磷脂都是常用抗脂肪肝的药物,脑磷脂与血液的凝固有关,存在于血小板内,能促使血液凝固的凝血激酶就是由脑磷脂与蛋白质所组成的。

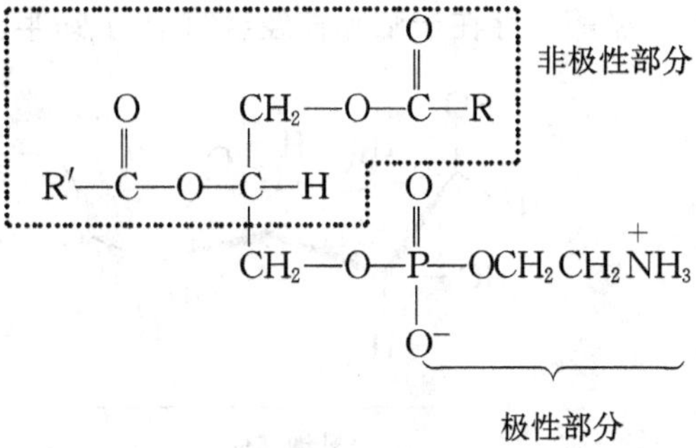

2. 神经磷脂

神经磷脂又称鞘磷脂(sphingomyelin),分子中含有鞘氨醇。鞘氨醇是一类脂肪族长碳链的氨基二元醇,哺乳动物以含十八碳的鞘氨醇为主,其结构式如下:

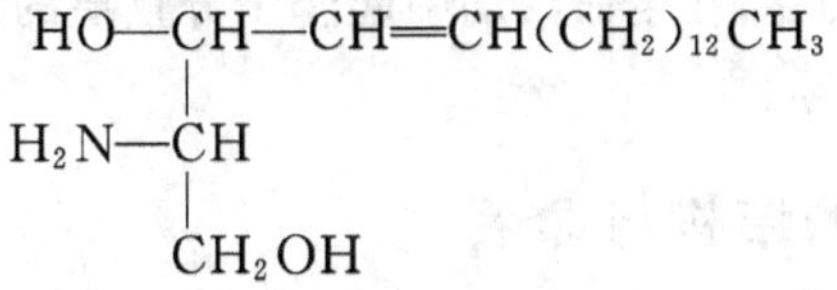

$$HO-CH-CH=CH(CH_2)_{12}CH_3$$
$$H_2N-CH$$
$$CH_2OH$$

鞘氨醇

鞘氨醇的氨基与脂肪酸通过酰胺键结合,所得 N-脂酰鞘氨醇称为神经酰胺。神经酰胺与磷酸胆碱(或磷酸乙醇胺)通过磷酸酯键相连即为鞘磷脂。

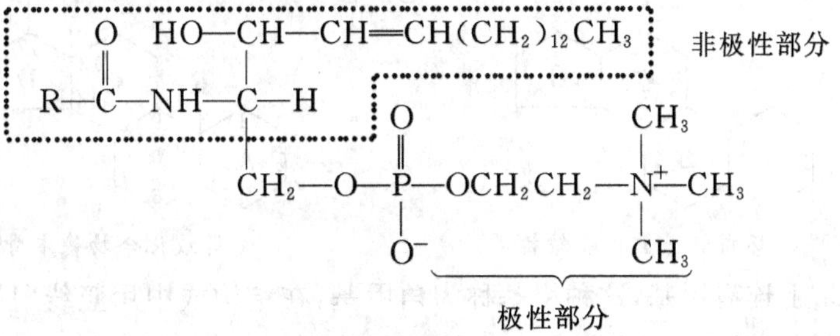

鞘磷脂

天然神经磷脂中,鞘氨醇中的碳碳双键以反式构型存在。鞘磷脂在分子大小、形状和极性方面都与卵磷脂相似,它也是细胞膜的重要成分,大量存在于脑和神经组织中。

21.2.2 糖 脂

糖脂(glycolipid)是含糖、脂肪酸和鞘氨醇的复合脂类,常与磷脂共存。糖脂在脑中含量最多,故又称为脑苷脂。脑苷脂可视为 N-脂酰鞘氨醇的糖苷,常见的糖有半乳糖、葡萄糖等。存在于脑和神经组织中的 β-半乳糖脑苷脂的结构如下:

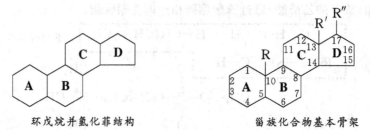

鞘氨醇部分

脂肪酸部分

半乳糖部分

β-半乳糖脑苷脂

脑苷脂是白色蜡状物,溶于热乙醇、丙酮和苯中,不溶于乙醚。

脑苷脂类化合物是动物组织细胞表面的重要组分,这类化合物的非极性部分可深入到细胞膜的脂双层结构内部,而极性部分露出膜表面。红细胞表面的脑苷脂类化合物使血液具有血型专一性。现已有报道,用 α-半乳糖苷酶处理 B 型血可使其成功转变为 O 型血。

21.3 甾族化合物

甾族化合物(steroids),又称甾体化合物或类固醇化合物。它广泛存在于动、植物体内,含量虽少却具有特殊生理功能,在生命活动中起着十分重要的调节作用,主要包括甾醇、胆甾酸、甾体激素和甾体皂苷等。

21.3.1 甾族化合物的结构与命名

甾族化合物结构都含有一个环戊烷并氢化菲的骨架,其 4 个环从左到右分别标注为 A,B,C,D 环,环上的碳原子按下式所示的固定顺序编号。

环戊烷并氢化菲结构

甾族化合物基本骨架

在 C_{10} 和 C_{13} 上连有甲基,这种甲基称为角甲基,在结构式中用竖线"|"表示,C_{17} 上连有各种不同的烃基、氧原子或其他基团,C_3 上一般连有羟基。"甾"字中的"田"表示 4 个环,"〣"表示 C_{10},C_{13},C_{17} 上的 3 个侧链取代基。

甾族母核的名称与 C_{10},C_{13},C_{17} 上 3 个侧链 R,R',R″相关,见表 21.3。

表 21.3　不同的侧链 R,R′,R″对应的甾族名称

R	R′	R″	甾族母核名称
H	H	H	甾烷（Gonane）
H	CH₃	H	雌甾烷（Estrane）
CH₃	CH₃	H	雄甾烷（Androstane）
CH₃	CH₃	CH₂CH₃	孕甾烷（Prgnane）
CH₃	CH₃	CH(CH₃)CH₂CH₂CH₃	胆烷（Cholane）
CH₃	CH₃	CH(CH₃)CH₂CH₂CH₂CH(CH₃)₂	胆甾烷（Cholestane）

　　甾族化合物大多来自于自然界，一般都以其俗名命名。甾族化合物也可以作为甾族母核的衍生物进行命名，母核中含有碳碳双键时，将"烷"改为"烯"并表示出其位置。取代基的名称及其所在位置与构型表示在母核名称前，若含有官能团，则按化合物类型将名称放在母核后面。甾体母核上所连的基团在空间有不同的取向，命名时需加以说明。位于纸平面前方（环平面上方）的原子或基团用实线或粗线表示，为 β-构型；位于纸平面后方（环平面下方）的原子或基团用虚线表示，为 α-构型。A 环为芳香环时，由于 5 与 10 之间成双键，故标成 1,3,5（10）。例如：

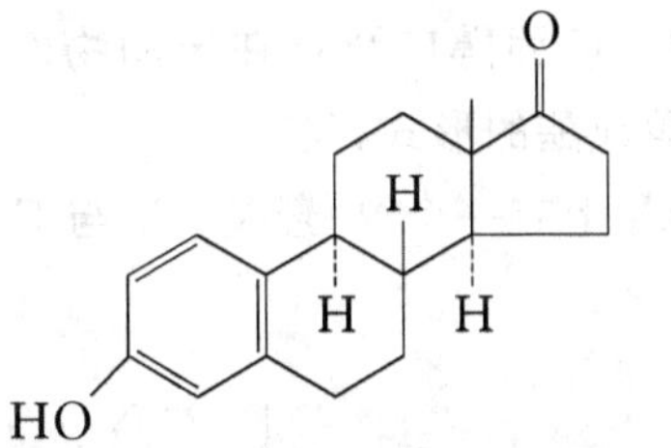

3β-羟基-1,3,5(10)-雌甾三烯-17-酮

（雌酚酮）

　　在立体结构上，天然存在的甾族化合物的 B/C 环和 C/D 环一般为反式稠合，A/B 环有顺式和反式稠合。因此在表示甾族化合物的构型时，要标明 C₅—H 的构型。在反式稠合中，A 环与 B 环是以平伏键（ee 键）相稠合的，即 ee 稠合，称为 5α 系列；而在顺式稠合中，A 环与 B 环是 ea 稠合，称为 5β 系列。

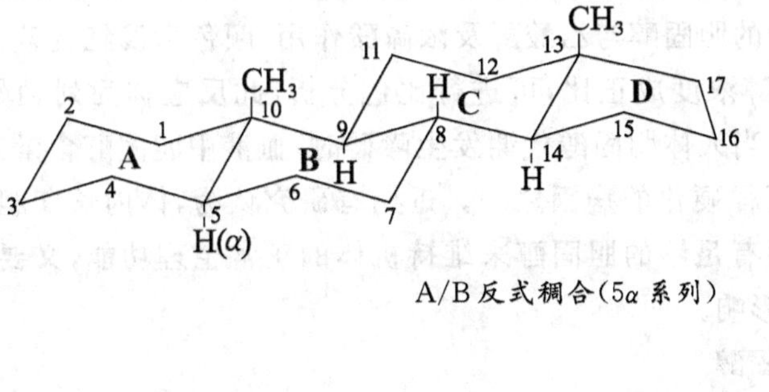

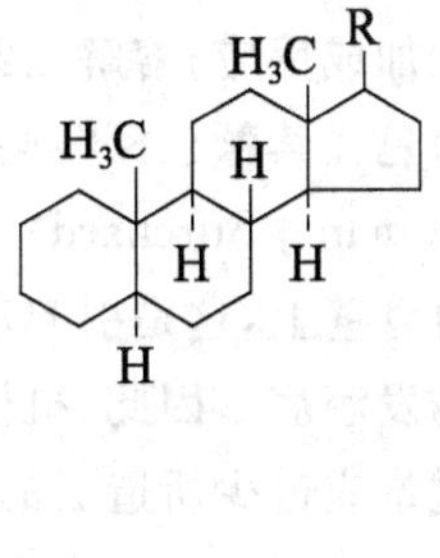

A/B 反式稠合（5α 系列）

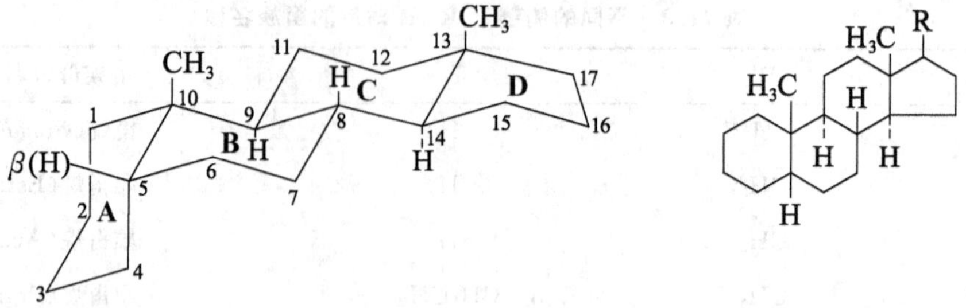

A/B 顺式稠合（5β 系列）

21.3.2　重要的甾族化合物

1. 甾醇类

　　甾醇类又称固醇类，是甾族化合物中一类饱和的和不饱和的仲醇，多为固体。天然甾醇的结构特征是 C_3 上的羟基为 β-构型，C_{10} 和 C_{13} 上连有甲基，C_{17} 上连有 8～10 个碳原子的侧链，有的分子中有双键。根据甾醇类的来源，可将其分为动物甾醇和植物甾醇。

　　（1）胆固醇

　　胆固醇（cholesterol）又称为胆甾醇，属于动物甾醇。因为最初是从胆结石中发现的固体醇化合物，所以称为胆固醇。胆固醇广泛存在于动物的各种组织中，集中存在于脑和脊髓中。它在人和动物体内以醇或酯的形式存在。

　　胆固醇分子结构特点是 C_3 上有一个 β-羟基，C_5 与 C_6 之间为C=C，C_{17} 连有一个 8 个碳原子的烷基侧链。

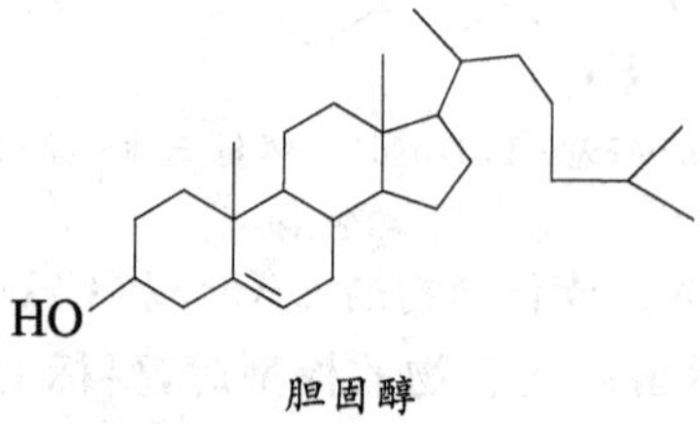

胆固醇

　　胆固醇是不饱和仲醇，为无色或带微黄色的结晶，熔点为 148.5 ℃，在高真空下可升华，微溶于水，易溶于热乙醇、乙醚、氯仿等有机溶剂。胆固醇分子内的双键可与溴或溴化氢发生加成反应；溶解在氯仿中的胆固醇与乙酸酐及浓硫酸作用，颜色由浅红变蓝紫，最后转为绿色。其颜色深浅与胆固醇浓度成正比，可进行比色分析，此反应称为列勃曼-布查（Lieberman－Burchard）反应。当人体胆固醇代谢发生障碍时，血液中胆固醇含量升高，沉积于血管壁上，这是引起动脉粥样硬化的病因之一。近期有研究认为，体内长期胆固醇偏低会诱发癌症。因此，机体既要有足够的胆固醇来维持机体的正常生理功能，又要防止胆固醇过量或过少所造成的不良影响。

　　（2）7-脱氢胆固醇和麦角固醇

　　胆固醇在肠结膜细胞内经酶的催化，使 C_7 与 C_8 脱去两个氢原子，形成一个双键，转化为 7-脱氢胆固醇（7-dehydrocholesterol）。它存在于人体皮肤中，经紫外线照射后，发生 B 环开裂，转化为维生素 D_3。

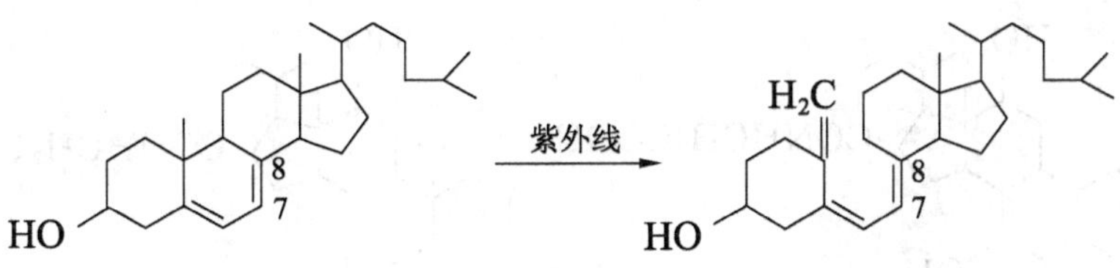

7-脱氢胆固醇　　　　　　　　　　　　　　　维生素 D₃

　　麦角固醇属于植物固醇,主要存在于某些植物如麦角中,酵母中也有。其结构与胆固醇相似,不同在于 C_7,C_8 之间多了一个双键,C_{17} 位的烃基中多了一个甲基和一个双键。麦角固醇在紫外线照射下,B 环开环生成维生素 D_2,因此是合成维生素 D_2 的原料。

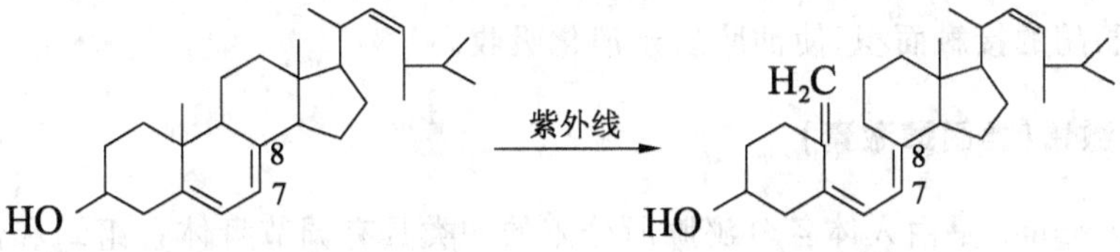

麦角固醇　　　　　　　　　　　　　　　维生素 D₂

　　维生素 D 是一类抗佝偻病维生素的总称,其中活性最高的是维生素 D_2 和维生素 D_3。维生素 D 广泛存在于动物体中,含量最多的是脂肪丰富的鱼类肝脏,也存在于牛奶、蛋黄中。若维生素 D 缺乏,儿童易患佝偻病,成人则易患软骨病。但如果大剂量长期服用维生素 D,则会发生维生素 D 中毒症,表现为血钙过高、软组织异位钙化和动脉硬化等症状。维生素 D 实际上不属于甾族化合物,但可以通过某些甾族化合物生成。

2. 胆甾酸类

　　胆甾酸是动物的胆组织分泌的一类甾族化合物,主要有胆酸、脱氧胆酸、鹅(脱氧)胆酸和石胆酸等几种。它们的结构式如下:

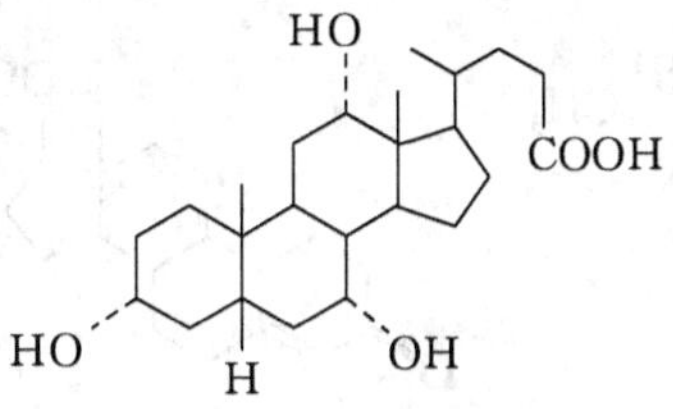

胆酸 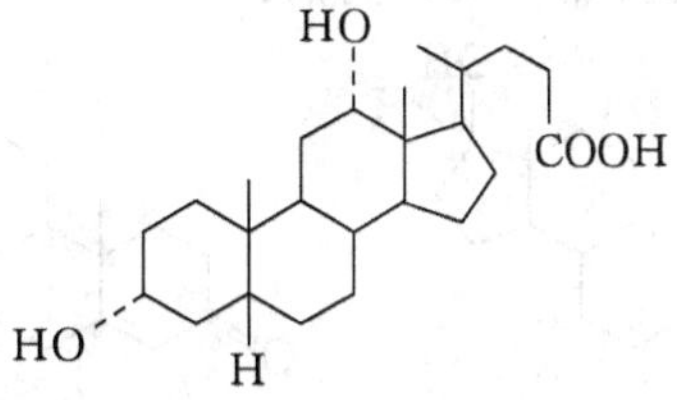　　　　　　　　　　　　　　　脱氧胆酸

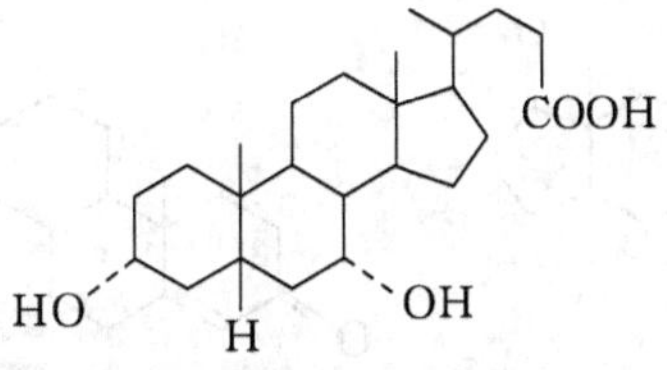

鹅(脱氧)胆酸 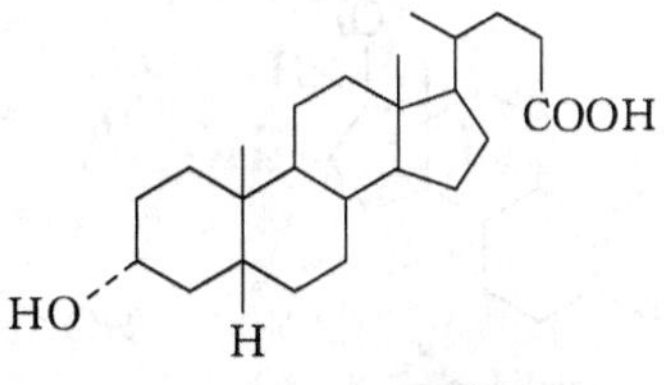　　　　　　　　　　　　　石胆酸

　　上面几种胆甾酸的结构特征是 A/B 环均为顺式构型,羟基均为 α-型。

　　胆甾酸在胆汁中大多和甘氨酸或牛磺酸($H_2NCH_2CH_2SO_3H$)结合成酰胺存在,各种结合胆酸以不同比例共存于动物的胆汁中,总称为胆汁酸。例如:

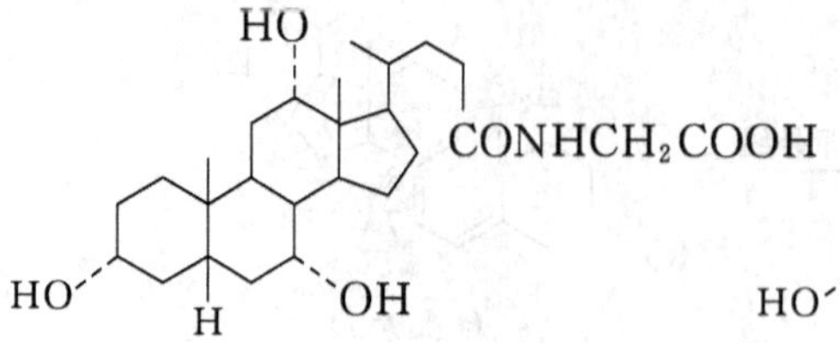

甘氨胆酸 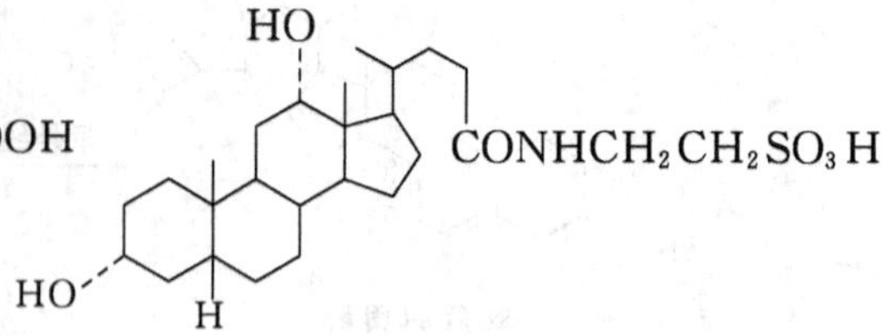　　　　　　　　　　　　牛磺胆酸

在人体及动物小肠碱性条件下,胆汁酸以其盐的形式存在,称为胆汁酸盐,简称胆盐。胆汁酸盐是一种乳化剂,它能降低水与脂肪的界面张力,使脂肪呈微粒状态,以增加油脂与消化液中脂肪酶的接触面积,使油脂易于消化吸收。

3. 甾体激素(类固醇激素)

激素(hormone)是由人体各分泌腺所分泌的一类具有调节身体各组织和器官功能的有机化合物。这类内源性物质的产生量虽很微小,但其具有各种重要的生理作用,如控制生长、发育、代谢和生殖等。激素分泌不足或过剩都会引起器官代谢及机能发生障碍。

激素按其化学结构可分为两大类:一类是含氮的激素,如胰岛素、肾上腺素、甲状腺素等;另一类是甾体激素,主要指性激素和肾上腺皮质激素。

（1）性激素

性激素是性腺(睾丸、卵巢)所分泌的甾族激素,具有促进动物发育、生长及维持性特征的生理功能。性激素分为雄性激素和雌性激素两类,它们有很强的生理作用,量很少时就能产生极大的影响。

性激素的结构特征是多数在 C_4 , C_5 间为双键, C_{17} 上没有较长的侧链,只是主碳环上取代基及其空间排布不同。例如:

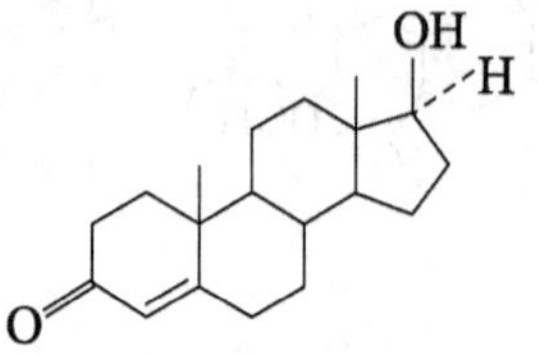

睾丸酮 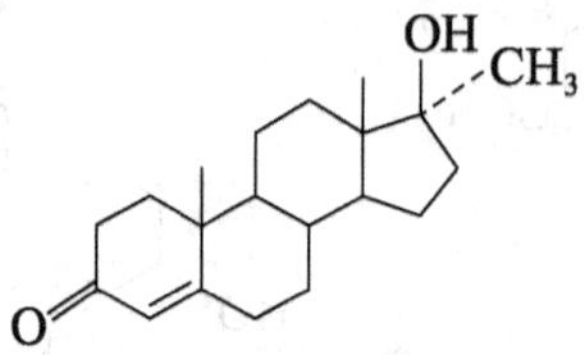　　　　　　　　甲基睾丸酮 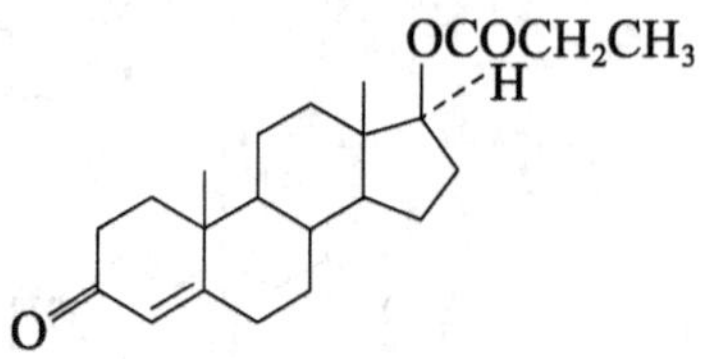　　　　　　　　睾丸酮丙酸酯

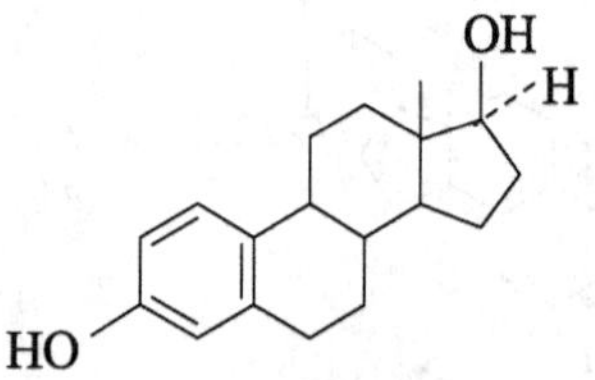

雌二醇 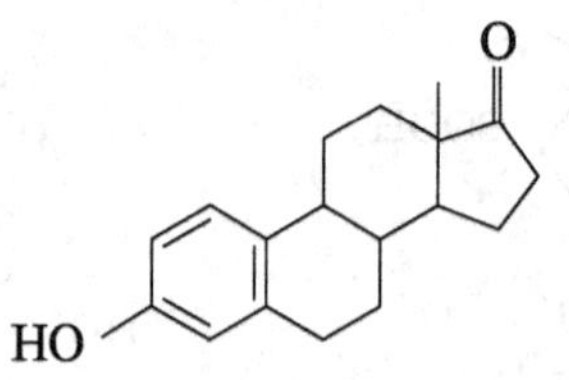　　　　　　　　雌酮 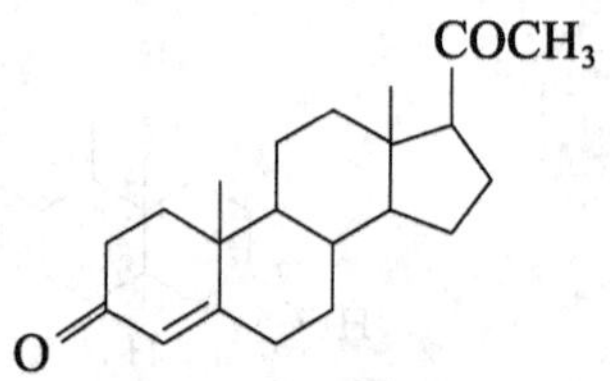　　　　　　　　孕酮(黄体酮)

雄性激素都是 C_{19} 类甾醇,其中活性最强的是睾丸酮,临床上多用其衍生物如甲基睾丸酮和睾丸酮丙酸酯等。

雌性激素由卵巢分泌,分为雌激素和孕激素两类。雌激素是 C_{18} 类甾醇,与雄性激素相比,其在 C_{10} 位上少一个甲基。重要的雌激素有雌二醇、雌酮等。孕激素是 C_{21} 类甾醇,主要有孕酮,又称黄体酮,它的生理作用是抑制排卵,并使受精卵在子宫中发育,临床上用于防止流产等。因此在制药工业中以黄体酮为先导化合物,对其结构改造,先后合成了一系列具有孕激素活性的黄体酮衍生物。黄体酮与睾丸酮的结构极为相似,它们的区别只在于 C_{17} 上所连的基团,前者为乙酰基,后者为羟基,但它们的生理功能全然不同。

（2）肾上腺皮质激素

肾上腺皮质激素（adrenal corticoid）是由肾上腺皮质所分泌的一类激素。从肾上腺皮质中能提取出来许多物质,其中有 7 种活性较强的激素,如皮质甾酮、可的松和醛固酮等。它们的结构非常类似:C_3 为酮基,C_4,C_5 间均为双键,C_{17} 上都有—$COCH_2OH$。

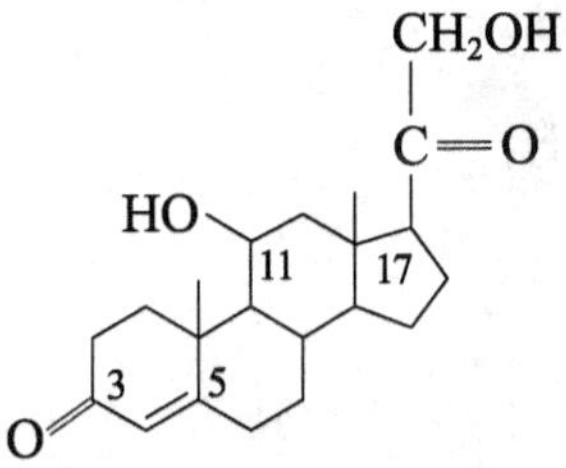

皮质酮 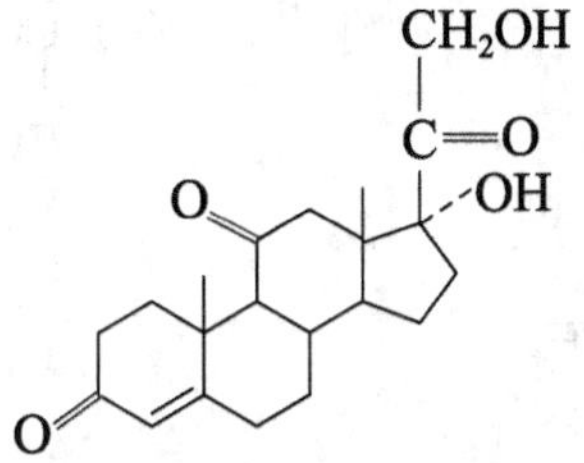　　　　　17-羟基-11-脱氢皮质酮（可的松） 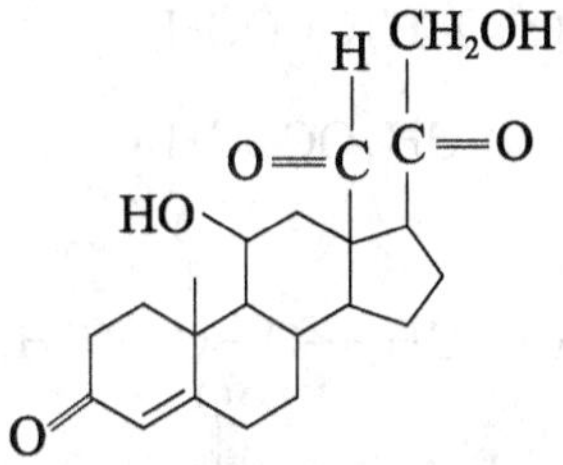　　　　醛固酮

肾上腺皮质激素有调节糖或无机盐代谢等功能。其中可的松是治疗风湿性关节炎、气喘及皮肤病的药物。

临床应用中曾对氢化可的松的结构进行了改造,获得了多种新型的药物,以提高皮质激素的临床疗效。例如,地塞米松对类风湿性关节炎的疗效迅速而显著,其抗炎作用比氢化可的松约强 20 倍,而对电解质无明显影响。去炎松的抗炎效能为氢化可的松的 20~40 倍,临床上主要供外用以治疗各种皮肤病,并可制成针剂用于关节痛、急性扭伤、腱鞘炎等。又如肤轻松是外用最强的抗炎皮质激素之一,主要用于治疗各种皮肤病。

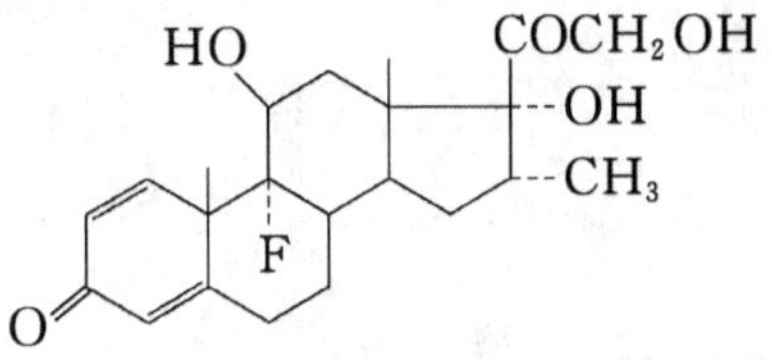

地塞米松 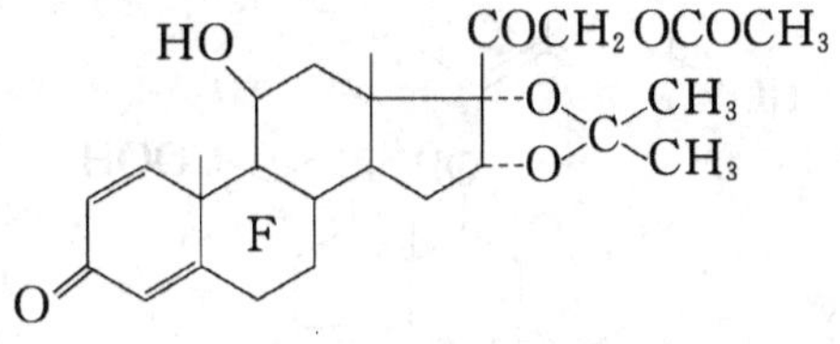　　　　　　　　　醋酸去炎松

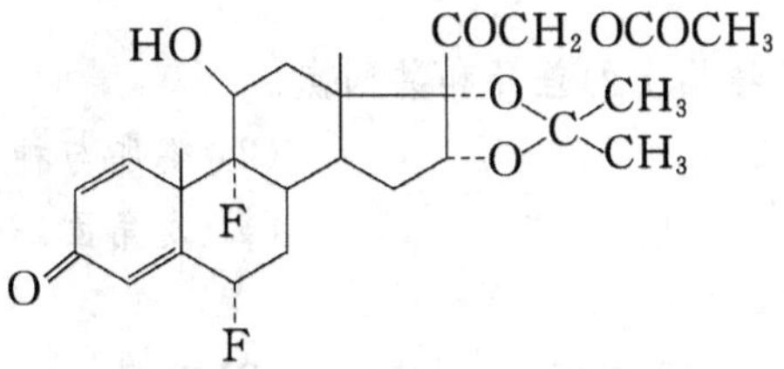

醋酸肤轻松

习 题

1. 写出下列化合物的结构式。

(1) 胆甾醇　　　(2) 7-去氢胆甾醇　　　(3) 胆酸　　　(4) 可的松

2. 命名下列化合物,并指出其所属类型。

(1) $C_6H_5COOCOC_6H_5$

(2) $C_6H_5COOC_2H_5$

(3) $\begin{array}{l}CH_2OCOCH_3\\|\\CH_2OCOCH_3\end{array}$

(4) $\begin{array}{l}COOC_2H_5\\|\\COOC_2H_5\end{array}$

(5)
$$CH_2-O-\overset{\overset{O}{\|}}{C}-(CH_2)_{14}CH_3$$
$$CH-O-\overset{\overset{O}{\|}}{C}-(CH_2)_{16}CH_3$$
$$CH_2-O-\overset{\overset{O}{\|}}{C}-(CH_2)_7CH=CH(CH_2)_7CH_3$$

3. 写出下列各反应式的主要产物。

(1)

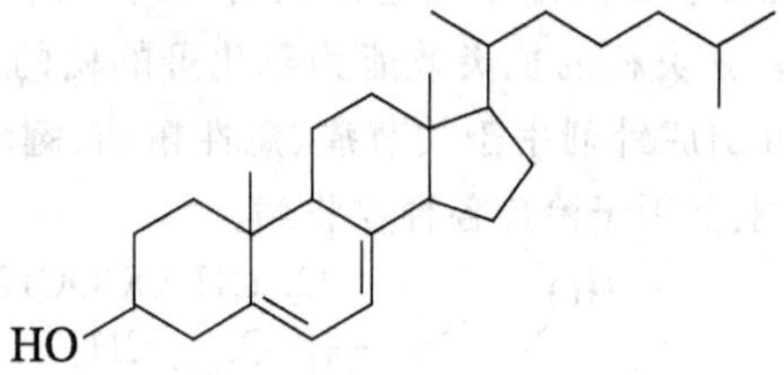

$\xrightarrow{\text{紫外光}}$

(2)

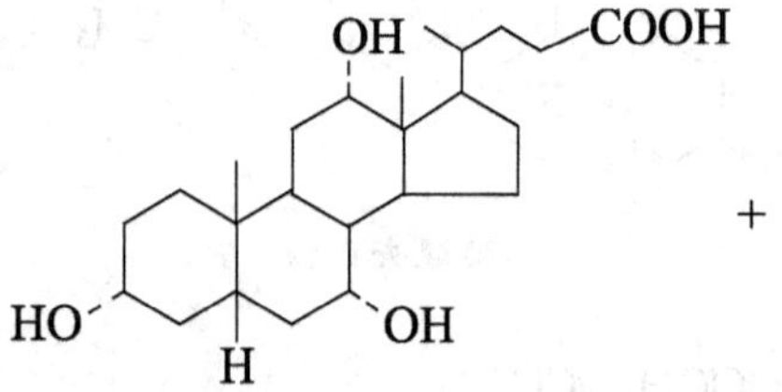

$+ H_2NCH_2COOH \xrightarrow[-H_2O]{\text{酶}}$

4. 说明下列各对化合物在结构上的差异和共同点。

(1) 油脂和磷脂　　　　　　　　　(2) 磷脂与神经磷脂

(3) 卵磷脂与脑磷脂　　　　　　　(4) 麦角固醇与胆固醇

5. 解释下列名词。

(1) 皂化值　　　(2) 碘值　　　(3) 酸败

6. 橄榄油的组成成分之一是三油酰甘油,按要求回答下列问题。

(1) 写出三油酰甘油的结构式;

(2) 写出氢化产物的皂化反应式。

第 22 章

蛋白质与核酸

    蛋白质与核酸都是具有重要生物功能的生物大分子。蛋白质是生物体中含量最丰富的一类生物大分子,约占细胞干重的 50% 以上。蛋白质在细胞的结构和功能方面都起着至关重要的作用。核酸是自然界一切生命的遗传物质。克里克(Crick)的"分子遗传的中心法则"指出:DNA 的功能是储存遗传信息,并在适当时机将遗传信息传递给 RNA;RNA 的功能是通过阅读、翻译和表达这些信息来合成蛋白质。

22.1　蛋白质

    蛋白质是一类复杂的含氮大分子化合物。各种蛋白质在酸、碱或酶的作用下都能彻底水解为 α-氨基酸,α-氨基酸是组成蛋白质的基本单位。

22.1.1　氨基酸

1. 氨基酸的结构、分类和命名

    组成蛋白质的氨基酸约有 30 种,常见的有 20 种,其名称、结构式、缩写等见表 22.1。

表 22.1　20 种 α-氨基酸的名称和结构式

名称	缩写		结构式
	中文	英文	
1. 丙氨酸(α-氨基丙酸)	丙	Ala,A	$\underset{\underset{NH_2}{\mid}}{CH_3CHCOOH}$
2. *缬氨酸(β-甲基-α-氨基丁酸)	缬	Val,V	$\underset{\underset{CH_3}{\mid}\ \ \underset{NH_2}{\mid}}{CH_3CH—CHCOOH}$
3. *亮氨酸(γ-甲基-α-氨基戊酸)	亮	Leu,L	$\underset{\underset{CH_3}{\mid}\ \ \ \ \underset{NH_2}{\mid}}{CH_3CHCH_2CHCOOH}$
4. *异亮氨酸(β-甲基-α-氨基戊酸)	异亮	Ile,I	$\underset{\underset{CH_3}{\mid}\ \ \underset{NH_2}{\mid}}{CH_3CH_2CH—CHCOOH}$

名称	缩写		结构式
	中文	英文	
5.＊蛋氨酸(α-氨基-γ-甲硫基丁酸)	蛋	Met,M	$CH_3S-CH_2CH_2CHCOOH$ 下 NH_2
6.＊苯丙氨酸(β-苯基-α-氨基丙酸)	苯丙	Phe,F	$CH_2CHCOOH$ NH_2
7.＊色氨酸[β-(3-吲哚基)-α-氨基丙酸]	色	Try,W	$CH_2CHCOOH$ NH_2
8.脯氨酸(α-四氢吡咯甲酸)	脯	Pro,P	$-COOH$
9.甘氨酸(氨基乙酸)	甘	Gly,G	CH_2COOH NH_2
10.半胱氨酸(α-氨基-β-巯基丙酸)	半胱	Cys,C	$CH_2CHCOOH$ SH NH_2
11.丝氨酸(α-氨基-β-羟基丙酸)	丝	Ser,S	$CH_2CHCOOH$ OH NH_2
12.＊苏氨酸(α-氨基-β-羟基丁酸)	苏	Thr,T	$HOCH-CHCOOH$ CH_3 NH_2
13.酪氨酸(β-对羟苯基-α-氨基丙酸)	酪	Tyr,Y	$HO-\bigcirc-CH_2CHCOOH$ NH_2
14.天冬酰胺(α-氨基丁酰胺酸)	天酰	Asn,N	$H_2N-C-CH_2CHCOOH$ O NH_2
15.谷氨酰胺(α-氨基戊酰胺酸)	谷酰	Gln,Q	$H_2N-C-CH_2CH_2CHCOOH$ O NH_2
16.天冬氨酸(α-氨基丁二酸)	天	Asp,D	$HOOCCH_2CHCOOH$ NH_2
17.谷氨酸(α-氨基戊二酸)	谷	Glu,E	$HOOCCH_2CH_2CHCOOH$ NH_2
18.精氨酸(α-氨基-δ-胍基戊酸)	精	Arg,R	$NH(CH_2)_3CHCOOH$ $H_2N-C=NH$ NH_2
19.＊赖氨酸(α,ω-二氨基己酸)	赖	Lys,K	$CH_2(CH_2)_3CHCOOH$ NH_2 NH_2
20.组氨酸[β-(4-咪唑基)-α-氨基丙酸]	组	His,H	$CH_2-CHCOOH$ NH_2

表 22.1 中除了脯氨酸,其余氨基酸的构造可用以下结构通式表示:

$$\text{R—CH—COOH}$$
$$\qquad\quad|$$
$$\qquad\quad\text{NH}_2$$

不同氨基酸的结构差异在于 R 基团(又称侧链),R=H 时为甘氨酸;R=CH$_3$ 时为丙氨酸;R=CH$_2$OH 时为丝氨酸;R=CH$_2$SH 时为半胱氨酸。

根据氨基酸分子中酸性基团与碱性基团的相对数目,20 种氨基酸可分成中性氨基酸(表 22.1 中 1~15)、酸性氨基酸(表 22.1 中 16,17)和碱性氨基酸(表 22.1 中 18~20)。中性氨基酸溶于水的水溶液其实并非中性,而是偏酸性,因为酸性基团电离出 H$^+$ 的能力比碱性基团电离出 OH$^-$ 的能力强。

表 22.1 中,除了甘氨酸,其余氨基酸都有旋光性,因为它们的 C$_2$ 为手性碳。组成蛋白质的氨基酸 C$_2$ 的构型,用 D/L 法命名,都是 L -构型,用 R/S 法命名时,除了半胱氨酸是 R -构型,其余都是 S -构型,用费歇尔投影式式表示如下:

COOH	COOH	COOH	COOH
H$_2$N———H	H$_2$N———H	H$_2$N———H	H$_2$N———H
R	CH$_3$	CH$_2$OH	CH$_2$SH
L-氨基酸通式	L-丙氨酸	L-丝氨酸	L-半胱氨酸
	(S)-丙氨酸	(S)-丝氨酸	(R)-半胱氨酸

除上述在蛋白质中广泛存在的 20 种氨基酸外,另有几种氨基酸只在少数蛋白质中存在,如 4 -羟基脯氨酸、甲状腺素;还有一些氨基酸不是蛋白质的组成成分,称为非蛋白氨基酸,它们中有些是重要的代谢物前体或中间体,如鸟氨酸、瓜氨酸等。

4 -羟基脯氨酸　　　　　　　　甲状腺素

鸟氨酸　　　　　　　　瓜氨酸

不同蛋白质中所含的氨基酸的种类和数量各不相同。有些氨基酸在人体内不能合成或不能制造足够数量以维持健康,必需依靠外源供给,这些氨基酸称为必需氨基酸(表 22.1 中有 * 者)。含有全部必需氨基酸的蛋白质称为完全蛋白质。例如,牛乳中的酪蛋白含有 19 种氨基酸和全部必需氨基酸,属于完全蛋白质。玉米中的醇溶蛋白质,由于缺乏赖氨酸和色氨酸,为非完全蛋白质。从营养价值上看,食用不同来源的蛋白质更有利于充分补充必需氨基酸。

2. 氨基酸的性质

(1) 物理性质

α -氨基酸都是固体,有一定的晶形,熔点为 230~300 ℃,易溶于强酸、强碱,水溶性不

一,难溶于乙醚、无水酒精。氨基酸的实际结构为两性离子,又称偶极离子。其结构式为

$$R—CH—COO^-$$
$$|$$
$$NH_3^+$$

（2）氨基酸的化学性质

氨基酸含有多种官能团,能发生多种化学反应,如能与酸、碱发生中和反应,羧基的酯化反应、氨基的酰化反应等,下面列举几种基本的化学反应。

① 与亚硝酸反应

氨基酸中含有氨基,因而与其他含有氨基的化合物一样,遇亚硝酸发生放氮反应,氨基酸转化为羟基酸:

$$R—CH—COOH + HNO_2 \longrightarrow R—CH—COOH + N_2\uparrow + H_2O$$
$$\qquad\quad |\qquad\qquad\qquad\qquad\qquad\quad |$$
$$\qquad\quad NH_2\qquad\qquad\qquad\qquad\qquad OH$$

把反应产生的氮气收集起来,可以定量分析样品中氨基酸的含量,这一方法称为范斯莱克(Van Slyke)氨基氮测定法。

② 与水合茚三酮反应

α-氨基酸与水合茚三酮在水溶液中共热,能生成蓝紫色的罗曼氏紫。

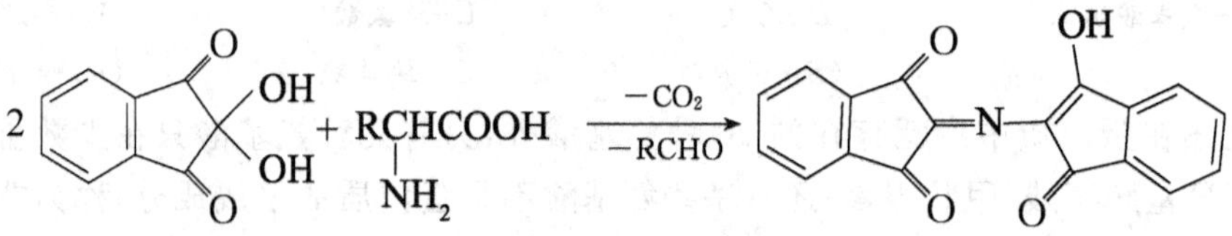

罗曼氏紫

③ 成肽反应

成肽反应是氨基酸形成蛋白质的反应基础,氨基酸之间分别以羧基和氨基脱水形成肽键,如甘氨酸和丙氨酸可以形成甘丙肽:

$$H_2NCH_2COOH + H_2NCHCOOH \longrightarrow H_2NCH_2CONHCHCOOH + H_2O$$
$$\qquad\qquad\qquad\qquad |\qquad\qquad\qquad\qquad\qquad\qquad\qquad\quad |$$
$$\qquad\qquad\qquad\qquad CH_3\qquad\qquad\qquad\qquad\qquad\qquad\qquad CH_3$$

甘丙肽

实际上,肽的合成比较复杂,因为两分子不同的氨基酸形成二肽时有两种成肽方式。如上述甘氨酸和丙氨酸形成二肽时,除上述甘氨酸的羧基与丙氨酸的氨基脱水形成甘丙肽外,还可以是丙氨酸的羧基与甘氨酸的氨基脱水形成丙甘肽。此外,生成的二肽还可以再生成三肽、四肽等。因此,在合成肽时,需要氨基酸的羧基和氨基分别保护起来,成肽后再去除保护,才能得到目标肽。

④ 两性和等电点

氨基酸的两性包括氨基酸的酸碱性和两性电离。

a. 酸碱性

氨基酸既能与酸反应成盐,又能与碱反应成盐,这体现了氨基酸既具有酸性又具有碱性的两性特点。

b. 两性电离

氨基酸固态时实际以两性离子的形式存在,这样的结构形式与它的熔点、溶解性特点相吻合。氨基酸溶于水后,分子中的酸性基团与碱性基团分别与水作用,发生酸式电离和碱式电离,如中性氨基酸在水中的电离方程式可表示如下:

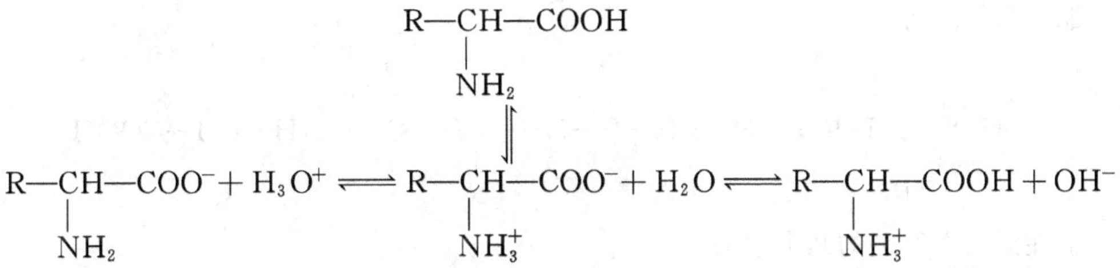

$$R{-}\underset{\underset{NH_2}{|}}{C}H{-}COOH$$

$$\underset{\underset{NH_2}{|}}{R{-}CH{-}COO^-} + H_3O^+ \rightleftharpoons \underset{\underset{NH_3^+}{|}}{R{-}CH{-}COO^-} + H_2O \rightleftharpoons \underset{\underset{NH_3^+}{|}}{R{-}CH{-}COOH} + OH^-$$

氨基酸负离子(AA⁻)　　　氨基酸两性离子(AA±)　　　氨基酸正离子(AA⁺)

中性氨基酸在水溶液中有 3 种存在形式,即氨基酸正离子、负离子及两性离子,其中两性离子为主要的存在形式。

c. 等电点

氨基酸的等电点是指氨基酸各种存在形式所带的正、负电荷相等时溶液 pH,用 pI 表示。不同的氨基酸有不同的等电点,表 22.2 列出了常见氨基酸的等电点数据。

表 22.2　常见氨基酸的等电点

名称	pI	名称	pI
甘氨酸	5.97	色氨酸	5.89
丙氨酸	6.00	脯氨酸	6.30
缬氨酸	5.96	羟脯氨酸	5.83
亮氨酸	5.98	天冬酰胺	5.41
异亮氨酸	6.02	谷氨酰胺	5.65
丝氨酸	5.68	天冬氨酸	2.77
苏氨酸	6.18	谷氨酸	3.22
半胱氨酸	5.07	赖氨酸	9.74
苯丙氨酸	5.48	精氨酸	10.76
酪氨酸	5.66	组氨酸	7.59

从表 22.2 可见,中性氨基酸的 pI<7,如丙氨酸的 pI=6.00;酸性氨基酸的 pI<7,如天冬氨酸的 pI=2.77;碱性氨基酸的 pI>7,如赖氨酸的 pI=9.47。

氨基酸处于等电点时具有两性离子浓度最大、净电荷为零、溶解度最小等特点。

根据电离平衡式可以看出,改变溶液的 pH 值会使平衡移动,从而影响氨基酸的存在形式和带电状态:

pH=pI,氨基酸以两性离子形式存在,净电荷等于零;

pH>pI,平衡向左移动,氨基酸负离子增多,即"碱侧负";

pH<pI,平衡向右移动,氨基酸正离子增多,即"酸侧正"。

22.1.2 肽

1. 肽的结构

肽的结构式为

$$H_2N-CH-C-NH-CH-C-NH-CH-C\cdots\cdots NH-CH-COOH$$

需注意有关肽链的几个术语:

① 氨基酸残基(结构中不完整的氨基酸);

② 肽链(除 R_1,R_2,$\cdots$,R_n 以外的结构);

③ 侧链(即 R_1,R_2,$\cdots$,R_n);

④ C-末端与 N-末端(C-末端为具有游离—COOH 端,N-末端为具有游离—NH_2 端);

⑤ 肽键(—COOH 与—NH_2 脱水形成的—CONH—);

⑥ 肽单位(结构单位为 C_α—CONH—C_α,C_α 指 α-C)。

图 22.1a 示意肽链中的一个肽单位的 6 个原子处在同一平面,且 2 个 C_α 呈反式构型。图 22.1b 示意肽链由一个个刚性的肽单位组成,肽链中的 C_α 可以绕键轴旋转,使蛋白质有不同层次的构象。

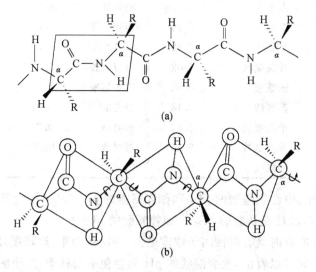

图 22.1　肽链中的肽单位

2. 肽的命名

(1) 短肽

把 C-末端氨基酸当作母体,从 N-末端开始依次列出各氨基酸残基作为酰基的名称,称"某氨酰某氨酸",如下列由两种氨基酸组成的二肽分别称为甘氨酰丙氨酸(甘丙肽)和丙氨酰甘氨酸(丙甘肽)：

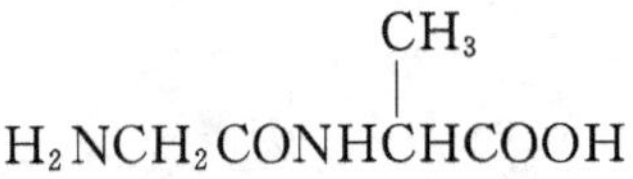

$$H_2NCH_2CONHCHCOOH$$

$$CH_3$$

甘氨酰丙氨酸(甘丙肽)

$$H_2NCHCONHCH_2COOH$$

$$CH_3$$

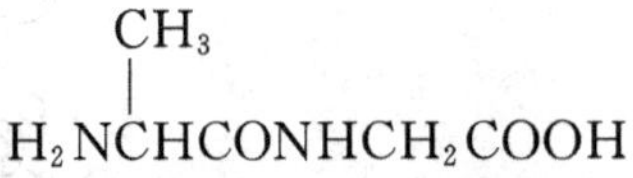

丙氨酰甘氨酸(丙甘肽)

（2）长肽链

长肽链一般用俗名，如牛胰岛素、猪胰岛素、人催产素等。

（3）肽的书写

无论是用结构式表示，还是用缩写字母表示，N-末端总是写在左边，C-末端写在右边，如甘丙丝肽结构式如下：

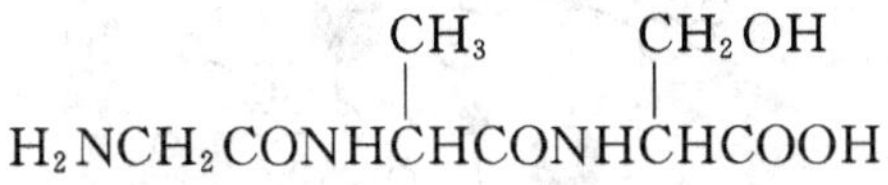

$$H_2NCH_2CONHCHCONHCHCOOH$$

$$CH_3 \qquad CH_2OH$$

名称：甘氨酰丙氨酰丝氨酸(甘丙丝肽)

缩写式：Gly—Ala—Ser 或 G—A—S

3. 重要的肽

谷胱甘肽(γ-谷氨酰半胱氨酰甘氨酸)是由谷氨酸、半胱氨酸和甘氨酸组成的三肽，分子中含有活性巯基，易与氧化剂反应，从而保护身体免遭氧化剂的伤害。两分子谷胱甘肽通过两个巯基脱氢变成氧化型谷胱甘肽，加氢又变回还原性谷胱甘肽。

$$2G{-}SH \underset{+2H}{\overset{-2H}{\rightleftharpoons}} G{-}S{-}S{-}G$$

还原型　　　　氧化型

22.1.3　蛋白质

1. 蛋白质的元素组成

蛋白质的元素组成有 C，N，H，O，S 等，其中 N 的含量较为恒定，为 16％，因此可以通过测定样品中氮的含量，推算样品中蛋白质的含量。其计算公式为

样品中蛋白质的含量(克％)＝每克样品含氮克数×6.25×100％

2. 蛋白质的结构

（1）一级结构

蛋白质由一条或几条多肽链组成，多肽链中氨基酸的组成、数目、排列顺序，甚至二硫键的位置都是蛋白质一级结构的重要信息。

（2）二级结构

在一级结构基础上，多肽链中的 α-C 绕键轴旋转及肽链折叠产生不同层次的构象。

蛋白质二级结构的主要构象有 α-螺旋(如图 22.2 所示)和 β-折叠(如图 22.3 所示)。

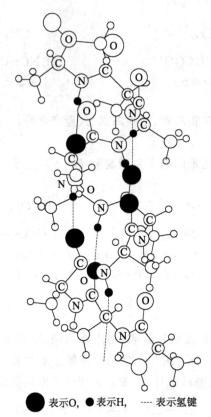

● 表示O, ● 表示H, ---- 表示氢键

图 22.2 蛋白质的右手 α-螺旋构象

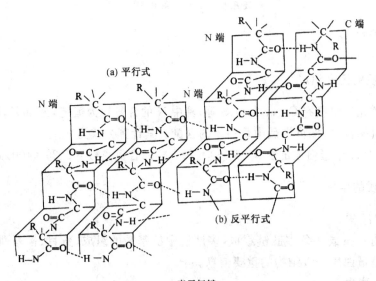

---- 表示氢键

图 22.3 蛋白质的 β-折叠构象

　　蛋白质的二级结构通过氢键维系。在蛋白质 α-螺旋构象中,肽链上每个氨基酸残基氮原子上的氢原子与后面第四个氨基酸残基的羰基氧原子形成氢键,如图 22.2 所示;在蛋白质的 β-折叠构象中,一条肽链氮原子上的氢原子与另一条肽链羰基氧原子形成氢键,如图

22.3 所示。上述的氢键很多,它们是这两种蛋白质分子构象稳定存在的基础。

（3）三级结构

二级的多肽链在空间沿多个方向盘旋折叠,形成近似球形的结构。由一条多肽链组成的肌红蛋白的三级结构构象如图 22.4 所示。

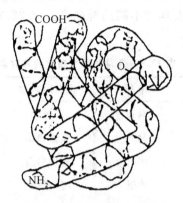

图 22.4　肌红蛋白的三级结构

蛋白质近似球形的三级结构构象的稳定是通过螺旋圈外层的侧链与侧链间的副键维系的。这些副键包括氢键、盐键、酯键、二硫键、疏水键,它们的形成如图 22.5 所示。

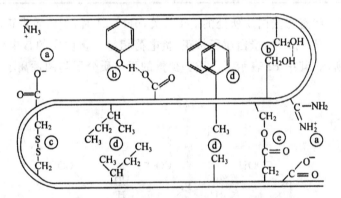

ⓐ 盐键;ⓑ 氢键;ⓒ 二硫键;ⓓ 疏水键;ⓔ 酯键

图 22.5　维系蛋白质立体结构的副键

（4）四级结构

由一条以上多肽链组成的蛋白质,每条多肽链在三级结构的基础上,再通过副键的作用,缔合成更为紧密的近似球状的结构。血红蛋白的四级结构如图 22.6 所示。血红蛋白由四个多肽链(也叫亚基)组成,其中两条 α 链,两条 β 链,每个亚基镶嵌了一个血红素。

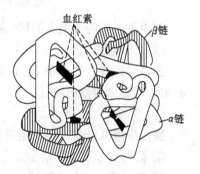

图 22.6　血红蛋白四级结构

蛋白质的一级结构反映的是蛋白质的构造,二、三、四级结构是蛋白质不同层次的构象,也称高级结构。一种有生理活性的蛋白质总是以高级结构呈现出来的,高级结构中包含了所有低级结构,例如血红蛋白的四级结构中包含了三级、二级和一级结构。

3. 蛋白质的理化性质

(1) 两性电离和等电点

蛋白质表面还有一些可发生酸式电离和碱式电离的基团,因此蛋白质也有两性电离和等电点的性质。不同的蛋白质具有不同的等电点。表 22.3 列出了几种常见蛋白质的等电点。

表 22.3　几种常见蛋白质的等电点

蛋白质名称	等电点 pI	来源	蛋白质名称	等电点 pI	来源
血清清蛋白	4.88	马血	白明胶	4.8~4.85	动物皮
血清球蛋白	5.4~5.5	马血	胰蛋白酶	5.0	胰液
乳清蛋白	5.12	牛乳	胃蛋白酶	2.75	猪胃
乳球蛋白	4.5~5.5	牛乳	丝蛋白	2.0~2.4	蚕丝
酪蛋白	4.6	牛乳	鱼精蛋白	12.0~12.4	蛙鱼精
肌球蛋白	7.0	肌肉	麦胶蛋白	6.5	小麦
肌凝蛋白	6.2~6.6	肌肉	卵清蛋白	4.84~4.9	鸡蛋

蛋白质的带电状态与蛋白质所处的 pH 有关,pH<pI 时,蛋白质带正电荷;pH>pI 时,蛋白质带负电荷;pH=pI 时,蛋白质所带正、负电荷相等。蛋白质的带电状态与溶液的 pH 关系如图 22.7 所示,其中 Pr 表示蛋白质。少量的蛋白质分子与两性离子存在着平衡。

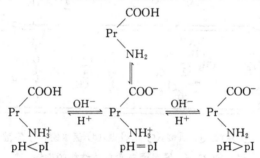

图 22.7　蛋白质的带电状态与溶液 pH 的关系

利用蛋白质的等电点不同,通过电泳技术可以分离不同的蛋白质。

(2) 胶体性质

蛋白质颗粒直径介于 1~100 nm,蛋白质溶液属于胶体溶液,具有丁铎尔现象、布朗运动、电泳等胶体溶液的特征。

(3) 沉淀

蛋白质溶液能保持稳定主要依靠两个因素:

① 蛋白质分子在溶液中带有电荷,同种电荷互相排斥,不易聚集成大颗粒;

② 蛋白质分子与水形成水化层,相互间不易接近而聚集。

然而,如果条件发生改变,蛋白质稳定的因素被破坏,则蛋白质分子在溶液中就可发生凝聚,形成更大的颗粒并从溶液中析出,这种现象称为蛋白质的沉淀。蛋白质在溶液中发生沉淀的过程如图 22.8 所示。

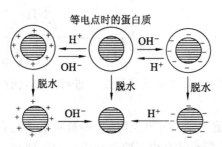

图 22.8　蛋白质胶体颗粒的沉淀

由图 22.8 可知,若将蛋白质溶液的 pH 调到其等电点,此时蛋白质分子呈等电状态,虽然相同电荷的排斥作用消失,但还有水化层起保护作用,故一般不发生沉淀。如果再加入脱水剂,使蛋白质分子失去水化层,则蛋白质分子将由于互相碰撞而析出沉淀;反之,若使蛋白质先脱去水化层,再调 pH 值至等电点,也会产生同样的结果。

应该指出,有些蛋白质(如白明胶)的两种稳定因素均较强,要使这类蛋白质沉淀,需同时消除这两种稳定因素;而有些蛋白质往往是其中一种因素是主要的,则只要消除主要因素就可使它们沉淀。

使蛋白质沉淀主要有以下几种方式:

① 盐析

在蛋白质溶液中加入中性盐类(如氯化钠、硫酸钠、硫酸铵等)至一定浓度时,蛋白质便可沉淀析出,这种作用称为盐析。

盐析使蛋白质沉淀的主要原因是由于电解质离子的水化能力比蛋白质强,可以破坏蛋白质胶粒的水化层,同时使蛋白质胶粒所带的电荷削弱,即电荷被部分中和;蛋白质胶体的稳定因素被消除,使胶粒相互碰撞而凝聚沉淀。

盐析沉淀的蛋白质,其分子内部结构没有改变,可保持原来的生物活性,当再加入溶剂稀释后,则沉淀可以重新溶解,一般不至于使蛋白质变性,所以盐析是可逆的沉淀;另外,使蛋白质盐析沉淀时,加入电解质的量较大,故分离较困难。

蛋白质盐析时所需盐的最小浓度称为盐析浓度。各种不同的蛋白质,由于分子颗粒大小和亲水程度不同,发生沉淀时所需要的盐析浓度也不同。因此,可用不同浓度的盐溶液使溶液中的不同蛋白质分段析出,这种操作方法称为分段盐析。在临床检验中,利用分段盐析可以测定血清白蛋白和球蛋白的含量,以帮助诊断某些疾病。

② 有机溶剂沉淀

当向蛋白质溶液中加入一定量甲醇、乙醇或丙酮等极性有机溶剂时,由于它们对水的亲和力较大,可引起蛋白质脱去水化层以及降低介电常数而增加蛋白质颗粒间的相互作用,使蛋白质凝聚而沉淀。利用有机溶剂使蛋白质沉淀,如果控制在低温下操作,并且尽可能缩短处理的时间,则可使变性速度减慢。但如果长时间接触,则沉淀的蛋白质会因变性而不再溶解。

③ 重金属盐沉淀

当蛋白质溶液的 pH 值大于其等电点时,某些带正电荷的重金属离子如 Ca^{2+},Hg^{2+},

Pb^{2+}，Ag^+等，可与带负电荷的蛋白质颗粒结合成不溶性盐而沉淀。例如：

$$Pr\begin{array}{c}NH_2\\ \\COO^-\end{array} + Ag^+ \longrightarrow Pr\begin{array}{c}NH_2\\ \\COOAg\end{array}\downarrow$$

误服重金属盐的病人口服大量牛乳或豆浆等进行解救，就是利用这一基本性质。

④ 某些酸类的沉淀

当蛋白质溶液的 pH 值小于其等电点时，某些带负电荷的酸如钨酸、苦味酸、三氯醋酸等，可与带正电荷的蛋白质颗粒结合成不溶性盐而沉淀。例如：

$$Pr\begin{array}{c}NH_3^+\\ \\COOH\end{array} + CCl_3COO^- \longrightarrow Pr\begin{array}{c}NH_3^+\ ^-OOCCCl_3\\ \\COOH\end{array}$$

这类沉淀反应在临床检验中常用来除去体液中干扰测定的蛋白质。

（4）变性

天然蛋白质因受物理或化学因素的影响，其结构发生了变化，从而导致蛋白质生物活性和物理性质改变，这种作用称为蛋白质的变性。使蛋白质变性的因素很多，物理因素有加热、紫外线照射、X射线、超声波、剧烈振荡和搅拌等；化学因素有强酸、强碱、尿素、重金属盐、三氯乙酸、乙醇、丙酮等的影响。不同的蛋白质对各种变性因素的敏感程度是不同的。

蛋白质的变性是由于蛋白质分子内部结构的改变引起的。天然蛋白质内部可通过副键的作用而使整个分子具有紧密的结构。变性后氢键被破坏，蛋白质分子可从原来有规则的紧密结构变为无规则的松散结构。一般来说，蛋白质的变性是蛋白质二、三级以上的高级结构的改变或破坏，而一级结构并未发生变化。

在变性因素作用下，蛋白质会出现各种变性现象。例如，生物活性发生改变，使酶失去催化能力，抗体失去免疫作用，激素丧失调节作用等；理化性质和生化性质也会发生改变，使结晶能力和溶解度降低，粘度增加，易被蛋白质水解酶水解等。

按性质和程度的不同，蛋白质的变性可分为可逆变性和不可逆变性两种类型。变性后如蛋白质分子结构改变不大（如改变至三级结构），可重新恢复原来性质的，称为可逆变性。变性后如分子结构改变较大时（如改变至二级结构），就不易恢复原有性质，称为不可逆变性。

蛋白质的变性现象在日常生活和医疗实践中的应用很多。例如，加热使鸡蛋凝固；在豆浆中加入盐卤或石膏制成豆腐；用紫外线或 75％酒精消毒灭菌；用放射性同位素治疗肿瘤等。与此相反，在实验和生产上制备某些蛋白质制品（如疫苗、酶制剂等）时，则要注意避免引起变性而导致活性丧失的因素存在。

（5）显色反应

蛋白质由氨基酸组成，当蛋白质分子中含有某种特殊结构的氨基酸时，便可和某种显色剂产生一定的显色反应，这是蛋白质能呈多种颜色反应的主要原因，如茚三酮反应、蛋白黄反应、米伦（Millon）反应等（见表 22.4）。

此外，蛋白质又是一类具有两个以上肽键的化合物，故还能发生缩二脲反应，即蛋白质在碱性溶液中与硫酸铜溶液作用会出现紫红色,通常此法也用于蛋白质的鉴定,但氨基酸和二肽不发生缩二脲反应。

表 22.4　蛋白质的颜色反应

反应名称	加入试剂	颜色变化	起反应的蛋白质
茚三酮反应	水合茚三酮	蓝紫色	所有蛋白质
缩二脲反应	氢氧化钠、硫酸铜溶液	浅红色至蓝紫色	所有蛋白质
蛋白黄反应	浓硝酸再加氨水	黄色至橙色	含苯丙氨酸、酪氨酸或色氨酸的蛋白质
米伦反应	硝酸、亚硝酸、硝酸汞、硝酸亚汞混合物	红色	含酪氨酸的蛋白质

22.2　核　酸

核酸(nucleic acid)最初是从细胞核中发现的酸性化合物,因此得名。它包括脱氧核糖核酸(deoxyribonucleic acid,DNA)和核糖核酸(ribonucleic acid,RNA)两大类。与蛋白质一样,核酸也是非常重要的生物大分子,DNA 是遗传信息的携带者,RNA 主要参与遗传信息的表达,所以核酸又称为"遗传大分子"。

1868 年,瑞士生理学家米歇尔(Miescher)从绷带的脓细胞核中分离、提取得到核酸与蛋白质的核素结合物,当时称为核素。20 世纪 20 年代,德国生理学家柯塞尔(Kossel)才搞清楚核酸的化学成分及其最简单的基本结构,证实核酸由腺嘌呤(A)、鸟嘌呤(G)、胸腺嘧啶(T)和胞嘧啶(C)等 4 种不同的碱基、核糖和磷酸等组成,其最简单的单体结构是碱基-核糖-磷酸构成的核苷酸。1929 年又确定了核酸有 2 种,一种是脱氧核糖核酸(DNA),另一种是核糖核酸(RNA)。直到 1953 年,美国生物学家沃森(Watson)和英国生物物理学家克里克(Crick)提出了 DNA 的双螺旋结构模型,才揭示了生物遗传得以世代相传的分子奥秘。20 世纪 80 年代末,国际"人类基因组图谱工程(HGP)"正式起动,我国是唯一参加 HGP 研究的发展中国家,标志着我国在核酸领域的研究已达到世界先进水平。

22.2.1　核酸的分类与基本化学组成

1. 核酸的分类

核酸分为脱氧核糖核酸(DNA)和核糖核酸(RNA)两大类。DNA 是生物遗传的主要物质基础,主要存在于细胞核的染色体中,在线粒体和叶绿体内也有少量存在。

RNA 主要存在于细胞质中,微粒体内含量最多,线粒体内较少。RNA 比 DNA 的结构简单,分子量也小一些。RNA 在体内承担遗传信息的表达,即直接参与蛋白质的合成。根据其在蛋白质合成过程中的作用不同,又将 RNA 分为 3 类:

① 核糖体 RNA(ribosomal RNA,rRNA),是合成蛋白质的场所。

② 信使 RNA(messenger RNA,mRNA),是合成蛋白质的模板。在合成蛋白质时,氨

基酸的排列顺序是由 mRNA 提供的信息决定的,而 mRNA 传递的信息则从 DNA 复制得到。

③ 转运 RNA(transfer RNA,tRNA),在合成蛋白质时将所需氨基酸运送到多肽链中。

2. 核酸的基本化学成分组成

核酸与大分子的蛋白质、多糖等一样,在一定条件下可以水解,核酸彻底水解后得到 3 种基本化学成分:磷酸、戊糖和含氮碱。DNA 和 RNA 组成上的差别体现在戊糖和含氮碱,表 22.5 列出了 DNA 和 RNA 在这 3 种化学成分上的差别。

表 22.5　DNA 和 RNA 的化学组成及差别

	DNA	RNA
戊糖	脱氧核糖	核糖
含氮碱	胞嘧啶(C)、胸腺嘧啶(T)	胞嘧啶(C)、尿嘧啶(U)
	腺嘌呤(A)、鸟嘌呤(G)	腺嘌呤(A)、鸟嘌呤(G)
磷酸	磷酸	磷酸

(1) 戊糖结构

组成 DNA 的戊糖是 D-脱氧核糖,而 RNA 中的戊糖是 D-核糖。在核酸中,核糖以 β-D-呋喃环状结构形式存在。

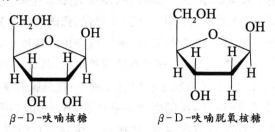

β-D-呋喃核糖　　　　β-D-呋喃脱氧核糖

(2) 含氮碱结构

组成核酸的含氮碱为嘧啶碱及嘌呤碱的衍生物,被称为核酸的碱基,共 5 种,结构及环的编号(以胞嘧啶和腺嘌呤为例)如下:

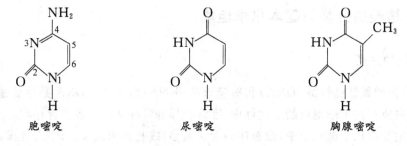

胞嘧啶　　　　　　尿嘧啶　　　　　　胸腺嘧啶

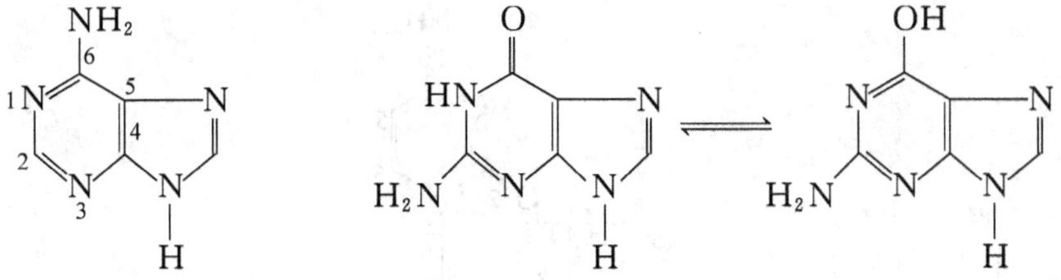

腺嘌呤　　　　　乌嘌呤(酮式)　　　　　乌嘌呤(烯醇式)

22.2.2　核苷与核苷酸

组成核酸的戊糖和含氮碱脱去一分子水,形成核苷(nucleoside),如核糖和胞嘧啶脱水形成胞嘧啶核苷。其反应式如下:

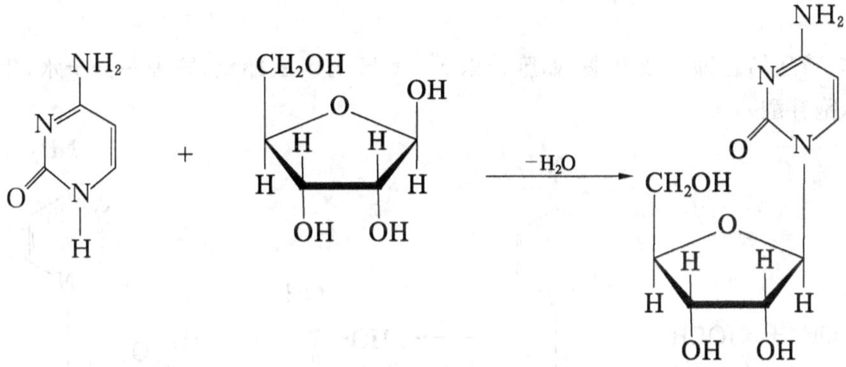

胞嘧啶核苷(简称胞苷)

其他嘧啶碱与戊糖形成核苷时,也都是嘧啶的 1-位 N 上的 H 与糖的 C_1—OH 脱水。

嘌呤碱以 9-位 N 上的 H 与糖的 C_1—OH 脱水,如腺嘌呤与脱氧核糖反应形成核苷的反应式如下:

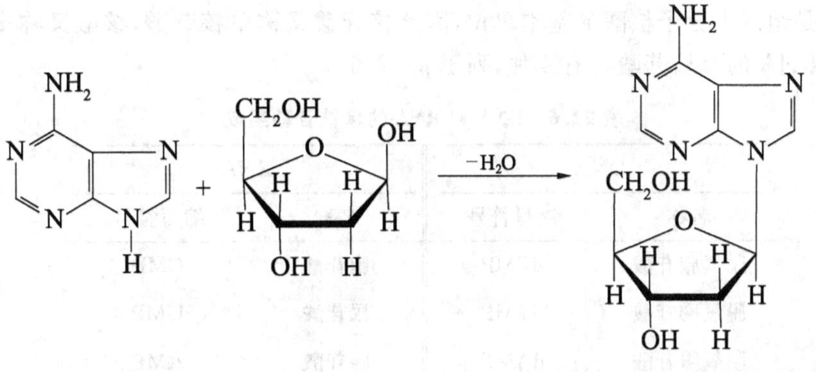

腺嘌呤脱氧核苷(简称脱氧腺苷)

核苷结构中,糖与碱基之间连接的键称为氮苷键,水解后可变回原来的糖和碱基。

核苷中,碱基环和糖环的编号分别以 $1, 2, 3, \cdots$ 和 $1', 2', 3', \cdots$ 表示,如胞苷中两个环的编号如下:

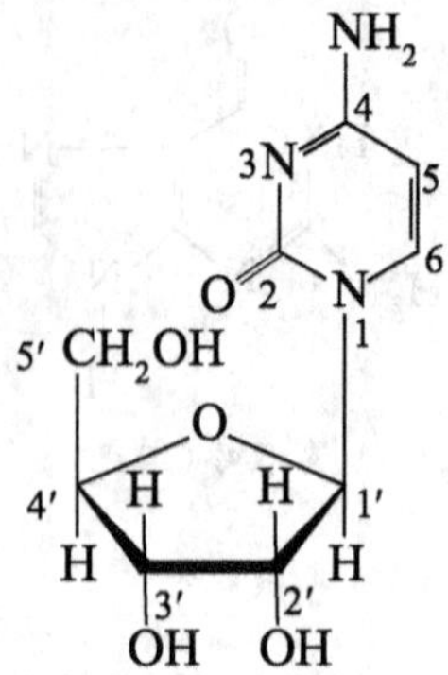

在 RNA 中,4 种碱基分别与核糖结合形成 4 种核苷,即胞苷、尿苷、腺苷和鸟苷;DNA 中,4 种碱基分别与脱氧核糖结合形成 4 种核苷,即脱氧胞苷、脱氧胸苷、脱氧腺苷和脱氧鸟苷。

核苷与磷酸结合即成核苷酸,如胞苷以 $5'$—OH 与磷酸酯化,脱去一分子水,生成 $5'$-胞苷酸(简称胞苷酸):

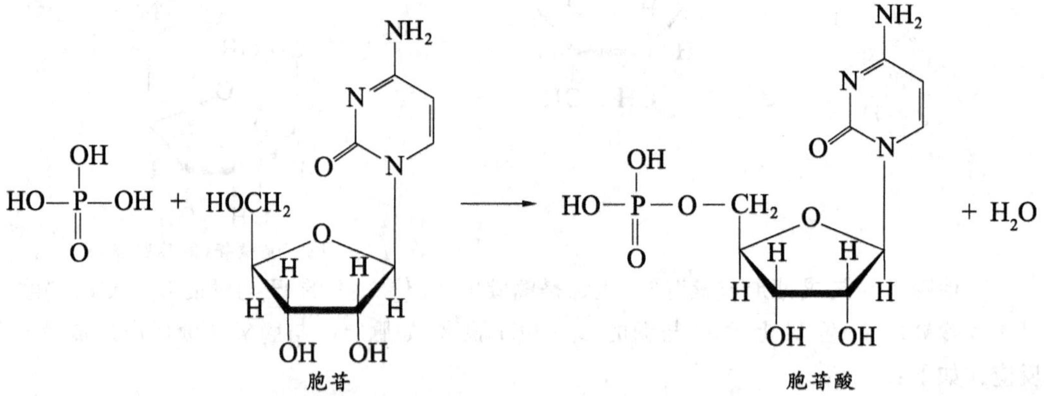

核苷酸是组成大分子核酸的基本单位,因此核苷酸又称单核苷酸,核酸又称多核苷酸。组成 DNA,RNA 的单核苷酸各有 4 种,列于表 22.6 中。

表 22.6 DNA 和 RNA 的单核苷酸组成

DNA		RNA	
名称	缩写符号	名称	缩写符号
脱氧胞苷酸	dCMP	胞苷酸	CMP
脱氧胸苷酸	dTMP	尿苷酸	UMP
脱氧腺苷酸	dAMP	腺苷酸	AMP
脱氧鸟苷酸	dGMP	鸟苷酸	GMP

22.2.3 核酸的结构

核苷酸是组成核酸的基本单位。核苷酸之间以磷酸酯键相互连接,如图 22.9 所示。

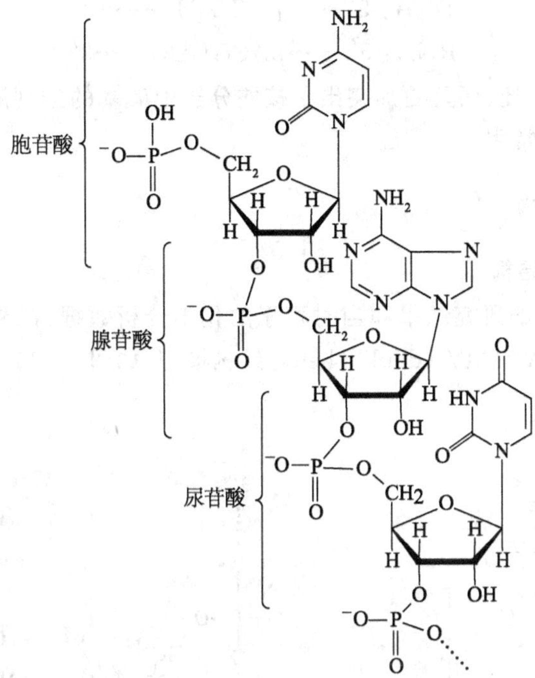

图 22.9　RNA 中多核苷酸链片段结构

多核苷酸链中,每分子磷酸以 $3'$,$5'$-磷酸二酯键与上下两分子核苷相连,核苷酸之间只是碱基的差别,糖和磷酸是一样的。

1. 核酸的一级结构

核酸的一级结构是指核酸分子中核苷酸的排列顺序和连接方式。由于核苷酸间的差别主要是碱基不同,故也将碱基顺序称为核酸的一级结构。DNA 的碱基顺序本身就是遗传信息存储的形式,生物界物种的多样性表现在 DNA 分子中 4 种核苷酸千变万化的不同排列组合。

核酸一级结构的表示方法有多种,图 22.9 所示的是其中一种,结构信息详尽,但书写繁琐、所占篇幅很大。图 22.10 所示的是一种简化的表示方法,其中碱基和磷酸用英文大写字母表示,戊糖用竖线表示,磷酸用 P 表示,碱基胞嘧啶、胸腺嘧啶、腺嘌呤和鸟嘌呤分别用 C,T,A,G 表示,这种表示方法能简单、直观地反映磷酸、戊糖和碱基的相互连接次序及碱基的排列顺序,并用两头带有数字的箭头表示磷酸二酯键的走向。

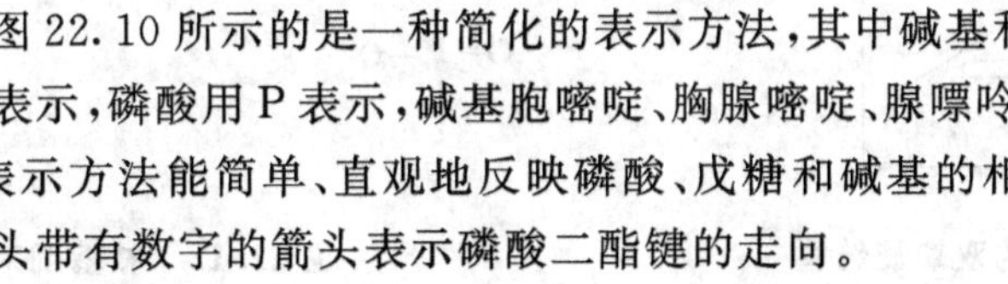

图 22.10　DNA 中部分核苷酸链结构简图

另一种简化的书写方法是字符式。书写时用英文大写字母代表碱基,用小写字母 p 代表磷酸残基。例如以下字符式表示 DNA 链和 RNA 链片段的一级结构:

DNA：5′……pACGTTG……3′

RNA：5′……pACGUUG……3′

字符式不但书写方便，而且更加突出了核酸分子中碱基的排列顺序及磷酸二酯键走向的结构特征，目前较为常用。

2. 核酸的二级结构

（1）DNA 的二级结构

根据 X-射线衍射的研究结果和当时积累的化学分析数据，沃森和克里克在前人研究的基础上，提出了 DNA 双螺旋（double helix）结构模型（如图 22.11 所示），其中 S 代表脱氧核糖，P 代表磷酸。

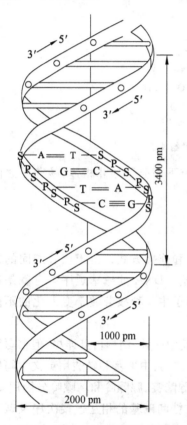

图 22.11　DNA 的双螺旋结构

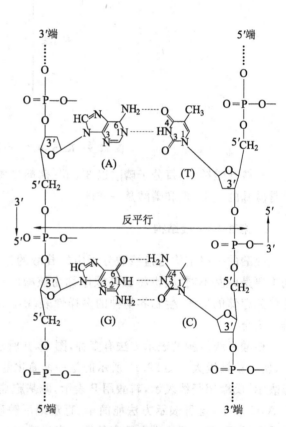

图 22.12　碱基配对和氢键

该模型设想的要点可归纳如下：

① DNA 由两条多核苷酸链组成，这两条链沿着一个共同的轴心以反平行走向成右手螺旋结构。

② 戊糖和磷酸连接成的链在螺旋的外侧，碱基在螺旋的内侧，它们垂直于螺旋轴，通过氮苷键与主链相连。

③ 两条主链上碱基之间配对有一定规律，即一条主链上的腺嘌呤（A）必定与另一条主链上的胸腺嘧啶（T）配对，而鸟嘌呤（G）必然与胞嘧啶（C）配对，这称为碱基互补规律（base complementary)或碱基配对规律。两个相互配对的碱基,彼此之间互称为"互补碱基"。DNA 的反平行双链和碱基配对以及氢键如图 22.12 所示。

④ 稳定双螺旋结构(在横向上)主要靠碱基对之间形成的氢键维系。此外,范德华力和疏水键对稳定双螺旋结构也起着重要作用。

⑤ 双螺旋结构的直径为 2000 pm,每 10 个碱基对构成一圈螺旋,螺距 3400 pm,而相邻两对碱基对之间的平面距离为 340 pm。

DNA 的二级结构除了上述右手双螺旋结构(B-DNA)的主要形式外,还有其他构型,如左手螺旋的 Z-DNA 等。

(2) RNA 的二级结构

RNA 和 DNA 的一级结构非常相似,但两者的二级结构却有很大差别。RNA 的二级结构如图 22.13 所示,生物体内大多数 RNA 分子由一条多核苷酸链组成,链的许多区域可以发生自身回折,在回折区域里呈现双螺旋结构并实现碱基配对。在 RNA 分子中,碱基互补规律是 A 与 U 配对,G 与 C 配对,配对碱基之间同样形成氢键。应该指出的是,RNA 分子中的糖基是核糖,比脱氧核糖多一个 $2'$-位羟基。由于 $2'$-位羟基位于分子密集部位,结果造成其对平行碱基的排斥。因此,RNA 分子中只有 40%~70% 的多核苷酸链形成双螺旋结构,其余部分为非螺旋区段,不能配对的碱基则形成突环。

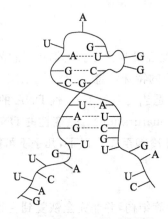

图 22.13　RNA 的二级结构

核酸的结构及其与生物功能之间的关系是非常复杂的,这是目前全世界科学工作者正在深入研究的课题。

22.2.4　核酸的性质与功能

1. 核酸的物理性质

DNA 为白色纤维状固体,RNA 为白色粉末,两者均微溶于水,易溶于稀碱溶液,其钠盐在水中的溶解度比较大。DNA 和 RNA 都不溶于乙醇、乙醚、氯仿等一般有机溶剂,而易溶于 2-甲氧基乙醇中。

核酸分子中嘌呤和嘧啶均存在共轭结构,它们在波长 260 nm 左右有较强的紫外吸收,这一性质常用于核酸、核苷酸、核苷及碱基的定量分析。

2. 核酸的酸碱性及水解

核酸分子中既含有磷酸基,又含有嘌呤和嘧啶碱,是两性化合物,其酸性强于碱性。它既能与金属离子成盐,又能与一些碱性化合物生成复合物。

核酸在 pH 不同的溶液中,带有不同的电荷。因此,它可像蛋白质一样,在电场中发生迁移(电泳),迁移的方向和速率与核酸分子的电荷、大小和形状有关。

在酸、碱(用于 RNA)、酶的作用下,核酸的磷酸酯键或氮苷键可水解,根据需要选择适合的方法及反应条件能得到不同程度的水解产物。

3. 核酸的变性、复性和杂交

(1) 核酸的变性

核酸在加热、酸、碱或乙醇、丙酮、尿素、酰胺等有机试剂作用下,分子由稳定的双螺旋结构松解为无规则线团结构的现象,称为核酸的变性(denaturation)。在变性过程中,维持双螺旋结构稳定性的氢键和碱基间的堆积力被破坏,而磷酸二酯键不会断裂,所以变性不破坏核酸的一级结构。变性后,核酸的一些理化性质发生改变,如在 260 nm 处紫外吸收增强,溶液的粘度下降,沉降速度增加等。同时,变性也可使核酸的生物功能发生改变甚至丧失。

(2) 核酸的复性

在核酸的变性中,DNA 的变性最为常见。由加热引起的 DNA 变性称为热变性。DNA 的热变性可提供有关 DNA 组织的特殊信息。

DNA 的变性是可逆的。在适当的条件下,变性 DNA 的两条互补链全部或部分恢复到双螺旋结构的过程,称为复性(renaturation)。热变性的 DNA,一般经缓慢冷却后,即可复性。如果将热变性的 DNA 快速冷却至 4 ℃以下,几乎不可能发生复性,这一性质可用来保持 DNA 的变性状态。

(3) 核酸的杂交

核酸在复性时,形成新的螺旋结构,并非完全恢复到变性前的结构,这种按碱基互补而又不完全互补的两条 DNA 链相互结合的现象称为杂交。核酸的杂交技术可以广泛应用于遗传性疾病诊断、肿瘤病因学以及基因工程等领域。

(4) DNA 分析技术及其应用

1985 年,英国遗传学家杰弗雷斯(Jeffreys)教授首次报道了 DNA 指纹图技术,标志着 DNA 分析技术的问世。DNA 指纹图技术一经应用,就迅速在多起重大的刑事犯罪侦破和民事诉讼中发挥重要作用。通过 DNA 指纹图检验,可以直接认定物证的个体来源或直接确定亲子遗传关系,改变法医物证鉴定只能排除不能认定的历史。以此建立的法医分子遗传学,开创了法医物证鉴定发展的新纪元。通过 DNA 鉴定手段,一系列重特大案件得以快速顺利侦破。此外,DNA 分析技术在民事案件中亦有广泛的应用。因此,DNA 成了真正意义上的"物证之首"。

习 题

1. 选择题

(1) 天冬氨酸(pI＝2.77)溶于水后,在电场中(　　)。

    A. 向负极移动　　B. 向正极移动　　C. 不移动　　D. 易水解　　E. 易沉淀

(2) 与 HNO_2 作用不放出 N_2 的是(　　)。

    A. 色氨酸　　B. 苯丙氨酸　　C. 半胱氨酸　　D. 脯氨酸　　E. 谷氨酸

(3) 多肽链中的肽键具有(　　)结构。

    A. 直线型　　B. 平面型　　C. 四面体　　D. α-螺旋　　E. β-折叠

(4) 在强碱溶液中与稀 $CuSO_4$ 作用,出现紫红色的化合物是(　　)。

    A. 尿素　　B. 甘油　　C. 氨基脲　　D. 丙甘肽　　E. 谷胱甘肽

(5) 用重金属盐沉淀蛋白质时,溶液的 pH 最好调节为(　　)。

    A. 大于 7.0　　B. 小于 7.0　　C. 等于 7.0　　D. 稍小于该蛋白质的 pI

    E. 稍大于该蛋白质的 pI

(6) 维持蛋白质立体结构的副键不包括(　　)。

    A. 二硫键　　B. 肽键　　C. 疏水键　　D. 氢键　　E. 酯键

(7) 下列蛋白质中,属于结合蛋白质的是(　　)。

    A. 清蛋白　　B. 球蛋白　　C. 核蛋白　　D. 鱼精蛋白　　E. 谷蛋白

(8) 盐析使蛋白质沉淀析出,主要破坏的是(　　)。

    A. 水化膜　　B. 疏水作用力　　C. 同性电荷　　D. 氢键　　E. 盐键

(9) 核酸链是通过(　　)连接的。

    A. 磷酸酯键　　B. 肽键　　C. 二硫键　　D. 氢键　　E. 氮苷键

2. 命名下列化合物。

(1) CH_3CHCOO^- , $\underset{NH_3^+}{\vert}$

(2) $C_6H_5CH_2CHCOO^-$, $\underset{NH_3^+}{\vert}$

(3) $H_2NCH_2CONHCHCOOH$, $\underset{CH_3}{\vert}$

(4) $H_2N\!-\!\overset{COOH}{\underset{CHSH}{\overset{\vert}{\underset{\vert}{C}}}}\!-\!H$

(5)

(6)

3. 写出下列题目中物质的结构式。

(1) 尿酸是嘌呤代谢的主要最终产物之一,痛风是由尿酸在体内含量升高,导致尿酸晶体在关节处沉积引起的。试写出尿酸的结构式。

(2) 临床上常用 5-氟尿嘧啶和 6-巯基嘌呤治疗白血病,试写出它们的结构式。

4. 完成下列反应。

(1) $H_3N^+CH_2COO^- + HCl \longrightarrow$

(2) $H_3N^+CH_2COO^- + NaOH \longrightarrow$

(3) $CH_3\underset{\underset{NH_2}{|}}{CH}COOH + HNO_2 \longrightarrow$

(4) $H_2NCH_2CONH\underset{\underset{CH_3}{|}}{CH}COOH + H_2O \xrightarrow{H^+}$

5. 简答题

(1) 何谓氨基酸的等电点? 中性氨基酸的等电点是小于 7,等于 7,还是大于 7?

(2) 什么是肽单位? 它有哪些基本特征?

(3) 蛋白质分子结构可分为几级? 维系各级结构的作用力是什么?

(4) 蛋白质亲水溶胶的两个稳定因素是什么?

(5) 何谓蛋白质变性? 变性后的蛋白质与天然蛋白质有什么不同?

(6) 血红蛋白为什么会起到运输氧气的作用?

(7) 写出 DNA 和 RNA 完全水解后的产物的结构和名称,并比较两者在组成上的差异。

(8) 分别写出 DNA 和 RNA 在二级结构中的碱基配对规律。

6. 推测结构。

某化合物 A($C_5H_9O_4N$)具有旋光性,与 $NaHCO_3$ 反应放出 CO_2,与 HNO_2 反应放出 N_2 并转变为 B($C_5H_8O_5$)。B 仍具有旋光性,被氧化可得到 C($C_5H_6O_5$)。C 无旋光性,但可与 2,4-二硝基苯肼反应作用生成黄色沉淀,C 在稀 H_2SO_4 存在下加热放出 CO_2 并生成化合物 D($C_4H_6O_3$)。在加热条件下,D 能与托伦试剂反应,其氧化产物为 E($C_4H_6O_4$),1 mol E 能与足量的 $NaHCO_3$ 反应放出 2 mol CO_2。试写出 A,B,C,D 的结构式。

附录1　常用物理基本常数

量的名称	符号	数值	单位
电磁波在真空中的速度	c	2.99792458×10^8	$m \cdot s^{-1}$
真空磁导率	μ_0	$1.2566370614 \times 10^{-6}$	$N \cdot A^{-2}$
引力常数	G	$6.67428(67) \times 10^{-11}$	$m^3 \cdot kg^{-1} \cdot s^{-2}$
普朗克常量	h	$6.62606896(33) \times 10^{-34}$	$J \cdot s$
基本电荷	e	$1.602176487(40) \times 10^{-19}$	C
质子质量	m_p	$1.672621637(83) \times 10^{-27}$	kg
电子质量	m_e	$9.10938215(23) \times 10^{-31}$	kg
阿伏加德罗常数	N_A	$6.02214179(30) \times 10^{23}$	mol^{-1}
法拉第常数	F	$96485.3399(24)$	$C \cdot mol^{-1}$
摩尔气体常数	R	$8.314472(15)$	$J \cdot mol^{-1} \cdot K^{-1}$
玻耳兹曼常量	k	$1.3806504(24) \times 10^{-23}$	$J \cdot K^{-1}$

本表数据摘自 *CRC Handbook of Chemistry and Physics*，90th ed.，CRC Press，2010.

附录2　常见弱酸、弱碱在水中的解离常数

1. 常见弱酸在水中的解离常数

名称	分子式	$t/\,^{\circ}C$	分步	K_a	pK_a
砷酸	H_3AsO_4	18	1	5.62×10^{-3}	2.25
		18	2	1.70×10^{-7}	6.77
		18	3	3.95×10^{-12}	11.40
硼酸	H_3BO_3	20		7.3×10^{-10}	9.14
次溴酸	$HBrO$	25		2.06×10^{-9}	8.69
碳酸	H_2CO_3	25	1	4.30×10^{-7}	6.37
		25	2	5.61×10^{-11}	10.25
草酸	$H_2C_2O_4$	25	1	5.90×10^{-2}	1.23
		25	2	6.40×10^{-5}	4.19
氢氰酸	HCN	25		4.93×10^{-10}	9.31
次氯酸	$HClO$	18		2.95×10^{-5}	4.53
氢氟酸	HF	25		3.53×10^{-4}	3.45

续表

名称	分子式	$t/℃$	分步	K_a	pK_a
次碘酸	HIO	25		$2.3×10^{-11}$	10.64
亚硝酸	HNO_2	12.5		$4.6×10^{-4}$	3.34
过氧化氢	H_2O_2	25		$2.4×10^{-12}$	11.62
磷酸	H_3PO_4	25	1	$7.52×10^{-3}$	2.12
		25	2	$6.23×10^{-8}$	7.21
		25	3	$2.2×10^{-13}$	12.66
氢硫酸	H_2S	18	1	$9.1×10^{-8}$	7.04
		18	2	$1.1×10^{-12}$	11.96
硫酸	H_2SO_4	25	2	$1.02×10^{-2}$	1.99
亚硫酸	H_2SO_3	18	1	$1.54×10^{-2}$	1.81
		18	2	$1.02×10^{-7}$	6.99
偏硅酸	H_2SiO_3	30	1	$2.2×10^{-10}$	9.66
		30	2	$2×10^{-12}$	11.70
甲酸	HCOOH	25		$1.77×10^{-4}$	3.75
乙酸	CH_3COOH	25		$1.76×10^{-5}$	4.75
氯乙酸	$CH_2ClCOOH$	25		$1.38×10^{-3}$	2.86
二氯乙酸	$CHCl_2COOH$	25		$3.32×10^{-2}$	1.48
苯甲酸	C_6H_5COOH	25		$6.3×10^{-5}$	4.20
邻苯二甲酸	—COOH —COOH	25	1	$1.12×10^{-3}$	2.95
		25	2	$3.91×10^{-6}$	5.41
柠檬酸	CH_2COOH $C(OH)COOH$ CH_2COOH	20	1	$7.1×10^{-4}$	3.15
		20	2	$1.68×10^{-5}$	4.77
		20	3	$4.1×10^{-7}$	6.39
α-酒石酸	$CH(OH)COOH$ $\vert$ $CH(OH)COOH$	25	1	$9.20×10^{-4}$	3.04
		25	2	$4.31×10^{-5}$	4.37
琥珀酸	CH_2COOH $\vert$ CH_2COOH	25	1	$6.2×10^{-5}$	4.21
		25	2	$2.3×10^{-6}$	5.64
苯酚	C_6H_5OH	25		$1.05×10^{-10}$	9.98

本表数据摘自 *CRC Handbook of Chemistry and Physics*, 90th ed., CRC Press, 2010.

2. 常见弱碱在水中的解离常数

碱	分子式	$t/℃$	级数	K_b	pK_b
氨	NH_3	25		$1.77×10^{-5}$	4.75
氢氧化银	AgOH	25		$1×10^{-2}$	2
氢氧化铝	$Al(OH)_3$	25	1	$5.01×10^{-9}$	8.30
			2	$2×10^{-10}$	9.70

碱	分子式	$t/℃$	级数	K_b	pK_b
氢氧化铍	$Be(OH)_2$	25	1	$1.78×10^{-6}$	5.75
			2	$2.51×10^{-9}$	8.60
氢氧化锌	$Zn(OH)_2$	25		$7.94×10^{-7}$	6.10
联氨	$H_2N—NH_2$	25	1	$8.71×10^{-7}$	6.06
		25	2	$1.86×10^{-15}$	14.73
甲胺	CH_3NH_2	25		$4.17×10^{-4}$	3.38
乙胺	$C_2H_5NH_2$	25		$4.27×10^{-4}$	3.37
苯胺	$C_6H_5NH_2$	25		$3.98×10^{-10}$	9.40
乙二胺	$H_2NCH_2CH_2NH_2$	25	1	$8.5×10^{-5}$	4.07
		25	2	$7.1×10^{-8}$	7.15
吡啶	C_5H_5N	25		$1.52×10^{-9}$	8.82

本表数据摘自 *CRC Handbook of Chemistry and Physics*，90th ed.，CRC Press，2010.

附录3 常见难溶化合物的溶度积常数

化学式	K_{sp}	pK_{sp}	化学式	K_{sp}	pK_{sp}
$AgBr$	$5.35×10^{-13}$	12.27	$Fe(OH)_2$	$4.87×10^{-17}$	16.31
Ag_2CO_3	$8.46×10^{-12}$	11.07	$Fe(OH)_3$	$2.79×10^{-39}$	38.55
$AgCl$	$1.77×10^{-10}$	9.75	FeS	$6.3×10^{-18}$	17.20
$AgCN$	$5.97×10^{-17}$	16.22	Hg_2Br_2	$6.40×10^{-23}$	22.19
Ag_2CrO_4	$1.12×10^{-12}$	11.95	Hg_2Cl_2	$1.43×10^{-18}$	17.84
AgI	$8.52×10^{-17}$	16.07	Hg_2I_2	$5.2×10^{-29}$	28.28
$AgOH$	$2.0×10^{-8}$	7.70	$HgS(红)$	$4×10^{-53}$	52.40
Ag_3PO_4	$8.89×10^{-17}$	16.05	$HgS(黑)$	$1.6×10^{-52}$	51.80
Ag_2S	$6.3×10^{-50}$	49.20	$MgCO_3$	$6.82×10^{-6}$	5.17
Ag_2SO_4	$1.4×10^{-5}$	4.85	MgF_2	$5.16×10^{-11}$	10.29
$Al(OH)_3$	$1.3×10^{-33}$	32.89	$Mg(OH)_2$	$5.61×10^{-12}$	11.25
$AlPO_4$	$9.84×10^{-21}$	20.01	$MnCO_3$	$2.34×10^{-11}$	10.63
Al_2S_3	$2.0×10^{-7}$	6.70	$Mn(OH)_2$	$1.9×10^{-13}$	12.72
$BaCO_3$	$2.58×10^{-9}$	8.59	$MnS(无定形)$	$2.5×10^{-10}$	9.60
$BaCrO_4$	$1.17×10^{-10}$	9.93	$MnS(晶体)$	$2.5×10^{-13}$	12.60
BaF_2	$1.84×10^{-7}$	6.74	$NiCO_3$	$1.42×10^{-7}$	6.85
$Ba_3(PO_4)_2$	$3.4×10^{-23}$	22.47	$Ni(OH)_2(新生成)$	$5.48×10^{-16}$	15.26
$BaSO_4$	$1.08×10^{-10}$	9.97	$β-NiS$	$1.0×10^{-24}$	24.00
$CaCO_3$	$2.8×10^{-9}$	8.55	$Ni_3(PO_4)_2$	$4.74×10^{-32}$	31.32
$CaC_2O_4·H_2O$	$2.32×10^{-9}$	8.64	$PbCl_2$	$1.70×10^{-5}$	4.77
CaF_2	$5.3×10^{-9}$	8.28	$PbCO_3$	$7.4×10^{-14}$	13.13
$Ca(OH)_2$	$5.5×10^{-6}$	5.26	$PbCrO_4$	$2.8×10^{-13}$	12.55

化学式	K_{sp}	pK_{sp}	化学式	K_{sp}	pK_{sp}
$Ca_3(PO_4)_2$	2.07×10^{-29}	28.68	PbF_2	3.3×10^{-8}	7.48
$CaSO_4$	4.93×10^{-5}	4.31	PbI_2	9.8×10^{-9}	8.01
$Cd(OH)_2$(新生成)	7.2×10^{-15}	14.14	$Pb(OH)_2$	1.43×10^{-15}	14.84
$Cd_3(PO_4)_2$	2.53×10^{-33}	32.60	$Pb_3(PO_4)_2$	8.0×10^{-43}	42.10
CdS	1.40×10^{-29}	28.85	PbS	9.04×10^{-29}	28.04
$Co(OH)_2$(新生成)	5.92×10^{-15}	14.23	$PbSO_4$	2.53×10^{-8}	7.60
$Co(OH)_3$	1.6×10^{-44}	43.80	$SrCO_3$	5.60×10^{-10}	9.25
$Co_3(PO_4)_2$	2.05×10^{-35}	34.69	$SrCrO_4$	2.2×10^{-5}	4.66
$\alpha - CoS$	4.0×10^{-21}	20.40	$SrSO_4$	3.44×10^{-7}	6.46
$\beta - CoS$	2.0×10^{-25}	24.70	$Sn(OH)_2$	5.45×10^{-27}	26.26
$Cr(OH)_3$	6.3×10^{-31}	30.20	$Sn(OH)_4$	1×10^{-56}	56.00
$CuBr$	6.27×10^{-9}	8.20	SnS	1.0×10^{-25}	25.00
$CuCl$	1.72×10^{-7}	6.76	$ZnCO_3$	1.46×10^{-10}	9.84
CuI	1.27×10^{-12}	11.90	$Zn(OH)_2$	3×10^{-17}	16.53
CuS	6.3×10^{-36}	43.20	$\alpha - ZnS$	1.6×10^{-24}	23.80
$Cu(OH)_2$	2.2×10^{-20}	19.66	$\beta - ZnS$	2.5×10^{-22}	21.60

本表数据摘自 *LANGE'S Handbook of Chemistry*，16th ed.，McGraw-Hill Professional，2005.

附录4 一些物质的标准热力学函数

(298.15 K，100 kPa)

化学式	状态	$\Delta_f H_m^{\ominus} /$ $(kJ \cdot mol^{-1})$	$\Delta_f G_m^{\ominus} /$ $(kJ \cdot mol^{-1})$	$S_m^{\ominus} /$ $(J \cdot K^{-1} \cdot mol^{-1})$
Ag	s	0	0	42.6
Ag^+	aq	105.6	77.1	72.7
$AgBr$	s	-100.4	-96.9	107.1
$AgBrO_3$	s	-10.5	71.3	151.9
$AgCl$	s	-127.0	-109.8	96.3
$AgClO_3$	s	-30.3	64.5	142.0
Ag_2CO_3	s	-505.8	-436.8	167.4
Ag_2CrO_4	s	-731.7	-641.8	217.6
AgF	s	-204.6	-187.0	84.0
AgI	s	-61.8	-66.2	115.5
$AgIO_3$	s	-171.1	-93.7	149.4
$AgNO_3$	s	-124.4	-33.4	140.9
Ag_2O	s	-31.1	-11.2	121.3
Ag_2S	s	-32.6	-40.7	144.0
Ag_2SO_4	s	-715.9	-618.4	200.4

化学式	状态	$\Delta_f H_m^{\ominus}/$ $(kJ \cdot mol^{-1})$	$\Delta_f G_m^{\ominus}/$ $(kJ \cdot mol^{-1})$	$S_m^{\ominus}/$ $(J \cdot K^{-1} \cdot mol^{-1})$
Al	s	0	0	28.3
$AlCl_3$	s	−704.2	−628.8	109.3
AlF_3	s	−1510.4	−1431.1	66.5
AlI_3	s	−313.8	−300.8	159.0
Al_2O_3（刚玉）	s	−1675.7	−1582.3	50.9
$AlPO_4$	s	−1733.8	−1617.9	90.8
As（灰）	s	0	0	35.1
$AsBr_3$	g	−130.0	−159.0	363.9
$AsCl_3$	l	−305.0	−259.4	216.3
AsH_3	g	66.4	68.9	222.8
As_2O_5	s	−924.9	−782.3	105.4
As_2S_3	s	−169.0	−168.6	163.6
Au	s	0	0	47.4
Au	g	366.1	326.3	180.5
$AuCl_3$	s	−117.6	—	—
B	s	0	0	5.9
BBr_3	l	−239.7	−238.5	229.7
BCl_3	l	−427.2	−387.4	206.3
B_2H_6	g	35.6	86.7	232.1
BI_3	g	71.1	20.7	349.2
B_2O_3	s	−1273.5	−1194.3	54.0
Ba	s	0	0	62.5
Ba	g	180.0	146.0	170.2
Ba^{2+}	aq	−537.6	−560.8	9.6
$BaBr_2$	s	−757.3	−736.8	146.0
$BaCl_2$	s	−855.0	−806.7	123.7
$BaCO_3$	s	−1213.0	−1134.4	112.1
BaF_2	s	−1207.1	−1156.8	96.4
$Ba(NO_3)_2$	s	−988.0	−792.6	214.0
BaO	s	−548.0	−520.3	72.1
$Ba(OH)_2$	s	−944.7	—	—
BaS	s	−460.0	−456.0	78.2
$BaSO_4$	s	−1473.2	−1362.2	132.2
Be	s	0	0	9.5
Be^{2+}	aq	−382.8	−379.7	−129.7
$BeCl_2$	s	−490.4	−445.6	75.8
$BeCO_3$	s	−1025.0	—	52.0
BeO	s	−609.4	−580.1	13.8
$Be(OH)_2$	s	−902.5	−815.0	51.9
$BeSO_4$	s	−1205.2	−1093.8	77.9
Bi	s	0	0	56.7
$BiCl_3$	s	−379.1	−315.0	177.0

续表

化学式	状态	$\Delta_f H_m^{\ominus}/$ $(kJ \cdot mol^{-1})$	$\Delta_f G_m^{\ominus}/$ $(kJ \cdot mol^{-1})$	$S_m^{\ominus}/$ $(J \cdot K^{-1} \cdot mol^{-1})$
$Bi(OH)_3$	s	−711.3	—	—
Bi_2O_3	s	−573.9	−493.7	151.5
Bi_2S_3	s	−143.1	−140.6	200.4
Br^-	aq	−121.5	−103.9	82.4
Br_2	l	0	0	152.2
Br_2	g	30.9	3.1	245.5
C(石墨)	s	0	0	5.7
C(金刚石)	s	1.9	2.9	2.4
CO	g	−110.5	−137.2	197.7
CO_2	g	−393.5	−394.4	213.8
CO_3^{2-}	aq	−677.1	−527.8	−56.9
CS_2	l	89.0	64.6	151.3
Ca	s	0	0	41.6
Ca^{2+}	aq	−542.8	−553.6	−53.1
$CaBr_2$	s	−682.8	−663.6	130.0
$CaCl_2$	s	−795.4	−748.8	108.4
$CaCO_3$(方解石)	s	−1207.6	−1129.1	91.7
$CaCO_3$(霰石)	s	−1207.8	−1128.2	88.0
CaF_2	s	−1228.0	−1175.6	68.5
CaH_2	s	−181.5	−142.5	41.4
$Ca(NO_3)_2$	s	−938.2	−742.8	193.2
CaO	s	−634.9	−603.3	38.1
$Ca(OH)_2$	s	−985.2	−897.5	83.4
CaS	s	−482.4	−477.4	56.5
$CaSO_4$	s	−1434.5	−1332.0	106.5
$Ca_3(PO_4)_2$	s	−4120.8	−3884.7	236.0
Cd	s	0	0	51.8
Cd^{2+}	aq	−75.9	−77.6	−73.2
$CdBr_2$	s	−316.2	−296.3	137.2
$CdCl_2$	s	−391.5	−343.9	115.3
$CdCO_3$	s	−750.6	−669.4	92.5
CdF_2	s	−700.4	−647.7	77.4
CdO	s	−258.4	−228.7	54.8
$Cd(OH)_2$	s	−560.7	−473.6	96.0
CdS	s	−161.9	−156.5	64.9
$CdSO_4$	s	−933.3	−822.7	123.0
Ce	s	0	0	72.0
Ce^{3+}	aq	−696.2	−672	−205
Ce^{4+}	aq	−537.2	−503.8	−301
Ce_2O_3	s	−1796.2	−1706.2	150.6
CeO_2	s	−1088.7	−1024.6	62.3
Cl^-	aq	−167.2	−131.2	56.5

续表

化学式	状态	$\Delta_f H_m^{\ominus}/$ $(kJ\cdot mol^{-1})$	$\Delta_f G_m^{\ominus}/$ $(kJ\cdot mol^{-1})$	$S_m^{\ominus}/$ $(J\cdot K^{-1}\cdot mol^{-1})$
Cl_2	g	0	0	223.1
ClO_2	g	102.5	120.5	256.8
Cl_2O	g	80.3	97.9	266.2
Co	s	0	0	30.0
Co^{2+}	aq	−58.2	−54.4	−113
Co^{3+}	aq	92	134	−305
$CoCl_2$	s	−312.5	−269.8	109.2
$CoCO_3$	s	−713.0	−637	89
CoO	s	−237.9	−214.2	53.0
$Co(OH)_2$	s	−539.7	−454.3	79.0
$CoSO_4$	s	−888.3	−782.3	118.0
Cr	s	0	0	23.8
Cr^{3+}	aq	−1999.1	—	—
$CrCl_3$	s	−556.5	−486.1	123.0
Cr_2O_3	s	−1139.7	−1058.1	81.2
Cs	s	0	0	85.2
Cs^+	aq	−258.3	−292.0	133.1
CsBr	s	−405.8	−391.4	113.1
CsCl	s	−443.0	−414.5	101.2
$CsClO_4$	s	−443.1	−314.3	175.1
Cs_2CO_3	cr	−1139.7	−1054.3	204.5
CsF	s	−553.5	−525.5	92.8
CsI	s	−346.6	−340.6	123.1
$CsNO_3$	s	−506.0	−406.5	155.2
Cs_2O	s	−345.8	−308.1	146.9
Cs_2SO_4	s	−1443.0	−1323.6	211.9
Cu	s	0	0	33.2
Cu^+	aq	71.7	50.0	40.6
Cu^{2+}	aq	64.8	65.5	−99.6
CuBr	s	−104.6	−100.8	96.1
$CuBr_2$	s	−141.8	—	—
CuCl	s	−137.2	−119.9	86.2
$CuCl_2$	s	−220.1	−175.7	108.1
CuCN	s	96.2	111.3	84.5
CuI	s	−67.8	−69.5	96.7
$Cu(NO_3)_2$	s	−302.9	—	—
CuO	s	−157.3	−129.7	42.6
$Cu(OH)_2$	s	−449.8	−373	108
CuS	s	−53.1	−53.6	66.5
$CuSO_4$	s	−771.4	−662.2	109.2
Cu_2O	s	−168.6	−146.0	93.1
Cu_2S	s	−79.5	−86.2	120.9

化学式	状态	$\Delta_f H_m^\ominus /$ $(kJ \cdot mol^{-1})$	$\Delta_f G_m^\ominus /$ $(kJ \cdot mol^{-1})$	$S_m^\ominus /$ $(J \cdot K^{-1} \cdot mol^{-1})$
F^-	aq	-332.6	-278.8	-13.8
F_2	g	0	0	202.8
Fe	s	0	0	27.3
Fe^{2+}	aq	-89.1	-78.9	-137.7
Fe^{3+}	aq	-48.5	-4.7	-315.9
$FeCl_2$	s	-341.8	-302.3	118.0
$FeCl_3$	s	-399.5	-334.0	142.3
$FeCO_3$	s	-740.6	-666.7	92.9
$FeCr_2O_4$	s	-1444.7	-1343.8	146.0
FeO	s	-272.0	-251	61
Fe_2O_3	s	-824.2	-742.2	87.4
Fe_3O_4	s	-1118.4	-1015.4	146.4
FeS	s	-100.0	-100.4	60.3
$FeSO_4$	s	-928.4	-820.8	107.5
H_2	g	0	0	130.7
H^+	aq	0	0	0
HBr	g	-36.3	-53.4	198.7
HCl	g	-92.3	-95.3	186.9
HClO	g	-78.7	-66.1	236.7
$HClO_4$	l	-40.6	—	—
HF	g	-273.3	-275.4	173.8
HI	g	26.5	1.7	206.6
HNO_2	g	-79.5	-46.0	254.1
HNO_3	l	-174.1	-80.7	155.6
H_2O	l	-285.8	-237.1	70.0
H_2O	g	-241.8	-228.6	188.8
H_2O_2	l	-187.8	-120.4	109.6
H_3P	g	5.4	13.4	210.2
H_3PO_4	s	-1284.4	-1124.3	110.5
H_3PO_4	l	-1271.7	-1123.6	150.8
H_2S	g	-20.6	-33.4	205.8
H_2SO_4	l	-814.0	-690.0	156.9
H_3Sb	g	145.1	147.8	232.8
H_2Se	g	29.7	15.9	219.0
H_2SiO_3	s	-1188.7	-1092.4	134.0
H_4SiO_4	s	-1481.1	-1332.9	192.0
Hg	l	0	0	75.9
Hg	g	61.4	31.8	175.0
Hg^{2+}	aq	171.1	164.4	-32.2
Hg_2^{2+}	aq	172.4	153.5	84.5
$HgBr_2$	s	-170.7	-153.1	172.0
Hg_2Br_2	s	-206.9	-181.1	218.0

续表

化学式	状态	$\Delta_f H_m^{\ominus}/$ $(kJ \cdot mol^{-1})$	$\Delta_f G_m^{\ominus}/$ $(kJ \cdot mol^{-1})$	$S_m^{\ominus}/$ $(J \cdot K^{-1} \cdot mol^{-1})$
$HgCl_2$	s	-224.3	-178.6	146.0
Hg_2Cl_2	s	-265.4	-210.7	191.6
Hg_2CO_3	s	-553.5	-468.1	180.0
HgI_2	s	-105.4	-101.7	180.0
Hg_2I_2	s	-121.3	-111.0	233.5
HgO	s	-90.8	-58.5	70.3
HgS	s	-58.2	-50.6	82.4
Hg_2SO_4	s	-743.1	-625.8	200.7
I^-	aq	-55.2	-51.6	111.3
I_2	s	0	0	116.1
I_2	g	62.4	19.3	260.7
K	s	0	0	64.7
K^+	aq	-252.4	-283.3	102.5
KBH_4	s	-227.4	-160.3	106.3
KBr	s	-393.8	-380.7	95.9
$KBrO_3$	s	-360.2	-271.2	149.2
$KBrO_4$	s	-287.9	-174.4	170.1
KCl	s	-436.5	-408.5	82.6
$KClO_3$	s	-397.7	-296.3	143.1
$KClO_4$	s	-432.8	-303.1	151.0
KCN	s	-113.0	-101.9	128.5
K_2CO_3	s	-1151.0	-1063.5	155.5
KF	s	-567.3	-537.8	66.6
KH	s	-57.7	-53	50
KH_2PO_4	s	-1568.3	-1415.9	134.9
KI	s	-327.9	-324.9	106.3
KIO_3	s	-501.4	-418.4	151.5
KIO_4	s	-467.2	-361.4	175.7
$KMnO_4$	s	-837.2	-737.6	171.7
KNO_2	s	-369.8	-306.6	152.1
KNO_3	s	-494.6	-394.9	133.1
KOH	s	-424.6	-379.4	81.2
KO_2	s	-284.9	-239.4	116.7
K_2O	s	-361.5	-322	94
K_2O_2	s	-494.1	-425.1	102.1
K_2S	s	-380.7	-364.0	105.0
$KSCN$	s	-200.2	-178.3	124.3
K_2SO_4	s	-1437.8	-1321.4	175.6
K_2SiF_6	cr	-2956.0	-2798.6	226.0
Li	s	0	0	29.1
Li^+	aq	-278.5	-293.3	13.4
$LiAlH_4$	s	-116.3	-44.7	78.7

续表

化学式	状态	$\Delta_f H_m^{\ominus}/$ $(kJ \cdot mol^{-1})$	$\Delta_f G_m^{\ominus}/$ $(kJ \cdot mol^{-1})$	$S_m^{\ominus}/$ $(J \cdot K^{-1} \cdot mol^{-1})$
$LiBH_4$	s	−190.8	−125.0	75.9
$LiBr$	s	−351.2	−342.0	74.3
$LiCl$	s	−408.6	−384.4	59.3
Li_2CO_3	s	−1215.9	−1132.1	90.4
LiF	s	−616.0	−587.7	35.7
LiH	cr	−90.5	−68.3	20.0
LiI	s	−270.4	−270.3	86.8
$LiNO_2$	s	−372.4	−302.0	96.0
$LiNO_3$	s	−483.1	−381.1	90.0
$LiOH$	s	−487.5	−441.5	42.8
Li_2O	s	−597.9	−561.2	37.6
Li_2SO_4	s	−1436.5	−1321.7	115.1
Li_2SiO_3	s	−1648.1	−1557.2	79.8
Mg	s	0	0	32.7
Mg	g	147.1	112.5	148.6
Mg^{2+}	aq	−466.9	−454.8	−138.1
$MgBr_2$	s	−524.3	−503.8	117.2
$MgCl_2$	s	−641.3	−591.8	89.6
$MgCO_3$	s	−1095.8	−1012.1	65.7
MgF_2	s	−1124.2	−1071.1	57.2
MgH_2	s	−75.3	−35.9	31.1
MgI_2	s	−364.0	−358.2	129.7
$Mg(NO_3)_2$	s	−790.7	−589.4	164.0
MgO	s	−601.6	−569.3	27.0
$Mg(OH)_2$	s	−924.5	−833.5	63.2
MgS	s	−346.0	−341.8	50.3
$MgSO_4$	s	−1284.9	−1170.6	91.6
Mn	s	0	0	32.0
Mn^{2+}	aq	−220.8	−228.1	−73.6
$MnCl_2$	s	−481.3	−440.5	118.2
$MnCO_3$	s	−894.1	−816.7	85.8
MnO_2	s	−520.0	−465.1	53.1
MnS	s	−214.2	−218.4	78.2
Mo	s	0	0	28.7
N_2	g	0	0	191.6
NH_3	g	−45.9	−16.4	192.8
NH_4Br	s	−270.8	−175.2	113.0
NH_4Cl	s	−314.4	−202.9	94.6
NH_4F	s	−464.0	−348.7	72.0
NH_4I	s	−201.4	−112.5	117.0
NH_4NO_3	s	−365.6	−183.9	151.1
$(NH_4)_2SO_4$	s	−1180.9	−901.7	220.1

续表

化学式	状态	$\Delta_f H_m^\ominus /$ $(kJ \cdot mol^{-1})$	$\Delta_f G_m^\ominus /$ $(kJ \cdot mol^{-1})$	$S_m^\ominus /$ $(J \cdot K^{-1} \cdot mol^{-1})$
N_2H_4	l	50.6	149.3	121.2
N_2H_4	g	95.4	159.4	238.5
NO	l	91.3	87.6	210.8
NO_2	g	33.2	51.3	240.1
N_2O	g	81.6	103.7	220.0
N_2O_3	g	86.6	142.4	314.7
N_2O_4	l	−19.5	97.5	209.2
N_2O_4	g	11.1	99.8	304.4
N_2O_5	g	113.3	117.1	355.7
Na	s	0	0	51.3
Na	g	107.5	77.0	153.7
Na^+	aq	−240.1	−261.9	59.0
$NaAlF_4$	g	−1869.0	−1827.5	345.7
$NaBF_4$	s	−1844.7	−1750.1	145.3
$NaBH_4$	s	−188.6	−123.9	101.3
NaBr	s	−361.1	−349.0	86.8
NaCl	s	−411.2	−384.1	72.1
$NaClO_3$	s	−365.8	−262.3	123.4
$NaClO_4$	s	−383.3	−254.9	142.3
NaCN	s	−87.5	−76.4	115.6
Na_2CO_3	s	−1130.7	−1044.4	135.0
NaF	s	−576.6	−546.3	51.1
NaH	s	−56.3	−33.5	40.0
$NaHSO_4$	s	−1125.5	−992.8	113.0
NaI	s	−287.8	−286.1	98.5
$NaIO_4$	s	−429.3	−323.0	163.0
$NaNH_2$	s	−123.8	−64.0	76.9
$NaNO_2$	s	−358.7	−284.6	103.8
$NaNO_3$	s	−467.9	−367.0	116.5
NaOH	s	−425.8	−379.7	64.4
$Na_2B_4O_7$	s	−3291.1	−3096.0	189.5
Na_2HPO_4	s	−1748.1	−1608.2	150.5
Na_2O	s	−414.2	−375.5	75.1
Na_2O_2	s	−510.9	−447.7	95.0
Na_2S	s	−364.8	−349.8	83.7
Na_2SO_3	s	−1100.8	−1012.5	145.9
Na_2SO_4	s	−1387.1	−1270.2	149.6
Na_2SiF_6	s	−2909.6	−2754.2	207.1
Na_2SiO_3	s	−1554.9	−1462.8	113.9
Ni	s	0	0	29.9
Ni^{2+}	aq	−54.0	−45.6	−128.9
$NiBr_2$	s	−212.1	−198	136

化学式	状态	$\Delta_f H_m^\ominus /$ $(kJ \cdot mol^{-1})$	$\Delta_f G_m^\ominus /$ $(kJ \cdot mol^{-1})$	$S_m^\ominus /$ $(J \cdot K^{-1} \cdot mol^{-1})$
$NiCl_2$	s	−305.3	−259.0	97.7
$Ni(OH)_2$	s	−529.7	−447.2	88.0
NiS	s	−82.0	−79.5	53.0
$NiSO_4$	cr	−872.9	−759.7	92.0
O_2	g	0	0	205.2
O_3	g	142.7	163.2	238.9
P(白)	s	0	0	41.1
P(红)	s	−17.6	−12	22.8
P(黑)	s	−39.3	—	—
P_4	g	58.9	24.4	280.0
PCl_3	l	−319.7	−272.3	217.1
PCl_3	g	−287.0	−267.8	311.8
PCl_5	g	−374.9	−305.0	364.6
PH_3	g	5.4	13.5	210.2
Pb	s	0	0	64.8
Pb	g	195.2	162.2	175.4
Pb^{2+}	aq	−1.7	−24.4	10.5
$PbCl_2$	s	−359.4	−314.1	136.0
$PbCO_3$	s	−699.1	−625.5	131.0
PbO(黄)	s	−217.3	−187.9	68.7
PbO(红)	s	−219.0	−188.9	66.5
PbO_2	s	−277.4	−217.3	68.6
PbS	s	−100.4	−98.7	91.2
$PbSO_4$	s	−920.0	−813.0	148.5
Pd	s	0	0	37.6
Pd	g	378.2	339.7	167.1
Pt	s	0.0	—	41.6
Pt	g	565.3	520.5	192.4
S(正交晶体)	s	0	0	32.1
S(单斜晶体)	s	0.3	0.1	33
S(单斜晶体)	g	227.2	236.7	167.8
SO_2	g	−296.8	−300.1	248.2
SO_3	l	−441.0	−373.8	113.8
SO_3	g	−395.7	−371.1	256.8
Si	s	0	0	18.8
Si	g	450.0	405.5	168.0
SiC(立方晶体)	s	−65.3	−62.8	16.6
SiC(六方晶体)	s	−62.8	−60.2	16.5
$SiCl_4$	l	−687.0	−619.8	239.7
$SiO_2(\alpha)$	s	−910.7	−856.3	41.5
SiF_4	g	−1615.0	−1572.8	282.8
SiH_4	g	34.3	56.9	204.6

化学式	状态	$\Delta_f H_m^{\ominus} /$ $(kJ \cdot mol^{-1})$	$\Delta_f G_m^{\ominus} /$ $(kJ \cdot mol^{-1})$	$S_m^{\ominus} /$ $(J \cdot K^{-1} \cdot mol^{-1})$
Sn(白)	s	0	0	51.2
Sn(灰)	s	-2.1	0.1	44.1
Sn	g	301.2	266.2	168.5
$SnCl_2$	s	-325.1	—	—
$SnCl_4$	l	-511.3	-440.1	258.6
$SnCl_4$	g	-471.5	-432.2	365.8
$Sn(OH)_2$	s	-561.1	-491.6	155.0
SnO_2	s	-577.6	-515.8	49.0
SnS	s	-100.0	-98.3	77.0
Sr	s	0	0	52.3
Ti	s	0	0	30.7
Ti	g	473.0	428.4	180.3
$TiCl_2$	s	-513.8	-464.4	87.4
$TiCl_4$	l	-804.2	-737.2	252.3
TiO_2	s	-944.0	-888.8	50.6
V	s	0	0	28.9
V_2O_5	s	-1550.6	-1419.5	131.0
Zn	s	0	0	41.6
Zn	g	130.4	94.8	161.0
Zn^{2+}	aq	-153.9	-147.1	-112.1
$ZnCl_2$	s	-415.1	-369.4	111.5
$ZnCO_3$	s	-812.8	-731.5	82.4
ZnO	s	-350.5	-320.5	43.7
$Zn(OH)_2$	s	-641.9	-553.5	81.2
$ZnSO_4$	s	-982.8	-871.5	110.5
CH_4	g	-74.6	-50.5	186.3
C_2H_2	g	228.2	210.7	200.9
C_2H_4	g	52.4	68.4	219.3
C_2H_6	g	-84.0	-32	229.2
C_3H_8	g	-103.8	-23.4	270.3
C_6H_6	l	49.1	124.5	173.4
C_6H_6	g	82.9	129.7	269.2
CH_3OH	l	-239.2	-166.6	126.8
CH_3OH	g	-201.0	-162.3	239.9
C_2H_5OH	l	-277.6	-174.8	160.7
HCHO	g	-108.6	-102.5	218.8
HCOOH	l	-425.0	-361.4	129.0
$C_2H_2O_4$	s	-829.9	—	109.8
$C_6H_{12}O_6$	s	-1273.3	—	—

本表数据摘自 *CRC Handbook of Chemistry and Physics*，90th ed.，CRC Press，2010.

附录 5 　一些有机化合物的标准摩尔燃烧焓

(298.15 K)

化合物	$\Delta_c H_m^{\ominus}/$ (kJ·mol^{-1})	化合物	$\Delta_c H_m^{\ominus}/$ (kJ·mol^{-1})
$CH_4(g)$	-890.8	$HCHO(g)$	-570.7
$C_2H_2(g)$	-1301.1	$CH_3CHO(l)$	-1166.9
$C_2H_4(g)$	-1411.2	$CH_3COCH_3(l)$	-1789.9
$C_2H_6(g)$	-1560.7	$HCOOH(l)$	-254.6
$C_3H_8(g)$	-2219.2	$CH_3COOH(l)$	-874.2
$C_4H_{10}(g)$	-2877.6	$CH_3COOC_2H_5$ 乙酸乙酯(l)	-2238.1
$C_5H_{12}(l)$	-3509.0	$C_{17}H_{35}COOH$ 硬脂酸(s)	-11281
$C_6H_6(l)$	-3267.6	$C_6H_{12}O_6$ 葡萄糖(s)	-2802.5
$CH_3OH(l)$	-726.1	$C_{12}H_{22}O_{11}$ 蔗糖(s)	-5640.9
$C_2H_5OH(l)$	-1366.8	$CO(NH_2)_2$ 尿素(s)	-632.7

本表数据摘自 *CRC Handbook of Chemistry and Physics*，90th ed.，CRC Press，2010.

附录 6 　标准电极电势表

(298.15K)

1. 在酸性溶液中

	电对符号	电极反应	$\varphi_a^{\ominus}/V$
Ag	Ag^+/Ag	$Ag^+(aq)+e^- \rightleftharpoons Ag(s)$	0.7996
	Ag^{2+}/Ag^+	$Ag^{2+}(aq)+e^- \rightleftharpoons Ag^+(aq)$	1.980
	$AgBr/Ag$	$AgBr(s)+e^- \rightleftharpoons Ag(s)+Br^-(aq)$	0.0713
	$AgCl/Ag$	$AgCl(s)+e^- \rightleftharpoons Ag(s)+Cl^-(aq)$	0.2223
	Ag_2CrO_4/Ag	$Ag_2CrO_4(aq)+2e^- \rightleftharpoons 2Ag(s)+CrO_4^{2-}(aq)$	0.4470
Al	Al^{3+}/Al	$Al^{3+}(aq)+3e^- \rightleftharpoons Al(s)$	-1.662
As	$HAsO_2/As$	$HAsO_2(aq)+3H^+(aq)+3e^- \rightleftharpoons As(s)+2H_2O(l)$	0.248
	$H_3AsO_4/HAsO_2$	$H_3AsO_4(aq)+2H^+(aq)+2e^- \rightleftharpoons HAsO_2(aq)+2H_2O(l)$	0.560
Au	Au^+/Au	$Au^+(aq)+e^- \rightleftharpoons Au(s)$	1.68
	Au^{3+}/Au	$Au^{3+}(aq)+3e^- \rightleftharpoons Au(s)$	1.498
	Au^{3+}/Au^+	$Au^{3+}(aq)+2e^- \rightleftharpoons Au^+(aq)$	1.401
	$[AuCl_4]^-/Au$	$[AuCl_4]^-(aq)+3e^- \rightleftharpoons Au(s)+4Cl^-(aq)$	1.002
Ba	Ba^{2+}/Ba	$Ba^{2+}(aq)+2e^- \rightleftharpoons Ba(s)$	-2.912
Br	Br_2/Br^-	$Br_2(l)+2e^- \rightleftharpoons 2Br^-(aq)$	1.066
	BrO_3^-/Br_2	$2BrO_3^-(aq)+12H^+(aq)+10e^- \rightleftharpoons Br_2(l)+6H_2O(l)$	1.482
Ca	Ca^{2+}/Ca	$Ca^{2+}(aq)+2e^- \rightleftharpoons Ca(s)$	-2.868

	电对符号	电 极 反 应	$\varphi_a^\ominus/V$
Cd	Cd^{2+}/Cd	$Cd^{2+}(aq)+2e^- \rightleftharpoons Cd(s)$	-0.4030
Cl	Cl_2/Cl^-	$Cl_2(g)+2e^- \rightleftharpoons 2Cl^-(aq)$	1.3583
	ClO_3^-/Cl^-	$ClO_3^-(aq)+6H^+(aq)+6e^- \rightleftharpoons Cl^-(aq)+3H_2O(l)$	1.451
	ClO_3^-/Cl_2	$2ClO_3^-(aq)+12H^+(aq)+10e^- \rightleftharpoons Cl_2(g)+6H_2O(l)$	1.47
	ClO_4^-/ClO_3^-	$ClO_4^-(aq)+2H^+(aq)+2e^- \rightleftharpoons ClO_3^-(aq)+H_2O(l)$	1.189
	$HClO/Cl_2$	$2HClO(aq)+2H^+(aq)+2e^- \rightleftharpoons Cl_2(g)+2H_2O(l)$	1.611
Co	Co^{2+}/Co	$Co^{2+}(aq)+2e^- \rightleftharpoons Co(s)$	-0.277
	Co^{3+}/Co^{2+}	$Co^{3+}(aq)+e^- \rightleftharpoons Co^{2+}(aq)$	1.92
Cr	Cr^{2+}/Cr	$Cr^{2+}(aq)+2e^- \rightleftharpoons Cr(s)$	-0.913
	Cr^{3+}/Cr^{2+}	$Cr^{3+}(aq)+e^- \rightleftharpoons Cr^{2+}(aq)$	-0.407
	$Cr_2O_7^{2-}/Cr^{3+}$	$Cr_2O_7^{2-}(aq)+14H^+(aq)+6e^- \rightleftharpoons 2Cr^{3+}(aq)+7H_2O(l)$	1.36
Cu	Cu^+/Cu	$Cu^+(aq)+e^- \rightleftharpoons Cu(s)$	0.521
	Cu^{2+}/Cu	$Cu^{2+}(aq)+2e^- \rightleftharpoons Cu(s)$	0.3419
	Cu^{2+}/Cu^+	$Cu^{2+}(aq)+e^- \rightleftharpoons Cu^+(aq)$	0.153
Fe	Fe^{2+}/Fe	$Fe^{2+}(aq)+2e^- \rightleftharpoons Fe(s)$	-0.447
	Fe^{3+}/Fe^{2+}	$Fe^{3+}(aq)+e^- \rightleftharpoons Fe^{2+}(aq)$	0.771
	$[Fe(CN)_6]^{3-}/[Fe(CN)_6]^{4-}$	$[Fe(CN)_6]^{3-}(aq)+e^- \rightleftharpoons [Fe(CN)_6]^{4-}(aq)$	0.358
H	H^+/H_2	$2H^+(aq)+2e^- \rightleftharpoons H_2(g)$	0.0000
Hg	Hg^{2+}/Hg	$Hg^{2+}(aq)+2e^- \rightleftharpoons Hg(l)$	0.851
	Hg_2^{2+}/Hg	$Hg_2^{2+}(aq)+2e^- \rightleftharpoons 2Hg(l)$	0.7973
	Hg^{2+}/Hg_2^{2+}	$2Hg^{2+}(aq)+2e^- \rightleftharpoons Hg_2^{2+}(aq)$	0.920
	Hg_2Cl_2/Hg	$Hg_2Cl_2(s)+2e^- \rightleftharpoons 2Hg(l)+2Cl^-(aq)$	0.2681
I	I_2/I^-	$I_2(s)+2e^- \rightleftharpoons 2I^-(aq)$	0.5355
	I_3^-/I^-	$I_3^-(aq)+2e^- \rightleftharpoons 3I^-(aq)$	0.536
	IO_3^-/I_2	$2IO_3^-(aq)+12H^+(aq)+10e^- \rightleftharpoons I_2(s)+6H_2O(l)$	1.195
K	K^+/K	$K^+(aq)+e^- \rightleftharpoons K(s)$	-2.931
Li	Li^+/Li	$Li^+(aq)+e^- \rightleftharpoons Li(s)$	-3.0401
Mg	Mg^{2+}/Mg	$Mg^{2+}(aq)+2e^- \rightleftharpoons Mg(s)$	-2.372
Mn	Mn^{2+}/Mn	$Mn^{2+}(aq)+2e^- \rightleftharpoons Mn(s)$	-1.185
	MnO_2/Mn^{2+}	$MnO_2(s)+4H^+(aq)+2e^- \rightleftharpoons Mn^{2+}(aq)+2H_2O(l)$	1.224
	MnO_4^-/Mn^{2+}	$MnO_4^-(aq)+8H^+(aq)+5e^- \rightleftharpoons Mn^{2+}(aq)+4H_2O(l)$	1.507
	MnO_4^-/MnO_2	$MnO_4^-(aq)+4H^+(aq)+3e^- \rightleftharpoons MnO_2(s)+2H_2O(l)$	1.679
	MnO_4^-/MnO_4^{2-}	$MnO_4^-(aq)+e^- \rightleftharpoons MnO_4^{2-}(aq)$	0.558
N	NO_3^-/NO	$NO_3^-(aq)+4H^+(aq)+3e^- \rightleftharpoons NO(g)+2H_2O(l)$	0.957
	NO_3^-/HNO_2	$NO_3^-(aq)+3H^+(aq)+2e^- \rightleftharpoons HNO_2(aq)+H_2O(l)$	0.934
	NO_3^-/N_2O_4	$2NO_3^-(aq)+4H^+(aq)+2e^- \rightleftharpoons N_2O_4(g)+2H_2O(l)$	0.803
	N_2O_4/NO	$N_2O_4(g)+4H^+(aq)+4e^- \rightleftharpoons 2NO(g)+2H_2O(l)$	1.035
Na	Na^+/Na	$Na^+(aq)+e^- \rightleftharpoons Na(s)$	-2.713
Ni	Ni^{2+}/Ni	$Ni^{2+}(aq)+2e^- \rightleftharpoons Ni(s)$	-0.257
O	O_2/H_2O_2	$O_2(g)+2H^+(aq)+2e^- \rightleftharpoons H_2O_2(aq)$	0.695
	O_2/H_2O	$O_2(g)+4H^+(aq)+4e^- \rightleftharpoons 2H_2O(l)$	1.229
	O_3/H_2O	$O_3(g)+2H^+(aq)+2e^- \rightleftharpoons O_2(g)+H_2O(l)$	2.076

续表

	电对符号	电 极 反 应	$\varphi_a^{\ominus}/V$
	H_2O_2/H_2O	$H_2O_2(aq)+2H^+(aq)+2e^- \Longrightarrow 2H_2O(l)$	1.776
P	H_3PO_4/H_3PO_3	$H_3PO_4(aq)+2H^+(aq)+2e^- \Longrightarrow H_3PO_3(aq)+H_2O(l)$	-0.276
Pb	Pb^{2+}/Pb	$Pb^{2+}(aq)+2e^- \Longrightarrow Pb(s)$	-0.1262
	$PbO_2/PbSO_4$	$PbO_2(s)+SO_4^{2-}(aq)+4H^+(aq)+2e^- \Longrightarrow PbSO_4(s)+2H_2O(l)$	1.6913
	PbO_2/Pb^{2+}	$PbO_2(s)+4H^+(aq)+2e^- \Longrightarrow Pb^{2+}(aq)+2H_2O(l)$	1.455
	$PbSO_4/Pb$	$PbSO_4(s)+2e^- \Longrightarrow Pb(s)+SO_4^{2-}(aq)$	-0.3588
S	S/H_2S	$S(s)+2H^+(aq)+2e^- \Longrightarrow H_2S(g)$	0.142
	H_2SO_3/S	$H_2SO_3(aq)+4H^+(aq)+4e^- \Longrightarrow S(s)+3H_2O(l)$	0.449
	SO_4^{2-}/SO_2	$SO_4^{2-}(aq)+4H^+(aq)+2e^- \Longrightarrow SO_2(g)+2H_2O(l)$	0.17
	SO_4^{2-}/H_2SO_3	$SO_4^{2-}(aq)+4H^+(aq)+2e^- \Longrightarrow H_2SO_3(aq)+H_2O(l)$	0.172
	$S_2O_8^{2-}/SO_4^{2-}$	$S_2O_8^{2-}(aq)+2e^- \Longrightarrow 2SO_4^{2-}(aq)$	2.010
	$S_4O_6^{2-}/S_2O_3^{2-}$	$S_4O_6^{2-}(aq)+2e^- \Longrightarrow 2S_2O_3^{2-}$	0.08
Sn	Sn^{2+}/Sn	$Sn^{2+}(aq)+2e^- \Longrightarrow Sn(s)$	-0.1375
	Sn^{4+}/Sn^{2+}	$Sn^{4+}(aq)+2e^- \Longrightarrow Sn^{2+}(aq)$	0.151
V	VO_2^+/VO^{2+}	$VO_2^+(aq)+2H^+(aq)+e^- \Longrightarrow VO^{2+}(aq)+H_2O(l)$	0.991
	VO^{2+}/V^{3+}	$VO^{2+}(aq)+2H^+(aq)+e^- \Longrightarrow V^{3+}(aq)+H_2O(l)$	0.337
Zn	Zn^{2+}/Zn	$Zn^{2+}(aq)+2e^- \Longrightarrow Zn(s)$	-0.7618

2. 在碱性溶液中

	电对符号	电 极 反 应	$\varphi_b^{\ominus}/V$
Ag	Ag_2S/Ag	$Ag_2S(s)+2e^- \Longrightarrow 2Ag(s)+S^{2-}(aq)$	-0.691
	Ag_2O/Ag	$Ag_2O(s)+H_2O(l)+2e^- \Longrightarrow 2Ag(s)+2OH^-(aq)$	0.342
Al	$H_2AlO_3^-/Al$	$H_2AlO_3^-(aq)+H_2O(l)+3e^- \Longrightarrow Al(s)+4OH^-(aq)$	-2.33
As	AsO_2^-/As	$AsO_2^-(aq)+2H_2O(l)+3e^- \Longrightarrow As(s)+4OH^-(aq)$	-0.68
	AsO_4^{3-}/AsO_2^-	$AsO_4^{3-}(aq)+2H_2O(l)+2e^- \Longrightarrow AsO_2^-(aq)+4OH^-(aq)$	-0.71
Br	BrO^-/Br^-	$BrO^-(aq)+H_2O(l)+2e^- \Longrightarrow Br^-(aq)+2OH^-(aq)$	0.761
	BrO_3^-/Br^-	$BrO_3^-(aq)+3H_2O(l)+6e^- \Longrightarrow Br^-(aq)+6OH^-(aq)$	0.61
Ca	$Ca(OH)_2/Ca$	$Ca(OH)_2(s)+2e^- \Longrightarrow Ca(s)+2OH^-(aq)$	-3.02
Cl	ClO^-/Cl^-	$ClO^-(aq)+H_2O(l)+2e^- \Longrightarrow Cl^-(aq)+2OH^-(aq)$	0.81
	ClO_3^-/Cl^-	$ClO_3^-(aq)+3H_2O(l)+6e^- \Longrightarrow Cl^-(aq)+6OH^-(aq)$	0.62
	ClO_3^-/ClO_2^-	$ClO_3^-(aq)+H_2O(l)+2e^- \Longrightarrow ClO_2^-(aq)+2OH^-(aq)$	0.33
	ClO_4^-/ClO_3^-	$ClO_4^-(aq)+H_2O(l)+2e^- \Longrightarrow ClO_3^-(aq)+2OH^-(aq)$	0.36
Co	$Co(OH)_2/Co$	$Co(OH)_2(s)+2e^- \Longrightarrow Co(s)+2OH^-(aq)$	-0.73
	$Co(OH)_3/Co(OH)_2$	$Co(OH)_3(s)+e^- \Longrightarrow Co(OH)_2(s)+OH^-(aq)$	0.17
Cr	$Cr(OH)_3/Cr$	$Cr(OH)_3(s)+3e^- \Longrightarrow Cr(s)+3OH^-(aq)$	-1.48
	$CrO_4^{2-}/Cr(OH)_3$	$CrO_4^{2-}(aq)+4H_2O(l)+3e^- \Longrightarrow Cr(OH)_3(s)+5OH^-(aq)$	-0.13
Cu	Cu_2O/Cu	$Cu_2O(s)+H_2O(l)+2e^- \Longrightarrow 2Cu(s)+2OH^-(aq)$	-0.360
Fe	$Fe(OH)_3/Fe(OH)_2$	$Fe(OH)_3(s)+e^- \Longrightarrow Fe(OH)_2(s)+OH^-(aq)$	-0.56
H	H_2O/H_2	$2H_2O(l)+2e^- \Longrightarrow H_2(g)+2OH^-(aq)$	-0.8277
Hg	HgO/Hg	$HgO(s)+H_2O(l)+2e^- \Longrightarrow Hg(s)+2OH^-(aq)$	0.0977
I	IO^-/I^-	$IO^-(aq)+H_2O(l)+2e^- \Longrightarrow I^-(aq)+2OH^-(aq)$	0.485
	IO_3^-/I^-	$IO_3^-(aq)+3H_2O(l)+6e^- \Longrightarrow I^-(aq)+6OH^-(aq)$	0.26

	电对符号	电极反应	$\varphi_b^{\ominus}$/V
Mg	$Mg(OH)_2/Mg$	$Mg(OH)_2(s)+2e^- \rightleftharpoons Mg(s)+2OH^-(aq)$	-2.690
Mn	$Mn(OH)_2/Mn$	$Mn(OH)_2(s)+2e^- \rightleftharpoons Mn(s)+2OH^-(aq)$	-1.56
	MnO_4^-/MnO_2	$MnO_4^-(aq)+2H_2O(l)+3e^- \rightleftharpoons MnO_2(s)+4OH^-(aq)$	0.595
	MnO_4^{2-}/MnO_2	$MnO_4^{2-}(aq)+2H_2O(l)+2e^- \rightleftharpoons MnO_2(s)+4OH^-(aq)$	0.60
N	NO_3^-/NO_2^-	$NO_3^-(aq)+H_2O(l)+2e^- \rightleftharpoons NO_2^-(aq)+2OH^-(aq)$	0.01
O	O_2/OH^-	$O_2(g)+2H_2O(l)+4e^- \rightleftharpoons 4OH^-(aq)$	0.401
	O_3/O_2	$O_3(g)+H_2O(l)+2e^- \rightleftharpoons O_2(g)+2OH^-(aq)$	1.24
S	S/S^{2-}	$S(s)+2e^- \rightleftharpoons S^{2-}(aq)$	-0.4763
	SO_4^{2-}/SO_3^{2-}	$SO_4^{2-}(aq)+H_2O(l)+2e^- \rightleftharpoons SO_3^{2-}(aq)+2OH^-(aq)$	-0.93
	$SO_3^{2-}/S_2O_3^{2-}$	$2SO_3^{2-}(aq)+3H_2O(l)+4e^- \rightleftharpoons S_2O_3^{2-}(aq)+6OH^-(aq)$	-0.571
Sb	SbO_2^-/Sb	$SbO_2^-(aq)+2H_2O(l)+3e^- \rightleftharpoons Sb(s)+4OH^-(aq)$	-0.66
Zn	$Zn(OH)_2/Zn$	$Zn(OH)_2(s)+2e^- \rightleftharpoons Zn(s)+2OH^-(aq)$	-1.249

本表数据摘自 *CRC Handbook of Chemistry and Physics*，90th ed.，CRC Press，2010.

附录7　一些配位化合物的稳定常数

配离子	K_f	$\lg K_f^{\ominus}$	配离子	K_f	$\lg K_f^{\ominus}$
$[Ag(NH_3)_2]^+$	1.12×10^7	7.05	$[Cd(CN)_4]^{2-}$	6.03×10^{18}	18.78
$[AgBr_2]^-$	2.14×10^7	7.33	$[Cd(OH)_4]^{2-}$	4.17×10^8	8.62
$[AgCl_2]^-$	1.10×10^5	5.04	$[Cd(en)_3]^{2+}$	1.23×10^{12}	12.09
$[Ag(CN)_2]^-$	1.26×10^{21}	21.10	$[CdEDTA]^{2-}$	2.51×10^{16}	16.40
$[Ag(CN)_4]^{3-}$	3.98×10^{20}	20.60	$[Co(NH_3)_6]^{2+}$	1.29×10^5	5.11
$[AgI_3]^{2-}$	4.79×10^{13}	13.68	$[Co(NH_3)_6]^{3+}$	1.58×10^{35}	35.20
$[AgI_2]^-$	5.5×10^{11}	11.74	$[Co(SCN)_4]^{2-}$	1.00×10^3	3.00
$[Ag(SCN)_2]^-$	3.72×10^7	7.57	$[Co(en)_3]^{2+}$	8.71×10^{13}	13.94
$[Ag(SCN)_4]^{3-}$	1.20×10^{10}	10.08	$[Co(en)_3]^{3+}$	4.90×10^{48}	48.69
$[Ag(S_2O_3)_2]^{3-}$	2.88×10^{13}	13.46	$[CoEDTA]^-$	1.00×10^{36}	36.00
$[Ag(en)_2]^+$	5.01×10^7	7.70	$[CoEDTA]^{2-}$	2.04×10^{16}	16.31
$[AgEDTA]^{3-}$	2.09×10^7	7.32	$[Co(C_2O_4)_3]^{4-}$	5.01×10^9	9.70
$[AlF_6]^{3-}$	6.92×10^{19}	19.84	$[Cu(NH_3)_2]^+$	7.24×10^{10}	10.86
$[Al(OH)_4]^-$	1.07×10^{33}	33.03	$[Cu(NH_3)_4]^{2+}$	2.09×10^{13}	13.32
$[AlEDTA]^-$	1.29×10^{16}	16.11	$[Cu(CN)_2]^-$	1.00×10^{24}	24.00
$[Al(C_2O_4)_3]^{3-}$	2.00×10^{16}	16.30	$[Cu(CN)_4]^{3-}$	2.00×10^{30}	30.30
$[AuCl_2]^+$	6.31×10^9	9.80	$[Cu(OH)_4]^{2-}$	3.16×10^{18}	18.50
$[Au(CN)_2]^-$	2.00×10^{38}	38.30	$[CuI_2]^-$	7.08×10^8	8.85
$[CaEDTA]^{2-}$	1.00×10^{11}	11.00	$[Cu(SCN)_2]^-$	1.51×10^5	5.18
$[Cd(NH_3)_6]^{2+}$	1.38×10^5	5.14	$[Cu(S_2O_3)_2]^{3-}$	1.66×10^{12}	12.22
$[Cd(NH_3)_4]^{2+}$	1.32×10^7	7.12	$[Cu(en)_2]^+$	6.31×10^{10}	10.80

配离子	K_f	$\lg K_f^\ominus$	配离子	K_f	$\lg K_f^\ominus$
$[Cu(en)_2]^{2+}$	1.00×10^{20}	20.00	$[Hg(en)_2]^{2+}$	2.00×10^{23}	23.30
$[CuEDTA]^{2-}$	5.01×10^{18}	18.70	$[HgEDTA]^{2-}$	6.31×10^{21}	21.80
$[Cu(C_2O_4)_3]^{4-}$	3.16×10^8	8.50	$[MgEDTA]^{2-}$	4.37×10^8	8.64
$[Fe(CN)_6]^{4-}$	1.0×10^{35}	35.00	$[Mn(en)_3]^{2+}$	4.68×10^5	5.67
$[Fe(CN)_6]^{3-}$	1.00×10^{42}	42.00	$[MnEDTA]^{2-}$	6.31×10^{13}	13.80
$[Fe(OH)_4]^{2-}$	3.80×10^8	8.58	$[Ni(CN)_6]^{4-}$	1.99×10^{31}	31.10
$[Fe(SCN)]^{2+}$	8.91×10^2	2.95	$[Ni(NH_3)_6]^{2+}$	5.5×10^8	8.74
$[Fe(SCN)_2]^+$	2.29×10^3	3.36	$[Ni(NH_3)_4]^{2+}$	9.12×10^7	7.96
$[Fe(en)_3]^{2+}$	5.01×10^9	9.70	$[Ni(en)_3]^{2+}$	2.14×10^{18}	18.33
$[FeEDTA]^{2-}$	2.14×10^{14}	14.33	$[NiEDTA]^{2-}$	3.63×10^{18}	18.56
$[FeEDTA]^-$	1.70×10^{24}	24.23	$[PbI_4]^{2-}$	2.95×10^4	4.47
$[Fe(C_2O_4)_3]^{4-}$	1.66×10^5	5.22	$[Pb(S_2O_3)_2]^{2-}$	1.35×10^5	5.13
$[Fe(C_2O_4)_3]^{3-}$	1.58×10^{20}	20.20	$[Pt(NH_3)_6]^{2+}$	2.00×10^{35}	35.30
$[Hg(NH_3)_4]^{2+}$	1.91×10^{19}	19.28	$[PtCl_4]^{2-}$	1.00×10^{16}	16.00
$[HgCl_4]^{2-}$	1.17×10^{15}	15.07	$[Zn(NH_3)_4]^{2+}$	2.88×10^9	9.46
$[Hg(CN)_4]^{2-}$	2.5×10^{41}	41.4	$[Zn(CN)_4]^{2-}$	5.01×10^{16}	16.70
$[HgI_4]^{2-}$	6.76×10^{29}	29.83	$[Zn(en)_3]^{2+}$	1.29×10^{14}	14.11
$[Hg(SCN)_4]^{2-}$	1.70×10^{21}	21.23	$[ZnEDTA]^{2-}$	2.51×10^{16}	16.40
$[Hg(S_2O_3)_4]^{6-}$	1.74×10^{33}	33.24			

本表数据摘自 *LANGE'S Handbook of Chemistry*，16th ed.，McGraw－Hill Professional，2005.

参 考 文 献

[1] 谢吉民:《基础化学》(第二版),科学出版社,2009 年。

[2] 魏祖期:《基础化学》(第七版),人民卫生出版社,2010 年。

[3] 徐春祥:《基础化学》(第三版),高等教育出版社,2007 年。

[4] 张天蓝:《无机化学》(第五版),人民卫生出版社,2010 年。

[5] 张锡凤,张文莉:《大学化学》,江苏大学出版社,2013 年。

[6] 魏百琪,彭运开:《有机化学》,人民卫生出版社,2003 年。

[7] 贺敏强:《有机化学》,科学出版社,2010 年。

[8] 刘建兰,李冀蜀,郭会明,等:《物理化学(上、下)》,化学工业出版社,2013 年。

[9] 高坤,李瀛:《有机化学(上、下)》,科学出版社,2007 年。